病気がわかる検査値ガイド

読んで上達！

改訂第3版

明海大学 客員教授　**斉藤 嘉禎** 著

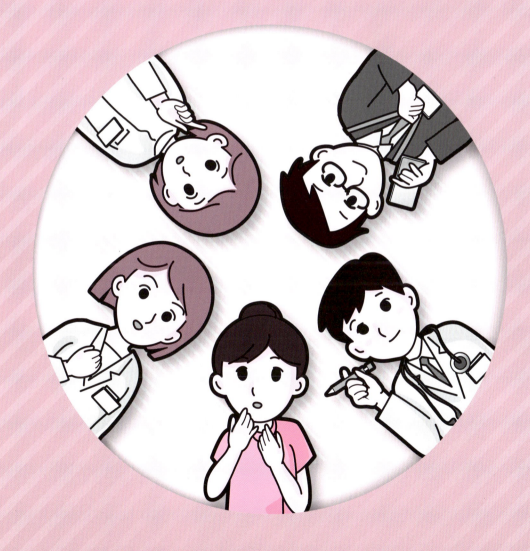

金原出版株式会社

改訂第3版序

　本書は看護師，薬剤師，臨床検査技師などの医療従事者および製薬企業にはたらく医療情報担当者（MR）を読者層として製作された書籍です。

　血液や尿など体液の分析は，おもに臨床検査技師によって行われます。ときに医師や看護師によって行われますが，各医療人は実践力のある専門的職業人として自覚し，迅速かつ正確な検査データ（検査値）を診療部門に提供しています。さらに法改正により，臨床検査室など診療補助部門では業務範囲が拡大しており，医療の最前線で臨床検査の重要性が高まっています。

　本書は臨床検査の知識にとどまらず，報告された検査数値（データ）からどんな病態が推測できるか，経時的に変化する検査値と治療効果との関連，どのような機序により健常な生体が恒常性を失って異常値が出現するかなどに重点を置き，臓器の障害による異常値の出現と生体情報との関連および薬物による検査値への影響などが理解できるように心がけました。

　情報開示が進み，医師は患者の要望などから検査データをコピーして手渡すことが多くなっています。医師から検査結果の説明を受けると，相互の信頼関係が深まり，患者自身も治療に積極的に参加するようになります。近年，病院から処方せんに印字された臨床検査データが散見されます。薬局薬剤師は従来からの処方せんの調剤記録のみでは医師の処方意図が読めず，患者への適切な指導には限界があります。保険薬局等において，臨床検査値が読める環境が次第に整備されると，処方監査の際，医師などに対する疑義照会の機会が増加し，薬局業務の質の向上につながります。薬剤の知識に加え，臨床検査値をどのように活用し，患者への服薬指導をどのように行うのか，薬剤師のスキルアップと医療チームの一員としての専門的医療人の育成が必要です。

　改訂第3版の刊行にあたり，先端医療振興財団 臨床研究情報センター長の福島雅典先生より推薦の言葉をお寄せいただきました。福島先生は，1985年ごろに米国ベンチャー企業で開発された糖鎖抗原を国内に導入後，膵臓がんや他の消化器がんにおける臨床的意義を確立された医師です。この臨床試験成績は，わずかの血液を用いて膵臓がんの診断補助に画期的なものとして，新聞全国紙に大きく報道されました。当時，私は出向先の合弁企業で仕事をしていたさなかに，この新聞記事を目にし，臨床試験で得られた先生の臨床試験結果に深い感銘を受けたのです。

　その後，仕事を通じて何度となく先生にお目にかかり，ご指導を仰ぐ機会を得ました。今日，私が著書の出版や看護学生への教育，あるいは若い薬剤師への研修を生業としているのも，福島先生とのあの時心揺り動かされた感動があってこその事です。

　本書の執筆範囲は，主に検体検査を中心に掲載されています。大学病院，がんセンター，診断薬企業の専門家を取材し，最新情報の入手に努めました。記述内容，表記法など不十分な点があるかと思います。読者各位のご意見をお聞かせいただけると幸いです。

　最後に出版までの間，辛抱強く対応し励ましてしてくださった金原出版株式会社編集部スタッフの皆様に心より感謝申し上げます。

2016年　7月

斉藤　嘉禎

謝　辞

　本書は8年前の初版の刊行より，過去2度にわたって改訂を行ってきました。

　このたび，ファーマコゲノミクス検査によるオーダーメイド医療の動向や，読者の皆様から要望の強かった血栓・止血検査および肝炎ウイルスの生活環などを新たに加筆し，全般にわたり執筆内容の刷新を図り，すっかり生まれ変わった改訂第3版を制作しました。

　改訂第3版の作成にあたり，大学病院や関連企業の専門家からの情報収集に努め，著者自らが読者の立場になって，わかりやすい原稿執筆に専念しました。

　以下に記した医療従事者，関連企業の専門家の方々から貴重な情報や資料の提供を受けました。

- 株式会社 医学生物学研究所（長野県伊那市）
- 医療法人社団 宇治病院（さいたま市大宮区）
- 栄研化学 株式会社（東京都台東区）
- オリンパス 株式会社（東京都新宿区）
- 埼玉県立がんセンター 腫瘍診断・予防科（埼玉県伊奈町）
- 積水メディカル 株式会社（東京都中央区）
- 東海大学医学部内科学系総合内科（神奈川県伊勢原市）
- 東海大学医学部付属病院臨床検査科（神奈川県伊勢原市）
- 日本光電工業 株式会社（東京都新宿区）
- 富士フイルムメディカル 株式会社（東京都港区）
- 株式会社 ヘレナ研究所（さいたま市浦和区）
- 明海大学歯学部 口腔生物再生医工学講座（埼玉県坂戸市）
- 株式会社 ミズホメディー（佐賀県鳥栖市）
- 公益財団法人 先端医療振興財団 臨床研究情報センター（神戸市中央区）
- ロシュ・ダイアグノスティックス 株式会社（東京都港区）

　　（五十音順）

　本書の制作にあたり，ご協力頂いた医師の皆様，企業の専門家の皆様に心よりお礼申し上げます。

　　　　　　　　　　　　　　　　　　　　　　　　　　　　　　　　　　著　者

推薦の言葉

　わが国，否世界の医療をこれから支えていくことになるであろう若き諸氏に，検査学序論にかえて，まず現代医学の最先端の概況を極めて簡単に紹介しておこうと思う。

　2016年春，今間違いなく人類は医学史始まって以来の未曾有の大革命期にある。その革命は言うまでもなく，過去10年の間に急速に発展した①ゲノム医学/分子免疫学革命，②幹細胞医学革命，③IT/AI革命，④ロボテクス/サイバニクス革命であり，これらによって向こう10年の間に医学・医療は根本的な変貌を遂げることが予想される。それぞれの革命がどのようなものであるかを以下に簡潔に述べる。

①ゲノム医学/分子免疫学の革命について

　今やNGS（Next Generation Sequencing：次世代シークエンサー）によって，廉価に全ゲノム解析ができるようになり，疾病・疾患の原因遺伝子や関連遺伝子，更には薬剤の耐性や感受性に関わる遺伝子等が次々に特定され臨床への応用が加速している。更にマルチオミックスと呼ばれるように，"clinical genome sequencing" 臨床全ゲノム解析とともに，トランスクリプトーム解析，プロテオミクス，グリコミクス，エピジェネティクス解析，メタボローム解析等々を用いることでゲノムの成り立ちとそのプロダクトによる調節機構異常を精密に診断することが個々人で可能となり，網羅的に全身のみならず各臓器，組織そして細胞そのものの生命活動の詳細を継時的に把握することさえ可能となりつつある。それらの一部あるいは全部を可視化することも，また一つ一つの免疫担当細胞がどのように動員され，組織の場でどのように機能するかも刻々とモニターすることさえ可能になりつつあるのである。加えて，腸内細菌叢の網羅的解析も必須の検査となる日も近い。

　こうして生命現象・疾患に関する理解は，かつての現象論から実体論さらに本質論にようやく近づきつつある。

　換言すれば医学・医療の科学として，また技術としてのその精度は驚異的に高まり，かつて，William Oslerに「臨床医学は不確実性のサイエンスであり，確率のアート（技能）である」と言わしめた，臨床医学は，確率論的アプローチから決定論的アプローチさえ可能なレベルに達しつつあると言ってよい。その科学の進歩の背景からアメリカ合衆国オバマ大統領は2015年precision medicine高精度医療の実現に関するmission statements（一般教書演説）を発表しその実現に向けて予算投入を開始している。

②幹細胞医学革命について

　現在勃興しつつある幹細胞医学革命は，多細胞生命体の起源，進化そして寿命について，形態形成からその恒常性の維持の謎，即ち人が生まれた時から大人になるまで，人としての姿を完全に保ち続け，幼い時の面影は歳をとってもその人の顔に見て取ることが出来るという「形態のホメオスタシス」，更には幼少時の記憶を100歳になっても保ち続けることができる「意識の恒常性と安定性」，これら生命における根本的な謎に，幹細胞生理学および病理学の勃興はついに科学のメスを入れつつある。今まさしく幹細胞を軸にして診断・治療のみならず，医薬品開発における概念も根本的な変換の時期を迎えつつある。

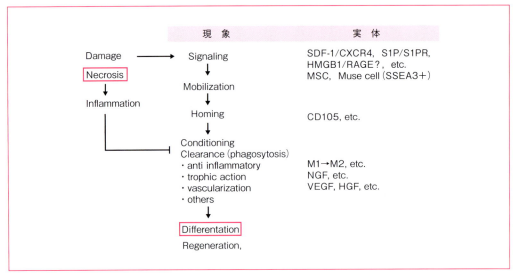

図1　幹細胞生理学・病理学と現象とその分子的基盤

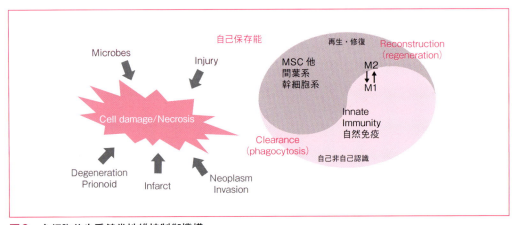

図2　多細胞共生系健常性維持制御機構

　未だ幹細胞生理学及び病理学の革命の息吹は検査医学にまでは及んでいないが，まず自己骨髄由来幹細胞による再生医療が根本的治療法として2017年から次々と実地臨床に入ってくることを読者諸氏は知っておかねばならない。それに伴って壊死組織の再生修復，そして免疫，とりわけ自然免疫の連関の解明が進み，その成果は検査医学に根本的なインパクトを及ぼすことが予想される。因みに幹細胞医学，再生医療は人為的な産物であるiPS細胞とは無縁であることは，ここであえて指摘しておかなければならない（図1，図2）。

　幹細胞生理学・病理学について，極めてかいつまんで述べるならば，人間の体全身にいきわたっている結合組織及び脂肪組織のそこかしこに幹細胞は一定数維持されており，そのもとの幹細胞は骨髄に貯蔵されている。末梢の組織に異変が起こると，骨髄から幹細胞が動員され（mobilization），現場にホーミング（homing）し，異常を適切な形で是正し，例えば過剰な炎症を抑え修復機転が働くようにし（conditioning），自ら幹細胞は組織の再生修復プロセスに入る

のである (regeneration, repairing)。

　このからくりを司る分子細胞生物学的基盤と，そのメカニズムは難治性の疾患の殆どに関わっていることが幹細胞医学の進歩により明らかにされつつある。これは個々人の保有する自然な幹細胞 (innate stem cell) による組織再生修復ホメオスタシスと呼ぶことができ，難治性の多くの疾患がこの恒常性の破綻として理解することが可能である。

③IT/AI革命について

　今一つの医療における革命はIT技術の発達によりもたらされている。医学のあらゆる領域にITは浸透し，今やコンピュータの助けを借りずには研究も診療も成り立たなくなっている。カルテは電子カルテとなり，検査データは全てコンピュータを通じて現場で見るのが当たり前となっており，継時的な変化も瞬時に我々はコンピュータの画面上で見ることができる。周知の如く，既にAI (Artificial Intelligence) の時代に入りつつあるが，AI技術の急速な発展により，近い将来医療現場における変化と利便性は驚異的なレベルに達するであろう。本書を手に取る若い諸君は，AIが医療に入ってくる時代を一人一人感受性を研ぎ澄まし，来るべき医学・医療の像に沿う明快なイメージを持たねばならない。

④ロボテクス／サイバニクス革命について

　第4次産業革命の主流とも言えるロボテクス，サイバニクス革命は，2015年に薬事承認，2016年4月より保険適用されたロボットスーツHAL®に先導され，リハビリテーションの世界は一変することになる。サイバニクスのセオリーであるインタラクティブ・バイオフィードバックによって，人が失った神経・筋機能の回復や増強が可能となったのである (HAL® treatment)。Cybernics Neuro-therapyの時代に今突入しつつある。サイバニクス革命は幹細胞革命と協同して神経機能回復に決定的な医療を実現するであろう。

　これによって，脳機能や運動機能を中心とした医学と医療は根本的な変革を余儀なくされている。それを裏付ける脳のイメージングはconnectivity (connective) analysisに代表され，今後connectivity analysisをベースに今まで全く不可能であった脳機能の解明を進め検査，治療の開発につながることになろう。これらが通常の診療に入るのも間近である。

　さて，この本を手に取った諸君には，医学・医療の根本にある診断学，検査学をセットで広く深く理解することが求められる。筆者も学生時代後半から「臨床検査法提要　第26版（金井泉著・金原出版発行・昭和27年）」および「内科診断学（吉利和著・金芳堂発行）」を座右の書として徹底的に読みこんだものである。

　診断学と検査学に精通すれば，おのずから自分の診る患者さんの体で何が起こっているかを明瞭にイメージすることが可能となる。現代医学において，「為すべきこと」と「してはならないこと」はほぼ定まっているのである。医師の裁量はほとんどなく，ましてや思い込みは許されない。問診によって患者さんの問題，訴えを的確に把握すれば，なすべき検査は自動的に決まってくるものであり，その問診と検査結果によって多くの場合は直ちに鑑別診断が可能となる。したがって，「何をすべきか」は医学の場においては，まずいかなる検査をどのような順

序で行うかということに帰着するのである。

　臨床検査学を網羅的にわかりやすくまとめて、医学生のみならず、薬剤師・臨床検査技師・看護師に広く薦められる本書は、かつて筆者がわが国で初めてCA19-9及びCA125の腫瘍マーカーとしての臨床的意義を明らかにし、薬事承認に導いた際に、大変お世話になった当時（株）トーレフジバイオニクスに出向していた斉藤嘉禎先生の渾身のテキストである。

　本書は、単に臨床検査数値の変動を紹介するだけではなく、代謝異常や病態の変化などと関連づけ、病気が起こる仕組みと検査値異常の関係性の理解が深まるよう工夫され、また検査数値と薬剤投与の影響についても配慮されている。特徴として、臨床検査薬や医療機器を扱っている企業の専門家への取材を通じて、新しい技術の測定技術を紹介するとともに、企業側からのアドバイスも盛り込まれている点があげられる。

　以上、現場で直ぐに役立つことを意識して簡潔明快に記述されていることが特徴であるが、すでに述べたように、現代の医学を支えるにあたり医療人に求められるのは、正確な知識と疾病に関する深い理解であることは言を持たない。そのような点から医療人には研鑽義務が法律的にも課せられていると解釈されるのである。医療人としての深い責任の自覚による、恒常的な研鑽に支えられ初めて医療人はその崇高なる使命を果たすことができるであろう。

　世に「一書の人を畏れよ」というが、信頼できるわかりやすい本書を手に取った今、これを読破し検査学に精通することを得たならば、諸君の医療に対する関心と理解は新しい段階に入るものと確信する。

京都大学名誉教授
公益財団法人先端医療振興財団
臨床研究情報センター センター長

福島　雅典

目次

序章　臨床検査の基礎知識　1
- 病院検査室の運営 ……………………………………… 2
- 臨床検査の目的 ………………………………………… 2
- 緊急検査 ………………………………………………… 3

第1章　血液一般検査　5
- ❶ 赤血球数・ヘモグロビン濃度・ヘマトクリット値 …… 6
  - *Column* 赤血球平均恒数から貧血を知る ……… 7
- ❷ 白血球数（WBC） ……………………………………… 9
- ❸ 白血球分類（白血球像） …………………………… 11
  - 知って得／深読み　白血病でみられる血液がん細胞 …… 14

第2章　血栓・止血検査　15
- ❶ 血小板数（PLT） ……………………………………… 16
  - *Column* 止血と血栓症とは ……………………… 17
- ❷ プロトロンビン時間（PT） …………………………… 18
- ❸ 活性化部分トロンボプラスチン時間（APTT） …… 20
  - *Column* 血友病A，Bについて …………………… 21
- ❹ FDP，D-ダイマー …………………………………… 22
  - 知って得／深読み　血管内皮細胞のはたらきと血液凝固検査 …… 24

第3章　肝・胆道機能検査　29
▶ 肝細胞の変性・壊死をみる
- ❶ AST，ALT ……………………………………………… 30
- ❷ 乳酸脱水素酵素（LD） ……………………………… 32
  - *Column* 薬物性肝障害 …………………………… 33

▶ 肝合成能をみる
- ❸ 総蛋白，アルブミン ………………………………… 34
  - *Column* 血清蛋白分画について ………………… 35
- ❹ コリンエステラーゼ（ChE） ………………………… 36
  - *Column* 有機リン中毒とコリンエステラーゼ活性 …… 37

▶ 解毒代謝能をみる
- ❺ ビリルビン …………………………………………… 38
- ❻ アンモニア …………………………………………… 40
  - *Column* 肝性昏睡と重症度分類 ………………… 41

❼ ICG試験 ……………………………………………………………………… 42
▶ 間葉系の反応
❽ TTT（チモール混濁試験），ZTT（硫酸亜鉛混濁試験）………………… 43
▶ 胆汁うっ滞の具合をみる
❾ γ-GT（γ-グルタミルトランスペプチダーゼ）…………………………… 44
❿ ALP（アルカリホスファターゼ）………………………………………… 45
  Column 骨型アルカリホスファターゼ …………………………………… 46
▶ 肝線維化の程度を推定
⓫ ヒアルロン酸 ……………………………………………………………… 47
⓬ IV型コラーゲン …………………………………………………………… 48
  Column 新しい肝線維化マーカー ………………………………………… 48
  知って得／深読み 免疫電気泳動法（IEP）／免疫固定法（IFE）………… 49

第4章　腎機能検査　51

❶ 血清尿素窒素（BUN, S-UN）…………………………………………… 52
❷ 血清クレアチニン（Scr）………………………………………………… 54
  Column 尿濃縮試験（フィッシュバーグ濃縮試験）…………………… 55
❸ 血清シスタチンC（Scys）………………………………………………… 56
  Column 急性腎不全と急性腎障害 ………………………………………… 57
❹ β_2-ミクログロブリン（β_2-m）……………………………………………… 58
❺ α_1-ミクログロブリン（α_1-m）……………………………………………… 59
❻ 尿中L-FABP ……………………………………………………………… 60
  Column 尿クレアチニン補正について …………………………………… 61
❼ 尿　酸 ……………………………………………………………………… 62
  Column 薬剤性腎障害 ……………………………………………………… 63
  知って得／深読み 腎機能評価方法（クリアランス，GFR推算式）…… 65

第5章　心・血管系検査　67

❶ 心筋トロポニンT ………………………………………………………… 68
❷ ヒト心臓由来脂肪酸結合蛋白（H-FABP）……………………………… 70
❸ ミオグロビン（Mb）……………………………………………………… 71
  Column ヒト心室筋ミオシン軽鎖I（MLC-I）…………………………… 72
❹ クレアチンキナーゼ（CK），CKアイソザイム ………………………… 73
❺ ヒト脳性ナトリウム利尿ペプチド（BNP）……………………………… 75
❻ 脳性ナトリウム利尿ペプチド前駆体N端フラグメント（NT-proBNP）… 77
  Column ヒト心房性ナトリウム利尿ホルモン（h-ANP）……………… 78
  知って得／深読み 高血圧の診断基準，降圧薬の選択基準 ………………… 79

第6章　膵疾患検査　81

- ❶ アミラーゼ ... 82
- ❷ リパーゼ ... 83
- ❸ エラスターゼ1 ... 84

第7章　糖代謝異常検査　85

▶ 診断のための検査
- ❶ 血糖検査 ... 86
  - *Column*　血糖自己測定（SMBG：self-monitoring of blood glucose）の方法 ... 88
- ❷ 75g経口ブドウ糖負荷試験（75g OGTT）... 91
  - *Column*　インスリン分泌能を知る便利な計算式 ... 92

▶ 血糖コントロールの指標となる検査
- ❸ HbA1c ... 93
- ❹ グリコアルブミン（GA）... 95
  - *Column*　糖尿病合併症 ... 96
- ❺ 1, 5-アンヒドログルシトール（1, 5-AG）... 97
  - *Column*　糖尿病の診断 ... 99

▶ インスリン分泌能をみる検査
- ❻ インスリン ... 100
  - *Column*　糖尿病の分類 ... 102
- ❼ C-ペプチド ... 103

▶ 1型糖尿病をみる検査
- ❽ 抗GAD抗体 ... 104
- ❾ 抗IA-2抗体 ... 105
  - *Column*　妊娠糖尿病の診断基準 ... 105
  - 知って得／深読み　インスリン抵抗性／境界型の判定をどう読むか ... 106
  - 知って得／深読み　糖尿病と歯周病 ... 108

第8章　脂質異常症検査　111

- ❶ 総コレステロール（TC）... 112
- ❷ HDL-コレステロール（HDL-C）... 113
- ❸ LDL-コレステロール（LDL-C）... 114
  - *Column*　LDL-C直接測定法／Friedewaldの式 ... 115
- ❹ トリグリセリド（TG, 中性脂肪）... 116
- ❺ マロンジアルデヒド修飾LDL（MDA-LDL）... 117
  - *Column*　脂質の酸化 ... 118
  - 知って得／深読み　電気泳動による脂質分画　表現型分類／原発性高脂血症の分類 ... 120

第9章　内分泌検査　　125

▶ 甲状腺疾患
1. 甲状腺ホルモン（FT_4, T_4, FT_3, T_3） …… 126
2. 甲状腺刺激ホルモン（TSH） …… 128
   - *Column*　他の甲状腺自己抗体の検査 …… 130
3. 副甲状腺ホルモン（PTH） …… 132

▶ 副腎皮質
4. コルチゾール …… 134

▶ 性腺ホルモン
5. エストラジオール …… 136
   - 知って得！深読み　骨粗鬆症の検査と薬物治療 …… 138

第10章　感染症検査　　141

▶ ウイルス感染症
1. B型肝炎ウイルス感染症 …… 142
   - *Column*　医療従事者におけるHBワクチンの必要性 …… 146
2. C型肝炎ウイルス感染症 …… 147
3. インフルエンザウイルス抗原 …… 149
4. RSウイルス抗原 …… 151
5. HIV-1/2抗体 …… 152
   - *Column*　HIVの呼称について …… 154
6. 性器ヘルペス感染症 …… 155
   - *Column*　水痘と帯状疱疹との関係 …… 156
7. ヒトパピローマウイルス（HPV）感染症 …… 157
   - *Column*　子宮頸がん予防ワクチン …… 158
8. HTLV-1抗体 …… 159
9. ロタウイルス抗原 …… 160
10. ノロウイルス …… 161
    - *Column*　ワクチンで予防できる病気 …… 162

▶ 細菌感染症
11. 肺炎マイコプラズマ感染症 …… 164
12. 性器クラミジア感染症 …… 165
13. 淋菌感染症（淋病） …… 166
14. 梅　毒 …… 167
15. A群レンサ球菌感染症 …… 169
    - *Column*　劇症型溶血性レンサ球菌感染症（severe invasive streptococcal infectious）…… 170
    - *Column*　ペア血清について …… 170

⑯ ヘリコバクター・ピロリ感染症 ……………………………………………… 171
　　Column　ABC分類について ……………………………………………… 173
⑰ 腸管出血性大腸菌感染症（EHEC）……………………………………… 174
⑱ メチシリン耐性黄色ブドウ球菌（MRSA）……………………………… 176
　　Column　IMP（β-ラクタム薬耐性因子）およびAAC（6'）-Iae, AAC（6'）-Ib
　　　　　　（アミノグリコシド薬耐性因子）同時検出について ……… 177

▶ 真菌感染症

⑲ アスペルギルス感染症 ………………………………………………………… 178
⑳ カンジダ感染症 ………………………………………………………………… 180
㉑ クリプトコックス感染症 ……………………………………………………… 181
　　知って得／深読み　B型肝炎ウイルスの生活環 ………………………… 183
　　知って得／深読み　銀増幅技術による高感度インフルエンザ診断薬 … 188
　　知って得／深読み　胃カメラ開発の歴史 ………………………………… 192

第11章　炎症マーカー検査　195

❶ 赤血球沈降速度測定（ESR）…………………………………………………… 196
❷ C-反応性蛋白（CRP）………………………………………………………… 198
❸ プロカルシトニン（PCT）…………………………………………………… 199
　　Column　敗血症とSIRS（全身性炎症反応症候群）…………………… 200

第12章　動脈血ガス分析検査　201

❶ 動脈血酸素分圧（PaO_2）…………………………………………………… 202
❷ 動脈血二酸化炭素分圧（$PaCO_2$）………………………………………… 204
❸ 動脈血酸素飽和度（SaO_2）………………………………………………… 205
　　Column　酸・塩基平衡（動脈血pH, HCO_3^-濃度）………………… 207
　　知って得／深読み　パルスオキシメータ ………………………………… 208

第13章　電解質・微量金属検査　211

❶ ナトリウム（Na）……………………………………………………………… 212
❷ カリウム（K）…………………………………………………………………… 214
❸ クロール（Cl）………………………………………………………………… 216
　　Column　アニオンギャップ（AG）と代謝性アシドーシス ………… 217
❹ カルシウム（Ca）……………………………………………………………… 218
　　Column　無機リン（IP：inorganic phosphorus）の測定 ………… 219
❺ マグネシウム（Mg）…………………………………………………………… 220
❻ 鉄（Fe），鉄結合能（TIBC, UIBC）………………………………………… 221

第14章 自己免疫疾患・アレルギー検査　223

① 自己免疫疾患 ……………………………………………………………………………………… 224
　　Column　膠原病の概念 ………………………………………………………………… 226
▶ 全身性自己免疫疾患
② 関節リウマチ（RA）………………………………………………………………………… 227
　　Column　関節リウマチでみられる自己抗体 ……………………………………… 228
③ 全身性エリテマトーデス（SLE）……………………………………………………… 229
　　Column　全身性エリテマトーデス（SLE）でみられる自己抗体 …………… 230
④ 全身性強皮症（SSc）……………………………………………………………………… 231
　　Column　全身性強皮症（SSc）でみられる自己抗体 …………………………… 232
　　Column　多発性筋炎（PM）/皮膚筋炎（DM）でみられる自己抗体 ………… 232
　　Column　血管炎症候群でみられる自己抗体 ……………………………………… 232
⑤ シェーグレン症候群（SS）……………………………………………………………… 233
　　Column　SSでみられる自己抗体 …………………………………………………… 233
⑥ 多発性筋炎（PM）/皮膚筋炎（DM）………………………………………………… 234
⑦ 混合性結合組織病（MCTD）…………………………………………………………… 235
　　Column　結合組織病でみられる自己抗体 ………………………………………… 235
⑧ 抗リン脂質抗体症候群（APS）………………………………………………………… 236
　　Column　抗リン脂質抗体症候群（APS）でみられる自己抗体 ……………… 236
⑨ 血管炎症候群 …………………………………………………………………………………… 237
▶ 臓器特異的自己免疫疾患
⑩ 天疱瘡・類天疱瘡 …………………………………………………………………………… 238
⑪ 原発性胆汁性肝硬変（PBC）…………………………………………………………… 239
　　Column　臓器特異的自己免疫疾患の検査 ………………………………………… 240
▶ アレルゲン定量検査
⑫ アレルゲン特異的IgE ……………………………………………………………………… 241
　　知って得／深読み　やさしい免疫学 ………………………………………………… 243

第15章 遺伝子関連検査　249

▶ 体細胞遺伝子検査
① EGFR遺伝子変異解析（受容体型チロシンキナーゼ）…………………………… 250
② *RAS*遺伝子変異解析 ………………………………………………………………………… 252
③ *BCR/ABL*融合遺伝子解析（BCR-ABLチロシンキナーゼ）…………………… 254
④ *EML4-ALK*融合遺伝子解析（EML4-ALKチロシンキナーゼ）……………… 256
▶ 遺伝学的検査
⑤ *UGT1A1*遺伝子多型解析 ………………………………………………………………… 257
⑥ チトクロームP450遺伝子多型解析 ………………………………………………… 259

Column 薬物血中濃度モニタリング（TDM：therapeutic drug monitoring） ········· 261

第16章 腫瘍マーカー検査 263

❶ 腫瘍マーカーの特性 264
Column 科学的根拠に基づくがん診療 267
❷ 日常検査に用いる主な腫瘍マーカー 268

第17章 尿検査 271

❶ 尿量・尿色調 272
Column 尿試験紙による検査 273
❷ 尿比重 275
❸ 尿pH 276
❹ 尿蛋白 277
Column 尿蛋白/クレアチニン比（P/C比）について 278
Column 尿アルブミン/クレアチニン比（A/C比） 278
❺ 尿糖 279
❻ 尿ケトン体 280
❼ 尿ビリルビン，尿ウロビリノゲン 281
❽ 尿潜血反応 282
❾ 妊娠反応 283
❿ 尿沈渣 284

付録 検査値データの取扱い方と読み方 287

❶ 検体取扱い上の注意 288
❷ 検査データの読み方 293
❸ 主な測定法と測定原理 297

参考文献 302
索引 306

本書の使い方

検体の取扱い	それぞれの検査に最適な検体の種類を示します。速やかに検査を終了させる項目には検体保存条件（温度，時間，遮光など）が注記されています。
検査の目的	どのようなときに検査をするか，また，今後の検査の進め方の指針を示しています。
参考基準値	代表的な検査法による基準値を示しています。測定法や試薬の種類により異なるため，施設による基準値をあらかじめ知っておくことが大切です。
検査値を読む際の注意点	検査値をどのように評価・解釈し，疾患の有無や治療効果の判定に検査値をどのように活用するかなど，注意すべきポイントを示しています。
異常値を示す主な疾患・病態	検査値が異常値を示す場合，どのような疾患・病態が考えられるかを示しています。また，検査結果に影響を及ぼす要因も示されています。
薬剤による検査値への影響	服用または投与された状態で検査に影響を及ぼす主な薬物を示しています。薬物名には，保険適用の対象となる適応を記してあります。

- 本文には，できるだけやさしい表現を用い，さらに，箇条書きで読みやすくしています。
- 知っておくと役立つ重要語句は，色つき文字になっており，最新の知見や情報を得るのに役立ちます。

　● 難解な専門用語（＊を付記）には用語解説をつけています。

Column　● 本文解説と関連するトピックスが満載されています。

知って得／深読み　● 基本的な知識からさらに一歩進め，専門職として押さえておくと役立つ内容が記載されています。

※本書では，基本的に「くすり」を化学物質として扱う場合は「薬物」と，医薬品形態（剤形）として説明する場合は「薬剤」とし，かつ，薬剤の添付文書になるべく即した語句を用いています。また，各関連学会が用いる表記に準拠しています。

序章

臨床検査の基礎知識

- 医師が患者を診て病気の診断や治療方針を立案するには，患者の生体情報を知ることから始まります。生体情報は，血液や尿中などの体液中に豊富に含まれています。生体情報は人が病気になったとき，さまざまな代謝産物などが体液中において濃度変化をもたらし，多くの場合，その変化は病態を反映します。
- 患者からの生体情報は，体液中の代謝産物や糖，蛋白質，脂質成分などの化学的成分，抗原や抗体などの成分を免疫学的に分析し，細胞や組織を形態学的に観察するなどして，病勢の程度は数値化（検査データ）されます。
- 科学的根拠に基づく生体情報は，病気の診断や治療の経過，あるいは疾病の発症機序の解明など，欠くことのできないものであり，患者がもつ生体情報の分析結果は，一刻を争い診療側に情報提供されます。
- 臨床検査は，患者から採取した血液や尿，便，細胞，組織などを取り扱う「検体検査」と，心電図や呼吸機能検査，脳波検査，超音波検査などを扱う「生理学的検査（生体検査）」に大別されます。
- 糖尿病や脂質異常症，肝疾患など自覚症状の乏しい疾病や，自己抗体の検出が診断に大きく寄与する自己免疫疾患では血液生化学検査，免疫血清学的検査および超音波検査などの臨床検査が大きく貢献し，生体情報なくして現代医療は成り立ちません。
- 病気に罹患すると，血液など体液中の代謝産物は，僅少な体液成分の変化となって現れます。この変化は，きわめて精密な体外診断用医薬品を用いて，高い精度と検出感度を有する測定技術により，精確に定量または検出することが可能です。
- 臨床検査のなかで，臨床化学や免疫血清学分野の測定に使用される自動分析装置は，患者がもつ病態を的確に反映できる高水準の性能を有しています。
- 測定機器の保守管理は日常の点検に加え，どの医療施設においても常に正しい測定結果が報告できるよう，臨床検査の標準化に向けた基準測定操作法の実施，認証標準物質などを用いた精度管理が行われています。
- 今日，体液中の成分は超精密測定手技により10^{-12}レベルまでの極微量成分の検出が可能となり，超精密な分析化学の手法を用いて，多くの検体検査が行われています。

病院検査室の運営

- 病院では，経営改善のためにさまざまな手法を用いて再生に努力しています．一部の病院では相次ぐ診療報酬の引き下げ，包括医療の導入，急速に進む老齢人口の増大，人件費の増大，医師不足などにより病院の経営は圧迫されています．病院検査室では医療費の効率化や，人的資源配分，試薬や消耗品などのコストの見直しが行われ，病院検査室全体でコスト削減が最大の目標になっています．
- 病院検査室におけるコスト削減は，検査の一部を外部に委託するなど，積極的なアウトソーシングが行われています．病院での検査は病院内の検査室で行うのが基本ですが，病院の経営的視点から，検査のすべてまたは一部を検査センターとよばれる登録衛生検査所などに業務委託する場合が少なくありません．外部委託方式には外注方式，FMS方式，ブランチラボ方式などがあり，地域の基幹病院や公的病院，一部の大学病院にまで及んでいます．病院の検査は経営上の諸問題を抱え難しい問題もありますが，アーチファクト（人工的につくられる誤り）や患者への思いやりを考えると，筆者は病院の検査は病院内の検査室で実施するのが原則であると考えています．
- 近年，遺伝子検査ビジネスが急速に発展しています．わが国にはこの事業を請け負う事業者が既に存在します．個人情報の取り扱いや情報開示など，明確にされていない部分があり憂慮されています．

臨床検査の目的

- 生態情報として得られた臨床検査値は，医師が診断や治療方針，治療効果などを予測するうえで極めて貴重な客観的な情報です．検査室から報告された臨床検査値の多くは病態を反映するので，臓器障害に比例して血中濃度が変動します．通常，上昇する検査項目が圧倒的に多く，障害により低値となるのはあまり多くありません．

臨床検査の目的	検査結果に基づく応用例
障害臓器の判定	肝障害，腎障害，呼吸器障害，内分泌臓器の障害，代謝異常およびがんなどで障害を受けた臓器や病気を診断する． ▶半減期を迎えた女性ホルモンは肝臓で破壊される．重症型肝疾患ではホルモンを破壊することができず，男性において女性化乳房の所見を認める． ▶糸球体機能障害が低下すると，糸球体濾過量（GFR）が低下し，血清クレアチニン値が上昇する．
重症度の判定	病期がどの程度，重篤な状態におかれているかを判定する． ▶コレステロールは肝臓でつくられる．非代償性肝硬変になると，肝細胞での合成能が低下するため血清コレステロール値が低下する． ▶血清尿素窒素（BUN➡52頁）が低値の場合，肝臓でアンモニアからの尿素合成が低下するため，重症肝機能障害が疑われる．
治療効果の判定	治療効果の判定に用いられる代表的な検査に腫瘍マーカーがある． ▶血清CA15-3（➡269頁）は，進行性乳がんや再発乳がんで陽性率が高いため再発の予知や治療効果の判定に用いる． ▶B型肝炎の一過性感染でHBe抗体（➡142，145頁）が血中に出現すると，ウイルス量が少なくなって感染性の低いことを示す．

予後の判定	病気の将来の見通しを判定する検査である。 ▶血液像検査（➡11頁）や骨髄像の検査では，白血病細胞のFAB分類（➡14頁）から，白血病の予後の判定が可能となる。 ▶心筋梗塞の際，心筋細胞成分（トロポニンT，CK，H-FABPなど，⇒第5章参照）が血中に流出し，これらの数値により傷害の程度や予後の判定が可能となる。
スクリーニング検査	外来受診で最初に行われる検査である。スクリーニング検査を行うと，想定外の病気がみつかることがある。人間ドックや検診で広く行われている。 ▶初診患者に対して，日常初期診療に不可欠な最小限度の検査として「基本的検査（血液一般検査，生化学検査ほか）」を受けることができる。 ▶特殊例であるが，前立腺がんのハイリスクグループ（男性高齢者，喫煙者，前立腺がんの家族歴がある）に対し，前立腺特異抗原（PSA ➡263，269頁）を検査すると前立腺がんがみつかることがある。

緊急検査

- 病院検査室では，1日24時間の緊急検査に対応できる施設と設備など，緊急体制を築き上げているところがあり，自動分析装置の発達により，質の高い検査結果が正確かつ迅速に医師への報告が可能となっています。また，複数の小型の自動分析装置を集約させて態勢を整えている施設もあります。近年は，緊急検査の業務を正しく施行できることを認定する緊急臨床検査士が育成されています。

- 検査室のスタッフは，入院患者の病態の急変，術中・術後患者のケア，救急車で搬送される重症患者，集中治療室で経過観察中の患者などに即応できるよう待機しています。緊急検査は患者の客観的な生体情報を迅速に入手するのが目的であり，高精度かつ迅速な報告が求められています。

- 緊急検査の必要な患者は，緊急の病態像を示します。よくみられる症状は，ショック，脱水症，乏尿・無尿，発熱（不明熱），心不全，呼吸不全，胸痛，不整脈，熱傷，薬物中毒などです。したがって緊急検査の範囲は多岐にわたります。一般検査，生化学・内分泌検査，一般血液検査，輸血検査，微生物検査，病理検査，生理学的検査などです。安全で正確な緊急検査を行うにあたって，緊急検査時の過失防止，感染防止，危機管理などに留意しなければなりません。

第1章

血液一般検査

- 血液は出血して体外に出ると固まります。血液一般検査で用いられる検体は，血液が固まらないように抗凝固剤を加えて採血します。採血後しばらく放置しておくと，試験管の上の部分の血漿（淡黄色の液体）と，底の部分の赤血球など固形成分に分離されます。血漿成分には，蛋白質やミネラル，ビタミンといったからだに必要な物質や，不要になった老廃物，外敵（異物）の侵入からからだを守ってくれる抗体などが含まれています。
- 血液一般検査は，日常のスクリーニング検査として汎用されています。末梢血液の細胞成分に関する一般的な検査のことで，底の部分の赤血球，白血球，血小板といった細胞成分が検査の対象となります。
- 赤血球やヘモグロビンが減ると，運ばれる酸素の量が不足して貧血が起こります。赤血球数，ヘモグロビン濃度，ヘマトクリット値より赤血球恒数を計算して貧血の分類ができます。
- 白血球は炎症や感染症で増加しますが，どんな種類の白血球が増えているかを顕微鏡で観察するとさらに詳しく病態を推測することができます。

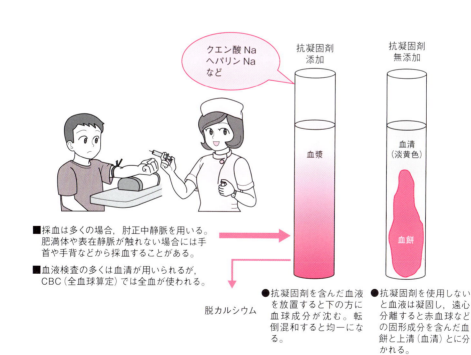

赤血球数・ヘモグロビン濃度・ヘマトクリット値

> 赤血球数，ヘモグロビン濃度，白血球数および血小板数などの測定はCBC（complete blood count，全血球算定）とよばれ，全身性疾患や血液疾患の有無を確認するのに用いられる基本的な検査です。

検体の取扱い	● 全血（EDTA添加静脈全血）		
検査の目的	● 貧血や赤血球増加症を疑うとき ● 検診や人間ドックの基本的検査		
参考基準値		赤血球数（万/μL）	ヘモグロビン量（g/dL）	ヘマトクリット値（%）
	男性	平均470（410〜530）	平均16（14〜18）	平均42（36〜48）
	女性	平均430（380〜480）	平均14（12〜16）	平均37（34〜43）
検査値を読む際の注意点	● 検査の採血前に，脱水症状や激しい下痢の有無を確認する。 ● 多血症においては，通常緊急性はありません。		
異常値を示す主な疾患・病態	[高　値] ● 赤血球増加症（多血症） [低　値] ● 貧血		
薬剤による検査値への影響	[赤血球数減少] ● 機序が再生不良性貧血による場合：クロラムフェニコール，アジスロマイシン，ST合剤，チクロピジン，D-ペニシラミンなど ● 鉄芽球性貧血による場合：クロラムフェニコール，イソニアジドなど ● 赤血球癆による場合：アロプリノール，フェニトイン，カルバマゼピン，クロルプロマジン，アザチオプリン，タクロリムス，エストロゲンなど ● 溶血性貧血による場合：フェニトイン，プロベネシド，アンピシリン，カルベニシリン，カルボプラチン，シスプラチンほか多数 [赤血球数上昇] ● 造血因子（エリスロポエチン，ダルベポエチン），蛋白同化ステロイド（メテノロン），テストステロンなど		

- 血液の液体成分を血漿といい，赤血球，白血球，血小板などが浮遊しています。白血球数（WBC），赤血球数（RBC），血小板数（PLT），ヘモグロビン濃度（Hb），ヘマトクリット値（Ht），赤血球恒数（MCV・MCH・MCHC）を含んだ基本的検査は，自動血球計数器を用いて短時間で容易に結果を得ることができます。
- 赤血球は7〜8μmのドーナツ状の形をし，中心付近が薄くなっています（図1）。赤血球には酸素を運ぶヘモグロビンが多く含まれていますが，RBCやHbが減少すると息切れや疲れやすいなどの貧血症状がでてきます。また，貧血では，幼若な赤血球である網（状）赤血球が末梢血にみられます。
- ヘモグロビンは，血色素ともいわれ赤血球に含まれる主要な成分で組織に酸素を運搬する役割があり，内部に鉄を含み末梢血液100 mL中に含まれるヘモグロビンの量（g/dL）で表されます。年齢によって変化し，新生児では一時的に20 g/dLを超えることがあります。
- ヘマトクリット値は，全血液中に占める赤血球の割合です。Htの測定は毛細管に任意量の

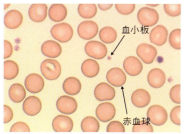
図1 正常赤血球

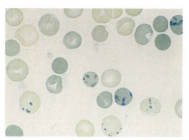
図2 網(状)赤血球

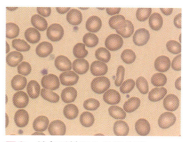
図3 鉄欠乏性貧血の赤血球
（小球性低色素性赤血球が増加）

血液をとり，専用の小型高速遠心器を用い簡便な操作でわずか5分間で結果が得られます。Htが低値になるのは，出血(外傷，手術，大腸からの出血)，栄養不足，薬物(抗がん剤など)による骨髄抑制などです。

- RBC，Hb，Htの3つの血液一般検査項目には性差があり，貧血の目安はRBCが男性400万/μL以下，女性350万/μL以下，Hbが男性13g/dL以下，女性10g/dL以下，Htは男性40％以下，女性35％以下とされます。貧血では，顔色が悪く，息が切れる，疲れるなどの症状がでます。なお，RBCが600万/μL以上は赤血球増加症(多血症)とされます。
- 網(状)赤血球は，末梢血中でもみられる細胞です(図2)。赤芽球が成熟し，核がなくなって(脱核という)1～2日以内の赤血球です。網(状)赤血球の増加は，骨髄での赤血球産生の亢進の指標となります。網(状)赤血球は普通の赤血球より容積が大きいため，著増しているときは後述するMCV(平均赤血球容積)が高くなります。

···· Column ···· 赤血球平均恒数から貧血を知る

- RBC，Ht，Hbの測定値から赤血球平均恒数を算出すると，貧血の種類や原因を知ることができます。

赤血球平均恒数の基準値

平均赤血球容積 (MCV)※1	平均赤血球ヘモグロビン量 (MCH)※2	平均赤血球ヘモグロビン濃度 (MCHC)※3
81～100 fL	27～32 pg	32～36％

※1 MCVが81～100を正球性，81未満を小球性，101以上を大球性とする。
※2 MCHが32以上は高色素性，27以下は低色素性とする。
※3 MCHCは小児も含め，日本人の基準値平均は34％である。

- 平均赤血球容積 (MCV：mean corpuscular volume)
  赤血球1個の平均的容積を絶対値(fL＝10^{-15}L)で表した数値で，赤血球の大きさの指標となります。

$$MCV (fL) = \frac{Ht (\%)}{RBC (10^6/\mu L)} \times 10$$

- 平均赤血球ヘモグロビン量 (MCH：mean corpuscular hemoglobin)
  赤血球1個に含まれる平均ヘモグロビン量を絶対値(pg＝10^{-12}g)で表した数値です。

$$MCH (pg) = \frac{Hb (g/dL)}{RBC (10^6/\mu L)} \times 10$$

- **平均赤血球ヘモグロビン濃度**(MCHC:mean corpuscular hemoglobin concentration)
  個々の赤血球のヘモグロビン濃度を%で表した数値,すなわち赤血球の一定容積に対するヘモグロビン量の比を%で表したものです。

$$\text{MCHC}(\%) = \frac{\text{Hb}(\text{g/dL})}{\text{Ht}(\%)}$$

貧血の型と赤血球平均恒数

貧血は主にMCV(平均赤血球容積)の結果から分類する方法が一般的です。

貧血の型	MCV	主な貧血
小球性貧血	80以下(低下)	鉄欠乏性貧血,サラセミア,鉄芽球性貧血,慢性炎症による貧血
正球性貧血	81〜100(正常)	再生不良性貧血,溶血性貧血,悪性腫瘍による貧血,急性出血後,内分泌疾患
大球性貧血	101以上(上昇)	悪性貧血(巨赤芽球性貧血),溶血性貧血,重症肝障害による貧血,一部の再生不良性貧血

主な貧血の種類

- **鉄欠乏性貧血**(図3):ヘモグロビンの構成成分である鉄が不足し,ヘモグロビンがつくられなくなるために発症します。赤血球1個あたりの大きさを示すMCVが80以下だと,小球性貧血の可能性が高く,その大部分は鉄が足りない鉄欠乏性貧血です。食生活による鉄摂取量の不足,月経過多や消化管出血などによる鉄の損失,胃切除などによる吸収障害が主な要因です。
- **再生不良性貧血**:骨髄がはたらかなくなって起こる貧血です。骨髄の幹細胞が免疫系によって抑制されるのが主な原因です。赤血球のほか,白血球や血小板も減少します。
- **悪性貧血**(巨赤芽球貧血):赤血球の成熟過程には,ビタミンB_{12},葉酸および銅が必要です。これらの成分が欠乏すると,巨赤芽球が成熟赤血球に変化できず,悪性貧血が起こります。悪性貧血の治療にはビタミンB_{12}を補給します。
- **溶血性貧血**:寿命を迎えた赤血球は破壊され,新しい赤血球が産生されます。赤血球の産生を上回る速度で赤血球が破壊されると,溶血性貧血の原因となります。比較的まれな貧血ですが,発症原因は遺伝性のもの(ヘモグロビン異常,酵素異常),自己免疫機序によるものが知られています。
- **サラセミア**:ヘモグロビンを構成する蛋白質の異常によって正常な赤血球がつくられないために貧血となります。ヘモグロビンを構成する蛋白質にはα鎖とβ鎖があり,どの鎖が生成できないかでαサラセミアとβサラセミアとに分類されます。地中海地方に多いので地中海性貧血ともよばれます。

2 白血球数（WBC）

WBCの検査は，末梢血液1μL中に存在する白血球の数を算出します．WBCは，増加している白血球の種類や増加の程度が診断の手がかりとなり，次項で述べる白血球分類（血液像）と併せて評価することが大切です．

検体の取扱い	● 全血（EDTA添加静脈全血）
検査の目的	● 感染症，炎症性疾患を疑うとき ● 白血病を疑うとき ● 腫瘍の有無を疑うとき ● 検診や人間ドックの基本的検査
参考基準値	● 3,500～9,500（個／μL）（成人）[自動血球計数器法]
検査値を 読む際の注意点	● 激しい運動や入浴直後には一時的に増加する． ● ストレスや食事によって増加する． ● 静脈血は耳朶血に比べ1,000（個／μL）ほど少ない． ● 白血球数が変動する場合には，必ず白血球分類の増減があるので血液像の成績と併せて診断の手がかりとします． ● 20,000（個／μL）を超えるような場合，赤血球や血小板の増減，あるいは芽球（幼弱な白血球）の出現の有無など早急な精査が必要です． ● 一時的な白血球数の減少は，ウイルス感染症や薬物（解熱鎮痛剤，抗生物質など）による影響を最初に考えます．
異常値を示す 主な疾患・病態	[高　値] ● 各種感染症（細菌による），心筋梗塞，アレルギー疾患，類白血病反応，慢性白血病 [低　値] ● 各種感染症（ウイルスによる），薬物（抗がん剤，抗生物質など），放射線治療，悪性貧血
薬剤による 検査値への影響	[白血球数減少] ● 抗腫瘍薬，抗ウイルス薬（アシクロビル，ガンシクロビル），抗精神病薬（クロルプロマジン，オランザピン，ハロペリドール），循環器用薬（メチルドパ，カプトプリル，ヒドララジン，ニフェジピン，プロカインアミド，キニジン），抗リウマチ薬 [白血球数上昇] ● 造血因子（G-CSF：レノグラスチム，フィルグラスチム）

- 白血球数（WBC）は，成人では3,500～9,500個／μLです．性差はなく，小児では成人より高値を示します．一般に，成人では10,000個／μL以上を白血球増多症，3,500個／μL以下を白血球減少症といいます．
- WBCの増加は，白血病と白血病以外の疾患とに分けて考えることができます．白血病では，20,000個／μL以上になることもあります．白血病以外では細菌感染症，炎症，心筋梗塞などの組織破壊，ストレス，アレルギー疾患などで増加します．また，類白血病反応＊でもWBCが著明に増加します．白血球数の検査は，増加している白血球の種類や増加の程度が診断の手がかりとなり，次項で述べる白血球分類（血液像）と併せて評価することが大切です．
- WBCの減少はウイルス感染症や薬剤（特に抗がん剤）および放射線療法が主なものです．特に好中球が500個／μL以下になると，感染症が起こりやすく生命の危険もあります．白血球の増加と同様に，減少する場合も白血球分類の検査結果から病気の原因を推測していくこ

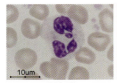 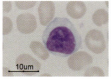 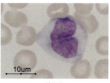 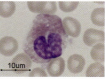 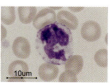

| | 好中球 | リンパ球 | 単球 | 好酸球 | 好塩基球 |

図　末梢血液中の白血球（光学顕微鏡写真）

表　異常値を示す代表的な疾患

	好中球	リンパ球	単球	好酸球	好塩基球
増加する疾患	細菌感染症，急性出血，骨髄性白血病，ホジキン病，関節リウマチ，ベーチェット病，水銀・鉛中毒，心筋梗塞，熱傷，骨折ほか	百日咳，結核，麻疹，リンパ性白血病，バセドウ病，アジソン病，梅毒，小児期(生理的)	風疹・麻疹などの発疹性感染症，猩紅熱，単球性白血病，慢性肝炎，肝硬変症，マラリア，トリパノソーマ病	寄生虫疾患，アレルギー疾患，気管支喘息，蕁麻疹，薬物アレルギー，皮膚筋炎，悪性腫瘍の転移	アレルギー疾患（蕁麻疹），粘液水腫，潰瘍性大腸炎
基準値	40〜60%	30〜45%	3〜6%	3〜5%	0〜2%
減少する疾患	再生不良性貧血，悪性貧血，骨髄腫，顆粒球減少症，粟粒結核，チフス，ウイルス性疾患，放射線照射，肝硬変症，薬物（抗がん剤，抗生物質）	悪性リンパ腫，結核，慢性骨髄性白血病，全身性エリテマトーデス，AIDS	知られていない	腸チフス	知られていない

とが大切です。

- 成人でのWBCは3,500〜9,500個/μLです。これは血液1mLあたりでは350万個から950万個も存在していることになります。成人では，好中球がもっとも多く40〜60％を占め，リンパ球が30〜45％ほどです（ただし，6歳くらいまでの小児では，リンパ球の数は50％以上の高い割合を示します）。単球，好酸球，好塩基球はそれぞれ3〜6％，3〜5％，0〜2％です。末梢血中にみられる白血球を（図）に，各白血球が異常値を示す代表的な疾患を（表）に示します。

＊類白血病反応：類白血病反応は悪性腫瘍，重症細菌感染症，ウイルス感染症，水銀やヒ素中毒などの基礎疾患による二次的な反応として起こる。末梢血では白血球数5万/μL以上の増加となり，骨髄球より幼若な白血球が多数みられ，白血病様の血液学的所見を示すが，反応性による結果であり腫瘍による増殖の結果ではない。白血球が増殖する機序は，造血因子（G-CSF）やサイトカインが関与している。治療は始めからもっている基礎疾患を完治することが重要である。

3 白血球分類（白血球像）

白血球分類の検査は，白血球数が増加した症例では必須の検査です。末梢血液塗抹標本（ヘモグラム）を作製し，顕微鏡を用いてさまざまな形態の白血球を観察すると，形態の異常から感染症，腫瘍などの病態を推定することができます。

検体の取扱い	● 血漿（EDTA加）
検査の目的	● 白血球数に異常を認めるとき ● 白血病など造血器悪性腫瘍を疑うとき
参考基準値	● 好中球40～60（％），好酸球3～5（％），好塩基球0～2（％），単球3～6（％），リンパ球30～45（％）（報告者によって異なる）
検査値を 読む際の注意点	● 細胞数が多い場合または異常細胞の出現があるときは，200個の細胞を観察して百分率を算出する。 ● 末梢血液塗抹標本は，赤血球が均等に分散している部分を観察する。 ● 白血球分画（白血球の分類）は，白血球数を乗じて得られる絶対数で表示する。 ● 白血球分類で細胞の質的な異常を認めるときは，骨髄穿刺検査を考慮する。
異常値を示す 主な疾患・病態	**[好中球数の増減]** ● 表1参照 **[リンパ球数の増減]** ● 表2参照

- <u>白血球分類</u>の検査は，白血球数や赤血球数に異常が認められたときには必ず実施し，白血球，赤血球，血小板の各細胞の形態学的特徴を把握することが重要です。
- 近年，レーザー検出法など自動血液細胞分析装置が普及し，白血球数と白血球の分類が可能になっています。しかし，異常細胞の出現が考えられる血液疾患などは末梢血液塗抹標本を作製し，顕微鏡を用いて目視判定で観察することが大切です。特に，白血病の疑いがあって骨髄穿刺の検査が必要であるか否かを決定する際は目視による正確な白血球分類が要求されます。
- 白血球分類の検査から感染症や白血病の診断が可能となるほか，赤血球の形態より貧血の診断が，さらに血小板の形態異常として，大型血小板（幼若な血小板）なども観察されます。
- 白血病は血球をつくる細胞である<u>造血幹細胞</u>が骨髄のなかで腫瘍化し，異常に増殖するため，正常な血液細胞の増殖が抑えられてしまう病気です。正常細胞は<u>アポトーシス</u>（細胞死）というメカニズムによって細胞が自然に死ぬようにプログラムされています。たとえば，赤血球の寿命は120日，好中球は数時間，血小板は数日間です。しかし，白血病細胞にはこのアポトーシスのプログラムがなく，細胞が増え続ける病気です。
- 白血球分類の検査でみられる正常な成熟好中球の核の形状は，<u>分葉核</u>とよばれ2葉（核が2つに分かれている），3葉（同，3つに分かれる），4葉（同，4つに分かれる）などとよばれます。核が分かれていない好中球は，<u>桿状核球</u>とよばれやや未熟な細胞です。健常者の末梢血では3葉が最も多くみられます。5葉のものは通常認められませんが，抗がん剤投与中の末梢血に見いだされることがあります。
- 細菌感染症では，好中球が骨髄で大量につくられて末梢血に増えるため，桿状核球やさらに

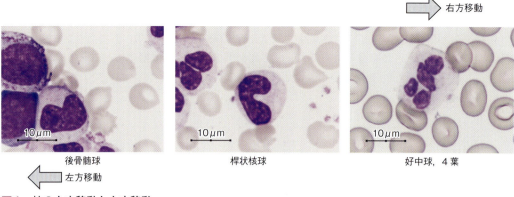

図1　核の左方移動と右方移動

白血球を分類	顆粒球のなかま	好中球	走化，貪食，殺菌作用がある。
		好酸球	寄生虫，アレルゲンに対する生体反応で増加する。クッシング症候群で低下する。
		好塩基球	アレルギー反応を引き起こすと考えられている。
		単球	単球は血液内に存在し，組織内に移動するとマクロファージや樹状細胞に変化する。リンパ球に対して抗原提示を担う（抗原提示細胞）。
	リンパ球のなかま	B リンパ球	液性免疫を担う（免疫グロブリンを産生）
		T リンパ球	ヘルパーT 細胞，B リンパ球に作用して形質細胞に分化させ，抗体をつくるなど免疫の中心的役割。

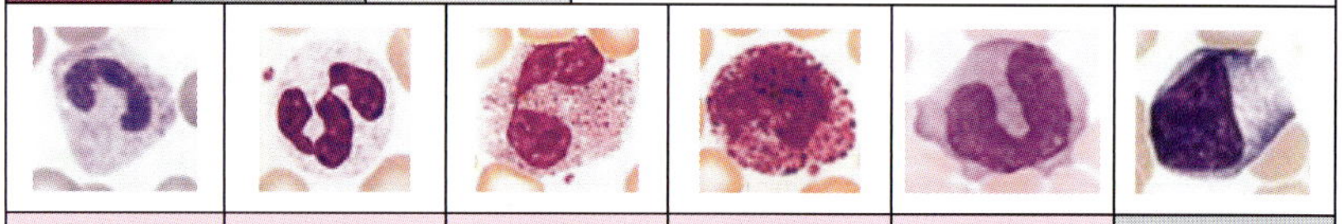

図2　末梢血にみられる代表的な白血球とそのはたらき（白血球5分画）

未熟な後骨髄球が多く出現することがあります。このように分葉核の平均分葉核数が減ることを核の左方移動といい，増えることを核の右方移動といいます（図1）。

- 図2に示すように白血球を分類すると，顆粒球として好中球・好酸球・好塩基球・単球などに加え，リンパ球が末梢血にみられます。白血球は免疫系において大活躍をする細胞群です（➡245頁参照）。各白血球の分画は，血液塗抹標本を用いて染色し，顕微鏡で観察することにより，各分画比を知ることができます。
- 好中球数は細菌感染症や炎症で増加し，ウイルス感染症では減少する場合が多くみられます。抗がん剤の長期投与例では骨髄抑制による副作用のため好中球数が減少します。あまりに減少すると易感染の状態に陥り，生命の危険が危ぶまれることがあります。好中球数が増減する主な疾患を表1に示します。
- リンパ球数の増加はリンパ性白血病と小児期の生理的変動が代表的です。一方，減少する疾患ではエイズが代表的です。HIVウイルスはCD4リンパ球に感染し，ウイルスに乗っ取られたリンパ球は死滅します。エイズ治療薬の経過観察において，リンパ球数の推移は治療の

表1　好中球数が増減する主な疾患

	好中球数が増加する主な疾患		好中球数が減少する主な疾患
	増加（>7,500/μL以上）		減少（<1,800/μL以下）
感染症	肺炎，敗血症，髄膜炎，猩紅熱，扁桃腺炎，腎盂腎炎，虫垂炎	血液疾患	再生不良性貧血，悪性貧血，骨髄腫
血液疾患	急性出血，骨髄性白血病，真性多血症，ホジキン病	感染症	ウイルス性疾患，腸チフス，原虫疾患
膠原病・類縁疾患	関節リウマチ，ベーチェット病，動脈周囲炎，多発血管炎性肉芽腫症	脾機能亢進症	肝硬変症，バンチ症候群
内分泌疾患	クッシング症候群，糖尿病性アシドーシス，痛風	内分泌疾患	アジソン病，バセドウ病
組織損傷	心筋梗塞，肺梗塞，熱傷，骨折	薬剤	抗腫瘍剤の長期投与，各種抗生物質，抗甲状腺剤，アミノピリン，サルファ剤
薬物・中毒	ジギタリス中毒，水銀，鉛，クロロホルム	放射線障害	500/μL以下では感染症が必発する。
生理的	妊娠，新生児，肉体労働，入浴後		

表2　リンパ球数が増減する主な疾患

	リンパ球数が増加する主な疾患		リンパ球数が減少する主な疾患
	増加（>4,000/μL以上，成人）		減少（<1,000/μL以下，成人）
急性感染症	ウイルス感染症（伝染性単核球症，肝炎，流行性耳下腺炎，麻疹，風疹，水疱），細菌感染症（百日咳）	血液疾患	再生不良性貧血（重症例）
慢性感染症	ウイルス感染症（慢性肝炎），細菌性感染症（結核，梅毒）	感染症	急性感染症の初期
血液疾患	リンパ性白血病，リンパ腫，多発性骨髄腫	リンパ組織の破壊	悪性リンパ腫，エイズ
免疫学的機構の関与する場合	甲状腺機能亢進症，重症筋無力症	薬剤	抗腫瘍剤の長期投与，ステロイドホルモン
生理的	小児では，好中球≦リンパ球数となる。		

重要な指標となります。リンパ球数が増減する主な疾患を**表2**に示します。

- **単球**が増加する疾患には，風疹・麻疹などの発疹性感染症，猩紅熱，単球性白血病，慢性肝炎，肝硬変症，マラリアで観察されます。減少する場合は知られていません。組織ではマクロファージに分化し，貪食および抗原提示細胞としてはたらきます。
- **好酸球**はアレルギー性疾患や寄生虫感染症で増加し，好酸球数の増加がアトピー素因の定義に含まれています。減少する場合は，唯一腸チフスが知られています。
- 最も数の少ない**好塩基球**は蕁麻疹や粘液水腫，潰瘍性大腸炎などで増加がみられます。好塩基球は塩基性色素でよく染まる顆粒をもっていることが名前の由来ですが，今日の研究では好塩基球の顆粒中にはヒスタミン，ロイコトリエンなどが含まれ，IgE依存性アレルギー反応に関与していることが明らかにされています。

知って得 深読み 白血病でみられる血液がん細胞

■白血病の種類

- 白血病は，進行の早さと腫瘍化する細胞系列によって，①急性骨髄性白血病（AML），②急性リンパ性白血病（ALL），③慢性骨髄性白血病（CML），④慢性リンパ性白血病（CLL）の4つに分類されます。
- 急性白血病は幼若な血球が急速に増加する白血病であり，慢性白血病は成熟した血球がゆっくりと増加する白血病といえます。感染症のように急性の病気が慢性化するのではありません。骨髄性白血病とリンパ性白血病による分類は，腫瘍化した細胞が骨髄系（好中球，好酸球，単球，好酸球など）か，リンパ系（リンパ球）かによって分けられます。
- 多くの白血病細胞では，染色体の欠損や転座を認めます。たとえば，CMLはフィラデルフィア染色体とよばれる9番と22番の染色体長腕の相互転座が原因であることがわかっています。このほか，ウイルス感染（成人T細胞性白血病など），放射線（被曝者）によるものが知られています。
- 急性白血病の分類に用いられているFAB分類は，1976年に提唱された方法です。FAB分類はAMLとALLの2つに大別され，芽球をtype1とtype2とに分け，AMLをM0〜M7に，ALLをL1〜L3に分類します。

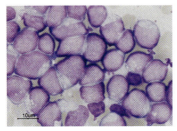

急性骨髄性白血病（未分化）M1
未分化な芽球が大部分を占める。芽球が赤芽球以外の骨髄系細胞（NEC）の90％以上を占める。芽球のPOX染色陽性率≧3％，顆粒形成はほとんど認められない。

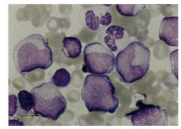

急性骨髄性白血病（分化型）M2
芽球（type1とtype2の芽球の合計）がNECの30〜90％，単球は20％未満である。Auer小体を認めることがある。前骨髄球以降への分化傾向を認める。

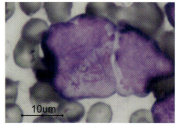

急性骨髄性白血病（前骨髄球性）M3
胞体に粗大なアズール顆粒を有する異常な前骨髄球とAuer小体が束になって存在するファゴット細胞がみられ，POX染色は強陽性を示す。従来，急性前骨髄球性白血病と分類されていた症例である。

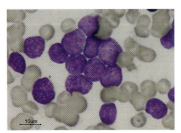

急性リンパ性白血病（小細胞性）L1
芽球は小型で，核小体は不明瞭である。小児に多く予後はよいとされる。

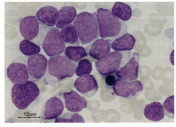

急性リンパ性白血病（大細胞性）L2
芽球は大型で，核小体は明瞭である。成人に多く予後は不良とされる。

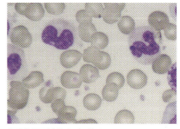

慢性骨髄性白血病
有核細胞が著しく増加し，各成熟段階の細胞がみられ好酸球，好塩基球が増加する。

（資料提供：東海大学医学部内科学系総合内科・同医学部付属病院臨床検査科）

第2章

血栓・止血検査

- ヒトの血液は常に流動性を保ち，血管内を循環しています。ケガをして出血すると，5分くらいで自然に血が止まり傷口もふさがります。出血は日常生活のなかでよく経験することです。改めて血が止まるしくみを考えてみると，生体を守るために実に巧みであり，かつ複雑であることに驚愕します。止血のしくみは止血機構が備わっているためです。止血機構は血小板が主役になるものと，血液凝固因子が主役になるものとに大別されます。
- 都合の良いことですが，流血中の白血球や赤血球は血管内の中央付近を流れるのに対し，血小板は血管壁に沿って流れます。一度，血管が傷ついて血管内皮細胞が破壊されると，血管内皮細胞の下に隠れていたコラーゲンが露呈し，血小板と直接結合（粘着）します。すると血小板は仲間をたくさん集め，出血箇所で血小板同士が凝集して傷口をふさぎます（一次止血）。
- 出血を止めるのは血小板だけではありません。止血のもう一つの重要なしくみは，血液を凝固させるはたらきに特化した蛋白質が12種類も存在していることです。これらを血液凝固因子とよび，連鎖的な反応を連続させて最終的にフィブリンを形成します。12種（1種類欠番のため，11種）の血液凝固因子は，カルシウムイオン，血小板とともに血液凝固機序の中心的な役割を演じます。この際，カルシウムイオンは血液凝固機序を側面から支援して，血液凝固が円滑に進行するように手助けします。言わば酵素と同じようなはたらきをする優れものです。EDTA-2Kの抗凝固剤により全血からカルシウムが取り除かれると血液は凝固しません。すなわち，血液の凝固過程にはカルシウムの存在が不可欠であることがわかります。
- 血液凝固因子による止血の反応は2通りあり，一つは血管の損傷部位に存在する組織因子（TF）と血液凝固因子の第Ⅶ因子が複合体を形成することで始まる外因系凝固反応です。もう一つは損傷した部位に露出するコラーゲン線維に対し，血液凝固因子の第Ⅻ因子が接触することで始まる内因系凝固反応です。外因系凝固反応と内因系凝固反応が合わさり，フィブリンの形成により血液凝固反応が完了します。
- 健常者では傷口がなければ血液はいつも凝固することなく流れています。血管の内壁を覆っているのは血管内皮細胞です。血管内皮細胞からは血液が流動的であるように，常に見張りをしている生理活性物質の存在が知られています。血管内皮細胞による抗血栓作用です。血管内皮からはトロンボモジュリンをはじめ，ヘパリン様物質，t-PA，PGI_2，一酸化窒素などが産生され血液が凝固しないようなしくみが備わっています。本章では，血管内皮細胞でつくられる生理活性物質を紹介し，次いで血小板や血液凝固因子による血液凝固の過程を解説し，最後に抗血小板療法や抗凝固療法にも触れます。

1 血小板数 (PLT)

> PLTの検査は，末梢静脈血1μL中に含まれる血小板の数を算出します。血小板は，止血機構において重要なはたらきをします。PLTが減少すると止血作用が弱くなって歯ぐきからの出血や出血時間の延長がみられるようになります。

検体の取扱い	・EDTA添加静脈全血
検査の目的	・血小板減少症・増加症の診断 ・血小板機能異常症を疑うとき
参考基準値	・15～35 (万/μL)
検査値を 読む際の注意点	・抗凝固剤にヘパリンを用いると血小板凝集が起こりやすく，見かけの血小板数減少を示す。 ・経時的に血小板凝集を認めるので，採血後は直ちに検査を終了させる。 ・血小板数が継時的に減少する場合は，DICの可能性を考慮して他の検査結果も含め総合的に判断する。
異常値を示す 主な疾患・病態	[高　値] ・慢性骨髄性白血病，悪性腫瘍 (特に肺がん，胃がん) ・関節リウマチなどの慢性炎症 ・鉄欠乏性貧血，出血，摘脾 [低　値] ・破壊の亢進：特発性血小板減少性紫斑病 (ITP)，血栓性血小板減少性紫斑病 (TTP)，ゴーシェ病，肝硬変 ・産生の低下：急性白血病，がんの骨髄浸潤，薬剤による骨髄抑制，再生不良性貧血 ・消費の増加：DIC
薬剤による 検査値への影響	[血小板数減少] ・骨髄での産生抑制：抗腫瘍薬 ・薬剤誘発性：抗菌薬 (アンピシリン，セファロチン，シプロフロキサシン，ゲンタマイシン，ST合剤など)，フルコナゾール，キニーネ，循環器用薬 (アロプリロール，アミオダロン，カプトプリルほか)，利尿薬 (フロセミド，ヒドロクロロチアジド) など ・薬剤誘発性自己免疫：抗リウマチ薬 ・GPⅡb/Ⅲa阻害薬：アブシキシマブ (血小板凝集抑制薬) ・薬剤誘発性による血栓性血小板減少性紫斑病 (TTP)：チクロピジン，クロピドグレル

- 血小板 (PLT：platelet) は，骨髄中の巨核球の細胞質からつくられるため，核がなく直径は3～4μm，形は不定形です。血小板の寿命は3～10日で，寿命が尽きると脾臓で破壊されます。血小板は，止血機構に関与し，損傷を受けた血管の内皮細胞に粘着，凝集して血小板血栓を形成し，速やかに傷口を塞いで出血を止める作用 (一次止血) があります。
- 血小板の減少は，特発性血小板減少性紫斑病などに代表される血小板破壊の亢進，白血病やがん，放射線や薬剤が原因となる骨髄での産生低下，播種性血管内凝固症候群 (DIC：disseminated intravascular coagulation) のように血小板が消費されることによるものがあります。
- 冠動脈内の動脈硬化部位が壊れて，傷ついた部分を補修するために血小板が付着し，ここに血栓ができて心筋梗塞や脳梗塞などの原因になることがあります。
- 血小板数の増減に関係なく出血傾向を認めるときは，プロトロンビン時間 (➡18頁) などの血液凝固検査と組み合わせて実施し，血液凝固検査の異常を認めないときは，血小板機能異

常症を疑います。一般に，10万/μL以下を血小板減少症，40万/μL以上を血小板増加症とよんでいます。

- 血小板数の増減にかかわらず，出血時間が延長する場合には血小板の機能異常が疑われます。血小板の機能をみる検査に出血時間の測定があります。出血時間は，耳朶などにメスで創傷をつくり，出血してくる血液を30秒ごとに濾紙に吸い込ませ，出血が自然に止まるまでの時間を測定する検査です。健常者では1〜3分（Duke法）で止血しますが，血小板数の減少や血小板機能障害では著明に延長します。

- 進行した慢性肝炎や肝硬変になると脾臓が大きくなり，脾臓での血小板の破壊が進むため血中の血小板数が減少します。血小板数減少は肝臓での線維化を反映します。日本肝臓学会編「C型肝炎治療ガイドライン　第3.3版，2015年3月」によると，C型肝炎の治療対象者を次のように定めています。
ALT上昇例（ALT値が30U/Lを超える）あるいは血小板数低下例（血小板数15万/μL未満）のC型慢性肝炎患者は，原則として抗ウイルス療法の治療対象となります。

Column　止血と血栓症とは

- 止血と血栓症は血液が凝固して，「血が止まる」しくみから考えると，どちらも血小板と凝固因子が関与しており，止血と血栓症との間には共通点があります。止血は健常者（生理的状態）に対して使われ，血栓症は脳梗塞や肺塞栓などの病的状態において使われます。生理的状態では，血管内では血液は凝固することなく循環しています（図）。血管が破れて出血すると，血管は収縮して傷口が小さくなり血液凝固により止血します。

- 一方，病的な状態では血管内で血液が凝固して血栓が生じ，血管から血液が固まらず異常出血の原因となります。

- このように，血液が凝固して血が止まる機序は，生理的状態では止血，病的状態では血栓症，異常出血などと区分して用いられます。

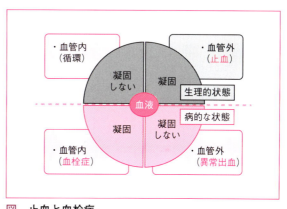

図　止血と血栓症

2 プロトロンビン時間（PT）

PTは，外因系（血液が血管外にもれて組織のなかで起こる凝固）の血液凝固因子のはたらきを総合的に判定できる検査です。

検体の取扱い	・血漿（正確な測定値を得るため，3.2％クエン酸ナトリウム1容に全血9容を正確に混和する） ・検体を保存する場合は−80℃で凍結保存する。
検査の目的	・経口抗凝固剤のモニタリング（ワルファリン内服にともなうビタミンK欠乏症の評価） ・ビタミンK欠乏症のスクリーニング ・肝機能障害の重症度の判定
参考基準値	・正常血漿の凝固時間±秒数の10（％）［凝固時間法］ ・80〜100（％）［PT活性］ ・0.9〜1.1［PT-INR法］
検査値を読む際の注意点	・アーチファクト防止のため，血液量と抗凝固剤の混合比を正確にする。
異常値を示す主な疾患・病態	［高　値（延長）］ ・重症肝障害：非代償性肝硬変，劇症肝炎 ・ビタミンK欠乏症：新生児メレナ，特発性乳児ビタミンK欠乏症，潰瘍性大腸炎，閉塞性黄疸，胆石症，先天性胆道閉塞など ・その他：DIC（播種性血管内凝固症候群），ワルファリン等の抗凝固剤投与など ［低　値（短縮）］ ・臨床的に有用な疾患はなし。
薬剤による検査値への影響	・L-アスパラギナーゼの投与により重篤な凝固異常（プロトロンビン減少）が起こる。

- プロトロンビン時間（PT：prothrombin time）は，代表的な血液凝固検査の一つであり，被検血漿に組織トロンボプラスチンとカルシウムイオンを添加し，フィブリンが析出して凝固するまでの時間を測定します。
- 血液凝固系では，プロトロンビンをⅡ因子とよび，血液凝固系の中心的役割を演じます。PTは，外因系凝固因子（第Ⅱ，Ⅶ，Ⅸ，Ⅹ因子およびプロテインCなど）の大部分が肝臓でビタミンKの存在のもとに合成されることから，重度の肝障害があると凝固するまでの時間が延長します。PTは肝硬変など，肝臓の予備能力を鋭敏に反映する検査として有用です。
- 測定方法によりいくつかの基準範囲があります。一つは検体の凝固時間と正常血漿の凝固時間を比較する方法です。この方法では，正常血漿の凝固時間±秒数の10％とするのが一般的です。
- PT活性（％）を算出する方法があります。この場合は，正常対照者（100％とする）の希釈系列をつくり，検量線［縦軸：プロトロンビン時間，横軸：希釈度（プロトロンビン濃度）］から被検血漿のPTを濃度（％）で表し，80〜100％を基準範囲とします。
- ワルファリンなど抗凝固療法による薬効評価としてPT-INR（国際標準比）が用いられます。PT-INRは抗凝固反応を国際的に統一された基準で表現する検査値のことです。PTの検査は，組織因子をはじめ複数の生物活性を測定するため，真値を示す標準物質が存在しませ

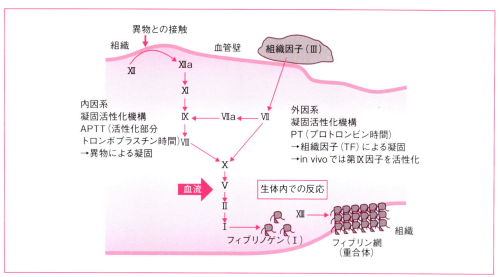

図　凝固カスケード（PT & APTT），生体内（外因系，内因系）

ん。そこでWHOが定めたヒト脳由来の組織因子の試薬を国際標準試薬とし，販売各社が試薬に含むウサギ由来組織因子などが原因となって発生する施設間格差を極力少なくするために，値付けされた試薬が用いられています。試薬ごとにISI（被検血漿のPT／正常参照血漿のPT，国際感受性指標）を設定することにより，1.0に近い試薬が理想的とされ，臨床側に正しい結果が報告できるようにしています。

- 外因系凝固活性機構の「プロトロンビン時間」の検査と，次項で述べる「活性化部分トロンボプラスチン時間」の検査との共通点や異なる点を理解するために図を参照してください。図に示すように，外因系では組織因子が内因系では第XII因子が出発点となり，第X因子以後が共通点となって血液凝固反応が進みます。

3 活性化部分トロンボプラスチン時間（APTT）

APTTの検査は，内因系凝固因子Ⅰ，Ⅱ，Ⅴ，Ⅷ，Ⅸ，Ⅹ，Ⅺ，Ⅻの活性低下で延長します。APTTは異物による内因系凝固活性化機序のことで，採血して血液を試験管内に入れるとき，血液がガラス面（異物）に接触して血液が凝固します。この凝固機序を試験管内で再現しようとした検査です。

検体の取扱い	● 血漿（採血量不十分または多血症では，上清血漿中の抗凝固剤濃度が高くなり，アーチファクトにより凝固時間が延長する）
検査の目的	● 凝固因子欠乏の診断 ● ループスアンチコアグラントのスクリーニング ● 未分画ヘパリンのモニタリング
参考基準値	● 24.3〜36.0（秒）[凝固時間測定法]
検査値を読む際の注意点	● 採血後，速やかに血漿分離する。 ● 第Ⅷ因子の失活が著しいので，室温で2時間以内に検査を終了させる。
異常値を示す主な疾患・病態	[高　値（延長）] ● 血友病A・B，後天性血友病，von Willebrand病[*1]，ビタミンK欠乏症，抗リン脂質抗体症候群，先天性Ⅻ因子欠損症 [低　値（短縮）] ● 妊娠，高脂血症（いずれも病的意味をもたない）
薬剤による検査値への影響	● 透析回路，ヘパリンロック部位から採血した場合，ヘパリン混入により延長する。

● 活性化部分トロンボプラスチン試験（APTT：activated partial thromboplastin time）は，内因系凝固因子であるⅠ，Ⅱ，Ⅴ，Ⅷ，Ⅸ，Ⅹ，Ⅺ，Ⅻの各因子のはたらきを総合的に判定することのできるスクリーニング検査です。APTTは，PTとともに出血性素因の原因検索を検査室内で再現した検査であり，被検血漿にAPTT試薬（カオリン，エラジン酸，リン脂質，セライト）とCa^{2+}イオンを添加してフィブリンが形成されるまでの凝固時間を測定します。

● APTTが延長する疾患として，血友病A（第Ⅷ因子欠乏），血友病B（第Ⅸ因子欠乏），von Willebrand病[*1]，接触因子欠乏，抗リン脂質抗体症候群，肝障害，DICなどが知られています。これらの疾患には出血性疾患，血栓性疾患の両者が含まれ，さらに凝固因子の低下する疾患および抗体産生性の疾患もみられます。APTT延長の解釈は難しいので，各疾患の特徴や凝固異常の原因に基づいて分類した下表を参考にしてください。

[出血性疾患（凝固因子の産生低下）]
- 血友病（A，B）　→ 第Ⅷ，Ⅸ因子の欠乏
- von Willebrand病[*1]　→ vWFの欠損
- ビタミンK欠乏症　→ ビタミンKの欠乏

[出血性疾患（抗体：抗凝血素の産生）]
- 後天性血友病[*2]
  → 第Ⅷ因子に対する自己抗体の産生

[血栓性疾患（凝固因子の産生低下）]
- 先天性第Ⅻ因子欠損症[*3]
  → 第Ⅻ因子の欠乏

[血栓性疾患（抗体：抗凝血素の産生）]
- 抗リン脂質抗体症候群（自己免疫血栓症）
  → ループスアンチコアグラント[*4]

*¹ von Willebrand病：血友病の次に多い出血性の病気。止血に必要なvWF因子の低下，機能異常による遺伝性疾患である。

*² 後天性血友病：後天性血友病Aでは第Ⅷ因子を産生する遺伝子は正常であるが，体内に第Ⅷ因子に対する自己抗体の産生がみられる。

*³ 先天性第Ⅻ因子欠損症：血液凝固因子活性が先天的に欠乏している状態。通常，出血傾向を認めない。

*⁴ ループスアンチコアグラント（LA：lupus anticoagulant）：試験管内でリン脂質依存性の凝固反応を阻害する免疫グロブリンをいう。抗リン脂質抗体症候群の診断に不可欠であり，原因不明のAPTT延長の際に検査が行われる。

···· *Column* ···· 血友病A，Bについて

- 血友病は一部の血液凝固因子の欠損または機能低下により止血異常を来す疾患です。血液凝固因子の8番目の蛋白質（第Ⅷ因子）の欠乏または機能低下が原因となる血友病Aと，9番目の蛋白質（第Ⅸ因子）の欠損などによる血友病Bが知られています。血友病に関連する第Ⅷ因子と第Ⅸ因子をコードする遺伝子はX染色体に存在するため伴性劣性遺伝形式となり，性別により発現に大きな差が生じます。

- 健常な男子（XY染色体をもつ）と，正常なX染色体とX'染色体（病気の原因となる因子）をもつ女子（この場合，保因者という）の間に生まれる児は，X'染色体の遺伝子は正常なX染色体の遺伝子により補われるため，女児では発症しません。しかしながら，男児ではX'染色体を補う遺伝子がY染色体に存在しないため発症してしまいます。つまり，男児が血友病を発症するのは母親が保因者（X'染色体をもつ）の場合です。

- 血友病を発症する因子をもつ人を確定保因者といいます。確定保因者には，血友病患者を父親にもつ女子，2人以上の血友病患者を出産した母親などが該当します。

- 血友病A，Bの原因遺伝子は，性染色体上のXであることから遺伝形式は同一であり，母親が保因者となり男児で発症します。臨床的には血友病患者の重症，中等症，軽症の全体を含めて判断すると，血友病Bのほうが血友病Aより軽いとされます。

- 血友病のように，性染色体の遺伝子異常による伴性劣性遺伝はX連鎖劣性遺伝ともいわれ，検査ではPTが正常，APTTが延長の結果となります。

4 FDP, D-ダイマー

> FDPは線溶活性化状態が把握できる検査です。FDPは線溶亢進型DICの診断には有効ですが，感染症合併などのDIC診断には有効ではありません。一方，D-ダイマーはFDPと併用して検査が行われ一次・二次線溶亢進の鑑別に用いられます。

検体の取扱い	・血漿（FDP，D-ダイマー） （FDP定量：部分尿を用いる場合もある。）
検査の目的	・線溶亢進型DICの診断補助 ・一次線溶，二次線溶の鑑別
参考基準値	・血漿FDP：4（μg/mL）以下［ラテックス凝集免疫比濁法］ ・血漿D-ダイマー：1.0（μg/mL）未満［ラテックス凝集免疫比濁法］ ※測定法が標準化されていないため測定法により異なる。
検査値を 読む際の注意点	・DICでは著しい凝固活性化がみられるが，線溶活性化の程度は基礎疾患によって大きく異なる。 ・すべてのDICには必ず基礎疾患が存在する。 ・FDP低値の場合，凝固活性化が低く血栓の産生量が少ないと考える。 ・FDP低値の場合，PAI（線溶阻止因子）が過剰に発現していると考える。
異常値を示す 主な疾患・病態	［高　値］ ・DIC，深部静脈血栓症（DVT），ウロキナーゼ大量投与時 ［低　値］ ・臨床的意義を認めない。
薬剤による 検査値への影響	・抗血栓剤（t-PA製剤，ウロキナーゼ）投与により上昇する。

- プラスミンは血栓成分のフィブリンやフィブリノゲンを分解します。これらの分解産物の総称をFDPとよんでいます。FDPの大部分はフィブリン分解産物が占め，この一部にD-ダイマーが含まれます（図）。
- 通常，FDPとD-ダイマーが上昇する場合，正の相関関係にあり凝固活性化と線溶活性化がともに亢進していることを表します。なお，フィブリノゲンの分解を一次線溶，フィブリン（安定化フィブリン）の分解を二次線溶とよび，D-ダイマーは二次線溶の際に産生される特異的な分解産物です。D-ダイマーの測定において，極めて疾患特異性の高い深部静脈血栓症（DVT）が知られています。D-ダイマーが基準範囲内であればDVTを否定することができます。反対に感度はあまり高くないためD-ダイマーが上昇してもDVTとは限りません。
- FDPが著明に上昇する場合，FDPとD-ダイマーが乖離することがあります。FDPの著明な上昇に対してD-ダイマーが中等度の上昇にとどまるときは，フィブリンだけでなくフィブリノゲンの分解が著明に進んでいることを表します。代表的な疾患には，高度の線溶活性化を特徴とする線溶亢進型の播種性血管内凝固症候群（DIC）です。
- DICは急性白血病，固形がん，敗血症などの基礎疾患を背景に，全身性かつ持続的に著しい凝固活性能の亢進がみられ，細小血管を中心に微小血栓が多発する重篤な病態です。凝固活性化（TAT：トロンビン-アンチトロンビン複合体の上昇）と同時に線溶活性化（PIC：プラスミン-$α_2$PI複合体の上昇）もみられ，その程度はDIC発症の原因となった基礎疾患により

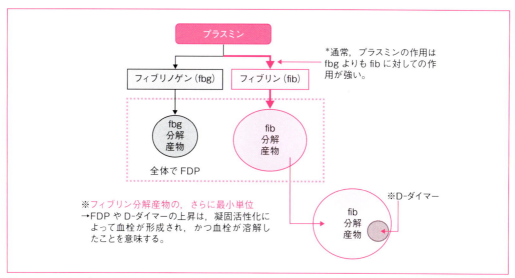

図　FDPとD-ダイマーの相違点

異なります。
- FDPはDIC診断のうえで最も重要なマーカーです。基礎疾患の代表格である急性前骨髄性白血病や大動脈瘤では，FDPの著増が知られています。一方，敗血症が基礎疾患の場合，FDPはあまり上昇しません。FDPはDICの診断に不可欠ですが，基礎疾患の種類によりFDP値の上昇の程度が大きく異なるので検査値を解釈する際には注意が必要です。敗血症など感染症に合併するDICでは，FDPやDダイマーの上昇が軽度であり，線溶抑制型DICとよばれます。DICの診断には，FDP，Dダイマーに加え，TATとPICの検査が不可欠となります。TATはトロンビンの生成を鋭敏に反映するため，TATが高値を示した場合にはトロンビンの産生量が多く，凝固活性化状態であることがわかります。さらに，DICにおいてTATは必ず血中濃度が上昇するため，TATが上昇しないときはDICを否定することができます。

※DICの詳細な診断基準は，日本血栓止血学会編「DIC診断基準暫定案」血栓止血誌：25(5)，2014に収載されています。

知って得！深読み　血管内皮細胞のはたらきと血液凝固検査

血管内皮細胞は単層扁平上皮からなり，血管やリンパ管の内腔面を覆っています．常に血流に触れており，血液中のさまざまな成分が外に漏れないようにバリアとして作用します．血管内皮細胞からは血液の流動性を保ち，血液が凝固しないように一酸化窒素（NO），プロスタサイクリン（PGI_2），トロンボモジュリン，ヘパリン様物質などさまざまな抗血栓性物質が産生されます．

■ トロンボモジュリンの臨床検査

- 基準値（血清の場合）：男子 2.1〜4.1（FU/mL），女子 1.8〜3.9（FU/mL）
  （FU：EIA法によるトロンボモジュリン測定キットを用いて測定する際の測定単位）
- 検体：血清，血漿（クエン酸血漿）
- 測定方法：EIA法

臨床的意義

TM高値となる疾患	TM低値となる疾患
DIC，血栓性血小板減少性紫斑病，急性呼吸促迫症候群（ARDS）*，血管炎合併膠原病，糖尿病，糖尿病性細小血管症，経皮的冠動脈形成術後，妊娠中毒症，神経膠芽腫，関節リウマチ，SLE	臨床的意義を認めない．

検査値を読む際の注意点
➡ 加齢により上昇傾向を示す．
➡ 血中TM濃度の上昇は血管内皮障害を反映する．
➡ 腎機能障害では，血管内皮障害の有無とは関係なく，血中TMが増加するため，正しい評価ができない．
➡ 全身性血管障害をともなう場合，腎不全を合併することがあるのでTMの解釈には注意が必要となる．

- トロンボモジュリン（TM：thrombomodulin）は，全身臓器の血管に分布し，血液凝固反応にブレーキをかける役割を担っています．TMは血管の内皮細胞表面に存在する糖蛋白質で，トロンビン（T）に対して高い親和性を有しています．TがTMと結合してTM-T複合体を形成すると，Tが有するフィブリン形成能，血小板活性化能，Ⅷ，Ⅴ因子の活性化能などの各機能がなくなり，TMに捕捉されたTはもはや凝固活性を失います．この生理作用を「Tが向凝固活性を失う」と表現します．また，Tが向凝固活性を失うことを抗トロンビン作用とよびます．

*急性呼吸促迫症候群（ARDS）：急激に肺血管の内皮細胞と肺胞上皮細胞が破壊され，毛細血管の透過性が亢進して生じた肺水腫である．本症の基礎疾患として肺挫傷，溺水などの肺の直接損傷をはじめ，敗血症などの全身性炎症反応症候群（SIRS）が知られている．

■プロテインC（PC）の臨床検査

- 基準値：プロテインC抗原量 70～150（%）
- 検体：血漿
- 測定方法：LPIA法

臨床的意義

PC高値となる疾患	PC低値となる疾患
糖尿病では高値を示すことがある。	先天性PC欠損症，肝障害，ビタミンK欠乏症，経口抗凝固剤（ワルファリン）の服用，DIC，抗リン脂質抗体症候群

検査値を読む際の注意点
➡ PC欠損症において，ワルファリンや肝障害の影響が考慮されるときは，ビタミンK依存性因子の検査値を参考にして診断する。
➡ 先天性PC欠損症は，PC遺伝子の異常による常染色体優性遺伝形式の疾患であり，PC抗原量と活性の両方が減少するtypeⅠ欠損症と，活性のみが低下するTypeⅡに分類される。

- TM-T複合体は，凝固阻止因子のプロテインCを活性化プロテインC（APC）に転換します。プロテインCは肝臓で合成される凝固阻止因子で，活性化によりアミノ酸12個からなる活性化プロテインC（APC：activated protein C）に変わります。APCは凝固反応を促進するⅧaとⅤa因子を失活（蛋白分解）することにより，凝固増幅反応を調節します。凝固制御因子のプロテインCの活性低下は，凝固亢進状態となって血栓症の発症リスクが高まることを意味します（図1）。
- 血管内皮細胞からはヘパラン硫酸（ヘパリン様物質）も生成されます。これにはアンチトロンビンや組織因子経路インヒビター（TFPI）が結合しています（図2）。

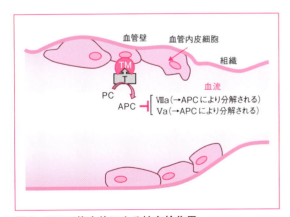

図1　TM-T複合体による抗血栓作用
TM-T複合体は，凝固阻止因子のプロテインC（PC）を活性化して活性型プロテインC（APC）に転換する。APCはさらにⅧaとⅤaを不活化することにより抗血栓作用が進展する。血中TMの上昇は，血管内皮障害を反映する。

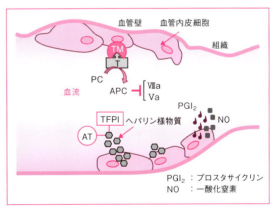

図2　内皮細胞由来の各種凝固抑制因子
内皮細胞からは，さらに抗血栓的に作用する2種の成分が分泌される。NOとPGI₂である。両者ともに血小板機能抑制作用，血管拡張作用により抗血栓的にはたらく。

■アンチトロンビン（AT）の臨床検査

- 基準値：79〜121（％）
- 検体：血漿
- 測定方法：発色性合成基質法

臨床的意義

アンチトロンビン（AT）高値となる疾患	アンチトロンビン低値となる疾患
血友病A，B	DIC，血栓性疾患（静脈血栓，肺梗塞，重篤な外傷），劇症肝炎，ネフローゼ症候群，先天性AT-Ⅲ欠乏症，敗血症

検査値を読む際の注意点
➡ L-アスパラギナーゼ（抗がん剤，適応：急性白血病，悪性リンパ腫）の投与により，重篤な凝固異常（プロテインC減少，プラスミノゲン減少，プロトロンビン減少，アンチトロンビン減少，フィブリノゲン減少など）を起こすことがある。

- アンチトロンビン（AT，旧称はアンチトロンビンⅢ）の存在が明らかになったのは，実験結果に基づいています。トロンビン（T）を血液に加えたところ，次第にTのはたらきが失われてくることから，AT発見のきっかけとなりました。血漿のなかには，Tと結合してTを不活化する物質のあることがわかり，ATと名付けられました。

- ATは肝臓で合成される糖蛋白で，血管内皮細胞や血中に存在する最も重要な凝固抑制因子です。凝固抑制因子は，凝固因子の活性を抑制し凝固反応を調節する役割をします。内皮細胞からのヘパラン硫酸はヘパリンに代るはたらきをし，ATと結合するとATの形態が変化（ATの構造変化）し，急激に活性化されてTのはたらきを阻害します。このように生理的な凝固抑制のしくみは，TFPI，AT，プロテインCを中心とする各因子によるもので，血管内の血液は固まることなく流動性を保つことができます。TFPIは主に血管内皮細胞で産生される糖蛋白です。組織因子（TF）に結合したⅦa，Ⅹa因子を阻害します。

- 内皮細胞からは抗血栓的に作用する2種の成分が分泌されます。プロスタサイクリン（PGI_2）と一酸化窒素（NO）です。両者はともに血小板機能を抑制する作用と血管拡張作用があります。NOは血管内で日々産生されている物質で，血管平滑筋を拡張させる作用があり，プロスタサイクリンと同様に内皮細胞機能の指標として動脈硬化の抑制に重要な役割を担っています（図2）。健常者の生体内では，血管内皮細胞由来の凝固抑制因子により，凝固反応が抑制されていますが，凝固抑制因子の活性や量の低下が原因となって，脳梗塞，心筋梗塞，深部静脈血栓症および肺塞栓などの血栓性疾患が発症します。血栓が形成されると，t-PA（後述）などによる血栓溶解反応，つまり「線溶」が進行します。

■ プラスミノゲンアクチベータインヒビター (PAI) の臨床検査

- 基準値：50 (ng/mL)（トータル PAI、t-PA・PAI 複合体）
- 検体：血漿
- 測定方法：LPIA 法

臨床的意義

PAI高値となる疾患	PAI低値となる疾患
DIC, SIRS, 血管内血栓（心筋梗塞，深部静脈血栓症，脳梗塞など），肥満，高脂血症	先天性PAI欠乏症（まれ）

検査値を読む際の注意点
➡ PAIは血小板にも含まれるので，採血はスムーズに素早く終了させる。

- 線溶系は組織プラスミノゲンアクチベータ (t-PA) がプラスミノゲンに作用して生成されたプラスミンによって，血栓の主成分のフィブリンを溶解するシステムです（図3）。血管内皮細胞からt-PAが産生されると，t-PAは肝臓由来の血中プラスミノゲンをプラスミンに変えます。フィブリン（血栓）上でプラスミンによる溶解反応が始まると，血栓を分解してフィブリン/フィブリノゲン分解産物 (FDP: fibrin/fibrinogen degradation products) が生成されます。なお，プラスミンの作用は大部分がフィブリンに対する作用が強く，FDPのほとんどはフィブリン分解産物です。血中FDP濃度の増加は，血栓の生成と溶解が起こっていることを裏付けます。

- プラスミノゲンアクチベータインヒビター (PAI: plasminogen activator inhibitor, 線溶阻止因子) は，t-PAと拮抗的にはたらき線溶を阻止します。健常者ではPAIはヒト血漿中にt-PAよりも大量に存在するため，t-PAのフィブリンへの結合を阻害することにより線溶系をコントロールします（図4）。PAIは脂肪組織から放出されるアディポカインの一つであり，メタボリックシンドローム（内臓脂肪症候群）などでも高値を示します。

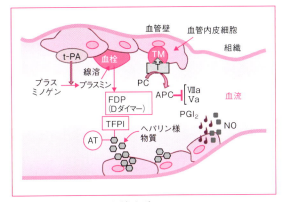

図3　凝固抑制因子と線溶系
血管内皮細胞からt-PAが分泌される。t-PAは不活型のプラスミノゲンを活性化し，プラスミンに変換する。プラスミンは血栓（フィブリン）を分解してFDPを産生する。
- FDP：フィブリン/フィブリノゲン分解産物
- t-PA：組織プラスミノゲンアクチベータ

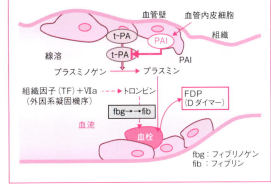

図4　線溶系による血栓の溶解
血栓がプラスミンによって分解されFDPを産生する。FDP分解産物の一部にはDダイマーが含まれる。一方，t-PAのはたらきを阻害するためにPAIが血管内皮細胞から分泌され，線溶系にブレーキをかける。

■トロンビン-アンチトロンビン複合体(TAT)の臨床検査

- 基準値：3.0(ng/mL)以下
- 検体：血漿
- 測定方法：EIA法

臨床的意義

TAT高値となる疾患	TAT低値となる疾患
DIC，敗血症，静脈血栓症（肺梗塞，深部静脈血栓症），悪性腫瘍（前立腺がん，胃がん，肺がん），重症感染症，劇症肝炎，アンチトロンビン欠損症，血管炎をともなう膠原病，糖尿病	抗凝固療法（ワルファリン投与など）において，正常下限になることがある。
検査値を読む際の注意点 ➡ 採血に時間がかかると組織因子の影響により，異常高値を示す。	

- 凝固を促進させるトロンビンと線溶活性化マーカーのプラスミンは，ともに病態把握に不可欠な検査です。しかし，両者ともに半減期が極めて短いため日常検査の対象にはなっていません。トロンビンの凝固活性化の程度を把握するには，トロンビンとアンチトロンビン（トロンビン阻止因子）が結合したトロンビン-アンチトロンビン複合体(TAT)の検査が役立ちます(図5)。

■α_2プラスミンインヒビター・プラスミン複合体(PIC)の臨床検査

- 基準値：0.8(μg/mL)以下
- 検体：血漿
- 測定方法：LPIA法

臨床的意義

PIC高値となる疾患	PIC低値となる疾患
DIC（特に急性前骨髄性白血病によるものは著増），血栓症，動脈瘤，手術後，心筋梗塞，慢性腎不全，悪性腫瘍，血栓溶解療法時	臨床的意義を認めない。
検査値を読む際の注意点 ➡ 採血時，検体に凝血塊が生じると二次線溶が亢進して高値となる。	

- プラスミンは半減期が短いため，線溶の活性化を把握するには，α_2プラスミンインヒビター(α_2PI)と結合したα_2PI-プラスミン複合体(PIC)の検査が行われています。α_2PIはプラスミンと結合してプラスミンのはたらきを失活させる線溶阻止因子です。PICの検査は線溶状態の評価を目的としますが，正常血漿中にはほとんど存在しないため，PIC高値はプラスミンが生成されて線溶系が亢進している状態です(図5)。

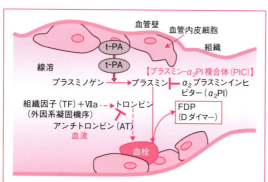

図5 凝固活性と線溶活性の検査
トロンビンの凝固活性化の評価方法としてTATがある。TATはトロンビンと阻止因子のアンチトロンビン(AT)が1：1で結合したもので，トロンビン-アンチトロンビン複合体(TAT)のことである。トロンビンは半減期が短く測定できないが，TATの半減期は長くなるので検査の対象となる。一方，線溶活性化マーカーのPICはプラスミンとα_2PIが1：1で結合したもので，プラスミン-α_2PI複合体(PIC)という。プラスミンは半減期が短く測定できないが，PICになると半減期が長くなるので検査の対象となる。

第3章

肝・胆道機能検査

- 肝臓は重さが1.2〜1.5 kgほどの人体で最大の臓器です。生命維持のためにさまざまなはたらきをするので、生体内の工場にたとえられます。
- 栄養素の代謝や貯蔵をはじめ、蛋白質(アルブミン、各種酵素、血液凝固因子など)の合成、尿素の合成、からだに不要なものの解毒、胆汁の生成、血液循環の調節、糖新生、薬物の代謝など実にさまざまな機能を有しています(図)。
- 肝臓の最小単位を肝細胞(肝実質細胞)といいます。肝細胞は肝臓特有

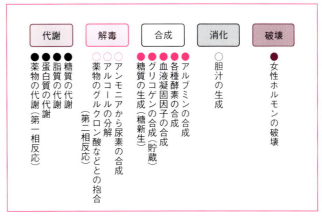

図　肝臓のはたらき

の血管系である類洞と接し、血液と肝細胞との間にさまざまな物質の交換が行われています。肝内には肝臓特有のマクロファージ(単球が分化した細胞)がみられ、この細胞をクッパー細胞(星状大食細胞)とよんでいます。クッパー細胞は、消化管由来の腸内細菌が産生するリポポリサッカライドなどの有害物質を取り込み、異物から体を守っています。寿命となった赤血球を処理するのもクッパー細胞です。
- わが国で最も多い肝臓病は、肝炎ウイルスが引き金となって発症するウイルス性肝炎(➡142, 147頁)ですが、ほかにアルコール性、薬剤による有害作用、自己免疫によるものなどがあります。
- 肝・胆道機能検査の目的は下記の4つに分類できます。
①肝細胞の変性・壊死の程度をみる(肝細胞の傷つき度)
    肝細胞の変性・壊死による逸脱によって細胞質に存在する酵素が血中にあふれ出ているかをみる検査です。
    例)AST、ALTなど
②肝細胞の機能障害をみる(肝細胞のはたらき具合)
    肝機能の障害により蛋白質などをつくる合成能力や、有害な物質を無毒化するはたらきなどの機能低下を反映する検査です。
    例)アルブミン、コリンエステラーゼ、コレステロールなど
③間葉系の反応をみる検査(線維化の状態)
    肝臓内の炎症反応、線維化の程度を示す検査です。
    例)TTT、ZTTなど
④胆汁うっ滞をみる検査(胆汁の流れ具合、ストレス度)
    胆汁が流れる胆道系の障害をみる検査です。
    例)直接ビリルビン、胆汁酸、ALP、γ-GTなど

1 肝細胞の変性・壊死をみる AST，ALT

AST，ALTは肝機能をみるうえで最も基本となる検査です。肝細胞の変性・壊死による逸脱によって血中に増加する酵素です。逸脱とは肝細胞が壊れて大量に血中に出てくることを意味します。通常，同時に測定し，肝細胞の障害（細胞の破壊）やその程度を反映します。

検体の取扱い	・AST：冷蔵保存で1週間以上安定。 ・ALT：失活しやすい。すぐに検査できない場合は－80℃で保存する。 ・ASTは赤血球内にも含まれるため，溶血の影響を受ける。 ・食事の影響，日差間の影響は認めない。
検査の目的	・肝細胞障害の程度を知る。
参考基準値	・AST：10〜30，ALT：10〜42 (U/L) [JSCC標準化対応法] 　（JSCC：日本臨床化学会，Japan Society of Clinical Chemistry）
検査値を 読む際の注意点	・劇症肝炎や肝硬変（進展例）では，病態を反映しないことが多く，AST，ALTが低値の場合には蛋白合成能を示すアルブミンやコリンエステラーゼ活性など，他の検査と併せて総合的に判断する。 ・AST，ALTがともに高値を示すときは肝臓に異常があると判断される。 ・血清ALTのみが高値を示すとき，ほぼ肝障害に限定される。 ・健常者においてAST＜ALTの場合は，両者が基準範囲内であっても，脂肪肝や慢性肝炎の存在が疑われる（正常肝ではASTはALTより多く含むため）。 ・ASTの単独高値例では肝疾患以外の場合もあり得る。慢性腎不全による透析患者ではAST，ALTともに低値をとることがある。 ・AST，ALTが酵素活性を示すにはビタミンB_6が必要であるため，欠乏した場合には偽低値を示す。
異常値を示す 主な疾患・病態	[高値] ・高度上昇（500U/L以上） 急性肝炎（初期：AST＞ALT，回復期：AST＜ALT），ショック肝（初期：AST＞ALT，回復期：AST＜ALT） ・中等度上昇（100〜500 U/L） 薬物性肝炎（AST＜ALT），慢性肝炎（AST＞ALT，線維化の進展によりAST＜ALTとなる），アルコール性肝炎（AST＞ALT），虚血性心疾患（AST＞ALT） ・軽度上昇（100 U/L以下） 慢性肝炎（AST＜ALT），肝硬変・肝細胞がん（AST＞ALT），脂肪肝（多くはAST＜ALT，アルコール性由来では逆になる）
薬剤による 検査値への影響	・急性肝炎の10％，黄疸の5％が薬物による。 ・薬物性肝障害の内訳は，細胞障害型がほぼ半数を占め，胆汁うっ滞型が15％強，混合型が30％ほどである。 [高値] ・薬物性肝障害の原因薬剤：抗生物質（頻度20％），鎮痛解熱薬（12％），精神科用薬剤，循環器科用薬剤など，ほとんど大部分の薬剤が対象となる。 [低値] ・抗結核薬のイソニアジドおよび非ステロイド性抗炎症薬のナプロキセンの投与時には低下する。

- AST（アスパラギン酸アミノトランスフェラーゼ：aspartate aminotransferase），ALT（アラニンアミノトランスフェラーゼ：alanine aminotransferase）はともにトランスフェラーゼとよばれます。アミノ酸のアミノ基（-NH$_2$）をケト酸（オキサロ酢酸，αケトグルタル酸など）に転移する酵素の一群でアミノ酸合成などの代謝に関わります。ASTは肝臓のほか，心臓，骨格筋，腎臓，赤血球内などに含まれるため，心臓，骨格筋などの障害時にもASTが逸脱して活性値が上昇します。一方のALTは主に肝臓に分布するため，肝特異性が高く，血中ALTの上昇はほとんどが肝細胞障害に限られます。

- 逸脱酵素量は肝細胞障害の程度を反映するので，AST，ALTの血清中の上昇程度およびAST/ALT比を指標にすると，肝臓の障害度をみることができます。急性肝炎，劇症肝炎，ショック肝などでは，黄疸が出現する前に500 U/Lを超えることがあり，この病態は病初期にみられます。AST/ALT比が高い（＞1）場合，ウイルス性肝炎の初期段階，アルコール性脂肪肝，胆汁うっ滞，閉塞性黄疸，肝硬変・肝がんおよび心筋梗塞などでみられます。反対にAST/ALT比が低い（＜1）場合には，ウイルス性肝炎の発黄期，薬物性肝炎，慢性肝炎などでみられます。また，肝硬変ではAST/ALT比はおよそ2.0以上となり，肝細胞がんでは3.0以上になります。さらに合成能低下によりALTは基準値を示すこともあります。なお，薬物による肝細胞障害の原因薬剤は抗生物質，かぜ薬，降圧薬，解熱鎮痛消炎剤，抗不安薬など多数知られています。

- 臨床経過をみるには，それぞれの酵素の半減期も参考となります。前述するように，AST，ALTは生体内で化学反応を触媒*する機能をもつ蛋白質であり半減期を有します。ASTの半減期は10～20時間，ALTは40～50時間と長いため，急性肝炎では大量の肝細胞の破壊により，初期ではAST＞ALTとなりますが，極期を過ぎると半減期の長いALTが血中に残るためAST＜ALTとなります。

- AST，ALTにはパニック値が設けられています。うっ血肝，ショック肝，意識障害をともなう高度の肝障害など，急激に上昇する場合があり緊急性が求められます。一般に，パニック値は正常上限の10倍以上が目安とされ，AST，ALTともに300～400 U/Lを超える場合には担当医師への報告が不可欠です。

*触媒：「一定温度で自分自身は反応せずに化学反応の速度を著しく高める作用」のあるものをいう。酵素は蛋白質からなり，生体内で行われる多くの化学反応を促進する作用のある代表的な触媒である。血液凝固学ではカルシウムイオンの存在が血液凝固の促進にはたらくが，この場合はカルシウムが金属性触媒となる。

2 肝細胞の変性・壊死をみる 乳酸脱水素酵素（LD）

LDはすべての細胞内に分布するため，幅広い細胞障害によって血中レベルが上昇します。そのために障害臓器を特定するのに単独で測定することは少なく，ASTとの比較およびアイソザイムパターンを検出することにより，障害臓器の把握や病期を予測します。

検体の取扱い	・血清を用いる（血漿検体の場合，3%ほど高値となる）。 ・6時間以内であれば室温保存が可能である。 ・溶血血清では赤血球内のLDの影響を受ける。 ・日内変動，食事の影響はほとんどみられない。
検査の目的	・臓器障害の把握を目的としたスクリーニング検査 ・LDアイソザイム分析による障害臓器の推定
参考基準値	・120〜220（U/L）[JSCC標準化対応法]（乳酸→ピルビン酸への酸化） ・200〜400（U/L）[UV法]（ピルビン酸→乳酸への還元）
検査値を読む際の注意点	・原因不明のLD高値，低値を示した場合，アイソザイム分析を実施して異常パターンの有無を確認する。 ・妊娠末期では高値となる。 ・性差はないが，新生児では成人の2倍の活性を有し，15歳前後になると成人値となる。
異常値を示す主な疾患・病態	[高　値（血清LD総活性）] ・心筋梗塞，溶血性貧血，悪性貧血，横紋筋壊死，筋ジストロフィー，多発性筋炎，血液悪性腫瘍（急性白血病，悪性リンパ腫），固形がん（胃がん，肺がん）など [LDアイソザイム] ・LD_1：20.0〜31.0%，LD_2：28.8〜37.0%，LD_3：21.5〜27.6%，LD_4：6.3〜12.4%，LD_5：5.4〜13.2%（電気泳動法）
薬剤による検査値への影響	[高　値] ・ステロイド薬，抗生物質（テトラサイクリン，カルベニシリン），β遮断薬（プロプラノロール），脂質異常症用薬（クロフィブラート），免疫抑制薬（シクロスポリン），抗がん剤（エトポシド，イリノテカン，ドキソルビシン塩酸塩，シスプラチンなど） [低　値] ・ドキソルビシン塩酸塩はまれにLDが減少することがある。

- LD（乳酸脱水素酵素：lactate dehydrogenase）は生体内のほとんどの細胞内に分布し，解糖系の最終段階の過程で作用する酵素です。嫌気的条件下で乳酸とピルビン酸との相互変換を触媒する作用があり，細胞障害時に循環血中に流出する逸脱酵素です。
- LDと同時にASTを測定し，LD/AST比より障害臓器をある程度推測することができます。
  ①高値の場合（LD/AST，10以上）：溶血性貧血，巨赤芽球性貧血，悪性腫瘍など
  ②中等度の場合（LD/AST，5〜10）：感染症，筋ジストロフィーなど
  ③低値の場合（LD/AST，1前後）：肝疾患（急性肝炎，肝がん）
  なお，心筋梗塞ではLD/AST比は5前後です。
- 肝臓と心筋に分布するLDはアミノ酸配列が異なり，別種の蛋白質分子であり，分子量や等電点（荷電状態）も異なります。同一個体内に存在し，酵素としての性状に違いのあるものをアイソザイムとよんでいます。アイソザイムの検査は，血清LDが上昇した場合に，その

上昇した酵素がどの臓器に由来しているかを調べるときに利用されます。LDは電気泳動法により，LD_1〜LD_5の5種類のアイソザイムに分類できます。$LD_{1,2}$は主に心筋や腎，赤血球に分布し，$LD_{4,5}$は肝臓や骨格筋に多く存在します。溶血検体における血清LD活性の上昇は赤血球由来のLD_1，LD_2型です。

- 日本消化器病学会肝機能研究班から「肝機能検査法の選択基準」が示されています（表）。

表 肝機能検査法の選択基準（日本消化器病学会肝機能研究班，2006年）

検査項目	※1 肝疾患発見のための 集検	ドック	肝細胞障害の診断	胆汁うっ滞の診断	重症度の判定	経過観察 急性	経過観察 慢性
AST	◎	◎	◎	◎		◎	◎
ALT	◎	◎	◎	◎		◎	◎
γ-GT	◎	◎	◎	◎			○
ALP	○	○	◎	◎			○
総Bil		◎	◎	◎	◎	◎	◎
直接Bil		○	○	◎	◎	◎	○
総蛋白		○			○		○
Alb	○	○			◎		◎
ChE			○		◎	◎	◎
TC		◎		◎	◎	◎	◎
PT			○		◎	◎	◎
ICG試験					○※2		○
血小板数		○			◎	○	◎

〈凡例〉Bil→ビリルビン，Alb→アルブミン，ChE→コリンエステラーゼ，TC→総コレステロール，PT→プロトロンビン時間
※1：HBs抗原（➡142頁），HCV抗体（➡147頁）の測定を同時に行うことが望ましい．
※2：慢性肝疾患での重症度の判定では，ICG試験は◎となる．
◎：必須項目，○：準必須項目（できるだけ行う）

（出典：日本消化器病学会肝機能研究班．肝機能検査法の選択基準．日本消化器病学会雑誌．2006；103（12）1413-9．）

Column 薬物性肝障害

- 薬物性肝障害については，「重篤副作用疾患別対応マニュアル薬物性肝障害」（平成20年，厚生労働省）のほか，わが国固有のものとして日本肝臓学会より「DDW-J 2004 ワークショップ薬物性肝障害診断基準の提案」とする報告がみられます．
- 薬物性肝障害は，大別して中毒性とアレルギー性に分類され，前者は用量依存性であり，事前に予知することができます．しかし，アレルギー性の場合は特殊な個人差によるもので，用量依存性でないため事前に予測することは困難です．病型分類はALT，ALPの上昇の程度から肝障害型，胆汁うっ滞型，混合型に分かれます．肝障害型では特徴的な症状が少なく，血清AST，ALT値の上昇が主体です．胆汁うっ滞型ではAST，ALTの上昇は軽度である反面，ALPは基準値上限の2倍以上となり，γ-GT活性も上昇します．さらにビリルビンが高値を示します．混合型ではAST，ALT，ALPの3種の酵素活性が上昇します．
- 薬物性肝障害の原因となる代表的な薬剤には，抗菌・抗生物質，循環器用薬，精神科用薬，漢方薬，NSAIDs，健康食品・OTC医薬品（一般用医薬品），消化器病薬，代謝疾患薬，抗腫瘍薬などがありますが，どの薬剤も肝障害の原因となり得ます．

3 肝合成能をみる 総蛋白，アルブミン

> 血中に含まれるアルブミンとグロブリン合わせて総蛋白といい，どちらか片方の変動により総蛋白量が変化します。グロブリンの変動は慢性炎症性疾患に限られるのに対し，アルブミンの変動は患者の全身状態の把握であり，他の検査と併せると栄養状態や肝合成能の指標となります。

検体の取扱い	・血清を用いる。総蛋白，アルブミンともに冷蔵保存で1カ月安定。
検査の目的	・病態の全身状態の改善もしくは悪化傾向の把握を目的としたスクリーニング検査。
参考基準値	・総蛋白：6.7〜8.3 (g/dL) [Biuret法] ・アルブミン：3.9〜4.9 (g/dL) [ネフェロメトリー法]
検査値を 読む際の注意点	・血清アルブミンが基準範囲にあれば肝臓における合成能は維持されていると判断できる。 ・血清アルブミンの低値からの上昇は病状改善と考えてよい。 ・血清アルブミンの低下は病状が悪化していると考えてよい。 ・臨床で問題になるのは血清アルブミンが低値の場合である。 ・低アルブミン血症の原因は，肝臓での合成能低下と，炎症性疾患などにおける異化亢進（消費量増大）とに大別できる。
異常値を示す 主な疾患・病態	・総蛋白 　[高　値] 　・脱水，慢性炎症，M蛋白血症 　[低　値] 　・低栄養，蛋白合成低下，血漿蛋白喪失（ネフローゼ症候群，糸球体腎炎など） ・アルブミン 　[低　値] 　・生合成低下（肝障害），異化亢進（炎症性疾患，悪性腫瘍，火傷），漏出増加（消化管からの蛋白漏出，ネフローゼ症候群，水疱性疾患），体内分布異常（腹水，胸水の出現） 　（脱水症では血清アルブミンは高値）
薬剤による検査 値への影響	[高　値] ・抗菌薬のアンピシリン水和物（ABPC）の大量投与では，測定系のBiuret法に正の誤差を与える。

- 血漿中に含まれる蛋白質は100種以上の成分からなり，その主成分はアルブミンとグロブリンです。アルブミンはこのうちの約60％，グロブリンが約40％を占めるため両者の構成比の変動により総蛋白量が変化します。通常，総蛋白量の増加の多くはグロブリンの増加であり，総蛋白量の減少はアルブミンの低下を反映します。グロブリンが増減するのは長期にわたる慢性炎症性疾患（肺結核，多発性骨髄腫，膠原病，慢性肝炎など）などに限られており，臨床的に多くの病態把握にはアルブミンのほうが優れています。
- 血清アルブミンの検査は，基本的には低値が問題となります。すなわち，低アルブミン血症を特徴とする疾患には，肝臓における合成能の低下，アルブミンの異化亢進です。代表的な異化亢進の症例には，ネフローゼ症候群，蛋白漏出性胃腸症，火傷や水疱性疾患など体液の喪失による場合と，炎症性疾患（外傷，手術後など），腹水や胸水の貯留によるアルブミンの体内分布に変化が生じたときにみられます。さらにアルブミンは栄養蛋白といわれ，消化

管における摂取障害でも低アルブミン血症を呈します。
- 血清アルブミンと相関関係にあるコリンエステラーゼ(➡36頁)およびコレステロールはともに肝臓で合成されます。これら3つの検査のうち，1つでも基準範囲内であれば肝における合成能と食事摂取における栄養状態が良好であると判断されます。

Column　血清蛋白分画について

- 血清蛋白は約100種類の蛋白質から構成され，これらを総称して血清蛋白といいます。血清蛋白の濃度は約8%ですが，病的な状態に陥ると各蛋白質の質的な変化・量的な変化が生じます。血清蛋白には単一の蛋白として存在するアルブミンとグロブリンが含まれていますが，後者は多くの種類の蛋白が混在しています(表)。

表　各分画の主要な蛋白質および基準範囲

	アルブミン	グロブリン			
基準範囲(%)	Alb 57.4〜69.5	α_1 1.9〜3.0	α_2 6.3〜10.2	β 7.7〜12.2	γ 11.2〜22.2
主な蛋白質		α_1-アンチトリプシン，α_1-酸性糖蛋白，α_1-リポ蛋白	α_2-マクログロブリン，ハプトグロビン，セルロプラスミン	トランスフェリン，βリポ蛋白	IgG
各分画パターンに含まれる疾患群	肝硬変，ネフローゼ症候群，慢性炎症性疾患で低下	急性炎症性疾患で上昇	肝硬変で低下。ネフローゼ症候群で増加	慢性肝障害型ではβ分画とγ分画の分離が不明慮・蛋白不足型の疾患で減少。急性炎症性疾患で減少	肝硬変や膠原病で増加

(参考資料：臨床検査法提要．改訂第34版，金原出版，2015)

- アルブミンとグロブリンの細かな分画には，セルロースアセテート膜電気泳動法が用いられます。血清中に含まれる蛋白質は両性電解質であるため，ベロナール緩衝液(pH 8.6)のアルカリ溶液中で電場を与えると，すべての成分が陰性荷電し陽極に移動します。移動速度は各蛋白質の表面荷電が異なるため差が生じ，陽極側から順にアルブミン，α_1，α_2，β，γの各グロブリンの5分画に分けることができます。この5分画は，全自動電気泳動装置のデンシトメーターにより曲線パターンが描かれ図示されます。
- セルロースアセテート膜電気泳動法は，血清蛋白分画の分析に用いられ，微量の試料で短時間に多数の検体を処理することができるので，日常の臨床検査に広く用いられています。セルロースアセテート膜電気泳動法による健常者と代表的な疾患での分画パターンを(図)に示します。

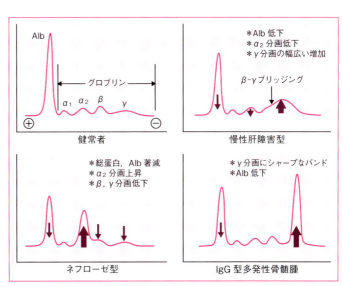

図　セルロースアセテート膜電気泳動法による血清蛋白分画のパターン

4 肝合成能をみる コリンエステラーゼ（ChE）

ChEは主に肝臓で合成される酵素です。進行した慢性肝炎や肝硬変では肝細胞における合成能が低下するために低値を示し，栄養障害および有機リン中毒ではChE活性が阻害されるために低値となります。

検体の取扱い	・血清を用いる（冷蔵保存で1カ月安定）
検査の目的	・肝臓での蛋白合成能を評価
参考基準値	[JSCC標準化対応法] ・男 251〜489 (U/L) ・女 214〜384 (U/L)（性差がある）
検査値を読む際の注意点	・一般に女性では男性より低く，月経前期，月経期ならびに妊娠時に低下する。 ・ChE活性の極低値が認められた場合はパニック値として考え，有機リン中毒や遺伝性ChE欠損症を疑う。 ・血清ChE活性が高く，血清アルブミンが低値を示すような場合にはネフローゼ症候群の存在を否定できない。
異常値を示す主な疾患・病態	[高 値] ・脂肪肝，糖尿病，ネフローゼ症候群，甲状腺機能亢進症，肥満 [低 値] ・肝硬変，劇症肝炎，亜急性肝炎，低栄養状態（悪性腫瘍，重症結核，粘液水腫，うっ血性心不全，敗血症），有機リン中毒
薬剤による検査値への影響	[高 値] ・ハプトグロビン製剤（適応：熱傷，輸血などの溶血反応にともなうHb血症）の原料血漿由来のChE含有のため，ChE活性が上昇することがある。 [低 値] ・有機リン製剤およびジスチグミン臭化物（ウブレチド，適応：重症筋無力症）の投与。 ・遺伝的に血清ChE活性が低下している場合，脱分極性筋弛緩薬のスキサメトニウム（サクシニルコリンともいう）は作用が著しく増強されて呼吸が停止する危険がある。

- 生体内には2種類のコリンエステラーゼ（ChE）の存在が知られています。アセチルコリンを特異的に分解する真性ChEは，神経線維や神経筋接合部，赤血球膜，筋肉などに分布しています。一方，アセチルコリンのほか，ブチルコリンもコリンと有機酸に加水分解できる酵素は，偽性ChE（または血清コリンエステラーゼ）とよばれ，肝実質細胞で産生されます。臨床検査ではこの偽性ChEを測定します。
- 血清ChEは血清アルブミンとよく相関し，肝機能障害や全身性消耗性疾患の指標として用いられます。したがって，両者を比較して逆の変動を認める場合には，肝機能障害以外の原因を考慮する必要があります。たとえば，ネフローゼ症候群では血清アルブミンが尿中に漏出するため低アルブミン血症となりますが，代償的に肝での蛋白合成が亢進し，同時にChEの合成も亢進するので血清ChE活性は上昇します。
- 日本人の100人に1人の割合でみられる遺伝性ChE欠損症では，血清ChEが低値を示します（極低値の場合もあり）。他の検査項目に異常がなく，重度の肝障害や有機リン剤中毒が否定

されれば，ほぼ遺伝性ChE欠損症です．本症では，血清ChE活性が著明に低下しているにもかかわらず，血清アルブミンの値はあまり低下しません．遺伝性ChE欠損症は，ChE蛋白質をつくる遺伝子の塩基配列が他の塩基に置き換わっているタイプの一塩基多型（SNP：single nucleotide polymorphism）です．

- 「肝細胞の機能障害《合成能をみる》」を判定するには前述した検査のほか，下記に示す重要な検査があります．

　　プロトロンビン時間（➡18頁）
　　総コレステロール（➡112頁）

Column　有機リン中毒とコリンエステラーゼ活性

- アセチルコリンは副交感神経節後線維，運動神経，自律神経において，神経伝達物質として極めて重要な役割を担っています．
- 副交感神経の興奮により，神経終末からアセチルコリンが分泌され，血管や消化管，分泌腺などのアセチルコリン受容体に結合することにより，血管の拡張，血圧下降，徐脈，消化管の蠕動亢進，瞳孔の縮小などの生理的作用が発揮されます．
- コリン作動薬は副交感神経刺激効果があり，この作用は直接アセチルコリン受容体（ムスカリン受容体）と結合して作用するタイプと，アセチルコリンの分解酵素であるコリンエステラーゼの作用を阻害して，神経シナプス間隙のアセチルコリンを蓄積して，間接的にアセチルコリン受容体に作用するタイプがあります．有機リン中毒は後者の作用によって出現するものです．
- 有機リンはコリンエステラーゼ阻害薬であり，その作用は不可逆的です．
- 有機リン化合物には，農薬（殺虫剤，殺菌剤，除草剤），神経ガス（毒物兵器）などがあります．有機リン剤の曝露により経口，皮膚，結膜，消化管，呼吸系などから速やかに吸収されます．これらの有機リン化合物による作用は，神経末端でのコリンエステラーゼを阻害する結果，アセチルコリンが過剰状態となり，さまざまな中毒症状を引き起こします．多くは頭痛，めまい，目のかすみ，脱力，失調，筋線維性攣縮，不随意運動，下痢，血圧低下，縮瞳，湿性咳嗽など多彩な症状を示し，重症例では失禁，痙攣，意識障害などを認めます．

5 解毒代謝能をみる　ビリルビン

ビリルビンはヘモグロビンが網内系で分解されて生じる生体色素です。肝疾患の診断や黄疸の病態把握および高ビリルビン血症の鑑別に利用されます。

検体の取扱い	●血清を用いる（冷蔵保存で1ヵ月安定） ●ビリルビンは光により分解されるため，蛍光灯直下に長時間置いてはいけない。
検査の目的	●肝疾患の診断，黄疸の鑑別
参考基準値	[酵素法による実測値] ●総ビリルビン：0.2〜1.2 (mg/dL)（大部分が間接ビリルビン） ●直接ビリルビン（抱合型）：0.4 (mg/dL) 以下（間接ビリルビンは総ビリルビンと直接ビリルビンの差として計算によって求める） ●パニック値：5 (mg/dL) 以上（成人），20 (mg/dL) 以上（新生児）
検査値を読む際の注意点	●総ビリルビンが2〜3 mg/dLを超えると顕性黄疸として気づくことが多い。 ●加齢による変化は知られていない。 ●間接ビリルビンは尿中には排泄されない。 ●日内変動があり，午前中は高く午後は低値傾向を示す。
異常値を示す主な疾患・病態	●（表）を参照
薬剤による検査値への影響	[総ビリルビン高値] ●アヘンアルカロイド（モルヒネ，アトロピン，スコポラミン），ベンゾジアゼピン系（トリアゾラム，エスタゾラム，ジアゼパムほか），心不全治療薬（ピモベンダン，アゾセミド），狭心症治療薬（硝酸イソソルビド），抗不整脈薬（メキシレチン塩酸塩，ジソピラミド），消化器系作用薬（ランソプラゾール），ピロリ菌除菌薬（ランサップ®，メトロニダゾール），悪性腫瘍薬，抗アレルギー薬など

- 血清ビリルビン（bilirubin）は主に老廃赤血球中のヘモグロビンに由来します。残りはポルフィリン環構造をもつポルフィリン体やチトクロームなど，ヘモグロビン以外のヘム蛋白質から生成されます。赤血球崩壊によるビリルビンの生成は脾臓などの網内系で行われ，ビリベルジンを経て間接ビリルビン（非抱合型ビリルビン）として血中に放出されます（図）。
- 間接ビリルビンは，疎水性のためアルブミンと結合して肝臓に運ばれ，滑面小胞体上の酵素（UGT1 A1という）の作用を受けてグルクロン酸と結合して水溶性の直接ビリルビン（抱合型ビリルビン）に変化します。最終的に直接ビリルビンは総胆管を経て十二指腸に排出され，腸内細菌に処理されてウロビリノゲンとして尿や便に排出されます。
- 直接ビリルビンと間接ビリルビンを比較し，抱合型優位の場合は逸脱酵素のAST，ALTが高値となる場合が多く，肝細胞性黄疸を疑います。さらに，自己抗体やウイルスマーカーの検査を加えると，急性肝障害や肝硬変など，具体的な病態把握が可能となります。
- 胆道系酵素のALPとγ-GTが上昇するときは胆汁うっ滞とみなされ，肝内胆汁うっ滞では薬物性肝障害や自己免疫疾患による原発性胆汁性肝硬変の可能性を考慮します。腹部超音波検査を併せて実施すると，肝内・肝外の胆管拡張および胆嚢腫大の状況を把握することができます。

赤血球ヘモグロビン（Hb）はヘムとグロビンに分解されたのち，鉄を除かれたヘムがビリベルジンから間接（非抱合型）ビリルビンとなる。非抱合型ビリルビンはアルブミンと結合して肝臓に運ばれ，肝細胞でUDP-グルクロン酸と反応してグルクロン酸抱合を受ける。抱合型ビリルビンは胆汁成分となって小腸に放出され，腸内細菌によって還元され，ウロビリノゲンへと変化する。ウロビリノゲンの一部は尿中へ排泄され，一部は腸管から吸収され，門脈を経て肝臓に取り込まれ，再利用される。胆汁の主成分を再利用するこの経路を腸肝循環という。

図　ビリルビンの代謝

- 非抱合型優位の場合，溶血性疾患と体質性黄疸との鑑別が重要となります。溶血性疾患では，貧血の有無，網状赤血球数の増加，ハプトグロビン低値がみられます。溶血性疾患が否定される場合には体質性黄疸のGilbert症候群の可能性が高くなります。日常診療において，Gilbert症候群は人口の5％前後を占め，比較的頻度の高い病態ですが治療適応になることはまれです。
- 間接ビリルビンはアルブミンと結合する前のunbound bilirubinであり，神経毒性を有します。新生児黄疸では総ビリルビンが15～20 mg/dLを超える場合，ブルーライト，グリーンライトによる光線療法が行われます。光線療法は，ビリルビンは光があたると分解されやすい性状を利用したものです。
- 検査は，直接型ビリルビンと特異的に反応する酵素法に基づき，総ビリルビンと直接ビリルビンを実測し，間接ビリルビンは両者の差を計算によって算出します。

表　高ビリルビン血症の分類と主な疾患名

黄疸の原因による分類	増加するビリルビンの種類	主な疾患
溶血性黄疸（肝前性）	間接ビリルビン	溶血性貧血，無効造血※，悪性貧血，脾腫，サラセミア，体質性黄疸（Gilbert症候群，Crigler-Najjar症候群），新生児黄疸
肝細胞性黄疸（肝性）	直接ビリルビンおよび間接ビリルビン	急性肝炎，慢性肝炎，肝硬変，肝細胞がん，薬物性肝障害，自己免疫性肝炎，原発性胆汁性肝硬変，急性肝内胆汁うっ滞症
閉塞性黄疸（肝後性）	直接ビリルビン	総胆管結石，胆管炎，胆管がん，膵頭部がん，Vater乳頭がん

※無効造血：骨髄のなかでつくられた芽球が分化して赤血球になる前に，骨髄でアポトーシス（細胞死）によって破壊されること。鉄芽球性貧血，骨髄異形成症候群などでみられる。無効造血の発症の原因はアポトーシスの亢進と考えられ，正常赤血球の産生に必要なビタミンB群や葉酸の欠乏が遠因となっている。無効造血では，高間接ビリルビンにより皮膚の黄染がみられることがある。

6 解毒代謝能をみる アンモニア

アンモニア血症は重症肝障害などで血中に蓄積し，意識障害などを起こします。尿素回路の病変や尿素合成酵素の欠損などに起因します。アンモニア発生源の大部分は腸管です。

検体の取扱い	・採血後の血液は速やかに氷冷する。 ・空腹時・安静状態にて採血する。 ・採血後，血中に含まれる蛋白や非アンモニア性窒素化合物からアンモニアが生成されるので検査は早めに終了させる。
検査の目的	・重症肝障害（肝硬変，劇症肝炎）にともなう肝性昏睡をみる。
参考基準値	・30〜80（μg/dL）［藤井・奥田法変法］ （測定法により基準値，単位が異なるので注意が必要）
検査値を読む際の注意点	・食事，運動の影響を受ける。 ・肝機能異常のない小児では，先天性代謝異常の可能性を考える。
異常値を示す主な疾患・病態	［高　値］ ・肝性昏睡，高度の循環異常（ショック，低酸素血症），尿毒症，亜鉛欠乏症，尿素サイクル酵素欠損症
薬剤による検査値への影響	［高　値］ ・バルプロ酸ナトリウム（抗てんかん剤，躁病治療薬）の投与により，高アンモニア血症をともなう意識障害が現れることがある。尿素サイクル異常症が疑われる患者では，投与前にアミノ酸分析などの検査を実施する。 ・αグルコシダーゼ阻害薬（アカルボース）は重篤な肝硬変例での意識障害をともなう高アンモニア血症が報告されている。

- 食事から摂取される蛋白質，アミノ酸は水，CO_2，アンモニアに分解されます。私たちは生体維持のため蛋白質の摂取は不可欠ですが，蛋白質の摂取により細胞毒性の強いアンモニアが常に体内で産生されます。また，腸内細菌類も絶えずアンモニアを産生し，腸管壁から一部のアンモニアが体内に侵入してきます。
- 肝臓にはアンモニアを無毒化する尿素回路が備えられており，有毒なアンモニアは無毒の尿素に合成され，体外に尿として排出されるため，健常者の血中アンモニアは常に低濃度に保

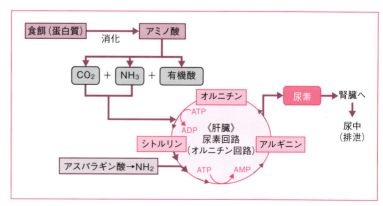

図　尿素回路（オルニチン回路）
アミノ酸の分解で生じたアンモニア（NH_3）は，肝での尿素回路で尿素（$NH_2-CO-NH_2$）につくり変えられて腎から尿中に排泄される。

たれています（図）。

- 重度の肝障害では尿素サイクルの機能が低下するため，尿素合成能の低下と血中アンモニア濃度の上昇がみられます。肝性脳症はアンモニアによる神経毒性物質が，肝臓で解毒されないか，門脈大循環シャントのために直接大循環に入り，分子量が小さいことから容易に血液脳関門より脳内に入ることで発症します。肝性脳症の治療は，肝不全用特殊組成アミノ酸の輸液を行い，便秘のコントロールが不可欠となります。

┈┈ *Column* ┈┈ 肝性昏睡と重症度分類

- 重篤な肝障害（進行した肝硬変，劇症肝炎など）の際にみられる精神神経症状を肝性昏睡（肝性脳症）といいます。肝性昏睡は比較的軽い意識障害から，完全に意識を失う昏睡状態に陥る場合があります。肝性昏睡は肝臓の機能が低下することにより，人体の有害物質であるアンモニアを尿素に変換して排泄できなくなるため，血中アンモニア量が増加します。症状はその重さの程度により，昏睡度として5段階（Ⅰ度〜Ⅴ度）に分類されます。最も重篤なⅤ度になると，意識が完全に消失して痛みの刺激にも反応しなくなります。肝性昏睡の状況に陥ると，蛋白質の摂取制限，特殊アミノ酸製剤の補充投与が行われます。治療は血液交換療法や吸着式血液浄化法による血中アンモニアの除去が行われます。

表 肝性昏睡度の分類

昏睡度	精神症状	備考
Ⅰ	睡眠〜覚醒リズムの逆転現象。 多幸気分，ときに抑うつ状態に陥る。	
Ⅱ	指南力（時・場所）障害，ものを取り違える。 異常行動（例：お金をまく）。 ときに傾眠状態（よびかけて開眼，会話ができる）。 医師の指示に従う。	尿，便の失禁なし。 興奮状態ではない。
Ⅲ	しばしば興奮状態またはせん妄状態をともなう。 ほとんど眠っている。 外的刺激で開眼できるが，医師の指示に従わないことがある。	羽ばたき振戦あり。 指南力は高度に障害。
Ⅳ	昏睡状態に陥る（完全な意識の消失）。 痛み刺激には反応する。	刺激に対して払いのけようとする。 顔をしかめることがある。
Ⅴ	深い昏睡，痛み刺激に反応しない。	

7 解毒代謝能をみる ICG試験

ICG試験は，色素負荷試験の一つです。静注後，肝細胞に取り込まれても抱合されずに胆汁中に排出されるため，色素投与後の血中残存量を測定すると，肝血流量や肝臓のはたらき具合を観察できます。

検体の取扱い	・色素静注前の血清と，色素静注後の血清が必要となる。 ・色素は光に不安定であり，遮光して取り扱う。また，速やかに検査を終了させる。
検査の目的	・肝硬変の診断，肝予備能の評価 ・肝切除予定患者の術前検査
参考基準値	・15分血中停滞率（R）：10（%）未満［比色法］
検査値を読む際の注意点	・乳び血清は，比色法で測定する際に影響を受けるので，試験は空腹時に実施する。 ・黄疸が強い場合，ICGの肝細胞への取り込みがビリルビンに妨害されるため，R値が増加することがある。
異常値を示す主な疾患・病態	［停滞率の上昇（消失率の遅延）］ ・慢性肝炎：R 10〜30（%） ・肝硬変：R 30（%）以上 ・ローター症候群：R 70（%）以上
薬剤による検査値への影響	［高　値］ ・胆嚢造影剤（イオトロクス酸メグルミン），利胆薬，リファンピシン，抗痛風薬の併用により，色素の肝細胞への取り込みが阻害され，血中濃度が高く測定される。 ・リファンピシンの投与によりICG排泄が遅延する。 ［重大な副作用］ ・まれにインドシアニングリーンの注射により，悪心，嘔吐，蕁麻疹，ショック症状をきたすことがある。

- ICG（インドシアニングリーン）試験は，肝機能や肝予備能を知るための色素負荷試験です。循環血漿量に比例した一定量のICGを静脈内に注射すると，血清蛋白と結合して全身の血管内に分布し，選択的に類洞（肝臓内にある特殊な毛細血管）を通過する間に肝細胞に取り込まれ，グルタチオンなどと抱合することなく，胆汁中に排出されます。また，腸肝循環，腎排泄がなく，末梢組織に取り込まれないのでICGの90％以上が肝細胞に取り込まれます。
- ICG試験は肝血流量と肝細胞の色素摂取量を反映し，肝硬変の診断や肝予備能の評価に用いられます。ICG試験の指標は，実施が簡便な15分停滞率（R）を用います。15分停滞率は，静脈注射量から算出したICG血中濃度（1 mg/dL）に対する静注後15分値の血中濃度の比（％）で表します。なお，比較するためにICGの注射前の血液が「ブランク値」として必要になります。
- 慢性肝炎ではR 10〜30％を示すことが多く，線維化すると高度の異常値を示します。肝硬変ではRは30％以上となります。

8 間葉系の反応
TTT（チモール混濁試験），ZTT（硫酸亜鉛混濁試験）

血清膠質反応には，TTTとZTTがあります。血清膠質反応は蛋白変性試薬を用いた比濁定量法の検査であり，血清中のアルブミンの減少とグロブリンの増加を反映します。

検体の取扱い	● TTT：血清（冷蔵21日間安定） ● ZTT：血清（冷蔵3日間安定） ● 血漿検体（ヘパリンは混濁の生成を抑制）を用いると著しく低値を示す。 ● 食後の乳び血清ではTTTは高値となる。
検査の目的	● TTT：慢性肝炎の経過観察，A型・E型急性肝炎の感染把握 ● ZTT：慢性肝炎の経過観察
参考基準値	[日本消化器病学会肝機能研究班推奨法] ● TTT：0～5 (Kunkel) ● ZTT：4～12 (Kunkel)
検査値を 読む際の注意点	● 食後のカイロミクロン血清は白濁するため正の誤差を与えることがある。 ● 疾患特異性は低いが，炎症や慢性疾患の存在を広く知ることができる。
異常値を示す 主な疾患・病態	[高　値] ● TTT：A型肝炎，E型肝炎の病初期，慢性肝炎（活動期），肝硬変，肝がん，自己免疫性肝炎，原発性胆汁性肝硬変，膠原病，多発性骨髄腫，脂質異常症（高トリグリセリド血症） ● ZTT：慢性肝炎，肝硬変，高γ-グロブリン血症
薬剤による 検査値への影響	[高　値] ● ヘパリン投与によりTTTの測定値が低下する。

- 血清膠質反応は，1966年，日本消化器病学会肝機能研究班により「肝障害の重症度，経過観察，治癒判定」に不可欠な検査として報告され，疾患特異性は低いものの長い間行われているわが国特有の検査です。代表的な血清膠質反応には，TTT（thymol turbidity test，チモール混濁試験）とZTT（zinc sulfare turbidity test，硫酸亜鉛混濁試験）がありますが，1994年の研究班による改定ではTTTは除かれました。
- TTTは急性A型肝炎，E型肝炎の病初期に顕著に高値になることが知られています。血清中のIgM性免疫グロブリンの上昇によるものです。肝機能に異常がなく，TTTが高値を示す場合は脂質異常症のことが多く，高トリグリセリド（トリグリセライド）血症の影響を受けます。
- ZTTはIgG性免疫グロブリンと相関するため，慢性肝炎や肝硬変では高値となるため，経過観察に用いられます。また，免疫グロブリンの増加する自己免疫性肝炎や膠原病，長期にわたる結核でも高値となります。なお，ZTTは肝内胆汁うっ滞では低値を示すことがあります。
- 検査法は血清に蛋白変性試薬（金属塩類試薬，塩析試薬など）を添加します。血清膠質反応は，蛋白変性試薬によって沈殿しやすいγ-グロブリンが増えれば沈殿量が増加し，親水性のアルブミンが増えれば沈殿量が減少することに基づいています。

9 胆汁うっ滞の具合をみる
γ-GT（γ-グルタミルトランスペプチダーゼ）

γ-GTは肝・胆道系疾患のスクリーニング検査に有用です。胆汁うっ滞，長期にわたる過剰の飲酒歴，年齢や性別などが検査値に大きく影響します。胆道系酵素としてALPとともに広く測定されます。

検体の取扱い	・血清（冷蔵1カ月間安定） ・溶血検体では正の誤差を与える
検査の目的	・胆汁うっ滞を疑うとき ・アルコール性肝障害を疑うとき ・薬物性肝障害を疑うとき
参考基準値	[JSCC標準化対応法] ・男性 70以下（U/L） ・女性 30以下（U/L）（性差がある）
検査値を 読む際の注意点	・胆汁うっ滞時にはALP，γ-GTともに上昇するが，γ-GTのほうが特異性は高い。 ・酵素活性の増減はアルコール性肝障害の重要な診断基準であるが，飲酒によって上昇のみられない者が10～20％ほど存在する。 ・人間ドックなどの検査でγ-GTのみ異常値の場合，飲酒に起因することがある。 ・ALPと異なり妊娠や骨疾患では上昇しない。
異常値を示す 主な疾患・病態	[高 値] ・軽度上昇（100 U/Lまで）：急性肝炎，非活動性慢性肝炎，肝硬変，薬物性肝障害など ・中等度上昇（100～200 U/L）：活動性慢性肝炎・肝硬変，アルコール性脂肪肝 ・高度上昇（200～500 U/L）：肝内胆汁うっ滞（原発性胆汁性肝硬変，薬物性による），閉塞性黄疸 ・高度上昇（500 U/L以上）：閉塞性黄疸，肝内胆汁うっ滞など
薬剤による 検査値への影響	[高 値] ・抗てんかん薬（フェニトイン系，バルビツール酸系，カルバマゼピン），抗精神病薬（リスペリドン，クロザピン，ハロペリドール，クロルプロマジン），催眠薬（ゾルピデム酒石酸塩，ミダゾラム，フルニトラゼパム），糖尿病薬（グリベンクラミド，グリメピリド，メトホルミン塩酸塩，ナテグリニド）の長期投与，ステロイド薬など

- γ-GTは肝細胞の小胞体（ミクロゾーム）で合成されるアミノ酸代謝に関連する転移酵素です。ヒトでは腎に最も多く存在し，次いで膵臓，肝臓などに分布します。
- 血清γ-GTが上昇する機序として胆汁うっ滞があります。胆汁うっ滞は，肝炎，薬物性肝障害，原発性胆汁性肝硬変など肝内に原因がある場合と，胆石や胆管がんなど肝臓以外の原因に大別されます。超音波検査などで確かめることが大切です。
- 本酵素はアルコール性肝障害，脂肪肝，肝線維症，肝硬変などにおいて上昇します。飲酒量に鋭敏に反応し，肝臓でつくられる量が増加します。常習飲酒者の一部において基準値の2～3倍まで上昇します。一般に，γ-GT値が100 U/Lを超えると禁酒が必要とされます。

10 胆汁うっ滞の具合をみる
ALP（アルカリホスファターゼ）

ALPはスクリーニング検査として広く測定されており，胆汁うっ滞や肝細胞障害の診断，肝疾患発見のための人間ドックおよび骨疾患の診断に役立ちます。ALPには臨床的意義を有するアイソザイムが知られています。

検体の取扱い	・血清（冷蔵1カ月安定） ・採血は早朝空腹時に済ませる
検査の目的	・胆汁うっ滞を疑うとき ・骨疾患を疑うとき
参考基準値	・115〜360（U/L）[JSCC標準化対応法] ・ALPアイソザイム（％）[アガロース電気泳動法] 　ALP_2：36〜74，ALP_3：25〜59，ALP_5：0〜16
検査値を 読む際の注意点	・血液型がBおよびO型の健常者であっても，分泌型の場合は食後に小腸由来のALP活性が上昇することがある（B型，O型の血液型をもつ一部の人ではやや高めとなる）。 ・骨に転移しやすい乳がん，甲状腺がん，前立腺がんなどでのALP上昇は，転移を疑うサインとなる。 ・アルコール性肝障害によるALP上昇は比較的軽度である。 ・正常血清中にはALP_2（肝型）が大部分を占め，ほかにALP_3が含まれる。
異常値を示す 主な疾患・病態	[高　値] ・肝・胆道疾患：閉塞性黄疸，胆管炎，肝硬変，肝がん，薬物性肝障害，原発性胆汁性肝硬変 ・骨疾患：骨悪性腫瘍，がんの骨転移，骨ページェット病，副甲状腺機能亢進症，骨軟化症，くる病，骨折など ・その他：妊娠後期，甲状腺機能亢進症，ホジキン病 [低　値] ・先天性低ホスファターゼ血症
薬剤による 検査値への影響	[高　値] ・胆汁うっ滞型タイプの肝障害の原因薬剤（クロルプロマジン，アンピシリン，アセトアミノフェンなど），エリスロマイシン，心不全治療薬（ジゴキシンほか），ループ利尿薬（アゾセミド），副腎皮質ホルモン合成阻害薬（トリロスタン），マクロライド系抗菌薬（クラリスロマイシン），HMG-CoA還元酵素阻害薬（プラバスタチン，アトルバスタチンカルシウムほか），フィブラート系薬剤（クロフィブラート）

・アルカリホスファターゼ（ALP：alkaline phosphatase）は，骨芽細胞，肝臓，小腸，胎盤，乳腺などを中心に体内のすべての臓器に分布しています。広くスクリーニング検査に利用され，肝疾患，骨代謝の状態，甲状腺疾患などの診断補助となります。
・ALPの総活性値の測定のみでは病因が明らかにされないこともあり，その際にはアイソザイムの測定が行われます。アイソザイムはALP_1〜ALP_6までの6型が知られており，閉塞性黄疸や転移性肝がんではALP_1型，肝・胆道系疾患ではALP_2型（肝硬変ではALP_5型が上昇），骨由来の疾患ではALP_3型，胎盤由来はALP_4型，小腸由来はALP_5型および潰瘍性大腸炎などでは免疫グロブリン結合型のALP_6型が検出されます。

- 肝・胆道系の疾患では，急性肝炎でみられる肝細胞性黄疸では軽度の上昇にとどまるのに対し，胆汁うっ滞性黄疸では高値を呈し，両者の鑑別に役立ちます。前項のγ-GTとともに胆道系酵素とよばれ，原発性胆汁性肝硬変でも異常高値になることがあり診断の一助となります。
- 骨由来のALP$_3$型は骨芽細胞から産生されるため，さまざまな骨疾患で上昇します。小児は骨成長期であり，成人の2～3倍の値となります。ALPのみ上昇しγ-GT（→44頁）が正常の場合は，骨由来の疾患である可能性が高くなります。
- 健常者における血液型がBまたはO型の場合，ALPの検査値が単独に上昇することがあります。これを血液型依存性高ALP血症とよび，その頻度は5％程度です。血液型依存性高ALP血症には，高分子小腸型ALP（HIAPという）とノーマル分子サイズ小腸型（NIAPという）に分類され，NIAPでは小腸での脂肪吸収に関与するため，食後（脂肪摂取）に採血すると，小腸由来アイソザイム（ALP$_5$）の出現により，軽度上昇の原因となります。

····· *Column* ····· 骨型アルカリホスファターゼ

- 加齢や性ホルモンの分泌低下，さらに酸化ストレスなどが原因となって骨芽細胞のはたらきが低下するといわれています。
- 骨組織に特異的に存在するアルカリホスファターゼ（ALP）はBAPとよばれます。血中BAPはアルカリ性の条件下で最も効率よくリン酸エステルを加水分解する酵素です。BAPは骨新生により骨芽細胞で生成され，血中に放出されます。
- BAPは骨芽細胞からの分泌量と肝臓における異化との関係より，骨形成の活性が亢進しているときは血中BAP濃度が増加します。生理的には，1～4歳の幼児期と10～14歳の小児期に骨発育が盛んになります。このため血中BAPの上昇は骨形成の亢進を反映し，小児期などの骨代謝回転の著しいときに高値となります。また，閉経期以降では女性ホルモンの影響により，BAPは再び上昇します。
- 閉経後の女性では血清総ALP活性が上昇します。その増加分の大部分はBAPです。つまり，総ALP活性に比しBAPの変化が大きいため，骨型ALP（BAP）の測定は骨粗鬆症の薬物治療における経過観察や，乳がん，前立腺がんなどの造骨性腫瘍の骨転移などを評価するときに有用です。

11 肝線維化の程度を推定
ヒアルロン酸

> ヒアルロン酸は，D-グルクロン酸とN-アセチル-D-グルコサミンが鎖状に結合した高分子の酸性ムコ多糖体です．ヒアルロン酸は，肝臓の線維化の指標として肝硬変（特にアルコール性肝硬変）の診断に有用です．

検体の取扱い	・血清（冷蔵1カ月安定）
検査の目的	・肝臓の線維化の指標（肝硬変と非肝硬変との鑑別） ・肝機能障害の重症度の判定
参考基準値	・50.0 (ng/mL) 以下 [ラテックス凝集免疫比濁法]
検査値を 読む際の注意点	・健常者でも加齢により高値傾向を示す． ・食事による影響を受けるので空腹時に採血する． ・カットオフ値が50〜130 ng/mLでは肝の線維化が疑われ，130 ng/mL以上では肝硬変での陽性率が高くなる． ・高値を呈する場合は，超音波検査を実施するなど他の検査を参考にして総合的に判断する．
異常値を示す 主な疾患・病態	[高 値] ・慢性肝炎から肝硬変への移行期，関節リウマチ，全身性強皮症，胸膜炎，腎機能障害（尿毒症，透析アミロイドーシス），敗血症，悪性腫瘍など

- ヒアルロン酸は，眼硝子体や関節液，皮膚，軟骨などの結合組織に多く含まれ，主に線維芽細胞や肝臓で産生されます．肝臓では，肝内の類洞に存在する伊藤細胞からつくられ，類洞内皮細胞により処理されるため健常者でのヒアルロン酸濃度は高くありません．
- 肝硬変になると，同じく伊藤細胞から合成されるコラーゲン（細胞と細胞のつくり出した細胞間物質の主成分）が増加して線維化が進み，類洞内皮細胞は線維化にともない物質代謝が減少するため，ヒアルロン酸の血中濃度が増加します．
- ヒアルロン酸は，肝硬変をともなう肝がんでは多くの症例で高値を示しますが，急性肝炎やアルコール性脂肪肝ではあまり高くなりません．基準値は50 ng/mLで，これを超えた場合では肝の線維化が進行しているものと判断されます．
- 悪性胸膜中皮腫では胸水中のヒアルロン酸が高値となることがあります．細胞診を行っても，悪性細胞が検出できないことがあるので，胸水中のヒアルロン酸の測定は重要です．
- 「肝線維化の程度を推定する」には前述した検査のほか，下記に示す重要な検査があります．
  血小板（→16頁）

12 肝線維化の程度を推定 Ⅳ型コラーゲン

> 肝臓での線維化の進展により肝類洞に基底膜が形成されると，Ⅳ型コラーゲンが沈着し血中に現れるようになるため，肝線維化の指標となります。

検体の取扱い	・血清（冷蔵保存）
検査の目的	・肝線維化の評価
参考基準値	・150 (ng/mL) 以下 [ラテックス凝集免疫比濁法]
検査値を読む際の注意点	・肝炎の活動性の高いものほど高値を示すので治療効果の判定に有用である。 ・アルコール性肝障害では線維化が軽度の段階から比較的高値を示す。
異常値を示す主な疾患・病態	[高　値] ・極高値 (600 ng/mL以上)：肝硬変，肝細胞がん，アルコール性肝疾患，転移性がん ・高値 (150〜600 ng/mL)：慢性肝疾患，肝硬変，肝細胞がん，アルコール性肝疾患，糖尿病，間質性肺炎など

- コラーゲンは細胞と細胞との間を埋める細胞外マトリックスです。生体を構成している構造蛋白質であり，皮膚や骨，軟骨，腱などに多く分布しており，力学的な強度と柔軟性を与えてくれます。コラーゲンは結合組織では線維状の構造をなし，その基本単位は3本のポリペプチド鎖からなる三重ヘリックス（らせん）構造です。
- 生体内のコラーゲンは29種類知られており，発見された順にⅠ型，Ⅱ型と名付けられます。肝硬変になると線維化の進展により基底膜（正常肝の類洞には基底膜構造はない）が形成され，主要成分の血中Ⅳ型コラーゲンが増加します。その結果，類洞における血流障害が生じ，門脈圧が亢進するようになり，次第に食道静脈瘤が出現して破裂による消化管出血をきたします。
- Ⅳ型コラーゲンは4つのドメインから構成され，このうちのN末端ペプチドの7Sドメインは，コラゲナーゼによりⅣ型コラーゲンが分解された断片のことです。このように，肝線維化の過程で類洞の毛細血管化が起こり，基底膜が形成されて，血清中にⅣ型コラーゲンやその7Sドメインが増加します。これら2つのマーカーは，肝線維化の指標となります。
- 「発がんマーカー」として，下記に示す重要な検査があります。
   AFP，PIVKA-Ⅱ，AFP-L3分画（→269頁）

…… Column …… 新しい肝線維化マーカー

- Mac-2結合蛋白（M2BP）糖鎖修飾異性体（M2BPGi）は，新たに保険適用された肝線維化マーカーであり，肝臓の線維化進展の診断補助を目的に測定されます。M2BPGiは，肝臓で合成される糖蛋白ですが，肝硬変の患者では蛋白に結合している糖鎖の構造変化がみられ，この変化を捉えることにより，肝線維化の進展を診断補助とします。M2BPGiは肝生検検査との一致率が高く，既存の肝線維化マーカーよりも優れた診断能を有しているとされます。

知って得！深読み 免疫電気泳動法（IEP）/免疫固定法（IFE）

■免疫グロブリン

- 免疫グロブリンは産生細胞であるB細胞および形質細胞で分泌されます。多発性骨髄腫や原発性マクログロブリン血症などは，免疫グロブリン産生細胞が腫瘍化して異常増殖するために発症します。これらの疾患では異常増殖した産生細胞由来の単一の（モノクローナル）免疫グロブリン（M蛋白：monoclonal protein）がみられます。M蛋白は蛋白分画電気泳動上でγ分画を中心に広範囲に存在する免疫グロブリンの一部に通常では存在しない狭い範囲に集中したスパイク状の均一成分です。M蛋白が出現した症例をM蛋白血症とよびます。

- M蛋白血症の原因疾患となる主要な病態例を以下に示します。

◇多発性骨髄腫
- 多発性骨髄腫はB細胞から分化した形質細胞の腫瘍である。形質細胞は主に骨髄中に存在し，多種多様な免疫グロブリンを産生するが，腫瘍化した細胞が骨髄で増殖すると他の免疫グロブリン産生細胞など骨髄中の細胞が成長を妨げられ，その結果免疫機能の低下や骨病変，造血障害による貧血，腎障害など多様な臨床症状を呈する。
- 本症ではBence Jones蛋白（BJP）がみられることがある。BJPは完全分子の免疫グロブリンではなく，モノクローナルに増加した免疫グロブリン軽鎖で，低分子のため腎糸球体を容易に通過し腎障害を起こすことがある。

◇原発性マクログロブリン血症
- 多発性骨髄腫の類縁疾患として知られる。本症はIgM分泌性のB細胞がリンパ節内などで腫瘍性に増殖する。IgMは巨大分子であり，大量に産生されると血流障害を起こしやすい。

◇MGUS
- M蛋白は多発性骨髄腫を診断する重要な要素であるが，M蛋白が出現していても臨床症状をともなわない場合も多く，このような状態をMGUS（Monoclonal Gammopathy of Undetermined Significance，臨床意義不明のM蛋白）とよぶ。現在では血清M蛋白が3g/dL未満，骨髄におけるモノクローナルな形質細胞の比率が10％未満などの具体的な判定基準がある。
- 本症は良性M蛋白と考えられていたが，近年の報告ではMGUSでは骨髄腫などの悪性疾患への危険率が年1％あるとされ，定期的な検査と長期にわたる経過観察が必要となる。

■免疫電気泳動法によるM蛋白の検出

- M蛋白の検出および型判定には，免疫電気泳動法（IEP）と免疫固定法（IFE）が広く用いられています。免疫電気泳動法（IEP：immunoelectrophoresis）は，電気泳動法と免疫拡散法を組み合わせた検査法であり，抗原蛋白と抗体が拡散しながら抗原抗体反応を起こし，生成された免疫複合体が特有の沈降線を形成します（図1，図2）。沈降線の検出により，電気泳動だけではわからなかったより詳細な蛋白のプロファイル（定性的な性状）が確認できるようになります。IEPは免疫グロブリンに対する特異抗血清を用いることにより，M蛋白の型判別を行う方法としても汎用されています。

■免疫固定法によるM蛋白の検出

- IEPに対し，電気泳動後に直接抗体を泳動面に滴下して抗原抗体反応を行う免疫固定法（IFE：immunofixation）が知られています。IFEは特異抗血清を使用することを前提とする検査法です（図3，図4）。IFEはIEPに対し，①高感度，②高解像度，③実験時間の短縮などの利点をもち，現在M蛋白の検出はIFEが用いられる傾向にあります。IEPやIFEを用いた検査により，多発性骨髄腫や原発性マクログロブリン血症，MGUSなどで出現するM蛋白の検出と型判定を行うことができます。また治療効果の判定にも用いられます。

- M蛋白は通常血清や尿の蛋白分画において検出されます。しかしM蛋白がどのような免疫グロブリンなのかはIFEやIEPによって同定を行うことが必要となります。IFEやIEPでは，各種特異抗血清

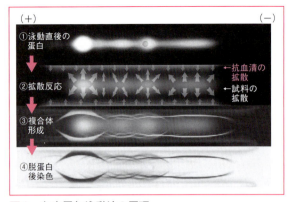

図1　免疫電気泳動法の原理
免疫電気泳動法は，主に血清蛋白成分をアガロースプレート上で電気泳動により分画後，それと平行に流し込まれた抗体と反応させる。抗原抗体反応により複合体が生成され，弧状に沈降線を形成する。沈降線の形から血清蛋白成分の増減を検査する。

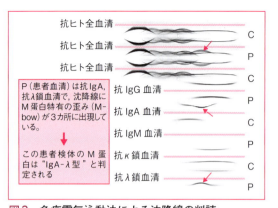

図2　免疫電気泳動法による沈降線の判読
［M蛋白血症例（IgA-λ）の場合］

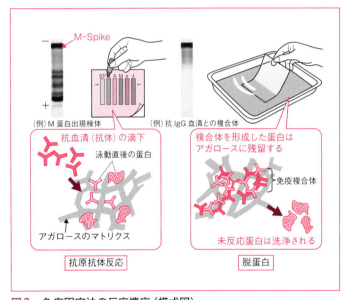

図3　免疫固定法の反応機序（模式図）

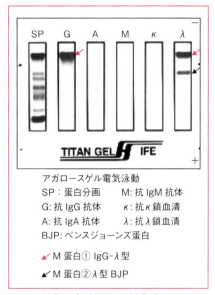

図4　免疫固定法による判定法
判定例：IgG-λ，BJP-λ

（IgG，IgA，IgM，κ，λ）と抗原蛋白を反応させることでM蛋白のクラスとタイプを判定することができます。BJPの場合，重鎖のクラスにはM蛋白のパターンが現れず，軽鎖のみにパターンが出現することでBJPを確認します。これらの結果は治療方針の一指標として用いられます。

- 近年，国際骨髄腫ワーキンググループ（IMWG：international myeloma working group）より，多発性骨髄腫の治療効果判定基準が提唱され，免疫固定法による治療効果の判定が重要視されています。

（資料提供および協力：株式会社ヘレナ研究所）

第4章

腎機能検査

- 私たちは普段の生活のなかで腎臓病を話題にすることがあります。内科医に診てもらう腎炎やネフローゼ症候群，慢性腎不全のほか，泌尿器科で診てもらう腎臓病があります。腎がんや腎・尿路結石です。腎臓病は腎糸球体や尿細管がさまざまな原因により侵され，腎臓のはたらきが悪くなる病気です。高齢者や腎機能が低下した患者では，薬剤の使用による腎障害も考慮する必要があります。
- 血液や排泄物の尿中には，さまざまな情報が含まれています。血中における代謝産物や尿量（多尿，頻尿，乏尿，無尿）や尿の性状など，分析化学的手法を用いて検査すると腎臓病の発症要因を解明できます。
- 腎不全は腎臓の機能が急激に低下する急性腎不全と，数カ月〜数10年の年月をかけてゆっくりと進行する慢性腎不全が知られています。最終的に末期腎不全に陥っても，透析療法や腎移植などの腎代替療法という高度の医療技術によりQOLの向上に向けた診療体制が整っています。
- 慢性腎臓病（CKD）は慢性に経過するすべての腎臓病のことです。CKDの患者数は日本の成人人口の約13％，1,330万人を数え，その原因は糖尿病，高血圧，慢性腎炎，メタボリックシンドローム（内蔵脂肪症候群），生活習慣（食塩の過剰摂取，運動不足，飲酒，喫煙，ストレスほか）などが発症，進展に関与しています。CKDの定義は下記の①，②のいずれか，または両方が3カ月以上持続した状態をいいます。
    ① 尿異常，画像診断，血液，病理で腎障害の存在が明らか，特に0.15g/gCr以上の蛋白尿（30mg/gCr以上のアルブミン尿）の存在が重要
    ② GFR＜60mL/分/1.73m^2
- 腎臓は「尿をつくる臓器」といっても誤りではありませんが，正確には電解質や代謝産物を保持し，血中の老廃物を排泄して，体液の恒常性を維持することです。腎臓の主要な機能と，その機能が失われた場合の症状を（表）にまとめます。
- 電解質は150Lの原尿から体に必要な電解質の99％を再吸収し，残りの1％（1.5L）を尿として排泄し，電解質濃度を一定に保ちます。この生理作用により細胞内外の水分の調整，円滑な神経伝達，筋肉収縮および止血作用などが恒常的に行われています。レニンによる血圧の調節や，赤血球造血を促すエリスロポエチンは腎での内分泌機能です。
- 本章では，糸球体機能検査，尿細管機能検査，老廃物（クレアチニン，尿素），糖尿病腎症（L-FABP）などに分類し，最新の知見に基づく情報をお届けします。

表　腎臓の機能と機能低下による主な症状

腎臓のはたらき		腎機能低下による主な症状	
電解質の調整	水（Naイオン）の排泄		浮腫，高血圧，肺水腫
	酸（水素イオン）の排泄	電解質異常	アシドーシス（体に酸が溜まる，血液pH低下）
	電解質（Kイオン）の排泄		高カリウム血症，不整脈の原因
	重炭酸イオン（HCO$_3^-$）再吸収		酸塩基平衡の代償機転
ビタミンD活性化		低カルシウム血症，骨量，骨質の低下	
造血ホルモン（エリスロポエチン，レニン）の産生		貧血，血圧の調整	
老廃物の排泄（クレアチニン，薬物）		尿毒症（気分不快，食欲低下，嘔吐，意識障害）	

1 血清尿素窒素 (BUN, S-UN)

> 血清尿素窒素の検査は主に腎機能の指標として用います。さらに蛋白異化の亢進、消化管出血、高蛋白質の摂取でも測定値が上昇するので、尿素窒素と血清クレアチニン比から腎性、腎外性とに区別すると、より正確な臨床評価が可能となります。

検体の取扱い	・血清
検査の目的	・腎機能を評価するための指標 ・蛋白質摂取量の把握 ・肝臓における尿素窒素合成能の評価
参考基準値	・8〜20 (mg/dL) (男性より女性では10〜20%程度低値となる) [ウレアーゼGDL法] ・80 (mg/dL) 以上 (パニック値) [ウレアーゼGDL法]
検査値を 読む際の注意点	・肝不全では尿素合成能の低下により低値となる。 ・妊娠中は体液量の増加により低値を示す。 ・血漿浸透圧の規定因子となる。
異常値を示す 主な疾患・病態	[高 値] ・GFR低下となる疾患 (慢性腎不全、糸球体腎炎など)、脱水症、うっ血性心不全、前立腺肥大、尿路閉塞性疾患、蛋白質の大量摂取、蛋白質異化の亢進、消化管出血など [低 値] ・低蛋白食、妊娠、肝不全など
薬剤による 検査値への影響	[高 値] ・腎障害性薬剤 (アミノグリコシド、アムホテリシンB、NSAIDs、シクロスポリン、シスプラチン、重金属)、造影剤 [低 値] ・マンニトール製剤

- 血清尿素窒素は、血液や尿中に含まれる尿素 (NH_2CONH_2) のことです。古くから窒素化合物の窒素量として表現するため、血中尿素窒素 (BUN：blood urea nitrogen) といわれていますが、最近は血清尿素窒素 (S-UN：serum urea nitrogen) とよばれることが多くなっています。BUNとS-UNとの臨床的意義は同一です。

- 血清中に含まれる尿素は、分子量が60ほどの小さな非蛋白性窒素成分 (NPN：non-protein nitrogen) です。血中NPNの約50％は尿素で占められ、ほかに尿酸、クレアチニン、アンモニアなどが含まれます。

- 尿素は腎糸球体で濾過され、約90％は尿として体外へ排出されますが、一部は尿細管から再吸収されます。したがって尿素は腎機能低下時には尿中への排出が減少し、S-UNは上昇するため、その測定意義は腎機能評価の指標となります。

- S-UNは腎疾患以外でも上昇することがあります。嘔吐、下痢、熱中症などの脱水状態では、尿濃縮、尿量減少にともない集合管からの抗利尿ホルモン (ADH) による尿素の再吸収が亢進するため、S-UNは上昇します。消化管出血では、赤血球や血漿蛋白が消化管内の腸内細菌で分解されてアンモニアが多量に生成されるためS-UNが上昇します。外科的侵襲や火傷、重症感染、発熱など組織の異化が進む病態 (蛋白異化亢進*) でもS-UNが上昇します。

- S-UNが低下する場合もあります。体液量が増えて血中の溶質 (この場合は尿素) が減少する

病態として妊娠（後期）が代表的です。ほかに，蛋白摂取量の低下，重度の肝機能障害，尿崩症による多尿などでみられます。

- S-UNの上昇は原因別に分けて考えると理解しやすくなります。S-UNが基準範囲を逸する場合，腎臓に由来する「腎性」と，脱水や消化管出血など腎臓以外に由来する「腎外性」に区別し，S-UNの臨床的意義を評価します。すなわち，S-UN/血清Cr比に基づいて病態を鑑別すると，S-UNの異常が「腎性」または「腎外性」の鑑別がある程度可能となります（表）。
- 急性腎不全（ARF：acute renal failure）では数時間から数日のうちに腎機能が急激に低下しますが，糸球体濾過量（GFR）の減少時には，尿細管機能が比較的保たれているので尿細管での尿素の再吸収が亢進し，S-UNは血清Crよりも大きく上昇します。ARFにおいてはS-UN/Cr比は10を超えます（しばしば20を超える）。

表　S-UN/血清Cr比に基づく病態鑑別

□S-UN/血清Cr＞10の場合（腎外性：腎臓以外の疾患の推測）
蛋白異化亢進の状態（熱傷，手術，悪性腫瘍，ステロイド投与） 消化管出血，脱水症，蛋白質の過剰摂取，尿路の閉塞，急性腎不全（腎前性）
□S-UN/血清Cr＜10の場合（腎性：腎疾患の推測）
GFR低下を示す疾患（慢性糸球体腎炎，急性糸球体腎炎，腎不全など） 透析療法施行時，妊娠，尿崩症，低蛋白食，重症肝障害など
□S-UN/血清Cr＝10（またはS-UN/Cr≒10）の場合
健常者

*蛋白異化亢進：蛋白質の分解が亢進した状態をいう。甲状腺機能亢進症，出血，高熱，火傷，飢餓状態などでは蛋白の異化が亢進し，その分，尿素が大量に生成される。異化は蛋白質のほか，糖質，脂質などの有機物を分解する際にも用いられる。

2 血清クレアチニン (Scr)

クレアチニンは筋肉の収縮に必要なクレアチンの最終代謝産物です。腎機能の指標として、健診や人間ドックなどスクリーニング検査として汎用されています。腎機能が低下すると血清クレアチニンが上昇しますが、腎機能が半分くらいになるまで異常値を示さないことがあります。腎機能を正確に把握するにはクレアチニンクリアランスで評価します。

検体の取扱い	・血清 ・蓄尿 (クレアチニンクリアランスの測定、クレアチニンの一日排泄量の測定時など)
検査の目的	・腎機能障害の指標
参考基準値	・男性：0.61〜1.04 (mg/dL) [酵素法] ・女性：0.47〜0.79 (mg/dL) [酵素法]
検査値を読む際の注意点	・抗真菌薬のフルシトシンは、酵素法による血清クレアチニンの測定に正誤差を与える。
異常値を示す主な疾患・病態	[高 値] [GFRの低下による] ・うっ血性心不全、腎不全、糸球体腎炎、慢性腎臓病、糖尿病腎症、薬剤性腎障害、間質性腎炎、尿路閉塞 [その他] ・先端巨大症、巨人症、脱水症 [低 値] ・尿崩症、妊娠、筋ジストロフィー、肝障害による産生障害
薬剤による検査値への影響	[高 値] ・分泌阻害による (シメチジン、プロベネシド、スピロノラクトン)、腎障害による (アミノグリコシド、アムホテリシンB、NSAIDs、シクロスポリン、シスプラチン、重金属、造影剤)、セフェム系抗菌薬 (第二世代、第三世代セファロスポリン系・セファマイシン系の一部)、アスコルビン酸、レボドパ、メチルドパなど

- **クレアチン**は肝臓で生成されたあと、主に骨格筋に取り込まれるアミノ酸の一種です。クレアチンはクレアチンリン酸に変換されて、エネルギーを蓄える形になって筋肉内に貯蔵されています。ヒトが運動を行うときは、生体エネルギー源のATP (アデノシン三リン酸) が分解され、その際に発生するエネルギーが使われます。エネルギーには限りがあるので、ATPの再合成が必要となります。反応式で示すと、クレアチン＋ATP⇔クレアチンリン酸＋ADPです。ATPの再合成には、最も効率の良い「ATP-クレアチンリン酸」の代謝系において、クレアチンリン酸とADP (アデノシン二リン酸) が酵素のクレアチンキナーゼ (CK) のはたらきによりATPを産生し、同時に最終代謝物の**クレアチニン (Cr)** が生成されます。
- Crは筋肉に蓄えられたクレアチンのエネルギー代謝によって産生されるため、蛋白質異化の影響は受けませんが、筋肉量 (横紋筋量) に左右されます。通常、**血清クレアチニン (Scr)** 濃度は男性＞女性であり性差を認めます。Scr値は簡便な腎機能評価の指標です。すなわち、Crは腎糸球体で濾過されたあと、一部は尿細管で分泌されますが、その量はわずかです。したがってGFRが低下すればScr値は上昇します。一般に、Scr値はGFRと筋肉量の影

響を受け，Scr値が高くなるときはGFRの低下または筋肉量が増加していることを表します。なお，スタチン系脂質異常症薬の副作用として知られる横紋筋融解症では，筋線維からの逸脱によってScr値が上昇することがあります。

- 腎機能の指標とされるGFRが半分程度に低下してもScr値は基準範囲を示すことがあり，Scrは鋭敏な検査ではありません。反面，Scr値が明らかに上昇しているときは，進行した腎機能障害があると判断されます。
- 糸球体機能検査はGFRを評価する検査ですが，これを直接測定することはできません。そこでクリアランス試験では血清と蓄尿を用いて計算式からGFRの近似値を推測します。尿中Cr排出量は腎機能などの著変がなければ尿中に排出されるCr量は一定と考えられており，蓄尿を用いて検査するときは，正確に尿中Cr値を測定することが重要です。
- クレアチニンクリアランス（Ccr）の意義は，本章の（→65頁）を参照してください。

Column　尿濃縮試験（フィッシュバーグ濃縮試験）

- 尿濃縮試験とは，飲水を制限して尿がどれほど濃くなるかを調べる検査です。12時間の絶飲食により軽い脱水状態のもとで，早朝一番尿，その1時間と2時間後の尿を採取します。健常者ではいずれも尿比重は1.022以上，浸透圧は850mOsm/L以上に濃縮されます。この値を超えないときは濃縮力障害が疑われます。
- 尿の濃縮は，遠位尿細管および集合管が抗利尿ホルモン（ADH，バソプレシン）に正常に反応しているかをみる方法（ADH作用）と，ヘンレ係蹄の対向流系の異常をみる方法があります。前者が侵されると尿崩症や腎性尿崩症が，後者では間質性腎炎で異常値を示します。本試験は患者の負担が大きいため，現在はあまり行われていません。また，飲水制限を続けるためネフローゼ症候群や腎不全（GFR≦30mL/分）では禁忌とされます。

3 血清シスタチンC (Scys)

Scysは腎の糸球体で濾過される低分子蛋白質です。濾過された後は近位尿細管で再吸収・分解され，腎機能の低下にともなって血清濃度は上昇するため，糸球体濾過量 (GFR) の指標となります。また，クレアチニンのように筋肉量の影響を受けないため，クレアチニンクリアランスに代わる新しいGFRの推定に利用されます。

検体の取扱い	血清
検査の目的	腎機能の低下にともない血清濃度が上昇するため，糸球体濾過量 (GFR) の指標となる。
参考基準値	男性：0.66〜1.05 (mg/dL)，女性：0.61〜0.93 (mg/dL) [ラテックス凝集免疫比濁法]
検査値を読む際の注意点	・末期腎不全であっても測定値の上限は5〜6mg/dLにとどまる。 ・血清クレアチニン値によるGFR推算式では評価が困難な場合 (筋肉量が少ない，多い) に有用とされる。 ・薬物による影響は十分にわかっていない。
異常値を示す主な疾患・病態	[高 値] ・慢性腎不全・急性腎不全 (糸球体濾過量の低下)，甲状腺機能亢進症 [低 値] ・甲状腺機能低下症
薬剤による検査値への影響	[高 値] ・副腎皮質ステロイド製剤 (高用量) [低 値] ・シクロスポリン

- 血清シスタチンC (Scys) は，分子量13KDほどの低分子蛋白であり，ほとんどの体細胞で産生されます。血中のシスタチンCは蛋白質との結合や複合体を形成することがなく，そのまま腎臓に送られ容易に糸球体で濾過されるため，糸球体の機能障害マーカーとして有用です。糸球体濾過量 (GFR) が低下すると，尿中への排出量は減少するためシスタチンCの血中濃度はGFRを反映します。
- シスタチンCは糸球体で濾過されたあと，99％以上が近位尿細管で再吸収され，アミノ酸にまで分解されて血中には戻りません。Scys濃度は糸球体濾過量に依存することから，内因性腎機能マーカーとしての条件を備えています。
- 尿中シスタチンCは，尿細管障害の異常を反映して尿中への排泄量が増加するため，尿細管機能の障害を反映するマーカーです。尿中シスタチンCは尿中クレアチニンと良好な相関関係にあることが知られ，尿中シスタチンC/Cr比は，$β_2$-ミクログロブリン (➡58頁) より早期の段階で，尿細管機能や糸球体機能の変化を検出することができます。とりわけ糖尿病合併症の腎症の早期診断に有用です。
- 一般に，早期腎不全の段階では血清クレアチニン (Scr) はGFRが40mL/分/1.73m^{2}くらいまで低下しないと上昇しません。一方，Scysは軽度〜中等度の腎機能障害で上昇するため，早期の腎糸球体障害の診断に有用とされます。
- Scys濃度は，高度腎機能低下症例においても，正確な腎機能評価には血清Crや血清Crに基づく推算GFR (➡65頁) の検査データを含め総合的に判断します。

Column 急性腎不全と急性腎障害

- 腎不全はGFRの低下をともなう腎機能障害のある状態を意味します。腎不全の兆候が明らかにされる過程において，急性腎不全（ARF：acute renal failure）と慢性腎不全（CRF：chronic renal failure）に大別されます。
- 近年，慢性腎不全に至る前に，蛋白尿の出現やGFRの低下など，無症状のうちに腎機能が低下し，より早期から腎機能障害を疾患として発見することのできる慢性腎臓病（CKD：chronic kidney disease）という概念が広く知られています。
- ARFにおいても，先だって提唱されたCKDにならい，数時間から数週間の短期間の間に腎臓の機能低下により体液の恒常性（体液量，電解質異常など）の異常をきたす急性腎障害（AKI：acute kidney injury）という概念が広まりつつあります。AKIの原因には，腎機能の急性憎悪時には薬物投与との関連を注意深く観察することが必要です。AKIはすべてのネフロンが同時に障害を受けるため，腎機能障害の進行は急激であり，重篤な場合が多く，酸・塩基平衡の維持機能が破綻することもあります。
- 急性腎不全の概念では，その定義や診断基準などはなく混乱が生じていましたが，新たなAKIでは2004年に作成されたScr，GFR，尿量に基づくRIFLE分類と2007年にRIFLE分類を簡略化したAKIN分類が提唱され，さらに2012年になってRIFLE分類とAKIN分類が集約してAKIガイドラインが示されています。
- 2012年のKidney disease：improving global outcome（KDIGO）がRIFLE分類とAKIN分類を集約したガイドラインによるAKIの定義では，「48時間以内に血清クレアチニン値が0.3mg/dL以上の上昇，7日以内の血清クレアチニン値の1.5倍以上の上昇，もしくは尿量が6時間以上にわたって0.5mL/kg/時以下に低下」とされています。AKIは早期に治療が開始されると，治癒可能な状態（可逆的状態）で発見されることが多く，早期の診断，治療開始が大切です。
- AKIのバイオマーカーには血清クレアチニン，尿量のチェックが重要ですが，AKIを早期に診断しうる新たなマーカーとして，L-FABP（→60頁），KIM-1（kidney injury molecule-1）などが候補に上がっています。近年，AKIはCKDの危険因子として注目されています。

表　RIFLE分類とKDIGO AKI分類による急性腎障害の診断法

| | RIFLE分類 | 尿量 | AKIガイドライン | |
	Scr・GFR	（RIFLE・AKIN共通）	Scr	
Risk	Scrが1.5倍以上に増加またはGFR低下＞25%	＜0.5 mL/kg/時が6～12時間以上	1.5～1.9倍の上昇（7日以内）または≧0.3mg/dL上昇（48時間以内）	Stage 1
Injury	Scrが2倍以上に増加またはGFR低下＞50%	＜0.5mL/kg/時が12時間以上	2.0～2.9倍の上昇	Stage 2
Failue	Scrが3倍以上に増加またはGFR低下＞75%またはScr≧4mg/dLで急激に0.5mg/dL以上の増加	＜0.3mL/kg/時が24時間以上または無尿が12時間以上	3.0倍以上の上昇またはScr≧4.0 mg/dLまたは腎代替療法の導入（18歳未満ではeGFR※＜35mL/分/1.73m^2）	Stage 3
Loss	腎機能の完全喪失が4週間以上		Scrは48時間以内の基礎値からの増加を意味する。	
ESRD	末期腎不全（3カ月以上）			

※eGFR：推算GFR

（出典：The Kidney Disease：Improving Global Outcome：Clinical practice guideline on Acute kidney injury 2012. Kidney Int Supple 2：1-138, 2012.）

4 β₂-ミクログロブリン (β₂-m)

β₂-ミクログロブリンは腎糸球体基底膜を通過後，そのほとんどは近位尿細管で再吸収され，アミノ酸などに異化されます。そのため，腎機能障害が進行すると，腎での代謝障害または排泄増加により，血中や尿中β₂-m値が変動します。炎症性疾患，悪性腫瘍などの全身性疾患ではβ₂-mの産生が増加するため血中濃度が上昇します。

検体の取扱い	● 血清 ● 尿
検査の目的	● 血清β₂-m測定：腎糸球体の病変ならびに腎前性疾患の検索 ● 尿中β₂-m測定：腎尿細管障害の評価
参考基準値	● 血清　1.0〜1.9 (mg/L) [ラテックス凝集免疫比濁法] ● 尿　　230 (μg/L) 以下 [ラテックス凝集免疫比濁法]
検査値を 読む際の注意点	● 尿中β₂-mは膀胱内でも酸性尿により分解されるため，早期に検査を終了させる。 ● 血清β₂-mはGFRと負の相関を示し，血清クレアチニンと正の相関を示す。 ● 標準化された測定法がないためバラツキがみられる。
異常値を示す 主な疾患・病態	[血清β₂-mが高値の場合] ● 腎糸球体障害（急性糸球体腎炎，慢性糸球体腎炎，ネフローゼ症候群），悪性腫瘍（多発性骨髄腫，急性骨髄性白血病，慢性リンパ性白血病，胃がん，大腸がんなど），自己免疫疾患（関節リウマチ，SLE，サルコイドーシス），肝疾患，AIDS [尿中β₂-mが高値の場合] ● 尿細管障害（急性尿細管壊死，ファンコニ症候群，ウィルソン病，重金属中毒，薬物による副作用）

- β₂-ミクログロブリン（β₂-m）は分子量1.2万の低分子蛋白で，糸球体基底膜を通過後，その大部分が近位尿細管から再吸収されるため，健常者での尿中にはごくわずかの量が排泄されます。尿中β₂-mは尿細管障害のマーカーですが，尿中の増加は尿細管での再吸収，代謝障害を反映します。

- 急性糸球体腎炎，尿細管間質性腎炎，ネフローゼ症候群などの腎疾患では，血中β₂-mが上昇します。特に残存する腎機能が極度に低下する場合，血中β₂-mは著明に上昇することが知られています。膜性腎症（特発性のもの）を対象とした最近の臨床成果から，慢性腎臓病（CKD）における予後の指標として，次項で述べるα₁-ミクログロブリンとともに注目されるようになりました。

- 悪性腫瘍（原発性肝細胞がん，大腸がん，胃がん，乳がん），悪性リンパ腫，多発性骨髄腫，慢性骨髄性白血病，慢性リンパ性白血病などの血液疾患，自己免疫疾患（SLE，シェーグレン症候群，関節リウマチ，サルコイドーシス）などでは血中濃度が上昇するため，腎性と腎前性疾患との鑑別を目的に血清尿素窒素や血清クレアチニンの検査値を含め，臨床症状と照らし合わせて総合的に判断していくことが大切です。

5 α₁-ミクログロブリン (α₁-m)

α₁-ミクログロブリンは，分子量が3万ほどの低分子蛋白質です。腎機能の低下（糸球体濾過能の低下）では血清濃度の上昇がみられます。尿中α₁-mは尿細管での再吸収障害の程度を反映します。

検体の取扱い	・血清 ・尿（早朝第一尿）
検査の目的	・血清α₁-m測定：腎糸球体の濾過機能の評価 ・尿中α₁-m測定：腎尿細管の機能評価
参考基準値	・血清：男性 12.5〜25.5 (mg/L)，女性 11.0〜19.0 (mg/L) [ラテックス凝集免疫比濁法] ・尿　：男性 1.0〜15.5 (mg/L)，女性 0.5〜9.5 (mg/L) [ラテックス凝集免疫比濁法]
検査値を 読む際の注意点	・血清高値の場合，シスタチンCの測定値の上昇が確認できればGFRの低下を考える。 ・尿細管機能を診断する際には尿中アルブミンを同時測定し，尿アルブミン/尿α₁-m比などから評価すると，尿細管障害の診断能力が上回る。
異常値を示す 主な疾患・病態	**[血清α₁-mが高値の場合]** 急性糸球体腎炎・慢性糸球体腎炎（GFRの低下），IgA型多発性骨髄腫（IgAの増加） **[血清α₁-mが低値の場合]** 重篤な肝機能低下 **[尿α₁-mが高値の場合]** 尿細管障害：急性尿細管壊死，ファンコニ症候群，Lowe症候群，ウィルソン病，腎移植，重金属中毒，薬物の副作用，造影剤など

- **α₁-ミクログロブリン**は主に肝臓で生成され，α₁グロブリンに属する低分子の糖蛋白です。容易に糸球体を通過し，大部分が再吸収されるため尿中への排泄量はごくわずかです。α₁-mの検査は主に尿を対象とし，腎尿細管の機能評価に用いられます。

- **特発性膜性腎症**は，ネフローゼ症候群のなかで最も頻度が高く，比較的ゆっくりと進行し，蛋白尿と浮腫を特徴とする疾患です。特発性膜性腎症の患者における経過観察では，尿中α₁-mレベルの観察により，腎機能の予後と有意に相関することがわかり，慢性腎臓病（CKD）の予後の指標として有望であると考えられています。

- 血液中のα₁-mは，遊離型とIgAとの結合型が半分ずつ存在します。α₁-mは肝臓で産生されるため，高度の肝機能低下では血清α₁-mは低値となります。極めてまれですが，肝がんではα₁-mの産生量が糸球体からの濾過量を上回り，血清中に増加します。

- 小児期での血清α₁-mはIgA結合型が低く，GFRが70mL/分くらいから血清濃度が上昇するので鋭敏なマーカーとなります。糸球体腎炎や間質性腎炎などの**一次性腎疾患**，および糖尿病や膠原病などの全身疾患の一所見として腎臓が障害される**二次性腎疾患**（糖尿病腎症，腎硬化症，痛風腎など）では，血清α₁-m値はGFRの大まかなマーカーとして利用されます。

6 尿中L-FABP

FABPは細胞内オルガネラのミトコンドリアやペルオキシソームに脂肪酸を輸送するための低分子蛋白質です。近位尿細管上皮細胞に発現しているL-FABPはFABPファミリーの一つです。糖尿病腎症の早期発見を中心に、どの程度有用な尿中バイオマーカーであるか、臨床試験成績が集積されています。

検体の取扱い	・尿（早朝第一尿，随時尿，蓄尿可） ・尿の保存は，冷蔵（4℃）または凍結保存（−20℃以下），ただし凍結融解を避ける。
検査の目的	・尿細管機能障害をともなう腎疾患の診断補助 ・糖尿病腎症の病期進行リスクの判別
参考基準値	・8.4（μg/gCr）以下 （尿クレアチニン補正後）[ラテックス凝集免疫比濁法・ELISA法]
検査値を 読む際の注意点	・尿検体の凍結融解の繰り返しをしてはならない。
異常値を示す 主な疾患・病態	[高　値] ・新たな知見を集積中である。尿細管障害，糖尿病腎症で高値を示すとされる。 [低　値] ・不明
薬剤による 検査値への影響	・不明

- 脂肪酸結合蛋白（FABP：fatty acid binding protein）は，蛋白質と多価不飽和脂肪酸が結合した構造を成し，蛋白質の部分は百数十個のアミノ酸から構成され，分子量15KDほどの低分子蛋白質です。FABPはあらゆる細胞の細胞質に分布し，およそ12種類のFABPファミリーを構成しています。たとえば，脳に分布するB-FABP（FABP 7），心臓に分布するH-FABP（FABP 3，➡70頁），主に肝臓に分布するL-FABP（FABP 1）などです。
- FABPの生理的意義は，脂肪酸の細胞内への輸送，シグナル伝達制御，転写制御および抗酸化作用などに関与しています。とりわけ重要なのは，多価不飽和脂肪酸を細胞内のミトコンドリアやペルオキシソームに輸送し，脂肪酸のβ酸化により細胞の恒常性を維持するのに必要なエネルギーをこれらの細胞内小器官で産生することにあります。
- L-FABP（肝型FABP，liver typed fatty acid binding protein）は主に肝臓に分布しますが，一部は近位尿細管上皮細胞の細胞質にみられます。L-FABPは最初に発見された脂肪酸結合蛋白であることから，FABP 1とよばれます。近年，L-FABPは慢性腎臓病（CKD）のバイオマーカーとして注目されています。「エビデンスに基づくCKD診療ガイドライン2013 日本腎臓学会編」によると，CKDのフォローアップに有用な尿中バイオマーカーとして，L-FABPの測定意義が確立されつつあるとしています。具体的には糖尿病腎症において，アルブミン尿の程度に相関し，腎機能予後とも相関していること，さらに特発性膜性腎症の腎機能予後の予測因子になるとされています。
- CKDは腎機能低下の進行と，それにともなう心血管疾患の危険性を抑制することが治療の目的です。従来から血清クレアチニン値や推算GFR（eGFR）による病期の把握が行われてい

ますが，L-FABPが既存のマーカーを超えて早期に予後予測できるかが試されています。前述するように，L-FABPは肝臓に分布しているため腎疾患以外での臓器特異性が常に懸念されます。また，L-FABPの臨床的有用性を確立するには，尿細管由来のα_1-ミクログロブリン（α_1-m）やβ_2-ミクログロブリン（β_2-m）および糸球体由来のアルブミン，蛋白尿に対して，その優位性を立証することが必要となります。さらに，NSAIDsやACE阻害薬などによる腎虚血状態および造影剤腎症での早期診断の可能性など，今後臨床データを積み重ねて，課題の解決を図ることが求められます。

- 測定値の算出には，尿クレアチニン補正が必要です。クレアチニン補正はクレアチニンを一定の率で排泄される基準物質として利用し，随時尿に含まれるL-FABP量をクレアチニン濃度との比で表し，尿の希釈や濃縮の影響を補正する方法です。つまり，尿中クレアチニン1gあたりのL-FABP量として算出します。尿クレアチニン補正の計算法は下式を用います。

$$\text{L-FABP}\,(\mu\text{g/gCr}) = \text{L-FABP}\,(\text{ng/mL}) \div \text{Cr}\,(\text{mg/dL}) \times 100$$

····· Column ····· 尿クレアチニン補正について

- 尿中に含まれるアルブミンや総蛋白など，1日あたりの総排出量を測定する場合，用いる検体は24時間蓄尿が理想的です。しかし24時間蓄尿は保存に手間がかかり，外来診療では困難です。そこで多くの尿検査は随時尿が用いられます。随時尿は1回の排出量（尿量）が異なり，飲水や食事内容の影響を大きく受け，尿の希釈・濃縮により測定物質の尿中濃度は絶えず変動し，随時尿から1日の総排出量を推測することは不可能です。

- 尿中に排出されるクレアチニン（Cr）は日内変動が小さく，特定の個人では日差変動も少ない物質です。さらに近位尿細管での再吸収が少なく，尿Crの濃度変化がそのまま尿量の変化を反映します。尿Crの産生量は筋肉量に依存するため，男子では800〜1,600（平均1,250）mg/日，女子では500〜900mg（平均860）mg/日ですが，尿Cr補正では計算が複雑になるため，尿中Cr排出量を一律に1,000mg/日とします。Cr補正は，あくまで1日の総排出量の目安であり，スクリーニング検査に用いられます。ただし，Cr補正が有効となるには条件があります。それは測定の対象となる物質がCrと同様に一定の割合で排出されるときに限られます。尿中排出率の日内変動や日差変動の大きい物質は，Cr補正をしても正しい総排出量を算出する意義は低くなります。
  尿Cr補正の一例として，尿蛋白濃度が400mg/dL，同一検体のCr濃度が200mg/dLのとき，Cr比は400/200＝2.0となり，尿蛋白濃度は2.0g/g・Cr（＝尿蛋白濃度の指数表示）と表します。このように尿Cr補正は成人ではCrが1,000mg/日ほど排出されると仮定し，測定対象物質の1日の総排出量を推測する方法です。

- 尿Cr排出量を1,000mg/日と仮定した尿中蛋白排出指数は，実際には男性では平均1.25g/日，女性では平均0.86g/日であるため，尿中蛋白の定量に対して男性では1g/1.25gより0.8倍，すなわち20％ほど過小評価されます。女性では1g/0.86gより1.2倍，すなわち20％ほど過大に評価されていることに注意が必要です。

7 尿　酸

> 尿酸は水に溶けにくく，高尿酸血症では手足の関節などに沈着して急激な痛みと腫れをともない，痛風の発症要因となります。痛風は高尿酸血症（血清尿酸値≧7.0 mg/dL）の状態が持続して，尿酸塩が組織に沈着して生じる疾患です。関節内に沈着する急性関節炎が主症状です。

検体の取扱い	・血清
検査の目的	・腎機能評価の指標 ・高尿酸血症の診断
参考基準値	・男性：3.7〜7.0 (mg/dL) [酵素法 (ウリカーゼ・ペルオキシダーゼ法)] ・女性：2.5〜7.0 (mg/dL) [酵素法 (ウリカーゼ・ペルオキシダーゼ法)]
検査値を 読む際の注意点	・血清尿酸値は日内変動や季節変動を認め，健常者の日内変動は0.5 mg/dLほどである。 ・食事，飲酒，運動などの影響を受けるので日差変動がある（平均1 mg/dL前後）。
異常値を示す 主な疾患・病態	[高　値] [原因不明の高尿酸血症（一次性）] ・排泄低下型高尿酸血症，産生過剰型高尿酸血症（尿酸合成の亢進） [原疾患が存在する場合（二次性）] ・排泄低下型：腎臓疾患（慢性腎炎，腎不全，多発性嚢胞腎），鉛中毒 ・混合型：1型糖尿病，肥満，妊娠高血圧症候群，飲酒，熱傷，外傷など ・産生過剰型：Lesch-Nyhan症候群，細胞増殖や組織破壊の亢進（悪性腫瘍，尋常性乾癬，溶血性貧血，横紋筋融解症），甲状腺機能低下症 [低　値] ・産生低下型：キサンチン尿症，重症肝障害 ・排泄増加型：ウイルソン病，ファンコニ症候群，重金属中毒
薬剤による 検査値の影響	[高　値] ・シクロスポリン，タクロリムス，エタンブトール，フロセミド，サイアザイド系利尿薬，少量のアセチルサリチル酸，ピラジナミド ・抗悪性腫瘍薬，ミゾリビン，テオフィリン [低　値] ・尿酸排泄促進薬のプロベネシド，ベンズブロマロン

- 尿酸は，細胞の構成成分である核酸（遺伝子の本体）やATP（アデノシン三リン酸）から生じるプリン体が分解された非蛋白性窒素化合物です。ビールや肉類，豆類などの食品にはたくさんのプリン体が含まれており，これらの食品を食べ続けると，血液中の尿酸が上昇して高尿酸血症になることがあります。

- プリン体を多く含む食事や，過食，アルコール多飲，激しい運動などは高尿酸血症が発症しやすく，尿酸値が7.0 mg/dLを超える場合は食生活の改善が必要です。一般に，性差に関係なく尿酸値が7 mg/dLを超えると結晶化するため，痛風，痛風腎，尿路結石症のリスクが高まります。

- 尿酸は，腎糸球体から濾過されたのち大部分は尿細管で再吸収されます。腎機能の低下により腎からの排泄の低下により高尿酸血症が起こるため，尿酸の検査は腎機能評価の指標となります。腎機能を正しく評価するために，血清クレアチニン，血中尿素窒素（BUN）とともにスクリーニング検査として日常の検査や，人間ドックなどで広く測定されています。

Column ── 薬剤性腎障害

- 腎臓は，糸球体とそれに続く尿細管および尿細管の周囲にある間質から成り立っています。心臓から送り出された血液の4分の1は腎臓に流れ込み，血液量の最も多い臓器です。腎臓は薬物排出の主要な経路を成し，尿濃縮によって尿細管腔内の薬物濃度が高まり，薬物による障害を受けやすい臓器です。
- 腎障害の原因となる薬剤は，抗菌薬，NSAIDs，抗腫瘍薬，造影剤，抗リウマチ薬などです。薬剤性腎障害が起こる原因には機序による分類があります。アレルギー性腎障害と中毒性腎障害に大別されます。アレルギー性腎障害は，抗生物質，抗結核薬，解熱鎮痛薬などの投与により発症することが多いとされますが，基本的にはすべての薬剤が対象となります。
- アレルギー性腎障害では，投与量や投与期間に関係なく用量非依存性であり，急性尿細管間質性腎炎の原因となります。尿細管間質性腎炎（急性，慢性）は，尿細管と間質に炎症を起こす病態であり，病理所見と臨床経過から急性尿細管間質性腎炎と慢性尿細管間質性腎炎とに分類されます。種々のアレルギーなど免疫学的機序が関与していると考えられ，薬物によるものは頻度が高いとされます。
- アレルギー性腎障害では，尿検査所見に特徴があります。尿蛋白と尿潜血反応がともに陽性となることが多く，尿細管機能障害マーカーのα_1-ミクログロブリンとβ_2-ミクログロブリンが上昇します。なお，血液学的検査では好酸球の増多が目立ち，この顆粒球の増加は免疫学的機序が関与していることを裏付けます。アレルギー性腎障害の原因となる主な薬物は，ペニシリン系抗菌薬，NSAIDs，バンコマイシンです。
- 薬物による中毒性腎障害は用量依存性に生じる尿細管機能障害から始まります。急性腎不全に進展することのある病態として恐れられています。原因となる代表例には，アミノグリコシド系抗菌薬，アムホテリシンB，シスプラチン，造影剤があります。急性尿細管壊死をともなうことが多く，腎性急性腎不全の原因の最多です。薬物に限らず，横紋筋融解症によるミオグロビンや溶血性貧血などによるヘモグロビンなど，内因性物質が急性尿細管壊死の原因となることもあります
- 薬物による中毒性腎障害の尿所見は乏尿を呈することがあります。乏尿では尿量が400mL／日以下となり，尿量のチェックが欠かせません。急性腎不全に進展することを考慮すると，血清クレアチニンや血清尿素窒素（S-UN）による経過観察が必要です。なお，薬物による中毒性腎障害は高齢者，肝腎機能障害，薬物代謝酵素（チトクロムP450）の機能低下の場合に多くみられます。
- 薬剤性急性腎不全を診断するための便利な診断チャートがあります。
- 図に示すように，検査は尿量のチェック（乏尿，無尿）から始め，一般血液検査，生化学的検査，尿蛋白質の定性検査を実施します。「腎性腎不全」では尿蛋白陽性の所見を呈し，「腎前性腎不全」では陽性になることはあまりありません。
- 尿素窒素（BUN）／血清クレアチニン比を比較すると，腎性腎不全では10〜20の数値にとどまるのに対し，腎前性腎不全では20を超えます。
- FE_{Na}（ナトリウム排泄分画）値の場合は腎性腎不全では1％以上になりますが，腎前性腎不全では健常者と同様に1％以下となります。このFE_{Na}値は糸球体で濾過されたNa^+の何％が尿中に排泄されるかを表します。

  FE_{Na}値は下記の式より算出します。

  $$FE_{Na} = \frac{尿中Na(mmol/L) \times 血清クレアチニン(mg/dL)}{血清Na(mmol/L) \times 尿中クレアチニン(mg/dL)} \times 100$$

- 薬剤性腎障害の治療は，被疑薬の中止または減量です。この措置だけで多くの回復例がみられます。脱水や電解質異常，血圧低下など腎障害の原因となった各因子を是正する治療法が施されます。

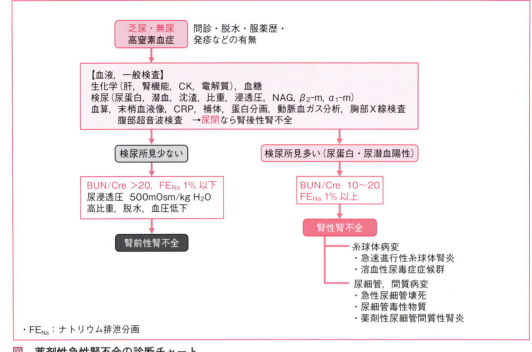

図　薬剤性急性腎不全の診断チャート

（出典：厚生労働省．重篤副作用疾患別対応マニュアル，薬剤性腎障害の進め方より引用改変）

知って得/深読み 腎機能評価方法（クリアランス，GFR推算式）

■腎機能評価の方法

- 腎機能評価には，血清クレアチニン（Scr），随時尿や時間尿を用いたアルブミンの定量，随時尿による尿中アルブミン/クレアチニン比，およびクレアチニンクリアランス（Ccr）試験などがあります。糸球体機能を最も正確に知る腎機能評価法は，ゴールドスタンダードといわれるイヌリンを用いた糸球体濾過量（GFR）の測定です。静注されたイヌリンは糸球体で100%濾過され，尿細管で再吸収も分泌もされない物質のため，そのクリアランスはGFRを反映します。しかし，操作法が煩雑であるほか，イヌリンの点滴静注が必要となります。そこでイヌリンに代わりもともと体内に存在するクレアチニン（内因性Crという）を用いてGFRを推測するCcr試験が一般的です。

■クレアチニンクリアランス（Ccr）とイヌリンクリアランス（Cin）

- 内因性クレアチニンによるクリアランス試験（Ccr）は，イヌリンクリアランス（Cin）と比し精度はやや劣りますが，臨床では内因性物質であるため測定しやすくCcrでGFRを評価します。
- なお，クリアランスとは血中に含まれる特定物質（ここではクレアチニン）が単位時間内に尿中に排泄できる腎の排泄能力を示す指標であり，尿中に排泄するのに必要な血漿流量のことです。換言すると，Ccrの場合は1分あたり血液に含まれる老廃物のクレアチニンをどれくらいきれいにするかという値であり，血液の容量で表されます。

■CcrによるGFRの算出法

- 従来からGFRを反映する検査として，日常臨床の場では24時間内因性Ccrから腎機能が評価されてきました。Ccrの測定ではCinと比し約30%高値を示しますが，その理由は内因性Crが糸球体でほとんど濾過され，一部は尿細管で分泌されるためです。しかしながら，イヌリンのように体外から負荷することなく，内因性Crが利用されるため，24時間蓄尿を用いたCcrの標準的測定法によりCcrを求めるのが一般的です。計算式では，内因性Crの単位時間あたりの尿排泄量と血清Cr濃度からクリアランスが計算されます。

$$Ccr(mL/分/1.73m^2) = \frac{尿中Cr(mg/dL) \times 尿量(mL/分)}{血清Cr(mg/dL) \times 1,440(分)} \times \frac{1.73}{体表面積(m^2)}$$

- Ccrは実測のGFR値より30%ほど高値となるため，正確なGFRを求めるには下記の式を用いて補正します。

　　GFR（mL/分）= Ccr（mL/分）×0.715
　　Ccr基準値：男性平均78.1〜133.3mL/分/1.73m^2
　　　　　　　：女性平均64.9〜114.3mL/分/1.73m^2

- Ccrが異常値を示す疾患には，糸球体腎炎，間質性腎炎，腎梗塞，うっ血性心不全，尿路閉塞などでは低値となります。

■血清クレアチニンによるGFRの推定

- 推算糸球体濾過量（eGFR：estimated glomerular filtration rate，推算GFR）は，CcrやCinの測定が困難な場合に用いられます。eGFRは2008年に血清クレアチニン値と年齢から算出する日本人のGFR推算式が発表され，広く使われています。慢性腎臓病（CKD）（➡57，59頁）は糖尿病腎症，腎硬化症や糸球体腎炎などの慢性的な腎障害を呈する疾患の総称です。CKDのステージはeGFR，アルブミン尿・蛋白尿によって規定されており，eGFRが腎機能評価に用いられています。

- Scr値に基づくeGFRはeGFRcreatと表記し，その推算式は下記の式を用いてGFRを推定します。

$$\text{eGFRcreat}(\text{mL}/\text{分}/1.73\text{m}^2) = 194 \times \text{Cr}^{-1.094} \times 年齢(歳)^{-0.287}（女性は\times 0.739）$$

（Cr：血清クレアチニン濃度，酵素法で測定した値を用いる，18歳以上に適用，小児の腎機能評価には小児用の評価法を用いる）

■血清シスタチンCによるGFRの推定

- 血清シスタチンCはScrと比較し，筋肉量による影響が少なく，性差もないため新しいGFRマーカーとして注目されています。
- 推算GFRは基本的にはクレアチニンに基づくeGFRcreatが用いられますが，eGFRcreatの推算式から得られる結果に対して正確度が低いと想定される場合には，血清シスタチンCに基づくeGFRcysが参考となります。すなわち，筋肉量が減少する四肢欠損や寝たきり，低栄養などの患者ではScr値が低いため，eGFRcreatは高く推算され，逆に筋肉量の多い運動選手や運動習慣のある高齢者では低く見積もられるため，CKDなどと誤って判定される可能性があります。このような症例ではeGFRcysの有用性が高いとされます。

■eGFRcreatとeGFRcysの正確度

- 日本腎臓学会編CKD診療ガイド2012では血清シスタチンCに基づくGFR推算式の正確度は，血清クレアチニンに基づく推算式と同程度としています。eGFRはあくまで簡易法であり，正確なGFRを算出することはできず，一般に75％の症例が実測GFRの30％の範囲に入る程度の正確度とされます。換言すると，eGFRcreat，eGFRcysともに実測GFR±30％の範囲に含まれる症例は75％ぐらいとされます。
- 最も信頼のおけるeGFRは，eGFRcreatとeGFRcysから算出された平均値を用いると，eGFRの正確度は向上し，この場合にはeGFRaverage（平均）は80％ぐらいまで正確度が向上するとされます。血清シスタチンCによるGFR推算式は18歳以上の場合，下記の式を用いてGFRを推定することができます。

$$男性：\text{eGFRcys}(\text{mL}/\text{分}/1.73\text{m}^2) = (104 \times \text{Cys-C}^{-1.019} \times 0.996^{年齢(歳)}) - 8$$

$$女性：\text{eGFRcys}(\text{mL}/\text{分}/1.73\text{m}^2) = (104 \times \text{Cys-C}^{-1.019} \times 0.996^{年齢(歳)} \times 0.929) - 8$$

[Cys-C：血清シスタチンC濃度（mg/L）]

推算式中の$-8\text{mL}/分/1.73\text{m}^2$は腎外での代謝・排泄を想定した定数です。

■Cockcroft-Gault式によるCcrの推定

- Cockcroft-Gault式（CG式）は白人男性を対象にして，24時間Ccrのデータに基づき，年齢，体重，血清Cr値，性別から得られた患者個々のCcr（mL/分）を推算する式です。
- 腎排泄型のくすりの排泄はCcrに相関するため，腎排泄型のくすりの排泄や投与量，投与間隔などを検討する際に用いられます。肥満者がCG式を用いてCcrを算出する場合，体重増加例では腎機能も増加するため過大評価となり，その取り扱いは注意が必要です。

$$男性：\text{eCcr}(\text{mL}/分) = (140-年齢) \times 体重[\text{kg}] / (72 \times 血清\text{Cr}[\text{mg/dL}])$$

$$女性：\text{eCcr}(\text{mL}/分) = (140-年齢) \times 体重[\text{kg}] / (72 \times 血清\text{Cr}[\text{mg/dL}]) \times 0.85$$

第5章

心・血管系検査

- 平成26年，国による人口動態統計によると年間死亡者数は1,273,004人（年間出生数は1,003,539人）となっています。死因別にみると，悪性新生物が368,103人と最も多く，心疾患に脳血管疾患を含めた循環器疾患による死亡者は341,795人と2番目に多くなっています。心疾患だけでも196,926人と多く，循環器疾患はわが国における主要な死因の一つです。
- 循環器疾患の予防対策は，高血圧，喫煙，耐糖能異常，高脂血症，多量飲酒に対する対策を推進していくことが大切です。一例として，高血圧の予防には減塩，カリウム摂取，運動，肥満対策などを推進して血圧の低下につなげていくことが有効です。
- 心臓はにぎりこぶし大の大きさの筋肉でできていて，からだ全体に血液を送り出すためのポンプです。毎分，60～80回ほど拍動し（1日，約10万回），全身の隅々に血液を送り出しています。心臓の筋肉（心筋）に血液を送り，酸素と栄養分を供給する冠動脈が，動脈硬化のため血管が硬くなってプラーク（粥状動脈硬化）を形成すると，血液が十分に心筋に行き渡らなくなり，心臓は酸欠の状態となって，胸痛などの症状が現れます。心臓を動かす血液が不足することを心筋虚血といい，虚血状態が続くと狭心症が発症します。
- 冠動脈がさらに細くなって，完全にふさがって血液が通わなくなると，心筋細胞の一部が壊死して急性心筋梗塞に発展します。急性心筋梗塞は分単位で患者の状況が変化し，救命のために迅速な判断と適切な治療が必要です。虚血性心疾患の予防には，動脈硬化の進行を抑えることが大切であり，普段から高血圧，肥満，高脂血症，運動不足などの危険因子から回避するような生活の質の改善が求められます。
- 心疾患の検査には，心電図検査をはじめ，心エコー，胸部X線，胸部CT，MRI，心筋シンチグラムなどの画像診断が中心となりますが，血液を用いて心臓の機能を評価できる心筋バイオマーカーが診療現場で使われています。主な心筋バイオマーカーをに示します（表）。

表　日常検査に用いられる心筋バイオマーカー

疾患名	測定物質の組織由来	検査の名称
虚血性心疾患	心筋由来酵素	・クレアチンキナーゼ (CK) ・アスパラギン酸アミノトランスフェラーゼ (AST) ・乳酸脱水素酵素 (LD)
	可溶性細胞質蛋白	・ヒト心臓由来脂肪酸結合蛋白 (H-FABP) ・ミオグロビン
	筋原線維蛋白	・ヒト心筋トロポニンT ・ヒト心室筋ミオシン軽鎖I
心不全	ナトリウム利尿ホルモン	・ヒト脳性ナトリウム利尿ホルモン (BNP) ・ヒト脳性ナトリウム利尿ペプチド前駆体N端フラグメント (NT-proBNP) ・ヒト心房性ナトリウム利尿ホルモン (h-ANP)

1 心筋トロポニンT

> 心筋トロポニンTは，急性冠症候群では4〜6時間前後で血中に逸脱し，鋭いピークを形成し，異常値が7〜20日間も持続することから，心筋の壊死を長期にわたって検出することができます。

検体の取扱い	・静脈全血（ヘパリン血）
検査の目的	・急性心筋梗塞が疑われるとき ・狭心症（特に不安定狭心症）が疑われるとき
参考基準値	[陰　性] ・0.1 (ng/mL) 以下 [イムノクロマトグラフ (IC) 法]
検査値を読む際の注意点	・溶血検体，ヘマトクリット値の高い検体を使用すると，測定原理の特性から正しく検査が終了しない場合がある。 ・トロポニンTは，筋ジストロフィー症，皮膚筋炎，甲状腺機能低下症では筋肉の変性により偽高値となることがある。 ・本テストは，救急救命の場で患者を前に，臨床医や看護師の医療スタッフでも簡単迅速に行えるPOCT (point of care testing) 検査として用いる（目視判定）。
異常値を示す主な疾患・病態	[陽　性] ・急性心筋梗塞，不安定狭心症，心筋炎など

- 心筋は心臓の壁をつくる筋肉です。組織学的には骨格筋と同じ横紋筋ですが，自律神経の支配を受ける不随意筋です。心筋を構成する筋原線維は，ミオシンからなる太い線維とアクチンやトロポニン，トロポミオシンからなる細い線維が規則的に並んだ構造をとり，これら2種類の線維が互いに滑りあって縮んだり（収縮），伸びたり（弛緩）して力を出します。

- 心筋の収縮には，これらの蛋白質（アクチンやミオシン）と，エネルギー供給源のATP（アデノシン三リン酸）のほかカルシウムイオンが必要です。トロポニンは筋細胞内にカルシウムイオンを放出させて，筋収縮の調節に関与しています。すなわち，カルシウムイオンとトロポニンが反応して，はじめて心筋が伸びたり，縮んだりすることができます。

- 心筋トロポニンはトロポニンT，トロポニンCおよびトロポニンIの3成分からなり，トロポニンTとIとが保険診療の対象となっています。トロポニンTは心筋のわずかな傷害を検出（心筋傷害マーカー）できるほか，不安定狭心症においては予後マーカーとして用いられ，トロポニン高値の場合は，心筋梗塞へ移行する可能性が高くなるとされます。

- 急性冠症候群は，一刻を争う疾病であり，迅速な検査キットが役立ちます。血液を滴下し試験紙のラインの有無を目視判定すると，15分以内にトロポニンTを検出することができる迅速診断キット（定性検査）が主に救急医療の場で貢献しています（図）。

- 近年，トロポニンT高感度測定が臨床応用されています（エクルーシス®トロポニンT hs，ロシュ・ダイアグノスティックス株式会社）。電気化学発光免疫測定法（ECLIA法）の測定原理に基づくもので，多数の急性心筋梗塞患者のROC曲線（➡295頁）から算出されたカットオフ値は0.1 ng/mLです。一方，多数の健常者における基準範囲は0.014 ng/mL以下とされ，高感度測定が実現しました。

  従来のトロポニン測定系に比べ測定精度が高く，急性心筋梗塞の超急性期（発症後2時間

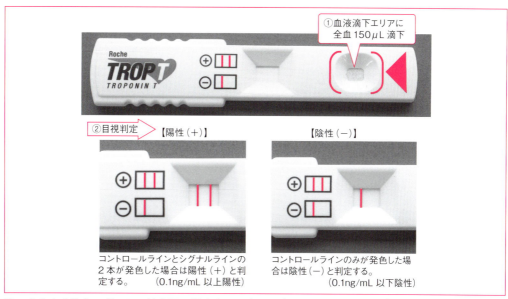

図 全血中心筋トロポニンT検出用の迅速キット（トロポニンTセンシティブ®）

（資料提供：ロシュ・ダイアグノスティックス株式会社）

表 発症からの経過時間別にみた各心筋バイオマーカーの診断精度

心筋バイオマーカー	心筋特異性	心筋細胞内に含まれる部位	～2時間以内	2～4時間	4～6時間	6～12時間	12～24時間	24～72時間	72時間以上
CK	－	細胞質	×	△	○	○	○	△	×
CK-MB	＋	細胞質	×	△	◎	◎	◎	△	×
H-FABP	＋	細胞質	○	◎	◎	◎	○	△	×
心筋トロポニンT，I	＋＋	筋原線維	×	△	◎	◎	◎	◎	◎
高感度心筋トロポニンT，I	＋＋	筋原線維	◎	◎	◎	◎	◎	◎	◎
ミオグロビン	－	細胞質	○	○	○	○	○	△	×

◎：感度，特異度ともに高く診断に有用である．○：感度は高いが，特異度に限界がある．△：感度，特異度ともに限界がある．×：診断に有用でない．
注）CK，CK-MBを除いて，全血迅速診断が可能である．

（日本循環器学会，他編．ST上昇型急性心筋梗塞の診療に関するガイドライン2013年改訂版より引用改変）

以内）での診断が可能になったばかりでなく，日本循環器学会などによる「ST上昇型急性心筋梗塞の診療に関するガイドライン（2013年改訂版）」のなかで初めてトロポニンによる診断が記載され，2014年の診療報酬改定から急性心筋梗塞に対する冠動脈インターベンション治療の算定のために高感度トロポニンの測定が必須となりました．トロポニンT高感度測定も含めた各心筋バイオマーカーの診断精度を**表**にまとめます．

- 心筋トロポニンT定性検査の保険請求は，心筋トロポニンIと心筋トロポニンTの定性・定量を同一月に併せて実施した場合は，主たるものを算定します（2015年4月現在）．

2 ヒト心臓由来脂肪酸結合蛋白 (H-FABP)

FABPは生体エネルギーとなる脂肪酸を細胞内に輸送する蛋白質です。H-FABPは心筋細胞内の細胞質に存在します。心筋障害が軽度であっても，低分子の可溶性蛋白質であるため，血中に直ちに逸脱して鋭敏な反応性を示します。急性心筋梗塞の診断補助に用いられます。

検体の取扱い	・全血 (EDTAまたはヘパリン添加静脈全血)
検査の目的	・急性心筋梗塞が疑われるとき ・急性心筋梗塞発症にともなう心筋傷害によるH-FABPの検出
参考基準値	[陰 性] ・6.2 (ng/mL) 未満 [イムノクロマトグラフ (IC) 法]
検査値を読む際の注意点	・陽性の場合，心筋傷害に起因するもの以外の原因も考えて他の臨床所見と併せて総合的に判断する。 ・H-FABPは骨格筋にも存在するため，骨格筋の傷害によって偽陽性を示すことがある。 ・狭心症においても陽性となる場合があり，注意が必要である。 ・H-FABPは低分子可溶性蛋白のため腎不全，透析患者では偽陽性を示すことがある。
異常値を示す主な疾患・病態	[陽 性] ・急性心筋梗塞，他の心筋傷害 (不安定狭心症，心筋炎，大動脈解離など)

- **脂肪酸結合蛋白 (FABP：fatty acid binding protein)** は，蛋白質と結合した多価不飽和脂肪酸のことです。脂肪酸は水に不溶ですが，蛋白質と結合することにより可溶性となり，細胞内を移動できるので細胞内キャリアの機能をもっています。
- **多価不飽和脂肪酸**は植物油や魚油に多く含まれ，分子内に2つ以上の二重結合をもつ脂肪酸です。代表的な不飽和脂肪酸には，リノール酸 (炭素数18)，アラキドン酸 (炭素数20)，エイコペンタエン酸 (EPA，炭素数20)，ドコサヘキサエン酸 (炭素数22) のほか，炭素数が22以上の**極長鎖脂肪酸**などです。これらの脂肪酸は，細胞内ミトコンドリアで**β酸化**によりアセチルCoAを経てTCA回路でATPを多量に産生します。一方，細胞内小器官の**ペルオキシソーム**内では極長鎖脂肪酸のβ酸化により生体エネルギーを産生しています。ペルオキシソーム内のβ酸化はミトコンドリアとは全く異なる酵素系です。
- FABPは多様な組織や細胞内に広く存在しています。発見された組織の由来により，心臓型 (H-)，脳型 (B-)，肝型 (L-) などと命名されています。心筋細胞に存在する**ヒト心臓由来脂肪酸結合蛋白 (H-FABP)** は，長鎖脂肪酸を心筋細胞内に取り込み，β酸化により心臓が拍動するために必要なエネルギーを生み出します。
- 心臓や脳，肝臓に分布するFABPは，心筋が傷害を受けると循環血中に逸脱しやすく，発症2時間以内の**超急性期**の急性心筋梗塞の診断が可能です。しかしながら，**心筋特異性**はあまり高くなく，急性大動脈解離や骨格筋障害でも陽性になることがあり，臨床所見に基づいて総合的な判断が必要となります。
- H-FABPは他のFABPとはアミノ酸配列が異なっているため，H-FABPと特異的に反応する抗体を用いてH-FABPのみを検出できるIC法によるH-FABPキットが商品化されています。H-FABPが6.2ng/mL以上で陽性と判定できる定性キットで，外来や救急医療で用いられています。

ミオグロビン (Mb)

> ミオグロビンは主に骨格筋や心筋に存在し，急性心筋梗塞では発症後1～3時間で上昇し始め，6～10時間でピークに達します。ミオグロビンは骨格筋にも多量に含まれるので，骨格筋傷害でも血中濃度が上昇します。

検体の取扱い	・静脈全血（ヘパリン血）
検査の目的	・急性心筋梗塞が疑われるとき ・進行性筋ジストロフィー症や多発性筋炎を疑うとき
参考基準値	[免疫クロマトグラフィー法] ・男性：16～76 (ng/mL) ・女性：7～64 (ng/mL)
検査値を 読む際の注意点	・激しい運動直後は著明に上昇することがある。 ・急性心筋梗塞に骨格筋傷害が加わると極めて高値となるため，心電図や他の検査所見も参考にして総合的な判断が必要となる。 ・筋変性を生じる甲状腺機能低下症では高値を示すことがある。
異常値を示す 主な疾患・病態	[高　値] ・心筋傷害：心筋梗塞，心筋炎 ・骨格筋疾患：筋ジストロフィー症，皮膚筋炎，多発性筋炎 ・骨格筋傷害：激しい運動，外傷など ・その他：腎不全
薬剤による 検査値への影響	・脂質異常症用薬のスタチンによって，副作用の横紋筋融解症が認められるとミオグロビンが上昇することがある。

- 永遠に活動を続ける心筋は，好気的かつ解糖系によるATP産生がエネルギー獲得に合理的です。酸素との結合力（酸素親和性）がヘモグロビンより高いミオグロビン（Mb：myoglobin）が心筋に多量に存在するのは理にかなっています。Mbは心筋以外の骨格筋にも存在し，多量に酸素を貯蔵することができるヘム蛋白質です。

- Mbは17.5KDの低分子量蛋白であるため筋細胞が傷害を受けると，クレアチンキナーゼ（CK）やAST（➡30頁）に先行して血中に出現するほか，尿中へも排出されます。Mbが尿中にでた場合，尿試験紙検査で尿潜血反応は陽性となります（➡282頁）。尿潜血反応陽性の疾患は，心筋梗塞，多発性筋炎，筋ジストロフィー，特発性ミオグロビン尿症などが知られています。なお，潜血反応はアスコルビン酸（ビタミンC）を多量に含む尿では偽陰性となることがあります。

- 虚血により心筋壊死に至る典型的な急性心筋梗塞では，Mbは発症後1～2時間後で血中濃度が上昇するため，診断的意義の高い極早期のバイオマーカーとして評価されています。しかし，心筋より骨格筋に多量に存在するため，筋ジストロフィーなどの骨格筋傷害においても陽性所見を示し，特異度に欠けるとされます。臨床所見と照らし合わせて総合的に判定することが大切です。

- Mbの検査法は免疫クロマトグラフィー法やラテックス凝集免疫比濁法，酵素免疫測定法（サンドイッチ法）などがあります。

- 本項で紹介するのはIC法です。ヘパリン添加静脈全血の150μLを検体とし，Mb濃度を小

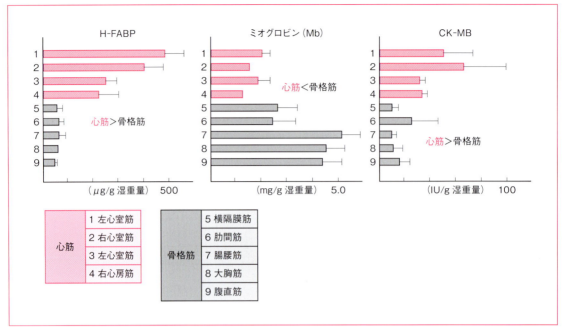

図　筋組織に含まれる心筋マーカーの分布

（Yoshimoto K, et al：Heart Vessels, 10：304-309, 1995より引用改変）

　　型軽量のPOCT装置（カーディアックリーダー）を用いると，わずか8分で測定結果が得られるため，緊急性を要する心筋梗塞の診断や，心不全の除外診断には欠かせないものとなっています。
- 図に示すようにMbは心筋よりも骨格筋に多く存在するため，Mbの上昇だけで心筋と骨格筋の傷害を鑑別するのは難しく，臨床所見や他の検査所見も含めてMbの測定結果を正しく評価することが大切です。

····· Column ····· ヒト心室筋ミオシン軽鎖Ⅰ（MLC-Ⅰ）

- ミオシン（myosin）は筋原線維の太いフィラメントを構成し，筋収縮に重要な役割をする蛋白質です。筋収縮や染色体の移動，原形質流動など，細胞内で起こる運動には「力」を発生させる蛋白質がその機能を果たしています。これらの蛋白質を総称してモーター蛋白質（駆動蛋白質）といいます。ミオシンはアクチンフィラメント（アクチンが連なってつくられる細い線維）に結合し，アクチンを引き寄せる力を発生させて筋収縮を生み出すモーター蛋白質です。ミオシンは2本の細長い線維状の蛋白質が寄り合わさっており，1対の重鎖と2対のミオシン軽鎖から成り立っています。
- ミオシンの軽鎖Ⅰは27KDほどの分子量を有する小さな蛋白質ですが，心筋損傷後4〜12時間で分子から解離して血中に流出します。血中への出現はミオグロビンやH-FABPと比べるとやや遅れます。ヒト心室筋ミオシン軽鎖Ⅰは，心筋細胞の壊死を直接反映するため，急性心筋梗塞の診断，および予後判定の一助として用いられます。

4 クレアチンキナーゼ (CK)，CKアイソザイム

CKは骨格筋をはじめ，種々の筋肉中に多量に存在します。CKにはCK-MM，CK-MB，CK-BBの3種のアイソザイムが知られ，心筋障害ではCK活性とCK-MBが上昇します。

検体の取扱い	●血清 〈注意点〉溶血した検体では偽高値となる。
検査の目的	●急性冠症候群と骨格筋疾患の診断補助
参考基準値	●CK [JSCC標準化対応法] 　：(男性) 62～287 (U/L) 　：(女性) 45～163 (U/L) ●CKアイソザイム [アガロース電気泳動法] 　：CK-BB 2 (%) 以下 　：CK-MB 6 (%) 以下 　：CK-MM 93～99 (%)
検査値を 読む際の注意点	●筋肉内注射により筋細胞が破壊され，注射後12時間をピークに極値に達するが，使用薬剤により大きく異なる。 ●筋肉運動による血清CK値の上昇は個人差が大きい。 ●CK活性が1,000 U/Lを超える心疾患の場合，緊急報告の対象となる。
異常値を示す 主な疾患・病態	●高度上昇2,000 (U/L) 以上：急性冠症候群，心筋炎，筋ジストロフィー症，皮膚筋炎 ●中等度上昇500～2,000 (U/L)：急性冠症候群，心筋炎，筋ジストロフィー症，多発性筋炎，皮膚筋炎，横紋筋融解症，甲状腺機能低下症，気管支喘息 ●軽度上昇200～500 (U/L)：急性冠症候群，狭心症，筋ジストロフィー症，神経原性ミオパチー，脳外傷，腺がん，筋肉内注射 ●50 (U/L) 以下：長期臥床，高齢者，妊娠，CK欠損症など
薬剤による 検査値への影響	●軽度上昇200～500 (U/L) ピンドロール (β遮断薬)，クロフィブラート (脂質異常症用薬)，スタチン系薬 (脂質異常症用薬)

- クレアチンキナーゼ (CK：Creatine kinase) は，下記の反応を触媒する酵素です。

$$クレアチンリン酸 + ADP（アデノシン二リン酸）\xrightleftharpoons{CK} クレアチン + ATP（生体エネルギー）$$

- クレアチンは主に筋肉内に存在して高エネルギー化合物のATPを産生します。筋肉はこのATPと解糖系で生じるATPの両方を使って収縮運動をしています。血中にみられるCKは日常生活での筋肉の活動により逸脱したもので，激しい筋肉活動をすると血中CK活性が上昇します。一般に，筋肉量は女性に比べ男性のほうが多く，血清CK値には性差が認められます。

- 血清CK測定の意義は，急性冠症候群と骨格筋疾患です。骨格筋は筋肉収縮活動を日常的に繰り返しているため，骨格筋疾患の皮膚筋炎や筋ジストロフィー症などでは，血清CK値は高値となります。心筋梗塞，狭心症などの急性冠症候群や心筋炎の診断には，心電図をはじめCKアイソザイムの分析，心エコーなどの検査結果とともに，血清CKの上昇とCK-MBアイソザイムの分析結果を含めて総合的に判定することが定着しています。

- 急性冠症候群は，冠動脈のプラーク破たんを起因として急速に血栓形成・閉塞が進行してい

る状態をいいます。このなかに含まれる代表的な疾患は急性心筋梗塞と不安定狭心症です。どちらも冠動脈のプラーク破たんが原因となって、血栓形成が急速に進行する疾患です。急性冠症候群は、虚血により数日のうちに事態が急変する可能性があり、心臓突然死を引き起こす重症な病態です。

- CKはM(muscle)とB(brain)の2種のサブユニットからなる2量体蛋白質です。CKにはCK-BB(CK-1という)、CK-MB(CK-2という)、CK-MM(CK-3という)の3種のアイソザイムが存在します。CK-BBは主に脳組織に、CK-MMは骨格筋に、CK-MBは心筋に多量に存在します。

- 筋疾患が特定できない場合、甲状腺機能と関連付けてCK活性を測定することがあります。甲状腺機能低下症ではCK活性の上昇がみられ、その原因は代謝の低下によるものとされ、アイソザイムはCK-MM型が優位となります。CK活性の上昇は正常上限から500U/Lくらいであり、甲状腺機能低下症の発見につながることがあります。なお、甲状腺機能低下症では乳酸脱水素酵素(LD)活性も上昇します。

- 特殊な分野での血清CK測定は、スタチン系薬の副作用として知られる横紋筋融解症の補助診断に使われます。横紋筋融解症ではCK活性の上昇に伴う筋肉症状があり、同時に尿中ミオグロビンが検出されます。

5 ヒト脳性ナトリウム利尿ペプチド (BNP)

> BNPは，ナトリウム利尿ペプチドとして主に心室筋から分泌されるホルモンです．心臓を攻撃する昇圧系に拮抗して心臓を守っています．BNPは重症度に応じて血中濃度が上昇することから，心不全バイオマーカーとして用いられます．

検体の取扱い	● 血漿 〈注意点〉BNPは不安定な物質であり室温保存で失活するので，血漿分離後は速やかに凍結保存する．
検査の目的	● 心不全診断が確定していない緊急例や心不全の重症度評価
参考基準値	[陰 性] ● 18.4 (pg/mL) [化学発光酵素免疫測定法 (CLEIA法)]
検査値を読む際の注意点	● 測定値が100～200 pg/mLの場合，治療対象となる心不全の可能性があるため，心エコー検査などを早期に行い，原因を検索する必要がある． ● 測定値が18.4～40 pg/mLの場合，高血圧や糖尿病といった心不全の危険因子があっても，すぐに治療が必要となる可能性は低いとされる．
異常値を示す主な疾患・病態	[高 値] 急性心不全，慢性心不全，急性心筋梗塞，高血圧，慢性腎不全など

- **心不全**は，心筋障害によって心臓のポンプ機能が低下し，末梢の各臓器が必要とする酸素量に見合うだけの血液量を拍出できない状態であり，肺や体静脈系にうっ滞が生じます．ポンプ機能が低下すると，その代償的機構*として，交感神経系やレニン・アンジオテンシン・アルドステロン系(RAA系)などが亢進し，病態をますます悪化させる原因となります．**慢性心不全**では，尿量減少，体重増加，四肢冷感・浮腫，息切れなどが生じ，日常生活が著しく障害されます．

- 心不全に移行しやすい疾患には，虚血性心疾患，高血圧，心筋症，弁膜症のほか，COPDなどの肺疾患，糖尿病，甲状腺機能低下症などが知られています．

- 一方，β遮断薬や抗不整脈薬などの一部およびドキソルビシンやトラスツズマブなどの抗悪性腫瘍薬では，心不全などの重篤な心障害が現れることがあります．

- **ヒト脳性ナトリウム利尿ペプチド**(BNP：brain natriuretic peptide)は，心室の負荷の程度により鋭敏に反応します．交感神経系とRAA系は血管収縮と心拍出量を上昇させ，心臓を攻撃する因子です．BNPは交感神経系やRAA系に拮抗するようにナトリウム利尿や血管拡張作用によって，心臓を保護する心室由来のホルモンです．図に示すように，具体的には腎からのレニン分泌の抑制，昇圧物質のアンジオテンシンⅡに作用するアンジオテンシン変換酵素の阻害，副腎からのアルドステロンの分泌を抑制するなど，昇圧系の調整を中心に心臓を保護する役割を担っています．

- 心不全によりノルアドレナリン，レニン，アンジオテンシン，エンドセリン(血管内皮由来の血管収縮作用物質)など各因子の増加とともに，BNPは心不全の重症度を最もよく反映します．一般に，BNPは100 pg/mLをカットオフ値とした場合，感度は90％を超え，特異度は70％程であることから，陰性の場合に心不全を否定する意義(**除外診断能**)を有しています．また，陽性の場合には心不全と確定診断するにはやや不十分ですが，カットオフ値を

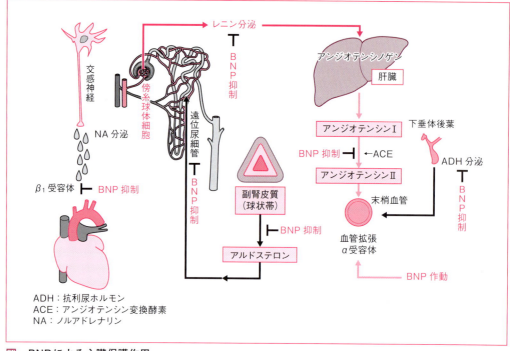

図　BNPによる心臓保護作用

200 pg/mL以上とした場合には心不全の可能性が高くなります。
- 血漿BNP濃度は，慢性心不全の重症度と比例して上昇し，後述のNT-proBNPと並んで臨床的意義は心不全の診断，重症度の把握，心不全の病態把握，心不全の予後予測など，ほぼ同一とされます。NT-proBNPは検体の安定性が良く，病院外での施設においても測定が可能なことが大きな特徴といえます。表にBNPとNT-proBNPの相違点を示します。

表　BNPとNT-proBNPの相違点

比較項目	BNP	NT-proBNP
分子の形状	BNP分子，32残基	N端フラグメント，76残基
血清を用いた検体測定の可否	不可（血漿に限られる）	血清使用可
検体の安定性（血中半減期）	やや低い（22分）	高い（120分）
腎機能の影響	小さい	大きい
代謝排泄の機序	クリアランスレセプター 酵素分解	腎クリアランス
基準値	18.4 pg/mL	125 pg/mL以下

＊代償的機構：あるものに変化が起こると，他のものが補おうとする作用をいう。ここでは，心臓のポンプ作用が低下すると，その代わりに交感神経系やRAA系が活発になって，心臓に攻撃をかけ，その結果血液量の増加，心拍数の増加などがみられる。

6 脳性ナトリウム利尿ペプチド前駆体 N端フラグメント (NT-proBNP)

NT-proBNPは心機能障害の病態把握に用いられ，特に無症候や軽度の心機能評価に適しています。また，採血後の安定性がBNPに比べ優れ，BNPに代わり普及してきています。

検体の取扱い	● 血清および血漿
検査の目的	● 急性心不全または慢性心不全の急性憎悪時の病態把握および心不全の診断（心不全の疑い）のときに測定される。
参考基準値	● 基準値：55 (pg/mL) [ECLIA法] ● 慢性心不全カットオフ値：125 (pg/mL) [ECLIA法] [日本循環器学会ガイドライン] ● 400 (pg/mL)（心不全診断の精査が必要） ● 900 (pg/mL)（心不全の疑いが強い） ● 450 (pg/mL)（eGFR≧60　50歳未満：脳血管障害，腎機能障害，末梢血管障害合併） ● 900 (pg/mL)（eGFR≧60　50歳以上：脳血管障害，腎機能障害，末梢血管障害合併） ● 1,200 (pg/mL)（eGFR<60　年齢に関係なく）
検査値を読む際の注意点	● 腎機能の低下あるいは腎不全において高値を示すので，必要により腎機能検査を併せて行うことがある。
異常値を示す主な疾患・病態	[高　値] ● 急性心不全，慢性心不全，急性心筋梗塞，高血圧，慢性腎不全など

- 心筋梗塞や狭心症などの虚血性心疾患や，不整脈，心筋症，高血圧などにより心負荷を受けると，循環血量を減らすために，BNP（ヒト脳性ナトリウム利尿ホルモン）やh-ANP（ヒト心房性ナトリウム利尿ホルモン）などの，利尿ホルモンを心筋細胞で産生します。このとき，心室筋を中心に産生される利尿ホルモン前駆体のproBNPは，血中に分泌される際に，活性部分であるBNPと不活性部分のNT-proBNPに一対一で二分されて，同じ数量が放出されます。NT-proBNPは76個のアミノ酸からなるペプチド蛋白で，アミノ酸のNH$_2$のついたN端側で分離した活性をもたない物質であり，NT-proBNP（脳性ナトリウム利尿ペプチド前駆体N端フラグメント）とよばれます（図）。

- NT-proBNPは，BNPのように，ホルモン作用による減少や，血中の酵素に分解されずに，心負荷により産生されたproBNP量をより強く反映します。血中に存在する酵素による分解を抑制するためにBNPはEDTA採血や，温度管理が重要ですが，NT-proBNPはこうした酵素による分解を受けにくい性質があり，採血後の安定性が良好で，保存血や，長時間の輸送を必要とする，出張健診や外注検査などで低下することなく数値評価ができるものです。

- BNPは，血中に数多く存在する分解酵素による調節を受けます。利尿ホルモンとしての活性を発揮しつつ，腎や肝で分解されます。一方，NT-proBNPは活性がないため，一部ずつ腎排泄されますが，長く血中にとどまります。その結果，検査のために静脈採血したとき，

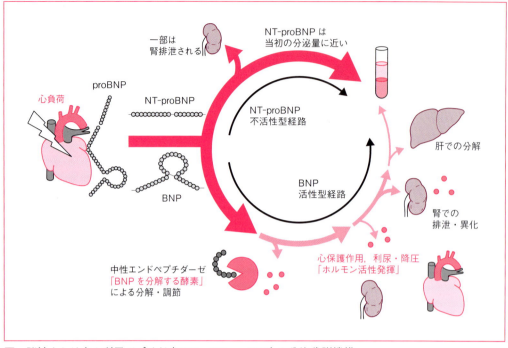

図　脳性ナトリウム利尿ペプチド（BNP，NT-proBNP）の分泌代謝機構

（資料提供：ロシュ・ダイアグノスティックス株式会社）

　BNPは活性発揮後の濃度であるのに対して，NT-proBNPは当初の分泌量に近い濃度であるため，両者において，低値で3倍程度から，高値で10倍程度の差となってきます。
- NT-proBNPは，生体内酵素の分解作用や，病態による生理活性の差異の影響をうけることなく，心負荷におけるproBNPの産生分泌量を推定することができます。

----- Column ----- **ヒト心房性ナトリウム利尿ホルモン（h-ANP）**

- ナトリウム利尿ペプチド系は心不全における体液貯留に対して，利尿作用や血管拡張作用により，交感神経系やRAA系に拮抗する作用があります。ナトリウム利尿ペプチド系は，h-ANPやBNPおよびC型ナトリウム利尿ペプチドなどの種類があります。
- h-ANPは主に心房で合成され，水，ナトリウムの利尿，血管の拡張，RAA系の抑制，循環血漿量の減少などの生理的意義を有し，体液のバランス，血圧調整に関与しています。h-ANPは心不全や腎不全の重症度，治療効果の判定を目的として検査の対象となります。
- h-ANPは医療用医薬品のα型ヒト心房性ナトリウム利尿ポリペプチド製剤（一般名：カルペリチド）として用いられています。適応は急性心不全（慢性心不全の急性憎悪を含む）です。本剤は利尿作用を有するため，脱水症状をともなう患者に投与すると，さらに病態悪化となり禁忌とされます。

知って得 深読み　高血圧の診断基準，降圧薬の選択基準

■高血圧とは

- 血圧値を決める要因は，心臓から出る血液量とその先の動脈の細さ，つまり抵抗にあります．1日あたりの心拍数は約10万回ですから，血圧も1日に10万回も変動しています．心臓が収縮して血液を送り出す際には，動脈に強い圧力がかかります．このときの血圧を収縮期血圧（SBP：systolic blood pressure）といいます．心臓の収縮後，拡張するときは心臓から血液は流れないため，動脈にかかる圧力は弱く，このときの血圧を拡張期血圧（DBP：diastolic blood pressure）といいます．

- わが国における高血圧の基準は，収縮期血圧140mmHg，拡張期血圧90mmHg（診察室血圧）とされます．この数値は1980年のNIPPON DATA80からNIPPON DATA2010までの30年間，国による循環器疾患基礎調査の解析から得られた結果です．わが国での高血圧有病者数は約4,300万人（うち男性2,300万人）と試算されています．平成26年国民健康・栄養調査によると，20歳以上の成人における収縮期血圧140mmHg以上の割合は，男性では36.2％，女性では26.8％が高血圧とされます．

- 高血圧と動脈硬化は相互に悪影響を及ぼす関係にあり，高血圧になると動脈硬化を進行させ，動脈硬化がさらに高血圧を悪化させます．高血圧は脳血管障害，冠動脈疾患，腎障害など，中心的なはたらきをする臓器に重大な合併症を引き起こします．

- 成人における血圧値の分類を表1に示します．至適血圧は収縮期血圧が120mmHg未満，拡張期血圧が80mmHg未満をいいます．至適血圧とは，わが国の疫学調査の結果から導き出された心血管病の累積死亡率が最も低い血圧値です．高血圧治療ガイドライン2014（日本高血圧学会）では，診察室血圧140/90mmHg未満を正常域血圧としています．

- 血圧測定は測定条件により変動します．常に一定の環境の下で測定する必要があります．起床後1時間以内，排尿後，朝食前，服薬前，座位1～2分安静後など，測定条件を守ることが求められます．

- わが国は世界に類をみないほど，家庭用血圧計が広く普及し，高血圧患者の77％が血圧計を保有しています．家庭血圧の測定は，薬効の持続時間をみるのに最も適切とされ，過剰な降圧を防止するのに有用です．家庭での血圧測定の回数は1機会2回とされ，その平均をとって「その機会の血圧値」と

表1　成人における血圧値の分類

	分類	SBP		DBP
正常域血圧	至適血圧	<120	かつ	<80
	正常血圧	120〜129	かつ/または	80〜84
	正常高値血圧	130〜139	かつ/または	85〜89
高血圧	Ⅰ度高血圧	140〜159	かつ/または	90〜99
	Ⅱ度高血圧	160〜179	かつ/または	100〜109
	Ⅲ度高血圧	≧180	かつ/または	≧110
	（孤立性[※]）収縮期高血圧	≧140	かつ	<90

[※] 収縮期血圧のみ高くなるもので，動脈硬化の進んだ高齢者に多くみられる．

久山町研究など，わが国における疫学調査の結果から導き出された結論を示す．
1) Ⅰ度高血圧以上の高血圧の基準は従来通り140/90mmHg以上である．
2) SBPが120mmHg未満，DBPが80mmHg未満での心血管病の累積死亡率が最も低い．
3) SBPが140mmHg以上は120mmHg未満に比し，またDBP 90mmHg以上は80mmHg未満に比較して，高齢者を含めて脳卒中あるいは心血管病のリスクが有意に高い．

（出典：日本高血圧学会高血圧治療ガイドライン作成委員会編．高血圧治療ガイドライン2014．日本高血圧学会．）

します。ただし，1回のみの測定では，その機会の血圧値として1回のみの測定値を血圧値とします。測定に用いる装置は，上腕カフ・オシロメトリック法に基づくものとされ，指用や手首用の血圧計は不正確になることがあり推奨されません。

家庭血圧による評価基準は，下記の通りです。

→ 正常域血圧：朝・晩それぞれの平均値 ＜135/85 mmHg
→ 高血圧：朝・晩それぞれの平均値 ≧135/85 mmHg

- 高血圧は患者の診察室血圧および家庭血圧の測定値によって診断され，両者に不一致が生じた場合は家庭血圧による高血圧診断が優先されます。

■ 高血圧の治療

- 高血圧の治療は投薬前の非薬物療法が重視されており，改善のみられない場合に初めて薬物が用いられます。非薬物療法は普段の生活において，食事内容の見直しや積極的に運動を取り入れようとする自覚と実際に行動することが大切です。食塩の取り過ぎは従来から指摘されており，食塩制限は6g/日未満が示されています。野菜や果物の摂取によりカリウムや食物繊維を増やしていくと降圧効果が期待できます。速歩や水泳などの有酸素運動は，降圧効果が科学的に確立されています。降圧効果に加え，体脂肪量の減少，インスリン抵抗性の改善も認められるので，積極的に運動に参加する心構えが必要です。

- 薬物治療には，さまざまな疾患での積極的適応が設けられています。主要降圧薬は，カルシウム拮抗薬，アンジオテンシンⅡ受容体拮抗薬（ARB），アンジオテンシン変換酵素阻害薬（ACE阻害薬），サイアザイド系利尿薬，β遮断薬の5種（第一選択薬）です。これらの薬物には心血管病抑制効果が確立されており，心血管病発症予防として用いられます。表2にはさまざまな疾患における主要降圧薬の積極的適応の一覧表を示します。

表2 主要降圧薬の積極的適応

	Ca拮抗薬	ARB/ACE阻害薬	サイアザイド系利尿薬	β遮断薬
左室肥大	◎	◎		
心不全		◎[※1]	◎	◎[※1]
頻脈	◎（非ジヒドロピリジン系）			◎
狭心症	◎			◎[※2]
心筋梗塞後		◎		◎
CKD 蛋白尿（－）	◎	◎	◎	
CKD 蛋白尿（＋）		◎		
脳血管障害慢性期	◎	◎	◎	
糖尿病/MetS[※3]		◎		
骨粗鬆症			◎	
誤嚥性肺炎		◎（ACE阻害薬）		

[※1] 少量から開始し注意深く漸増する　[※2] 冠攣縮性狭心症には注意
[※3] メタボリックシンドローム（MetS）

（出典：日本高血圧学会高血圧治療ガイドライン作成委員会編．高血圧治療ガイドライン2014．日本高血圧学会．）

第6章

膵疾患検査

- 膵臓は胃の裏側にあり，その重量は成人では約80gです。膵頭部，膵体部，膵尾部からなり，膵尾部は脾臓に接しています。膵臓の中央には主膵管が貫通しており，管のなかには膵液が流れています。主膵菅は，膵頭部で総胆管と合流し，ファーター乳頭を経て十二指腸に開口しています。
- 膵臓のはたらきは，**外分泌機能**（消化器としてのはたらき）と**内分泌機能**（ホルモンとしてのはたらき）の2通りあります。内分泌機能としてのはたらきは，「第7章 糖代謝異常の検査」を参考にしてください。膵臓の外分泌機能は，食物の消化に必要な消化酵素を含んだ膵液を十二指腸に分泌するはたらきです。
- 消化酵素は脂肪を分解するリパーゼ，でんぷんを分解するアミラーゼ，蛋白質を分解するトリプシンなどがあります。これらの消化酵素は，腸管内では弱アルカリ性の環境の下で作用するので，酸性の強い胃液を中和するため，膵液中には多量のHCO_3^-（塩基性，**重炭酸イオン**）が含まれています。臨床で最も多い疾患は，**急性膵炎**と**慢性膵炎**です。
- 急性膵炎は膵炎中に含まれる消化酵素により，膵臓そのものが消化されてしまいます。上腹部の激しい痛みや吐き気が特徴です。原因の40％くらいがアルコールによるものです。一方の慢性膵炎は，膵臓が何度も炎症を繰り返すことにより成立します。慢性膵炎は臨床症状から治療により膵臓の機能を維持できる代償期と，膵臓組織中の線維化などで機能不全に陥る非代償期に分類されます。慢性膵炎患者では，膵がんの発症率が数倍高くなるといわれています。重症化した膵炎では播種性血管内凝固症候群（DIC，➡22頁）などの重篤な病態や，肝臓，腎臓など主要臓器の障害を及ぼす多臓器不全（MOF）を発症することがあります。
- 膵臓の病気を診断する検査には，血清中のアミラーゼ，リパーゼ，エラスターゼ1が代表的です。アミラーゼは大部分が膵と唾液腺由来であり，血清および尿中アミラーゼ活性は膵炎や膵管内圧の上昇によりアミラーゼの逸脱が亢進するため，膵疾患の診断補助として用いられます。しかしながら，**アルコール性膵炎**の増悪状態や脂質異常症と合併した膵炎においても，アミラーゼ活性の上昇程度は小さく，膵炎の病態と必ずしも一致しないことがあります。これらの疾患を疑うとき，検査値評価の際には注意が必要です。
- 血清アミラーゼ高値，尿中アミラーゼ低値の場合，腎機能の低下と**マクロアミラーゼ血症**が疑われます。マクロアミラーゼ血症は持続的な高アミラーゼ血症であり，血中のアミラーゼが免疫グロブリンと複合体を形成し，巨大分子となってアミラーゼの尿中への排泄を妨げる病態です。マクロアミラーゼ血症は健常人にもしばしば認められますが，診断を確定するには電気泳動によるアイソザイム分析が必要となります。
- 膵臓，唾液腺以外のアミラーゼ産生臓器が障害を受けると，**S型アミラーゼ**の上昇する疾患が知られています。肺がんや卵巣がん，骨髄腫などの**異所性アミラーゼ産生腫瘍**の場合です。なお，S型（唾液型）アミラーゼに対し，膵に特異的なアミラーゼをP型（膵型）アミラーゼといいます。検出系はS型アミラーゼを阻害できるモノクローナル抗体を用いてP型のみを検出する免疫阻害法が用いられます。

1 アミラーゼ

アミラーゼを産生する臓器の障害をみる検査です。多くは膵臓，唾液腺由来です。P型アミラーゼ（膵由来）高値となるのは，膵疾患，消化管の穿孔・穿通などですが，必ずしも膵炎の病態と一致しないことがあります。S型アミラーゼ（唾液由来）は唾液腺疾患，異所性アミラーゼ産生腫瘍（肺がん，卵巣がんなど）などで高値となります。

検体の取扱い	・血清（室温で1週間，4℃または-20℃以下では数カ月安定） ・部分尿（冷蔵保存） ・食事，運動による影響はきわめて小さい。 〈注意点〉P型アミラーゼのほうがS型より失活しやすい。
検査の目的	・アミラーゼ産生臓器の障害の診断補助
参考基準値	・40～126（U/L）（血清アミラーゼ）[JSCC標準化対応法] ・65～700（U/L）（尿中アミラーゼ）[酵素法] ・20～65（U/L）（P型アミラーゼ）[JSCC標準化対応法]
検査値を読む際の注意点	・血清アミラーゼは新生児ではほとんど検出されない。 ・急性膵炎でもP型アミラーゼが上昇しないときがある。 ・尿中アミラーゼ活性は，尿量の影響を受けるので，クレアチニン補正が必要となる。 ・急性膵炎の診断において，血清アミラーゼ，P型アミラーゼの感度は，血清リパーゼの感度より低い。
異常値を示す主な疾患・病態	[高 値] ・P型アミラーゼが増加する疾患：急性膵炎，慢性膵炎（急性憎悪），膵石や膵がんによる膵管閉塞，急性アルコール中毒，膵嚢胞，ERCP施行後，消化管の壊死・穿孔など ・S型アミラーゼが増加する疾患：耳下腺炎，唾液腺の化膿，異所性悪性腫瘍（肺がん，卵巣がん，骨髄腫），肺炎，肺梗塞，肝疾患の一部，前立腺疾患など [低 値] ・P型アミラーゼが低下する疾患：膵疾患（非代償期慢性膵炎，膵がん，進行した膵嚢胞性線維症，膵広範切除，膵全摘後） ・S型アミラーゼが低下する疾患：唾液腺摘出，下顎部への放射線照射後，シェーグレン症候群
薬剤による検査値への影響	[高 値] ・ループ利尿薬（フロセミド，アゾセミド），モルヒネ，ソマトロピン（成長ホルモン製剤），IFN-α2a（IFN製剤），抗菌薬（ミノサイクリン塩酸，クラリスロマイシン），免疫抑制薬（シクロスポリン，アザチオプリン，タクロリムス）

- 血中に存在する**アミラーゼ**は，多糖体の α-1,4-グルコシド結合を分解する α-アミラーゼです。アミラーゼには産生される臓器の由来から，唾液型アミラーゼと膵型アミラーゼの2種類のアイソザイムが知られています。膵疾患の診断には膵特異的な**P型アミラーゼ**（膵由来）と後述のリパーゼを組み合わせて検査するのが最適です。
- 通常，アミラーゼの測定は，尿中アミラーゼと併せて検査を行います。膵炎の初期にはともに高値となりますが，重症度を示すものではありません。アミラーゼの検査は，膵炎のほか，唾液腺の疾患，悪性腫瘍，腎不全などでも高値となりますが，その分，膵に対する臓器特異性が低く，感度を低下させる要因となります。

2 リパーゼ

血清中のリパーゼ活性は，腹痛，体重減少，下痢などの消化器症状やアルコール常飲者など，膵疾患が疑われる際の診断の指標として有用です．急性膵炎の診断に最も有効ですが，膵管狭窄，閉塞による膵管のうっ滞などでも上昇します．

検体の取扱い	● 血清を用いる（室温で1週間，冷蔵で数カ月安定）． ● 高度の高トリグリセリド血症（乳び血清）では低値傾向を示す． 〈注意点〉Mg^{2+}，Ca^{2+}の陽イオンがリパーゼ活性に影響するため，血漿検体は不適である．
検査の目的	● 膵疾患のスクリーニング検査 ● 急性膵炎の診断補助
参考基準値	● 13〜42（U/L）［DGGMR法］
検査値を読む際の注意点	● 急性膵炎の診断には有用であるが重症度の指標にはならない． ● 臨床的な特徴に乏しく，リパーゼ値が高い場合は膵疾患が考えられるので，他の血液生化学検査，画像診断（腹部CT，MRIなど）を参考にして総合的に判断する．
異常値を示す主な疾患・病態	［高 値］ ● 急性膵炎，慢性膵炎憎悪期，急性胆嚢炎，乳頭炎，乳頭腺腫，ERCP後膵炎，膵管閉塞 ［低 値］ ● 膵腺房細胞数の著明な減少（非代償期慢性膵炎，膵全摘後），糖尿病
薬剤による検査値への影響	［高 値］ ● 免疫抑制薬（シクロスポリン，アザチオプリン，タクロリムス），ミノサイクリン（抗菌薬），IFN-α2a（IFN製剤），ヒドロコルチゾン（副腎皮質ホルモン製剤）

- リパーゼは膵臓の腺房細胞から分泌され，逸脱酵素として膵液中に存在します．膵液中にはリパーゼのほか，蛋白質を分解するトリプシン，キモトリプシン，でんぷんを分解するアミラーゼなども含まれます．血中のリパーゼ値の大部分は膵由来です．
- 腹痛があり，膵臓に特異的なリパーゼ活性が上昇するときは，膵臓の病気を疑います．消化酵素による消化・炎症に起因する急性膵炎では，発症後4〜8時間で上昇し，24時間くらいでピークに達します．リパーゼ活性が2週間以上にわたって高値が続くと予後不良とされます．
- 飲酒による影響では，アミラーゼ値と比較した場合，リパーゼのほうが高値傾向を示すことが多く，血中リパーゼ／血中アミラーゼ比が5を超える場合はアルコール性膵炎が強く疑われます．
- 腎不全のために排泄が低下すると，血清リパーゼ値は持続的に高値を示します．これは，腎臓からのクリアランス低下にともなう血中レベルの上昇と理解できます．
- 慢性膵炎から個別に扱われる疾患に自己免疫性膵炎が知られ，画像診断では一様に膵臓の腫大や膵管の狭小化（主膵管狭細像）がみられます．高γ-グロブリン血症，高IgG血症，自己抗体などの出現が特徴です．
- 検査法は全国標準化を目指した常用基準法ではなく，多くは血清による1, 2-O-ジラウリル-rac-グリセロール-3-グルタル酸-（6-メチルレゾルフィン）エステル（DGGR）を用いたレゾルフィン比色法などが用いられます．

3 エラスターゼ1

血中エラスターゼ1は血清アミラーゼと比較し膵疾患に特異的です。高値持続時間が長く、急性膵炎の病態をよく反映します。膵がんの診断補助には、エラスターゼ1とCA19-9を併せて検査すると、早期から末期膵がんの診断を補助することができます。

検体の取扱い	・血清（4℃で数時間安定、随時採血が可能） ・日内変動がなく、抗凝固剤や食事の影響を受けない。
検査の目的	・急性膵炎の診断補助 ・慢性膵炎の診断と経過観察
参考基準値	・300 (ng/dL) 以下［ラテックス凝集免疫比濁法］
検査値を読む際の注意点	・急性膵炎初期の診断に際し、血清エラスターゼ1の測定がアミラーゼやリパーゼの測定意義を上回ることはない。
異常値を示す主な疾患・病態	［高　値］ ・急性膵炎、慢性膵炎の急性憎悪、膵頭部がん、肝疾患（慢性肝炎、肝硬変、肝細胞がん）、慢性腎不全 ［低　値］ ・臨床的意義を認めない。

- 膵エラスターゼ1は、結合組織のエラスチン（弾性繊維）を分解する膵外分泌酵素です。膵腺房細胞での産生直後は、プロエラスターゼ1として分泌され、腸管に達してトリプシンにより活性化されます。膵液のうっ滞（膵石、膵管狭窄など）や膵仮性囊胞の合併などによりエラスターゼ1が血中に逸脱します。

- 血中エラスターゼ1は膵特異性が高く、急性膵炎や慢性膵炎の診断と経過観察に有用です。急性膵炎では膵腺房細胞の壊死により、血中アミラーゼやリパーゼ活性は比較的早期に正常域に回復しますが、血中エラスターゼ1はα1-アンチトリプシンなどのプロテアーゼインヒビターと結合した形で存在し代謝されにくく、1週間以上にわたって高値が持続します。

- 発症からやや時間を経た急性膵炎や、慢性膵炎による腹症が疑われる場合、アミラーゼやリパーゼが正常化していても、血中エラスターゼ1の高値持続が確認できれば膵に起因する疼痛と考えることができます。

- エラスターゼ1は膵頭部がんにおいても血中濃度が上昇します。CA19-9（➡264頁）などと併せて腫瘍マーカーとして用いられます。腹部エコー、CT、MR胆管膵管撮影（MRCP）などの画像所見と併せて慢性膵炎などとの鑑別を行います。

- 検査は、血中エラスターゼ1がα1-アンチトリプシンと結合しているため、その酵素活性を測定することができません。当初はRIA法による測定が中心でしたが、2001年に血清を用いた免疫学的手法によるラテックス凝集免疫比濁法が開発され、今日の代表的な測定法になっています。

第7章

糖代謝異常検査

- 糖尿病は遺伝因子を背景に日常生活でのさまざまな環境因子が加わり、多様な病態像を示します。糖尿病の患者数は非常に多く、平成24年「国民健康・栄養調査」によると糖尿病が強く疑われる者*1（糖尿病有病者）は約950万人、糖尿病の可能性を否定できない者（糖尿病予備軍）*2は約1,100万人と推計されています。糖尿病有病者の割合は、男性15.2％、女性8.7％であり、平成19年の調査と比べると男性では変化はありませんが、女性は増加しています。また、糖尿病予備軍の割合は、男性12.1％、女性13.1％であり、平成19年と比べて男性は変わらず、女性は減少しています。このように、糖尿病有病者と予備軍を合わせると2,000万人を超えており、現代の国民病であることに変わりありません。一方、平成25年度の国民医療費の総額は40.6兆円となり、7年連続の過去最高を更新しています。糖尿病患者に対する医療費は1.2兆円（糖尿病合併症の医療費は含まない）にも達し、医療経済的にも大きな損出です。

- 糖尿病は、膵臓から分泌されるインスリンの作用不足により生じる慢性の高血糖を主徴とする代謝症候群です。すなわち、高濃度のブドウ糖をからだで処理できない濃度にまで高くなる病気といえます。多くの場合、糖尿病は自覚症状が少ないため医療機関で積極的に診てもらうことの少ない病気です。放っておくと血管が詰まってもろくなり、弱視となり、腎臓が弱ったり、歯周病になったりと、元に戻れない状態の合併症に進行していることがあります。

- わが国では、糖尿病の検査体制は十分に確立されています。食後高血糖*3や境界型（→87頁）がみられた場合は、早期の段階で適切な治療を受けることが重要です。糖尿病患者の多くはインスリン分泌が低下している状態です。血糖値を上げる力も不足していることが多く、インスリンの作用に相反する（拮抗する）ホルモンの分泌が低下しているため低血糖*4に陥る危険性が大となります。

*1 糖尿病が強く疑われる者：ヘモグロビンA1cが6.5％以上を示し、これまでに医療機関等で糖尿病といわれたことがある者や糖尿病の治療を受けている者をいう。

*2 糖尿病予備軍：ヘモグロビンA1cが6.0％以上、6.5％未満で糖尿病が強く疑われる者以外の者をいう。

*3 食後高血糖：食後は血糖値が上昇するが、通常健常人では血糖値が140mg/dLを超えることはなく、食後2～3時間で食前の血糖値に戻る。食後2時間の血糖値が140mg/dLを超える場合を食後高血糖という。食後高血糖は耐糖能異常（→91頁）の早期の兆候であることが多く、糖尿病の発症に対して十分な経過観察が必要である。食後高血糖を確認するため、75g経口ブドウ糖負荷試験（75g OGTT→91頁）が行われる。

*4 低血糖：低血糖は血液中のブドウ糖濃度（血糖値）が低くなった状態である。血糖値は、健常人では空腹時でも70mg/dL以下になることはあまりない。個人差もあるが、一般的には血糖値が60～70mg/dL未満になると、低血糖特有の症状がでてくる。低血糖時には、発汗、動悸、手指の震え、眠気、めまいなどの症状がみられる。

1 診断のための検査
血糖検査

血糖値は血中に含まれるブドウ糖濃度のことです。血糖値は食事による影響が大きいため、空腹時血糖、ブドウ糖負荷試験後の血糖、随時血糖などに分けられます。血糖値は簡易測定器を用いて自宅での測定が可能です。

検体の取扱い	● 血清、全血を用いる。全血の場合、赤血球による解糖作用を防止するために解糖阻止剤（フッ化ナトリウム）を用いる。 ● 血糖検査は静脈血漿値 (mg/dL) で表記する。 〈注意点〉採血後は速やかに検査を終了させる。
検査の目的	● 糖代謝異常の判定に用いる。
参考基準値	● 空腹時血糖値 110 (mg/dL) 未満 [ヘキソキナーゼG-6-PDH法またはグルコースオキシダーゼ [GOD法] など] 〈注意点〉採血時間について：「空腹時」とは食事から10時間以上経過して測定する場合をいう。「随時血糖値」は食事と採血時間との時間関係を問わないで測定した血糖値をいう（糖負荷後の血糖値は除く）。
検査値を読む際の注意点	● 空腹時血糖値が100〜109mg/dLは正常域であるが、この群には75g OGTTの検査をすると境界型や糖尿病型に属する場合がある（図1）。 ● 随時血糖値が200mg/dL以上の場合、糖尿病型と判定される。 ● 1型糖尿病、インスリン頻回注射療法、インスリン持続注入ポンプなどを用いて治療している場合および妊娠中の糖尿病患者では血糖自己測定（→88頁）が必要となる。 ● 敗血症、全身性炎症反応症候群（→199頁）では血糖値を150mg/dL未満に管理することが推奨されている。
異常値を示す主な疾患・病態	[上昇] ● 糖尿病、甲状腺機能亢進症、クッシング症候群、肥満、ブドウ糖の経口投与、医原性高血糖（ステロイド薬、経管栄養など）、敗血症 [低下] ● インスリノーマ、副腎不全、糖原病、肝硬変、アジソン病、腎不全、糖尿病発症初期、胃切除後、糖尿病治療薬
薬剤による検査値への影響	[高値] ● 副腎皮質刺激ホルモン (ACTH)・甲状腺ホルモン・アドレナリン・ソマトロピン（成長ホルモン製剤）、チアジド系利尿薬、フロセミド（ループ利尿薬）、ニコモール（脂質異常症用薬）、フルコナゾール（抗真菌薬）、シクロスポリン・アザチオプリン（免疫抑制剤）、シスプラチン（抗がん剤）など [低値] ● 経口血糖降下薬 (SU薬、ナテグリニド、アカルボース、メトホルミン塩酸塩、ピオグリタゾン塩酸塩)、MAO阻害薬（パーキンソン病薬）、メチルテストステロン（男性ホルモン製剤）、ジソピラミド（抗不整脈薬）、ドキソルビシン塩酸塩（抗がん剤）など

● 糖尿病を診断するための検査には、①早朝空腹時血糖値、②75g OGTT（2時間値）、③随時血糖値、④HbA1cの4項目の検査を行って、いずれかが異常値を示すと糖尿病型と判定され（図2）、⑤早朝空腹時血糖値110mg/dL未満、⑥75g OGTT（2時間値）140mg/dL未満が確認された場合は正常型と判定します。糖尿病型、正常型のどちらにも属さない場合は境界型です。
● 空腹時血糖値と75g OGTTの検査結果から糖尿病型、正常型、境界型のいずれかを区分します（図1）。

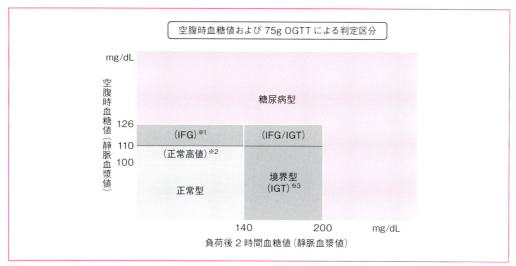

図1　正常高値と境界型

※1 IFGは空腹時血糖値110〜125mg/dLで，75g OGTT 2時間値を測定した場合には140mg/dL未満の群を示す（WHO）。ただし米国糖尿病学会（ADA）では空腹時血糖値100〜125mg/dLとして，空腹時血糖値のみで判定している。

※2 空腹時血糖値が100〜109mg/dLは正常域ではあるが，「正常高値」とする。この集団は糖尿病への移行やOGTT時の耐糖能障害の程度からみて多様な集団であるため，OGTTを行うことが勧められる。

※3 IGTはWHOの糖尿病診断基準に取り入れられた分類で，空腹時血糖値126mg/dL未満，75g OGTT 2時間値140〜199mg/dLの群を示す。

（出典：日本糖尿病学会編・著．糖尿病治療ガイド2016-2017．p23．文光堂，2016．）

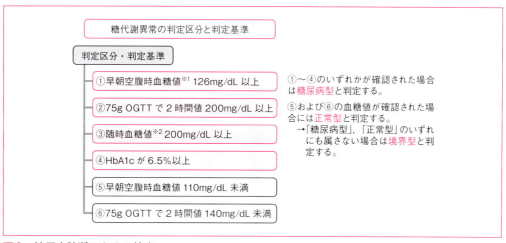

図2　糖尿病診断のための検査

※1 空腹時血糖値：血糖値は静脈血漿値を示す。

※2 随時血糖値：食事と採血時間との時間関係を問わないで測定した血糖値をいう（ただし，糖負荷後の血糖値は除く）。

- 血糖は血液中に含まれるブドウ糖です。この量を測る検査を血糖検査といい，血糖値は健常者では常に一定に保たれ，その範囲は早朝空腹時で110mg/dL未満の血糖値を示します。
- 空腹時血糖値が100〜109mg/dLまでは正常域ですが，この範囲を正常高値とよびます（図1）。正常高値に含まれる場合，75g OGTT検査を行って境界型あるいは糖尿病型に属していないかを確認しておくことが勧められます。

---- *Column* ---- **血糖自己測定（SMBG：self-monitoring of blood glucose）の方法**

1. 血糖自己測定とは

- 血糖自己測定とは，血糖値を自分で測定することです．日常生活の中で変化する血糖値をそのときどきで確認することができます．また，測定結果を記録しておくと，血糖値の変化を時間とともに把握することができます．血糖自己測定による血糖値の測定は，どんなときに血糖値が高くなり，どんなときに低くなるのかを自分自身で知ることが大切です．

- 血糖自己測定の測定回数は毎日の食事を中心に決められます．一般的には毎食前・毎食後の6時点の測定を原則としますが，患者の病態やインスリン製剤の種類によって異なります．低血糖の疑いがあるとき，sick day（糖尿病患者が治療中に発熱，下痢，嘔吐をきたし，食欲不振のため食事ができない，などの体調不良の状態をいう）のときなど，治療上欠かすことができないので血糖自己測定は不可欠です．良好な血糖コントロールを目指し合併症の予防につなげるために，インスリン療法を受けている人，受けていない人でも（表）に示す血糖自己測定の目的を十分に理解することが大切です．特にインスリン療法を受けている人では，血糖値の推移をきめ細かく見守り，十分にコントロールできているかを確認し，インスリン投与量を調節していくことが重要です．

2. 血糖自己測定の採血

- 血糖自己測定には，血液採取用の穿刺器具と針，自己検査用グルコース測定器と試験紙が必要です．採血は，穿刺器具と針を用いて指尖部からごく微量の全血を採血するのが一般的です．1回の穿刺で確実に適切な血液量が採血できるような工夫と練習が必要になることがあります．血液量が少ないため穿刺部位の周りをもみ出すと，間質液が混入して測定誤差の原因となるので注意が必要です．図1に示すような穿刺器具（血液を採取するための器具）の針を指先などに刺して血液を出しますが，流通している穿刺器具の針はとても細く，痛みもたいへん少なくなっています．この穿刺器具（アキュチェック セミディスポ®）の特徴は，穿刺時以外は針先が露出せず，針刺し事故を未然に防止できるほか，再穿刺ができない構造のため，針の使い回しリスクを低減させることができます．さらに直接肌に触れる部分は使い捨てるため衛生的です．このように穿刺器具には安全性，感染防止の面から多重の安全装置が備えられ，誰でも使える安心設計になっています．

3. 自己検査用グルコース測定器

- 穿刺器具を用いて採血した全血を試験紙の先の血液吸引部分に点着すると，毛細管現象により血液は素早く吸引されます．血液中のグルコース（ブドウ糖）と試験紙に含まれる各種試薬が反応し，数秒後に測定結果が表示されます．自己検査用グルコース測定器（アキュチェックアビバ ナノ®，ロシュ・ダイアグノスティックス株式会社製）を図2に示します．この測定器は，重さ40 gの手のひらサイズの小型精密医療用器具です．

- 大きな文字で暗い場所でも表示が見やすいようにバックライトディスプレイとなっており，使いやすさと精確さで血糖測定をサポートしてくれます．現在流通している自己検査用グルコース測定器は，一般的に軽量で小型化されていて，患者が使いやすいように工夫されています．測定には全血を使用するた

表　血糖自己測定の目的

インスリン治療を受けている人	インスリン治療を受けていない人
インスリン治療の効果を確認する．	生活の中で，何が血糖値の上昇と関係して，いつ血糖値が上昇しているかをみつける．
インスリン注射の回数や投与量（単位）を調節する．	食事療法，運動療法，薬物療法の効果を確認する．
インスリンによる低血糖を早期に発見し，正しく対処する．	生活習慣の改善につなげる．

（出典：糖尿病の血糖自己測定〔監修：田中逸，聖マリアンナ医科大学〕
ロシュ・ダイアグノスティックス株式会社 患者向け小冊子）

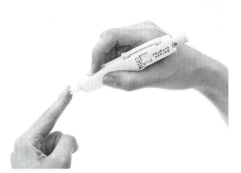

図1 血糖自己測定に用いる採血用穿刺器具
（アキュチェック セミディスポ®を用いて穿刺する様子を示す）

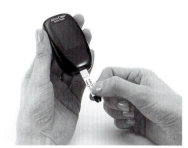

図2 アキュチェックアビバ ナノ®による自己血糖値の測定

め，ヘマトクリット値（Ht値）の補正機能が備わっています。許容範囲は機種により異なりますが，範囲内であれば変動しても適切に測定できます。図2の測定器のHt値許容範囲は10〜65％（健常者では男性平均45％，女性平均40％）です。ほかに試験紙の吸湿などで正しく測定できないと判断される場合，測定を中止するなどのチェック機能を備えています。測定された血糖値は，それぞれの結果をつなげてグラフ化すると，簡単に傾向を知ることができます。さらに，食事量（多い，普通，少ない），運動実施の有無，元気度レベルなどを記録用紙に記入すれば，より良い血糖値変動の自己管理に役立ちます。

アキュチェックアビバ ナノ®操作上の注意点
（操作上の注意点は機種によって異なります。必ず，ご使用の測定器の添付文書を確認してください。）

①測定前には流水でよく手を洗ってください。
②果糖等の糖分を含む食品などに触れた後，そのまま指先から採血すると指先に付着した糖分が血液と混じり，血糖値が偽高値となるおそれがあります（アルコール綿による消毒のみでは糖分の除去が不十分との報告があります）。
③ガラクトース負荷試験を実施中に血液中にガラクトースが15mg/dLを超えて含まれていると想定される場合は，測定値が高めにでることがありますので使用しないでください。
④プラリドキシムヨウ化メチルを投与中の場合，実際の血糖値より高値を示すことがあります。医薬品インタビューフォームによると，プラリドキシムヨウ化メチルは効能・効果を「有機リン剤の中毒」とする医薬品であり，PAM（パム）と略称され，頻繁に用いられるものではありません。臨床検査結果に及ぼす影響として「血糖測定値に影響することがあるので注意すること」と記載されています（反応系に及ぼす妨害物質などは各機器によって異なるため，他の機器を用いた場合はそれぞれの添付資料などで確認してください）。

4. 血糖測定の反応原理

● 血糖値の測定は酵素を使用する方法が主流になっています。酵素を用いた方法には，その測定原理から酵素電極法と酵素比色法（比色定量法）に分類されます。さらに，酵素電極法はグルコースデヒドロゲナーゼ（GDH）法とグルコースオキシダーゼ（GOD）法に細分類されますが，これらはともに酵素により血中グルコースが酸化される過程で生じる電子を測定対象としています。アキュチェックアビバ ナノ®はGDHを用いた電極法を採用しています。その測定原理は図3に示すように，検体中に含まれるグルコースを酵素のGDHの作用によりグルコノラクトンに変化させます。この際GDHはピロロキノリンキノン（PQQ）の手助けを必要とします。PQQは電子の伝達を担ってGDHのはたらきを円滑に

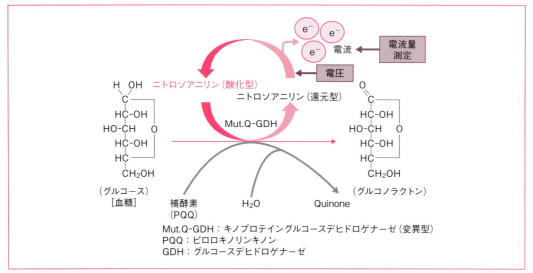

図3 アキュチェックアビバ ナノ®による測定原理図［グルコースデヒドロゲナーゼ（GDH）電極法］

するので補酵素（➡220頁）とよばれます。次いでグルコースがグルコノラクトンに変化する過程で、ニトロソアニリンが還元されます。このようにグルコースの酸化とニトロソアニリン還元型とが同時に生成されるのは、酸化還元反応が同時に起こっているからです。この還元型ニトロソアニリンに一定の電圧をかけると、再度、酸化型のニトロソアニリンになりますが、その際にイオンが発生し電流が生じます。その電流量を測定することにより血中グルコース濃度（血糖値）に換算します。

（図1～3資料提供：ロシュ・ダイアグノスティックス株式会社）

診断のための検査
75g経口ブドウ糖負荷試験（75g OGTT）

糖尿病を診断するとき，境界型または早期の症例では食後高血糖になることがあります。空腹時血糖検査のみでは正しく診断できません。糖尿病が疑われ，HbA1cが5.5～6.5％を示す場合，75g OGTT検査を実施すると正常型，境界型，糖尿病型の診断およびインスリン抵抗性の評価とインスリン分泌能を推定することができます。

検体の取扱い	・ブドウ糖負荷後，30分，1時間，2時間後に採血し，それぞれの血糖値を測定する。 ・血糖検査と同様に静脈血漿値（mg/dL）で表記する。 〈注意点〉採血後は速やかに検査を終了させる。
検査の目的	・インスリン追加分泌能を知る。
参考基準値	・75g OGTT（2時間値）140 (mg/dL) 未満［ヘキソキナーゼG-6-PDH法，グルコースオキシダーゼ（GOD法）など］
検査値を読む際の注意点	・空腹時血糖値と75g OGTTによる判定基準（表）にしたがい，正常型，境界型，糖尿病型のいずれかに判定する。 ・健常者（正常の耐糖能を示す場合）では75g OGTT負荷試験後，血糖値が30分後に最高値を示し，インスリンは30～60分後，C-ペプチドは60～90分後となる。
異常値を示す主な疾患・病態	**[75g OGTT 2時間値が上昇する場合]** ・糖尿病型では，200mg/dL以上となる。 ・正常型では140mg/dL未満である。
薬剤による検査値への影響	・血糖検査参照（➡86頁）

- 75g OGTT検査（oral glucose tolerance test）は，被検者が炭酸を添加した甘いブドウ糖ジュースを飲み（糖負荷），糖負荷後，30分，1時間，2時間後に採血し，各検体での血糖値を測定することにより，インスリン追加分泌能を知る目的で行われます。
- この検査は，高血糖状態で行うとますます高血糖を引き起こし危険ですが，糖尿病の疑いが否定できないリスク集団＊に対しては，実施が強く望まれています。
- この検査を実施する場合，朝まで10時間以上絶食ののち，75gのブドウ糖を経口負荷し，負荷後30分，1時間，2時間後に採血し血糖値を測定します。糖尿病の診断，耐糖能異常を

表　空腹時血糖値[注1]および75g OGTTによる判定区分と判定基準

	血糖測定時間			判定区分
	空腹時		負荷後2時間	
血糖値 （静脈血漿値）	126mg/dL以上	◀または▶	200mg/dL以上	糖尿病型
	糖尿病型にも正常型にも属さないもの			境界型
	110mg/dL未満	◀および▶	140mg/dL未満	正常型[注2]

注1：血糖値は，特に記載のない場合には「静脈血漿値」を示す。
注2：正常型であっても1時間値が180mg/dL以上の場合は180mg/dL未満のものに比べて糖尿病に悪化する危険が高いので，境界型に準じた取り扱い（経過観察など）が必要。
　　　空腹時血糖値が100～109mg/dLは正常域ではあるが，正常高値とする。この集団は糖尿病への移行やOGTT時の耐糖能障害の程度からみて多様な集団であるため，OGTTを行うことが勧められる。

（出典：日本糖尿病学会編，糖尿病治療ガイド2016-2017，文光堂，2016．）

調べる鋭敏な検査です。
- 血糖値は飲食，喫煙，運動などにより変動するので，検査中は安静を保つように心がけてください。

*糖尿病の疑いが否定できないリスク集団：下記の数値を示す集団をいう。
1. 空腹時血糖値：110〜125mg/dLの者
2. 随時血糖値：140〜199mg/dLの者
3. HbA1c：6.0〜6.4%の者（明らかな糖尿病の症状が存在する場合は除く。）

····· *Column* ····· インスリン分泌能を知る便利な計算式

- インスリン分泌能を知る検査として，HOMA-β指数とCPRインデックス（CPI）の計算式による方法があります。ほかにインスリン分泌指数（➡101頁）が知られています。

機能指数（HOMA-β指数）

$$\text{HOMA-}\beta\text{指数}(\%) = \frac{\text{空腹時インスリン値}(\mu\text{U/mL}) \times 360}{\text{空腹時血糖値}(\text{mg/dL}) - 63}$$

【判定】
- 40〜60%の場合：正常（インスリン分泌能が良好）
- 40%未満の場合：インスリン分泌能低下と判定する。
- 一般的には早朝空腹時血糖値が140mg/dL程度までであればインスリン分泌能の指標としてよいとされます。

【注意点】
- 空腹時血糖値と組み合わせることによりインスリン分泌の評価が可能であるが，空腹時血糖値が140mg/dLを超えると糖毒性のためインスリン分泌が低下するので評価に使えない。
- HOMA-βが低い場合は，インスリン追加分泌能力の低下を意味し，数値が低いほどインスリン分泌が低下している。
- HOMA-βが高い場合は，インスリン追加分泌が十分にはたらいている指標となる。>40%になれば，インスリン治療からの離脱が可能となる。

CPRインデックス（CPI）

- 内因性のインスリン分泌能を反映する指標としてC-ペプチド（➡103頁）があります。C-ペプチドは合成ヒトC-ペプチドに対する免疫学的測定法による検査が行われ，測定値をCPR（c-peptide imunoreactivity）といいます。空腹時血中CPR（ng/mL）を空腹時血糖値で除した数式をCPRインデックス（CPI）といい，血中CPRよりもインスリン分泌をよく反映します。糖尿病の治療法である「インスリン治療」「経口薬と食事・運動療法」のいずれかの治療法を選択する際の必須検査です。

$$\text{CPRインデックス（CPI）} = \frac{\text{食前の血中C-ペプチド値}(\text{ng/mL})}{\text{食前の血糖値}(\text{mg/dL})} \times 100$$

【判定】
- 1.2以上の場合：食事・内服治療により，良好な血糖コントロールが得られる。
- 0.8未満の場合：インスリン治療で良好な血糖コントロールが得られる（インスリン治療が血糖コントロールに必須となる）。

【注意点】
- インスリン分泌能は血中CPRの測定値を単独で評価するより，空腹時血糖値で除したCPIを用いたほうがインスリン分泌能をよく反映する。
- CPIが1.2以上の場合，インスリン分泌能は比較的維持されていると判断される。0.8以下の場合にはインスリン分泌能は高度に低下し，インスリン治療が必要となる。

3 血糖コントロールの指標となる検査 HbA1c

> HbA1cは，酸素を運ぶ赤血球ヘモグロビンにブドウ糖が結合した糖化蛋白質です。ブドウ糖が一度結合すると，赤血球の寿命より過去1～2カ月間の平均血糖値を表します。

検体の取扱い	・全血，血漿（EDTA，NaF） 〈注意点〉血球のサンプリング位置によりHbA1c値が変動することがある。検査の直前に十分に検体を攪拌してから測定すること。
検査の目的	・平均血糖値を反映する指標 ・空腹時血糖値の反映
参考基準値	・4.6～6.2（%）（耐糖能正常者）［高速液体クロマト（HPLC）法，ラテックス免疫凝集法，酵素法］
検査値を読む際の注意点	・血糖コントロール目標（図） 　血糖正常化を目指す際の目標：6.0％未満 　治療強化が困難な際の目標：8.0％未満 　合併症予防のための目標：7.0％未満 ・過去の血糖値に影響を受けるので，インスリノーマなど慢性的な低血糖では低値となる。 ・腎不全におけるシアン酸，慢性アルコール中毒によるアセトアルデヒドは赤血球ヘモグロビンと結合し，糖化ヘモグロビンとして測定され，HbA1cが高値となることがある（偽HbA1c）。 ・鉄欠乏性貧血（妊娠や閉経前）ではヘモグロビン合成能が低下し，代償的に赤血球寿命が延長するためHbA1cは高値となる。 ・異常ヘモグロビン症では，血球寿命が短縮している場合が多く，正しく平均血糖値を反映したHbA1c値が得られないことがある。 ・劇症1型糖尿病における急激な血糖値上昇では，HbA1cは上昇しないことがある。
異常値を示す主な疾患・病態	［上　昇］ ・糖尿病，鉄欠乏（小球性）貧血 ［低　下］ ・肝硬変（脾機能低下），溶血性貧血，腎性貧血，急性出血，異常ヘモグロビン血症（一部），ESA製剤投与 〈注意点〉頻回輸血の場合，HbA1cは平均血糖値を反映しない。
薬剤による検査値への影響	・赤血球寿命の低下する溶血性貧血では各種薬剤の影響を受ける。 　β-ラクタム系抗生物質，リファンピシン（抗結核薬），SU薬（経口糖尿病薬），プロベネシド（高尿酸治療薬），インドメタシン・イブプロフェン（NSAIDs），レボドパ製剤（パーキンソン病治療薬）

- 陽イオン交換樹脂を用いたカラムクロマト（HPLC）法が標準的測定法となります。
- ラテックス免疫凝集法とは，HbA1cのβ鎖N末端から数個のアミノ酸残基をエピトープとする抗体を用いて特異性を高める自動分析装置が使用可能な測定法です。
- 酵素法とは，βグロビンのN末端を酵素分解し，糖化蛋白質（ペプチド）に特異的酵素を反応させ比色定量する自動分析装置が使用可能な測定法です。
- 赤血球成分のヘモグロビン（Hb）にブドウ糖が結合した成分をグリコヘモグロビンといいます。グリコヘモグロビンは赤血球のHbが血中を循環している間にブドウ糖と結合して糖化（グリケーション）されて生じたものです。糖化は血中のブドウ糖濃度が高く，長期間にわたって高血糖状態にさらされるとより多くの糖化を受けます。

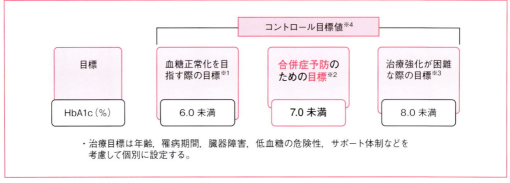

図 HbA1cによる血糖コントロールの目標

[1] 適切な食事療法や運動療法だけで達成可能な場合，または薬物療法中でも低血糖などの副作用なく達成可能な場合の目標とする．
[2] 合併症予防の観点からHbA1cの目標値を7%未満とする．対応する血糖値としては，空腹時血糖値130mg/dL未満，食後2時間血糖値180mg/dL未満をおおよその目安とする．
[3] 低血糖などの副作用，その他の理由で治療の強化が難しい場合の目標とする．
[4] いずれも成人に対しての目標値であり，また妊娠例は除くものとする．
（65歳以上の高齢者については「高齢者糖尿病の血糖コントロール目標」を参照）

（出典：日本糖尿病学会編・著．糖尿病治療ガイド2016-2017，p27，文光堂，2016．）

表 HbA1c値と平均血糖値の間に乖離があるとき

赤血球寿命が短縮する場合	幼若赤血球が増加する場合	赤血球寿命が延長する場合
脾臓機能の亢進，肝硬変	エリスロポエチンで治療中の腎性貧血	鉄欠乏状態
溶血（赤血球寿命の低下）	鉄欠乏性貧血の回復期	
悪性貧血		
腎性貧血		
HbA1c低値		HbA1c高値

- Hbは赤い色をした蛋白質で，赤色の色素部分のヘムと蛋白部分のグロビンで構成され，グロビン部分の違い（ポリペプチド鎖の種類の違い）によってHbA，HbA2，HbFの3種に分けられます．HbAのうち，ブドウ糖と結合しているものをHbA1とよび，もとのHb（＝HbA）と電気的な性質が異なるため，イオン交換クロマトグラフィー法という分析手段を用いて両者を分離します．HbA1はさらにHbA1a，HbA1b，HbA1cと細分されますが，このなかでグロブリン部分のN末端にブドウ糖が結合しているものをHbA1cとよびます．
- HbA1cは赤血球の半減期（赤血球の寿命は約120日）より，その半分の寿命である過去1～2カ月前の平均血糖値を反映します．このうち，直近の1カ月間の平均血糖値はHbA1cの50％ほどが関与しているとされます．HbA1cが高値を示す場合には，血糖コントロールが不良であったことを意味します．HbA1cによる血糖コントロールの目標は，合併症の予防を目的としたコントロール目標値は7.0%未満とされます．
- HbA1cは平均血糖値を反映する指標として優れていますが，赤血球寿命の変化，幼若赤血球などが増加する疾患では，HbA1c値が血糖コントロール状態を反映しないことがあります．HbA1c値と平均血糖値との間に乖離を認める主な疾患名を**表**に示します．

4 血糖コントロールの指標となる検査
グリコアルブミン (GA)

> 肝臓でつくられたアルブミンの一部は，血中のブドウ糖と結合してGAになります。GAを検査すると直近の2週間前からいま現在の平均血糖値がわかります。

検体の取扱い	・血清，血漿 (EDTA，クエン酸ナトリウム，ヘパリン，NaF)
検査の目的	・平均血糖値を反映する指標 ・食後血糖を反映する指標
参考基準値	・11〜16 (%) [酵素法]
検査値を 読む際の注意点	・糖尿病腎症の3〜4期 (顕性腎症発症期) では，大量の蛋白質 (尿アルブミン) が喪失し，半減期が短くなるためGAは低値となる。 ・腎性貧血をともなう透析患者では，赤血球造血刺激因子製剤 (ESA) 投与による幼若赤血球増加の影響を受けるため，血糖指標はHbA1cよりGAが推奨される。 ・溶血性貧血や出血などで赤血球寿命が短縮する場合，赤血球代謝の影響を受けないGAの測定が推奨される。 ・肝硬変では，アルブミンの半減期が長くなり食後高血糖が持続し，さらに脾機能亢進による貧血を認めるため，肝障害時の糖代謝を正確に把握できないことがあるので注意が必要である。 ・甲状腺機能亢進症では，アルブミン半減期の短縮によりGA値は低下する。 ・ネフローゼ症候群では著明に血中アルブミンが低下するため，糖尿病コントロールの指標にならないことがある。
異常値を示す 主な疾患・病態	[上 昇] ・糖尿病，肝硬変，甲状腺機能低下時 [低 下] ・糖尿病腎症 (3〜4期)，甲状腺機能亢進時，ネフローゼ症候群
薬剤による 検査値への影響	[低 値] ・アスピリン (非ステロイド性抗炎症薬) の長期服用

- アルブミンは約600個のアミノ酸からできた単純蛋白質です。血漿中の蛋白質のおよそ60%を占め，浸透圧の維持，緩衝作用をはじめ，脂肪酸やホルモン，薬物などと結合して必要な組織や臓器に運搬するはたらきがあります。アルブミンはブドウ糖とも結合して糖化蛋白質となり，この蛋白質をグリコアルブミン (GA) といいます。GAは血中蛋白質のアルブミンがどれくらいの割合でブドウ糖と結合しているかを調べる検査です。
- 妊娠糖尿病の血糖指標は，鉄欠乏の影響の少ないGAがHbA1cより適している。
- ネフローゼ症候群では著明に血中アルブミンが低下するため，糖尿病コントロール状態の指標にならないことがあります。
- GAの半減期は約17日であることから，約1カ月間の平均血糖値を反映します。前頁の表 (→94頁) に示すように，赤血球の異常などによりHbA1cによる血糖コントロールの正確性が欠ける場合にはGAを用いて指標とします。
- インスリン治療患者の各食前，食後2時間値の血糖自己測定では，HbA1cよりGAのほうが各血糖値と相関性が高いといわれています。

Column 糖尿病合併症

- 糖尿病がもとになって起こる別の病気や症状を糖尿病合併症といいます。糖尿病合併症は全身に発生します。神経障害では，外眼筋麻痺，顔面神経麻痺，排尿障害，勃起障害，こむらがえりなどが知られています。さらに，網膜症，腎症のほか，太い血管の合併症である脳梗塞，心筋梗塞，狭心症，閉塞性動脈硬化症など多彩です。糖尿病の三大合併症は，糖尿病神経障害，糖尿病網膜症，糖尿病腎症であり，いずれも細い血管の合併症最小血管症（ミクロアンジオパシー）です。

- 糖尿病神経障害は，糖尿病合併症の最初に現れる症状です。高血糖状態になると，インスリンに依存している骨格筋や脂肪組織を除いて，他の組織の細胞内ブドウ糖濃度が上昇します。解糖系などを介する生体エネルギー産生の代謝系では，ブドウ糖の一部はポリオール代謝を介してソルビトールが産生されます。糖尿病神経障害の発症機序の一つに，ソルビトールの蓄積により，神経細胞間の電気的刺激伝導の遅れ，知覚神経や自律神経が傷害されることにより糖尿病神経障害が発症するという考え方があります。

- 糖尿病網膜症も最小血管障害に起因する重篤な糖尿病合併症です。糖尿病の罹病期間が10年以上続くと糖尿病網膜症が発症することがあり，成人の中途失明の原因として緑内障に次いで多い疾患です。糖尿病網膜症は無症状の場合が多く，気づいたときは重篤な視力障害に陥ります。細小血管が肉眼で見える唯一の場所は網膜です。定期的な眼底検査で最小血管の状態をチェックし早期発見に努めることが大切です。

- 糖尿病腎症は糸球体に流れる最小血管障害です。最小血管障害は末梢神経障害の有無，アキレス腱反射，自律神経障害の有無，網膜症や白内障の有無，黄斑浮腫の有無などが対象となります。さらに，腎症が合併している場合はその進行の程度を精査します。尿アルブミン，尿蛋白，クレアチニンの検査は必須です。糖尿病腎症の進行の程度（病期分類）は，尿アルブミン量（mg/g Cr）あるいは尿蛋白量（g/g Cr）と推算糸球体濾過量（eGFR，mL/分/1.73m^2）の検査をもとに1〜5期に分けられます（➡278頁）。

- 糖尿病合併症を防ぐためのコントロール目標を表に示します。

表 合併症を防ぐためのコントロール目標

HbA1cによる血糖コントロール目標（%）	
合併症予防のための目標	HbA1c 7.0未満
他の目標	HbA1c 6.0未満（血糖正常化を目指す場合） HbA1c 8.0未満（治療強化が困難な際の目標）

血圧コントロール目標（mmHg）		
	収縮期	拡張期
目標	130	80
ライフスタイル変更ののち薬物療法を行う	130〜139	80〜89
ただちに薬物療法を行う	140以上	90以上

血清脂質コントロール目標（mg/dL）		
	冠動脈疾患の既往がない場合	冠動脈疾患の既往がある場合
LDL-コレステロール	120未満	100未満
中性脂肪（早朝空腹時）	150未満	150未満
HDL-コレステロール	40以上	40以上

5 血糖コントロールの指標となる検査
1,5-アンヒドログルシトール (1,5-AG)

> 1,5-AGは血中ブドウ糖に次いで多く含まれる糖で，食物より摂取できます。腎糸球体で濾過されますが，大部分は近位尿細管で再吸収されるので血中濃度は常に一定です。血糖値の上昇により血中1,5-AGは低下し，血糖値の低下により血中1,5-AGは増加する関係にあり，血糖のコントロール状態を反映します。1,5-AGは糖代謝状態が悪化すると低値を示します。

検体の取扱い	・血清
検査の目的	・平均血糖値を反映する指標となる。
参考基準値	・14.0（μg/mL）以上 [酵素法]
検査値を読む際の注意点	[血糖コントロールの指標] ・優良：13.9（μg/mL），良好：6.0〜9.9（μg/mL），不良：2.0〜5.9（μg/mL），きわめて不良：1.9（μg/mL）以下 ・HbA1cと空腹時血糖値が正常，1,5-AGが参考基準値以下の場合，75g OGTT検査を実施して食後高血糖や耐糖能異常を見出すことが有用とされる。 ・重症の糖尿病では，HbA1cとGAの検査数値が上昇するのに対し，糖代謝状態の悪化により1,5-AGの数値は低下するので注意が必要となる。
異常値を示す主な疾患・病態	[上 昇] ・臨床的意義を認めない [低 下] ・腎性糖尿，慢性腎不全（Crが2.0mg/dL以上），肝硬変末期，重症肝疾患，妊娠（30週以降）
薬剤による検査値への影響	[高 値] ・漢方薬の人参養栄湯（適応：慢性疾患および諸種感染症による全身衰弱・体力低下時など）と，加味帰脾湯（適応：虚弱体質で血色の悪い貧血，不眠症，精神不安など）の服用により上昇することがある。 [低 値] ・アカルボース（α-グルコシダーゼ阻害薬）の投与により，腸管からの吸収に影響されやすいので，血糖コントロールが改善していても低値を示すことがある。 〈注意点〉SGLT2阻害薬は尿糖排出を促進し，血糖を下げる薬物である。したがってこの薬物の使用中は，1,5-AGの検査結果は血糖コントロールの参考とはならない。

- 腎臓の近位尿細管には，ナトリウム・グルコース共役輸送体＊（SGLT：sodium-glucose cotransporter）があります（図）。SGLTは小腸や腎臓などの臓器に分布しますが，腎臓にはSGLT2がみられます。水溶性のブドウ糖が細胞内に取り込まれるには，細胞膜が脂質二重層でできているために，SGLT2のような特別の膜輸送蛋白質が必要となります。SGLT2はナトリウムの濃度勾配を利用してブドウ糖を細胞内に輸送する細胞膜上の輸送体です。
- 腎臓のSGLT2では，ブドウ糖の大部分が再吸収され血中に戻されますが，この際にブドウ糖と化学構造が極めてよく類似した1,5-AGは拮抗的な阻害を受け，血中にはあまり戻ることなく尿中に排出されてしまいます。したがって高血糖であればあるほど1,5-AGは尿中に排出され，同時に血中濃度は低下します。
- 1,5-AGは食後の血糖を管理する指標として用いられ，糖代謝状況の急激な変化を反映します。

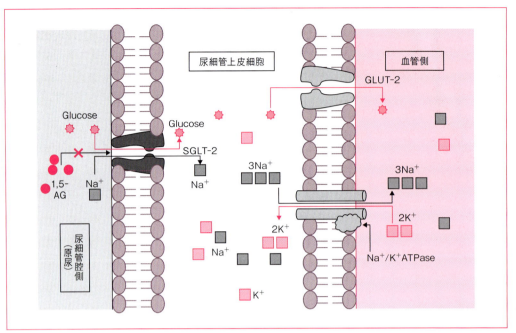

図　SGLT-2におけるブドウ糖，1,5-AGの再吸収と競合阻害

ブドウ糖は腎近位尿細管の細胞膜上にあるSGLT-2により原尿中からNa⁺とブドウ糖などを細胞内外のNa⁺の濃度差を利用して共輸送（再吸収）する。
GLUT-2は尿細管上皮細胞上の輸送蛋白で，細胞内外のブドウ糖濃度差に基づいて輸送を行う。
原尿中からブドウ糖と1,5-AG（ポリオール，多価アルコールの一種）がSGLTにより再吸収される際，両者の化学構造が類似しているため，1,5-AGはブドウ糖による競合阻害を受ける。
大量の1,5-AGが尿中に排出されるため，血糖値の変化を素早く捉えることができる。体内に存在する1,5-AGの90％は食物由来である。

＊共役輸送体：細胞はさまざまな方法により細胞膜を貫通して物質を輸送する。SGLTは細胞外のNa⁺濃度が高く，内側では低いということを利用して，Na⁺と同時にブドウ糖が細胞内に取り込まれるので共役輸送という。共役輸送のうち，SGLTのようにNa⁺とブドウ糖の異種物質を同一方向（細胞内へ）に移動させる場合をシンポートとよぶ。

Column 糖尿病の診断

- 糖尿病型は，①空腹時血糖値≧126 mg/dL，②75g OGTT（2時間値）≧200 mg/dL，③随時血糖値≧200 mg/dLの各血糖検査および④HbA1c≧6.5％の4項目のいずれかが確認された場合をいいます。さらに糖尿病の診断は別の日に行った再検査で糖尿病型が確認できれば糖尿病と診断することができます（図）。ただし，初回検査と再検査の少なくとも一方で，血糖検査が糖尿病型であることが必須となります。HbA1cのみが糖尿病型の場合は糖尿病と診断できません。
- 図のフローチャートから，血糖値とHbA1cを同時測定した場合，両者ともに「糖尿病型」が確認できれば，初回検査だけで糖尿病と診断できます。また，血糖値が糖尿病型を示し，下記のいずれかの臨床症状が認められると初回検査だけでも糖尿病と診断できます。

【臨床症状】
- 口渇，多飲，多尿，体重減少などの糖尿病の典型的な症状
- 確実な糖尿病網膜症

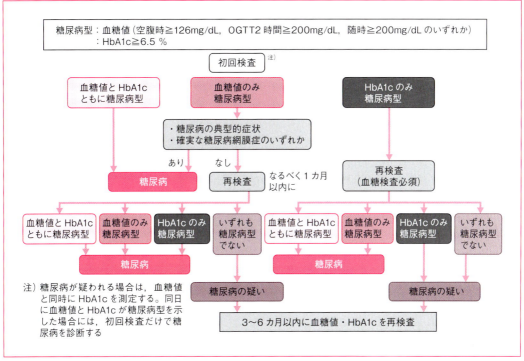

図　糖尿病の臨床診断のフローチャート

（出典：日本糖尿病学会編・著．糖尿病治療ガイド2016-2017，文光堂，2016．）

6 インスリン分泌能をみる検査 インスリン

インスリンは食後の血糖値の上昇に反応して膵臓から分泌されるホルモンです。インスリンは一定量で分泌される基礎分泌と，食後に大量に分泌される追加分泌があります。インスリン分泌の低下や，はたらきが悪くなるとブドウ糖が細胞のなかに取り込まれず，生体エネルギーを産生することができなくなり，ブドウ糖が血中に溜り血糖値の上昇につながります。

検体の取扱い	● 血清
検査の目的	● インスリン分泌能を調べる検査
参考基準値	● 5～10（μU/mL）[RIA法]，1.7～10.4（μU/mL）[CLIA法，空腹時負荷前] ● 血中インスリンの定量は，免疫学的手法を用いてプロインスリンやインスリン合成過程の中間産物も含めて測定される。このインスリン測定値をImmunoreactive insulin（IRI）と表記する。 〈注意点〉インスリン基準値は，エピトープの違いによるメーカー間差がある。
検査値を読む際の注意点	● 肥満などによりインスリン抵抗性が高まると，インスリン分泌が過剰に刺激されるためIRIが高値となる。 ● 末端肥大症など二次性糖尿病の一部ではIRI値が高くなり，褐色細胞腫など二次性糖尿病の一部ではIRI値が低くなる。 ● インスリン自己免疫症候群（インスリン自己抗体が大量に作られる疾患）では，インスリン（抗原）とインスリン抗体との複合体の形成により，みかけ上IRI値が異常高値（＞30 μU/mL）となる。 ● インスリン遺伝子の点突然変異（異常インスリン血症）では，空腹時インスリン濃度が上昇するが，血中C-ペプチド値は高くならない。 ● 糖尿病（内因性インスリン分泌が抑制されている状態）患者がインスリン治療で低血糖に陥ると，インスリンアナログ製剤*1と交差性がある場合は，血中インスリン濃度は上昇するが血中C-ペプチド値は低い。 〈注意点〉異常インスリン血症の発症頻度は，4万人の出生に対し1人くらいとされる。
異常値を示す主な疾患・病態	[高値となる場合] ● 肥満，2型糖尿病（肥満型），妊娠，末端肥大症，クッシング症候群，糖質ステロイドの長期投与，甲状腺機能亢進症，インスリノーマ [低値となる場合] ● 1型糖尿病，2型糖尿病（インスリン分泌不全），褐色細胞腫，アルドステロン投与時，副腎不全，長期の飢餓，低栄養，慢性膵炎，膵がん 〈注意点〉溶血検体では赤血球中の酵素によりインスリンが分解され，偽低値となることがある。

● **インスリン**は膵臓のランゲルハンス島にあるβ細胞で合成され，その生理作用は**ペプチドホルモン**として作用します。インスリンの作用は実に多彩です。筋肉や脂肪組織に対しては，ブドウ糖の取り込みを促進し血糖値を低下させます。インスリンは血管内皮細胞を刺激して血管を拡張し，骨格筋が十分量のブドウ糖を取り込めるための環境づくりに貢献しています。一方，肝臓ではグリコーゲンの合成促進（エネルギー貯蔵の促進）や解糖の促進，糖新生の抑制，ケトン体生成抑制などのはたらきがあります。

● インスリンの化学構造は，A鎖（21個のアミノ酸からなるペプチド）とB鎖（30個のアミノ酸からなるペプチド）が2カ所の**ジスルフィド結合**（-S-S-）でつながった構造をしています（図）。

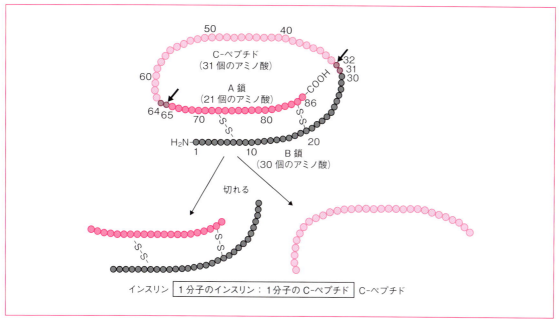

図　インスリンの合成
1モルのプロインスリン（86個のアミノ酸）の矢印の部分が切断され，4つのアミノ酸（31，32，64，65）が取り除かれる。51個のアミノ酸からなるインスリンと，31個のアミノ酸からなるC-ペプチドが1モルずつ生成される。血中C-ペプチド値を測定すれば内因性インスリン分泌能が評価できる。

- 最初に，β細胞内の粗面小胞体において，遺伝子の指令により108個のアミノ酸が結合したプレプロインスリンがつくられ，のちにペプチドの切断によってアミノ酸86個のプロインスリンが生成されゴルジ装置に貯蔵されます。ゴルジ装置では，さらに31個のアミノ酸からなるC鎖（C-ペプチド[*2]）が切断されてインスリンが誕生します。
- インスリンは空腹時においても血液中にわずかながら分泌され，これを基礎分泌といいます。食後，血糖値が上昇すると膵β細胞膜上にあるブドウ糖輸送担体2（GLUT2：glucose transporter2）が血中のブドウ糖が上昇したことを感知してβ細胞内に取り込みます。するとインスリンが大量に放出されるようになり，これを追加分泌といいます。
- ブドウ糖がインスリン分泌を刺激し，グルカゴン，アドレナリン，コルチゾールなどのインスリン拮抗ホルモンとのバランスを保つことで，血糖値の恒常性が保たれています。
- 膵β細胞からインスリンが分泌されているか，確認するための便利な計算式があります。

$$\text{インスリン分泌指数} = \frac{\text{負荷30分後の血中インスリン値} - \text{空腹時の血中インスリン値}(\mu\text{U/mL})}{\text{負荷30分後の血糖値} - \text{空腹時血糖値}(\text{mg/dL})}$$

- 上記の計算式をインスリン分泌指数といいます。すなわち，75g OGTT（➡91頁）で，負荷後30分のインスリン増加量を血糖値の増加量で除した値となり，インスリン追加分泌のうち初期分泌能の指標となります。初期分泌能は，初期（30分）の血糖上昇に対し，どれくらいのインスリンが分泌できる能力があるかをみる検査です。糖尿病患者ではインスリン分泌指数が0.4以下となり，境界型の場合，0.4以下のものは糖尿病への進展率が高いと判定します。

*¹ インスリンアナログ製剤：遺伝子工学の手法によりインスリンの分子構造の一部を改変したもの（化学修飾）をいう。

*² ペプチド：1つのアミノ酸のカルボキシル基（-COOH）と他方のアミノ酸のアミノ基（-NH₂）との結合をペプチド結合といい，2個以上のアミノ酸がペプチド結合でつながった分子をペプチドとよぶ。組み合わさっているアミノ酸の数が10個以下のものはオリゴペプチド，それ以上のものをポリペプチドという。ヒトのインスリンのアミノ酸配列はA鎖が21個，B鎖30個，併せて51個のアミノ酸からなるポリペプチドである。インスリンは唯一，血糖値を下げるはたらきを持った蛋白質である。

Column 糖尿病の分類

- 糖尿病は成因（発症の機構）と病態の両面から分類されます。大別すると，1型，2型，その他の特定の機序・疾患によるもの，および妊娠糖尿病とに分類されます（表）。日本人の糖尿病の大部分は2型糖尿病です。2型糖尿病はインスリン分泌の低下や，インスリン抵抗性（➡106頁）を来す複数の遺伝因子に過食（とくに高脂肪食），運動不足，加齢などに普段の生活習慣を含む環境因子が加わり，インスリン作用不足が生じて発症します。膵β細胞からのインスリン分泌能は糖尿病の発症以前からすでに低下しており，糖尿病と診断された時点ではインスリン分泌能は健常状態の半分以下とされます。一方，インスリン抵抗性は糖尿病が発症する10年以上も前から始まり，徐々に増大します。2型糖尿病の発症要因には遺伝要因と環境要因が背景にあります（図）。

表　糖尿病の分類

糖尿病と糖代謝異常*¹の成因分類*²	
1型	膵β細胞の破壊，通常は絶対的インスリン欠乏に至る A．自己免疫性 B．特発性
2型	インスリン分泌低下を主体とするものと，インスリン抵抗性が主体で，それにインスリンの相対的不足をともなうものなどがある
その他	A．遺伝因子として遺伝子異常が同定されたもの 　①膵β細胞機能にかかわる遺伝子異常 　②インスリン作用の伝達機構にかかわる遺伝子異常 B．他の疾患，条件にともなうもの（二次性糖尿病） 　①膵外分泌疾患　②内分泌疾患　③肝疾患　④薬剤や化学物質によるもの　⑤感染症　⑥免疫異常によるまれな病態　⑦その他の遺伝的症候群で糖尿病をともなうことの多いもの
妊娠糖尿病（GDM）*³	

*¹ 一部には糖尿病特有の合併症をきたすかどうかが確認されていないものも含まれる。
*² 現時点ではいずれにも分類できないものは分類不能とする。
*³ （➡105頁）を参照

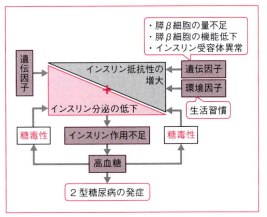

図　2型糖尿病の成因

2型糖尿病の発症要因は，「インスリン分泌能の低下」と「インスリン抵抗性」が関与する。インスリン分泌能低下には遺伝子異常などが関与し，インスリン抵抗性には生活習慣に起因する肥満，過食，高脂肪食，運動不足，ストレス，喫煙などの環境因子が関与する。これらの因子が重なって，糖尿病が発症すると考えられている。

7 インスリン分泌能をみる検査 C-ペプチド

血中のC-ペプチドはインスリンの生合成の際，インスリンと等モル（1：1）つくられるため，内因性インスリン濃度を反映します。C-ペプチドは尿中にも排出され，1日尿中C-ペプチドを測定すると，同一日につくられたインスリンの総量がわかります。

検体の取扱い	・血清C-ペプチド（血清），尿中C-ペプチド（蓄尿，部分尿） 〈注意点〉尿中に細菌が繁殖すると分解されるので，蓄尿時に保存剤を入れること。
検査の目的	・インスリン分泌能の把握
参考基準値	・血清C-ペプチド　0.6～1.8（ng/mL）[CLIA法]，0.8～2.5（ng/mL）[ECLIA法] ・尿中C-ペプチド　20～150（ng/日）[CLIA法]，22.8～155.2（ng/日）[ECLIA法]
検査値を 読む際の注意点	・腎障害ではC-ペプチドの排泄障害が起こり，血中C-ペプチド値が上昇するが，血中インスリン濃度はあまり影響を受けない。 ・糸球体濾過量が低下する腎機能障害では，C-ペプチドの排泄障害のため血中C-ペプチド値は上昇するが，尿中では低下するので注意が必要となる。 ・低血糖時，血中インスリン，C-ペプチドがともに高値を示す場合はインスリノーマのことが多い。 ・免疫学的に測定されるC-ペプチドはプロインスリンと交差反応を示す。血清C-ペプチドはプロインスリンも含めて測定されるのに対し，尿中にはプロインスリンはほとんど排出されないため，尿中C-ペプチドのみを測定することができる。
異常値を示す 主な疾患・病態	[高　値] ・インスリノーマ，クッシング症候群，先端肥大症，糖尿病（膵分泌正常型），肥満，インスリン自己抗体症候群，腎機能低下 [低　値] ・1型糖尿病，2型糖尿病（インスリン分泌不全），膵臓摘出後，副腎不全，飢餓状態

- 1分子のプロインスリンは，酵素の作用により1分子のインスリンと1分子のC-ペプチドが同時に切断されるので，血液中のインスリン濃度は常にC-ペプチドと同一になります（➡101頁，図参照）。したがって，C-ペプチドの測定はもともと体内にあったインスリン濃度を反映するので，インスリン治療中の患者では自らが分泌した血中インスリン濃度（内因性インスリン分泌という）を評価する際の重要な手がかりとなります。
- C-ペプチドは腎臓で代謝され尿中にも排泄されるので，24時間蓄尿中のC-ペプチドも「内因性インスリン分泌能」の評価に利用できます。
- 空腹時血中C-ペプチド値と24時間尿中C-ペプチド排泄量はインスリン分泌能の指標となります。下記に示す検査数値はインスリン依存状態の判定に用いられます。

【インスリン依存状態の判定】
＊空腹時血中C-ペプチド：0.5ng/mL以下
＊24時間尿中C-ペプチド排泄量：20μg/日以下

8 1型糖尿病をみる検査
抗GAD抗体

> 抗GAD抗体はインスリンをつくる膵細胞に対する自己抗体です。抗GAD抗体が陽性の場合，1型糖尿病の可能性が高くなります。1型糖尿病は2型糖尿病とは本質的に異なる疾患です。

検体の取扱い	・血清
検査の目的	・1型糖尿病の発症予知および新規患者の診断
参考基準値	・1.5 (U/mL) 未満 [RIA法]
検査値を読む際の注意点	・長期にわたる1型糖尿病患者では膵島関連自己抗体が消失し，抗体が検出できない場合でも1型糖尿病を否定できないことがある。 ・抗GAD抗体が陰性または陽性でも抗体価が低い場合には，臨床的に1型糖尿病の特徴に欠けるため，抗IA-2抗体との組み合わせ検査が必要となる。 ・30歳以上で発症する1型糖尿病では抗GAD抗体が陽性となるのはまれである。
異常値を示す主な疾患・病態	[高　値] ・1型糖尿病，緩徐進行1型糖尿病 (SPIDDM)，側頭葉てんかん [低　値] ・臨床的意義を認めない

- 1型糖尿病のうち，自己免疫機序による発症例では自己抗体が血中に出現します。代表的な自己抗体は，抗GAD抗体が知られています。この自己抗体に対する対応抗原は，GAD（グルタミン酸脱炭酸酵素）であることが明らかにされています。GADは，グルタミン酸からGABA（γ-アミノ酪酸，抑制性神経伝達物質）の産生を促す酵素です。

- 抗GAD抗体の検査は，すでに糖尿病と確定された患者に対し行われ，陽性の場合には1型糖尿病を示唆する根拠となります。発症時の60〜80％に認められます。2型糖尿病と診断された患者のうち，抗GAD抗体が陽性と判定されると，SPIDDMの可能性があり，インスリン治療が検討されます。抗GAD抗体は予後のマーカーとしても重要な検査です。予後とは，今後の病状についての医学的な見通しのことです。治療を行った後に，病状がどのような経過をたどるのかを予測し，見通しを立てるときに使われます。

- 劇症1型糖尿病は糖尿病の症状が出はじめたのち，膵β細胞が傷害され急激に発症します。劇症型の多くは，膵島関連自己抗体の存在が明らかでありません（自己抗体が陽性であっても抗体価が低い）。劇症1型糖尿病は極度のインスリン欠乏を呈し，インスリン拮抗ホルモン（アドレナリンなど）の増加による高血糖（≧300mg/dL）のほか，高ケトン血症になって糖尿病性ケトアシドーシスを呈することがあります。

- 緩徐進行1型糖尿病（SPIDDM：slowly progressive insulin-dependent DM）は，発症時はインスリン非依存状態（経口血糖降下薬で血糖コントロールが可能）ですが，数年かけてゆっくりとインスリン分泌能が低下してインスリン依存状態に移行します。臨床的には2型糖尿病の特徴を有しますが，抗GAD抗体（自己抗体の一種）が検出されます。

9 1型糖尿病をみる検査
抗IA-2抗体

抗IA-2抗体は，1型糖尿病の発症時および罹病期間の短い小児患者で高率に検出される自己抗体です。抗GAD抗体との間に相関関係がなく，両者の自己抗体を同時に測定すると，1型糖尿病の診断に自己抗体の有用性が高まります。

検体の取扱い	・血清
検査の目的	・1型糖尿病の発症予知および新規患者の診断
参考基準値	・0.4 (U/mL) 未満 [RIA法]
検査値を読む際の注意点	・抗IA-2抗体，抗GAD抗体がともに陰性の場合，2型糖尿病を前提に検索する。
異常値を示す主な疾患・病態	[高 値] ・1型糖尿病 (30歳未満) [低 値] ・臨床的意義を認めない。

- 1型糖尿病の際に認められるもう1つの自己抗体に抗IA-2抗体があります。この自己抗体に対する抗原は膵β細胞の膜蛋白とされています。抗IA-2抗体検査はすでに糖尿病の診断が確定し，かつ抗GAD抗体検査の結果，陰性が確定された30歳未満の患者に対し，1型糖尿病の診断を目的として行われます。この自己抗体は小児期の1型糖尿病で高率に検出されますが，30歳以上の患者では陽性になることはまれです。
- 前項の抗GAD抗体との相関性が低いため，両者を比較するとそれぞれ個別の情報が得られます。抗IA-2抗体は10歳以下の若年性1型糖尿病の診断に有用とされます。また，SPIDDMでは抗GAD抗体に比べ，抗IA-2抗体の陽性率はきわめて低いことがわかっています。

----- *Column* ----- 妊娠糖尿病の診断基準 -----

- 妊娠糖尿病の診断基準は，空腹時血糖値と糖負荷試験の結果から判定します。妊娠糖尿病の危険因子には，尿糖陽性，糖尿病の家族歴，肥満，過度の体重増加，巨大児出産の既往および加齢などがあります。特に肥満，糖尿病の家族歴のある人，高齢，巨大児出産既往のある人などはハイリスクですので必ず検査を受けることが大切です。
- 妊娠糖尿病は下表に基づいて診断します。

表 妊娠糖尿病の定義と診断基準

定 義	妊娠中に初めて発見または発症した糖尿病に至っていない糖代謝異常。
診断基準	75g OGTTにおいて下記基準の1点以上を満たした場合に診断する。 　空腹時血糖値 ≧ 92 mg/dL (5.1 mmol/L) 　1時間値　　 ≧ 180 mg/dL (10.0 mmol/L) 　2時間値　　 ≧ 153 mg/dL (8.5 mmol/L)

(出典：日本糖尿病学会編・著. 糖尿病治療ガイド2016-2017, p94, 文光堂, 2016.)

知って得!深読み インスリン抵抗性/境界型の判定をどう読むか

■インスリン抵抗性

- インスリン抵抗性とは,インスリンの標的となる骨格筋などの細胞において,インスリンが効きにくい状態にあることを意味します。すなわち,血中のインスリン濃度に見合ったインスリン作用が得られない状態であり,その原因としてインスリン拮抗物質の存在,インスリン受容体数の減少,受容体を介してインスリンによる細胞内への情報伝達の低下などが考えられています。

- 糖尿病患者では過栄養,肥満,運動不足などの環境因子を背景に,脂肪組織や骨格筋,肝臓などに糖質や脂質が蓄積されていることが多く,脂肪細胞は肥大化(大型脂肪細胞)しています。大型脂肪細胞はエネルギー過剰となって,内臓脂肪が蓄積して生成された肥大化した脂肪細胞です。従来,脂肪細胞はエネルギーの貯蔵庫とされていましたが,近年はさまざまな生理活性物質を放出する内分泌器官と考えられています。脂肪組織から産生・分泌される生理活性物質をアジポサイトカインといい,善玉アジポサイトカインと悪玉アジポサイトカインがあります(図)。

- 大型脂肪細胞からは,インスリン抵抗性を増大させるTNF-α(腫瘍壊死因子-α),レジスチン,遊離脂肪酸(FFA)などの悪玉アジポサイトカインが分泌され,これらがインスリンシグナル伝達の一連の反応を阻害することにより,ブドウ糖の取り込みを妨害して高血糖を呈します。

- 肥大化から免れた通常の脂肪細胞(小型脂肪細胞)からは,インスリン感受性ホルモン(アジポネクチン)が分泌され,これらは動脈硬化や糖尿病を防ぐ善玉物質です。肥満を改善し内臓脂肪を減らすと,小型脂肪細胞からのアジポネクチンの分泌が正常化されます。アジポネクチンは脂肪細胞から分泌される抗糖尿病因子です。

- インスリン抵抗性の指標として,HOMA-IRがあります。HOMA-IRは早朝空腹時の血中インスリン値と血糖値から計算します。空腹時血糖値が130～140mg/dL程度までであれば,下記の式を用いてインスリン抵抗性を正しく評価できます。

$$\text{HOMA-IR} = \frac{\text{空腹時血糖値(mg/dL)} \times \text{空腹時インスリン値}(\mu \text{U/mL})}{405}$$

【HOMA-IRによる判定】(インスリン治療中の患者には用いない)
* 1.6以下:正常(基準範囲)
* 2.5以上:インスリン抵抗性あり(数値が高いほどインスリン抵抗性が強い)
* 1.6～2.5:インスリン抵抗性の疑い

この数値が高いほどインスリンが効きにくく,糖尿病だけでなく心筋梗塞や脳梗塞が起きやすくなります。

■境界型と判定された場合の解釈

- 境界型は糖尿病に準ずる状態ですが,糖尿病を発症する頻度は正常型と比較しはるかに高く,糖尿病に進展する途中経過と考えられます。血糖値が糖尿病型を示さないため,糖尿病と診断されることはありませんが,正常型にも属さないタイプといえます。インスリン分泌の低下やインスリン抵抗性がみられるため,血糖コントロールは不十分な状態が続きます。境界型では日常生活における飲酒,肥満,喫煙,運動不足などの生活習慣の見直しが必要となります。

- 境界型の鑑別には,肥満度や体重歴,生活習慣などを問診し,HOMA-IRの式からインスリン抵抗性の程度を知ることが大切です。

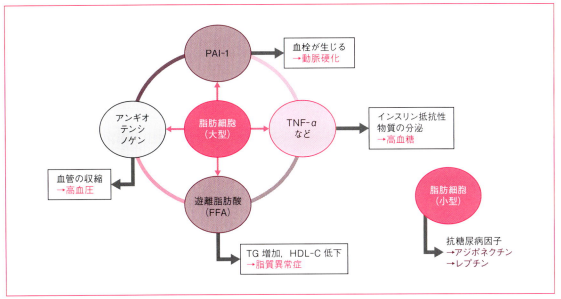

図　脂肪細胞からの多彩な生理活性物質の放出
エネルギー過剰による内臓脂肪の蓄積により，脂肪細胞は肥大化して「大型脂肪細胞」となり，多彩な生理活性物質を分泌する内分泌器官としてはたらく．インスリン抵抗性を増大させるTNF-αやPAI-1，遊離脂肪酸などが分泌され，高血糖や脂質異常症の原因となる．これらの悪玉物質は，インスリンが標的細胞の表面にあるインスリン受容体に結合すると，細胞内のさまざまな反応を阻害して糖の取り込みを妨害する．通常の小型脂肪細胞は，インスリン抵抗性を改善する"善玉"の生理活性物質アジポネクチンなどを分泌する．

- 境界型の分類は，日本の分類とWHOの分類があります（図1 ➡ 87頁参照）．
  WHOの分類は境界型をさらにIFG（空腹時血糖異常）とIGT（耐糖能異常）とに分類しています．この耐糖能とは，ブドウ糖が肝臓や筋肉などにグリコゲンとして蓄えることにより，血糖値を下げて血中のブドウ糖濃度が常に一定範囲に保たれることをいい，ブドウ糖の処理能力の指標です．したがって，耐糖能異常はWHO分類によるIGT（impaired glucose tolerance）に相当します．WHOの糖尿病診断基準に取り入れられたIFG，IGTの各群に含まれる判定区分を下記に示します．
  　IFG：空腹時血糖値110〜125 mg/dL，75 g OGTT（2時間値）140 mg/dL未満の群
  　IGT：空腹時血糖値126 mg/dL未満，75 g OGTT（2時間値）140〜199 mg/dLの群
- 境界型には，正常型から境界型へ悪化していく発症過程の人や，糖尿病型から境界型へ移る改善過程の人が混在しています．境界型を示す人では，インスリン分泌障害の場合とインスリンに対する細胞の感受性の低下（インスリン抵抗性の増大）を主とするものがあり，後者はたいていメタボリックシンドローム（内臓脂肪症候群，Mets）をともないます．

知って得! 深読み 糖尿病と歯周病

■ **歯周病とは**

- 糖尿病合併症のうち，最近注目されている歯周病との関連について述べます。歯を支える組織には，歯肉（歯ぐきという），歯根膜，セメント質，歯槽骨があります。これらを歯周組織といいます。歯周組織が細菌感染し，慢性的な炎症と破壊が進行した状態を歯周病といいます。歯周病は歯の表面に付着したプラーク（歯垢）内に潜む細菌群による感染が主要な原因です。

- 歯周病は，う蝕（虫歯）と並ぶ歯科の二大疾患です。成人が歯を失う主要な原因になっています。歯周病は，炎症が歯肉に限局した歯肉炎（図1）と，炎症がセメント質，歯根膜，および歯槽骨にまで波及し，歯を支えている歯槽骨が破壊されて生じる歯周炎（図2）に分類されます。歯肉炎では歯肉の状態は赤みを帯び，腫れて膨らみ，触ると痛くないのに出血することがあります。歯肉炎を治療せず放置すると，歯周炎に進展します。歯周炎では，歯周ポケット（歯と歯肉の深いすきま）が形成され，歯が長くみえる（歯肉退縮という）ようになります。歯はグラグラし，口臭が強くなって膿が出ることがあります。わが国では中高年者における歯周病の所見を有する者の割合は80％を超えるといわれています。

■ **歯周病の危険因子**

- 歯周病の危険因子（リスクファクター）は3つのグループに分類されます。リスクファクターとは，歯周病発症の危険性を高める複数の要因のことであり，細菌因子，宿主因子，環境因子から成り立ちます。

- 細菌因子（プラーク内）：歯周病発症の最大のリスクファクターです。歯周病の原因となる歯周病原細菌は多数知られていますが，主なものはグラム陰性嫌気性菌の *Porphyromonas gingivalis*, *Tannerella forsythensis* などや，スピロヘータの *Treponema denticola* です。*T. denticola* は，歯周病により歯周ポケットが深くなると，いっそう増菌・増殖してきます。歯周病を予防および治療するには主たる原因であるプラークの除去が重要です。

- 宿主因子：個々の患者が持つ歯周病の危険因子を宿主因子といいます。糖尿病，骨粗鬆症，肥満，加齢，遺伝要因などがあります。さらに，噛み合わせや歯並びがよくないことなどが挙げられます。

- 環境因子：歯周病を発症しやすくする生活習慣を環境因子といいます。後天的リスクファクターともいわれ，喫煙，ストレス，栄養状態などが含まれます。

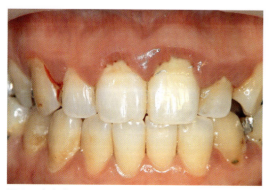

図1 歯肉炎
歯肉に発赤，腫脹，出血などの炎症所見がみられるが，歯槽骨は破壊されていないため，歯肉退縮はみられない。

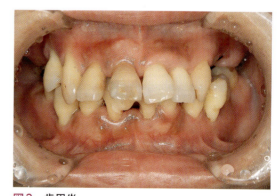

図2 歯周炎
歯肉炎が進行すると，歯槽骨の破壊にともなって歯肉退縮，歯の動揺，歯並びの悪化が生じ，最終的には抜歯にいたる。

■糖尿病と歯周病

- 歯周炎のようにグラム陰性嫌気性菌による慢性炎症状態では，嫌気性細菌由来の内毒素が分泌されます。この内毒素の主要な成分はリポポリサッカライド（LPS）です。LPSはマクロファージからTNF-αを誘発，産生させる最も強力な因子であり，歯周炎からのTNF-αの分泌がインスリンのはたらきを阻害し，インスリン抵抗性（➡106頁）が亢進して糖尿病を悪化させます。

- 歯周病では数種類の歯周病原細菌が集まってプラーク内に共生しています。免疫細胞がこれらに攻撃をかけても十分に排除されることはありません。歯周病原細菌は単に口のなかにとどまらず，血液を介して全身に運ばれます。糖尿病やがん，高齢者など免疫機能が低下している人では重症感染症に陥ることがあります。

- 口腔内感染症の歯周病は，全身のさまざまな疾患に影響を及ぼすことが次第に明らかにされ，糖尿病をはじめ細菌性心内膜炎（BE）や心血管系疾患（CVD：cardio vascular disease），脳血管障害（CVD：cerebral vascular disease），慢性腎臓病（CKD），誤嚥性肺炎，メタボリックシンドローム（内臓脂肪症候群）および早産・低体重児出産などが歯周病と何らかの関係があるものと考えられています。これらの疾患の発症には，炎症のみられる歯周組織から炎症性サイトカイン（おもにTNF-α，インターロイキン（IL）-1，IL-6など）が分泌され，血管を通じて全身に波及することにより，各疾患の発症に影響を及ぼしています。

- 糖尿病と歯周病の関係について，下記のステートメントが公表されています。

> ・糖尿病と歯周病は相互に負の影響を与える。
>   ※「負の影響」とは，両者が重なると相互に悪影響を与え，両者の病状が悪化する恐れがあるという意味。
> ・糖尿病患者は，健常者と比較して歯周病の有病率が高く，より重症化していることが多い。
> ・特に血糖コントロールが不良な患者ほど歯周病の重症度が高く，より進行するリスクが高い。

■糖尿病が歯周病に及ぼす影響

- 歯周病は，細小血管障害（神経障害，網膜症，腎症），大血管障害（虚血性心疾患，脳血管障害，閉塞性動脈硬化症）に次いで糖尿病の注目すべき6番目の合併症です。糖尿病の歯周病に及ぼす影響については，いくつかの考え方や推論があります。

- 糖分要求性の高い*Capnocytophaga*属細菌の増加：*Capnocytophaga*属はグラム陰性の通性嫌気性桿菌です。血中グルコースの上昇により増殖します。CO_2存在下で発育が促進され，口腔内から分離されます。

- 歯根膜線維芽細胞の機能障害：歯根膜のなかにはたくさんの線維芽細胞（コラーゲンをつくる細胞）やコラーゲン線維が含まれます。線維芽細胞はコラーゲンをつくる一方，形成されたコラーゲンを分解する作用もあり，これを歯根膜線維のリモデリングとよんでいます。コラーゲンの合成や歯根膜線維芽細胞の機能はブドウ糖濃度によって影響を受け，高血糖になるとコラーゲン合成や歯根膜線維芽細胞の機能が正常にはたらかなくなります。

- 最終糖化産物の関与：HbA1cやグリコアルブミンなどは，蛋白質の糖化反応により生成される物質です。これらを総称して最終糖化産物（または終末糖化産物，AGE：advanced glycation end products）といいます。AGEは血管内皮細胞を障害することにより，動脈の平滑筋細胞の増殖，血管壁や基底膜の肥厚をもたらし，細小血管が詰まったりします。AGEは酸化ストレス（➡119頁），炎

症反応の惹起(問題などを引き起こすという意味)にも関与します。AGEは高血糖を記憶する化学物質です。過去にどれくらいの高血糖に，どの程度の期間高血糖にさらされたか(暴露される)，その後の糖尿病血管合併症の進展を左右するという概念に用いられます。高血糖が記憶されないように，可能な限り早期から治療を行って血管障害などの抑制につなげていくと，糖化蛋白質(AGEやHbA1cなど)の血中濃度の上昇を抑えることができます。

- 唾液分泌量の低下：糖尿病では口腔乾燥が起こり，唾液分泌量の減少や唾液成分の変化により口腔内の環境が悪化します。
- マクロファージの機能異常：病巣の細菌に対して，好中球やマクロファージが攻撃を仕掛けますが，歯周病原細菌の数があまりに多いと，マクロファージからIL-1，TNF-α，プロスタグランジンE2などのサイトカインや炎症性メディエーターなどが分泌されます。これらのメディエーターは炎症の促進，破骨細胞(➡138頁)の活性化などの作用があり，骨や結合組織を破壊します。

(資料提供：明海大学歯学部口腔生物再生医工学講座)

第8章

脂質異常症検査

- **動脈硬化**は，心臓，脳，下肢など，栄養や酸素を送る動脈の血管壁が老化して硬くなり，血管の内側に脂肪が沈着して血液が詰まりやすくなる状態をいいます。
- 動脈硬化が原因となって発症する疾患は動脈硬化性疾患とよばれ，主な疾患名には心筋梗塞，狭心症，脳卒中（脳梗塞，脳血栓），末梢動脈疾患，大動脈瘤，大動脈解離などが知られています。動脈硬化の好発部位は，冠動脈，大動脈，頚動脈，上下肢動脈，脳血管などです。
- 動脈硬化になる原因はさまざまです。最も恐ろしい原因は**脂質異常症**です。ほかに高血圧，糖尿病，喫煙，慢性腎臓病（CKD），冠動脈疾患の家族歴，動脈硬化性疾患の既往，加齢などがあり，これらを**危険因子**とよびます。
- 動脈硬化発症の最大の危険因子は脂質異常症ですが，このなかでもLDL-コレステロール（LDL-C）は**悪玉コレステロール**とよばれ，血管壁に粥上の脂肪のかたまり（**プラーク**）をつくり，血栓ができると，詰まったり，破裂したりします。
- 脂質異常症は遺伝的要因が原因となって発症する頻度が比較的高く，**家族性高コレステロール血症**（FH）をはじめ，**家族性複合型高脂血症**，**家族性Ⅲ型高脂血症**，**家族性LPL**（リポプロテインリパーゼ）**欠損症**，**家族性高トリグリセリド血症**などの原発性疾患が知られています。ほかに，**続発性高脂血症**の原因として，甲状腺機能低下症，ネフローゼ症候群，原発性胆汁性肝硬変，閉塞性黄疸，飲酒，肥満，クッシング症候群，SLE，糖尿病など多くの疾患が知られています。利尿薬，β遮断薬，コルチコステロイド，経口避妊薬などの薬剤も続発性高脂血症の原因とされます。

〈脂質異常症の診断基準〉

- 脂質異常症を診断するには，空腹時採血による静脈血を用います。空腹時とは，10〜12時間以上の絶食後とされ，前日の飲酒は禁止されています。
- 検査項目は，直接測定される総コレステロール（TC），トリグリセリド（TG），HDL-コレステロール（HDL-C）のほか，**Friedewaldの式**からLDL-Cを算出します。やむを得ず，食後に採血する場合と，トリグリセリド≧400 mg/dLの場合には，non HDL-C（➡ 115頁）を用います。
- 脂質異常症の診断基準は，動脈硬化を促進させるLDL-Cを中心に設定されています（**表**）。

表　脂質異常症の診断基準

	スクリーニングのための診断基準（空腹時採血）	
LDLコレステロール（LDL-C）	140 mg/dL以上	高LDL-C血症
	120〜139 mg/dL	境界域高LDL-C血症
HDLコレステロール（HDL-C）	40 mg/dL未満	低HDL-C血症
トリグリセリド（TG）	150 mg/dL以上	高TG血症

・診断基準値はリスクの高い患者の選別が目的であり，治療開始を意味するものではない。

総コレステロール (TC)

体内には100〜150gのコレステロールが含まれています。80％は肝臓中心に合成され，残りは食物から摂取されます。細胞膜の構成成分であるほか，性ホルモン，副腎皮質ステロイドの生合成および胆汁の成分などとして不可欠な生体内成分です。

検体の取扱い	・血清（4℃，1週間以内）
検査の目的	・動脈硬化性疾患のリスク評価
参考基準値	・120〜220 (mg/dL) [酵素法] **[高コレステロール血症]** ・220 (mg/dL) 以上 [酵素法]
検査値を読む際の注意点	・加齢によって上昇し，50〜60歳代で最大値となる。 ・妊婦は妊娠後期に最大値を示し，分娩後は戻る。 ・季節的変動があり，冬季に高くなる傾向がある。 ・普段から動物性脂肪を好む人は高くなる傾向がある。
異常値を示す主な疾患・病態	**[高　値]** ・原発性：家族性高コレステロール血症，家族性複合型高脂血症 ・続発性：肥満症，糖尿病，脂肪肝，原発性胆汁性肝硬変，閉塞性黄疸，ネフローゼ症候群，甲状腺機能低下症，クッシング症候群，妊娠（後期）など **[低　値]** ・原発性：無β-リポ蛋白血症，家族性低β-リポ蛋白血症，LCAT欠損症，Tangier病 ・続発性：甲状腺機能亢進症，重症肝障害（劇症肝炎，肝硬変），悪液質，アジソン病など
薬剤による検査値への影響	**[高　値]** ・副腎皮質ステロイド薬，経口避妊薬，β遮断薬，チアジド系利尿薬，アルコール，抗真菌薬（イミダゾール系）

- コレステロール (ch) は，細胞膜などを構成する脂質成分であり，カイロミクロンやVLDL，IDL，LDL，HDLなどのリポ蛋白に含まれるchの総和です。肝臓や脊髄，脳などの神経組織に広く分布しているほか，ステロイド化合物の合成原料であり，脂溶性ビタミンの代謝，胆汁酸の産生，性ホルモンの合成など生命維持に不可欠な物質です。

- 高コレステロール血症は虚血性心疾患の危険因子として確立されています。虚血性心疾患は心臓病における最も死亡率の高い疾患です。高コレステロール血症となる主な疾患は，原発性のものに家族性高コレステロール血症 (FH)，家族性複合型高脂血症が知られています。原発性高脂血症を代表する家族性高コレステロール血症は，常染色体優性遺伝形式の疾患です。臨床的にヘテロ接合型とホモ接合型に分類され，ホモ接合型は末梢組織や肝臓での細胞膜上のLDL受容体が欠損しています。そのため，LDL-コレステロール (LDL-C) が細胞内に取り込まれなくなり，高コレステロール血症となります。一方，続発性高脂血症はネフローゼ症候群，甲状腺機能低下症，閉塞性黄疸（胆汁うっ滞症），糖尿病，副腎皮質機能亢進症，肥満，アルコール中毒，脂肪肝など多彩であり，高コレステロール血症や高トリグリセリド血症を合併します。

- 総コレステロール (TC) 値は，基準値以下でもLDL-C値またはHDL-C値が高いために総コレステロール値が高くなり，正確にリスクを判断することができないため，脂質異常症の診断基準に含まれません。

2 HDL-コレステロール (HDL-C)

HDL-Cは，高密度リポ蛋白（HDL）の内部に含まれるコレステロールのことで，善玉コレステロールともよばれます。HDL-Cの値が基準値を超えていると，動脈硬化の発症リスクが低下することが明らかにされています。

検体の取扱い	・血清（遠心分離後の血清は直ちに測定を終える） ・クエン酸Na，NaF-EDTA2Naによる血漿検体では血清より低値を示す。
検査の目的	・脂質代謝のスクリーニングおよび冠動脈疾患の発症予防
参考基準値	スクリーニングのための診断基準 ・40 (mg/dL) 未満（低HDLコレステロール血症）[直接法]
検査値を 読む際の注意点	・成人では女性＞男性であり，年齢とともに低下する。 ・喫煙により低下傾向を示す。 ・妊娠時には高値となる。 ・アルコール，喫煙の有無，運動，食習慣など日常生活に連動して変動する。
異常値を示す 主な疾患・病態	[高　値] ・一次性（子どもの時から）：家族性高αリポ蛋白血症，CETP欠損症 ・二次性（獲得性）：原発性胆汁性肝硬変，胆汁うっ滞（初期），慢性閉塞性肺疾患（肺気腫） [低　値] ・一次性：LCAT欠損症，Tangier病，アポ蛋白A-Ⅰ欠損症 ・二次性：肥満，1型糖尿病，高中性脂肪血症，重症肝障害（肝硬変など），脳梗塞，冠状動脈硬化症，慢性腎不全，喫煙，運動不足，高糖質食
薬剤による 検査値への影響	[高　値] ・フィブラート系薬剤，ニコチン酸，HMG-CoA還元酵素阻害薬，エストロゲン，インスリン [低　値] ・プロブコール，チアジド系利尿薬，β遮断薬（ベタキソロール），アンドロゲン，プロゲステロン，経口血糖降下薬

- 食事からの摂取，肝臓で合成された脂肪成分は，水分の多い血液とはなじまないため，その周囲をアポ蛋白とよばれる蛋白質に包まれて血中を循環します。この脂質とアポ蛋白が結合したものをリポ蛋白（➡120頁）といいます。
- リポ蛋白を超高速で遠心分離すると，密度の違いから脂質成分を分類することができます。HDL（high density lipoprotein）はリポ蛋白のうち，最も小さい粒子ですが，脂質成分の周りを囲むアポ蛋白が多いため高比重リポ蛋白とよばれます。
- HDL-コレステロール（HDL-C）は総コレステロールのうち，HDL内に含まれるコレステロール成分のことです。HDLは，末梢組織への脂質蓄積を促進する低比重リポ蛋白群とは明らかに異なるはたらきをもつリポ蛋白です。
- HDL-Cの異常低値は，背景に遺伝性代謝異常の可能性が高く，アポ蛋白A-Ⅰ欠損症やLCAT欠損症，Tangier病などが知られています。一方，HDL-C値が異常に高値となる疾患は，多くの場合CETP欠損症（ホモ接合体）です。日常生活の面では運動不足，喫煙，肥満などでHDL-Cが低値となることが明らかにされています。

3 LDL-コレステロール (LDL-C)

> LDL-Cはコレステロールを最も多く含むリポ蛋白です。血中のLDL-Cが増えると冠動脈疾患の発症率が上昇します。LDL-Cは脂質異常症の診断基準値として用いられます。

検体の取扱い	・血清（遠心分離後の血清は直ちに測定を終える）
検査の目的	・冠動脈疾患の発生予防および再発予防
参考基準値	スクリーニングのための診断基準 ・140 (mg/dL) 以上（高LDLコレステロール血症）〔Friedewaldの式から算出〕 ・129〜139 (mg/dL)（境界域LDLコレステロール血症）
検査値を読む際の注意点	・成人では加齢とともに上昇傾向を示し男性＞女性であるが，女性では閉経後を境に急上昇し，女性＞男性となる。
異常値を示す主な疾患・病態	[高　値] ・家族性高コレステロール血症，家族性複合型高脂血症，家族性Ⅲ型高脂血症 [低　値] ・甲状腺機能亢進症，重症肝障害（肝硬変など）
薬剤による検査値への影響	[高　値] ・副腎皮質ステロイド薬，経口避妊薬，β遮断薬，チアジド系利尿薬，アルコール

- 低比重リポ蛋白（LDL：low density lipoprotein）の内部に含まれるコレステロールをLDL-コレステロール（LDL-C）とよび，LDLを取り囲むアポ蛋白の大部分はB-100です。LDL-Cは，アポ蛋白B-100と結合する末梢組織のLDL受容体を通って細胞内に取り込まれ，コレステロールの供給源として重要です。
- LDL-Cは冠動脈疾患と密接に関連しており，LDL-Cの増加は冠動脈疾患の危険因子です。冠動脈疾患の予防的な面からの一次予防と，再発防止の面からみた二次予防では，ともにLDL-Cの低下が冠動脈疾患の発生予防に大きく貢献します。
- リポ蛋白の比重による分類では，LDLは1.006〜1.063の分画に相当します。LDL-Cの標準的な測定法は超遠心法です。しかし，特殊な装置を必要とするため日常検査では用いられず，Friedewaldの式から換算されます。この式は，VLDL中のコレステロール量がトリグリセリド（TG）の20％に相当することから考案された便利な計算式です。Friedewaldの式はTGが400mg/dL未満に限って適用されます。
- LDL-Cの測定法は，Friedewaldの式から算出する方法と，わが国で開発された直接法があります。

Column　LDL-C直接測定法/Friedewaldの式

- いずれもLDL-コレステロール（LDL-C）値を測定するための手法です。わが国では，LDL-Cは汎用自動分析装置を用いて短時間で大量に直接測定する方法（直接測定法またはホモジニアス法）が普及しています。
- 直接法は界面活性剤や酵素を用いてLDL以外のカイロミクロン（CM），HDL，VLDLなどのリポ蛋白中のコレステロールを先に酵素と反応させ，次いで，目的とするリポ蛋白（LDL）に成分の異なる界面活性剤を加えてその構造を変性させ，LDL中のコレステロールを反応系に導き出し，試薬と直接反応させて測定します。
- 直接法によるLDL-C測定用試薬は，一部のメーカーにおいて，キット間の不一致や，高脂血症の検体を測定する際，正確性に欠けるなどの問題点が報告されたため，LDL-Cの測定は直接法に替わりFriedewaldの式による計算法が推奨されるようになりました（図）。
- Friedewaldの式は，直接法に代わって計算式によってLDL-C値を算出する方法です。
  　計算式は　TC値 − HDL-C − TG/5より　LDL-C値（空腹時採血）を求めます。
  　ただし，Friedewaldの式ではトリグリセリド（TG）が400mg/dL以上ではLDL-Cの測定値はやや不正確となります。TG/5で得られるVLDLコレステロールの値が大きくなり，LDL-Cが実際の値より低くなるからです。
- 空腹時採血ができない場合や，空腹時のTGが400mg/dLを超える場合には，LDL-Cの代わりにnon HDL-Cを用いて評価します。non HDL-CはLDLやVLDL，レムナントなど動脈硬化の原因となるリポ蛋白を総括したコレステロール値です。non HDL-CとFriedewaldの式との関係を図に示します。
- non HDL-CはLDL-Cの管理目標値＋30mg/dL未満が目標です。LDL-Cに加えられる30mg/dLは，VLDLに含まれるコレステロールに相当します。non HDL-CはTGが400mg/dL以上または食後採血の場合に適用され，LDL-C単独の検査より動脈硬化性疾患の発症予測を正確に反映するといわれます。

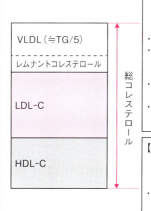

【Friedewaldの式（F式）】
　LDL-C ＝ TC − HDL-C − TG/5
　（TG＜400mg/dLの場合）

- 多くの疫学研究ではこの式によるLDL-C値が用いられる。
- F式による算定の根拠は，血清中のTGのほとんどがVLDLに存在し，そのコレステロール：TG比がほぼ1：5であることに基づく。つまりTG/5はVLDL中のコレステロールに相当する。
- 食後や空腹時TGが400mg/dLを超えるときはVLDL-Cが過剰に多く見積もられ，実際のLDL-Cの値より低く算出される。
- 中等度以上の高TG血症（≧400mg/dL）や食後採血ではnon HDL-Cを用いることが推奨される。

【non HDL-C】
　non HDL-C（TC−HDL-C）
　　＝LDL-C ＋ 30mg/dL
　（TG＞400mg/dLの場合）

- 空腹時採血が行えない場合，空腹時のTGが400mg/dL以上でFriedewaldの式が使えない場合，LDL-Cの代わりにnon HDL-Cを用いることが推奨される。
- non HDL-Cの管理目標値は，LDL-Cの管理目標値に30mg/dLを加える。

図　Friedewaldの式/non HDL-C

4 トリグリセリド (TG，中性脂肪)

TGは食物中に含まれる脂質の大部分を占めます。TGは活動エネルギーの重要な供給物質ですが，TG値が150 mg/dL以上の高トリグリセリド血症では冠動脈疾患の発症が増します。

検体の取扱い	・血清 ・12～14時間絶食の早朝空腹時に採血する。食後のカイロミクロンの上昇により，TG値は食後2時間で最大となり，食後6時間くらいまで高値が続く。 ・TGは，血中中のリポ蛋白リパーゼ (LPL) の作用を受けて分解される。そのため，[遊離グリセロール消去法] を用いて測定する場合は低値となるので，血清分離後の放置時間はなるべく短くする。
検査の目的	・心血管イベントの予測能の評価
参考基準値	スクリーニングのための診断基準 ・150 (mg/dL) 以上 (高トリグリセリド血症) [酵素法]
検査値を読む際の注意点	・成人では男性＞女性であるが，年齢とともに増加する (高齢者では下降する)。 ・持続的な飲酒者では上昇することがある。 ・食事や精神的ストレスでTG値は変動するため，日内変動を観察するのは難しい。
異常値を示す主な疾患・病態	[高 値] 一次性：特発性高カイロミクロン血症，LPL欠損症，HTGL欠損症，LCAT欠損症 二次性：糖尿病，甲状腺機能低下症，急性膵炎，ネフローゼ症候群，閉塞性黄疸，クッシング症候群，内臓脂肪型肥満，高脂肪食，アルコール過剰摂取，自己免疫疾患 [低 値] 一次性：無β-リポ蛋白血症，低β-リポ蛋白血症 (アポB遺伝子変異) 二次性：肝硬変，慢性肝炎，甲状腺機能亢進症，アジソン病，悪液質
薬剤による検査値への影響	[高 値] ・チアジド系利尿薬，β遮断薬 (メトプロロール，ベタキソロール)，経口避妊薬，ステロイド，テストステロン，抗真菌薬 (イミダゾール系) [低 値] ・ヘパリン投与

- トリグリセリド (TG：triglyceride，中性脂肪，トリグリセライド) は，グリセロールに3分子の脂肪酸が結合した構造をなし，食事として摂取される脂肪の大部分を占めます。健常人では，主にVLDL (超低比重リポ蛋白) に含まれるTGが測定対象となりますが，高TG血症では他のリポ蛋白中のTGも測定されます。
- TGはVLDLとLDL (低比重リポ蛋白) により体内の各組織に運ばれます。高TG血症の多くは，中間型リポ蛋白 (IDL) やレムナント様リポ蛋白コレステロール (RLP-C) などが増加する高レムナント血症であり，さらにsmall dense LDLが増加していることもあり，高TG血症が冠動脈疾患の独立した危険因子とされています。
- 著明な高TG血症を特徴とする家族性リポ蛋白リパーゼ欠損症 (WHO表現型での病型Ⅰ) が知られています。本症はVLDLやカイロミクロン中のTGを水解するリポ蛋白リパーゼ (LPL) の遺伝的欠損により，著明な高カイロミクロン血症，高TG血症の病態を呈します。
- 高TG血症の原因となる主な薬物として，テストステロン (男性ホルモン)，経口避妊薬，β遮断薬などがあります。

5 マロンジアルデヒド修飾LDL（MDA-LDL）

アポB100の蛋白部分がマロンジアルデヒド（MDA）により修飾を受けて生じた生成物をマロンジアルデヒド修飾LDLといいます。冠動脈疾患既往歴のある糖尿病患者で、冠動脈疾患発症に関する予後予測などの診断補助に用いられます。

検体の取扱い	・血清（血漿は不可） ・採血後，15～25℃保存した場合は8時間以内に，2～8℃保存した場合は3日以内に測定すること。 ・検体を凍結保存する場合は，採血後8時間以内に保存操作を行うこと。
検査の目的	・冠動脈疾患既往歴のある糖尿病患者で，冠動脈疾患発症に関する予後予測の補助 ・糖尿病患者の経皮的冠動脈形成術治療時に，治療後の再狭窄に関する予後予測
参考基準値	〈45歳未満の男性，あるいは55歳未満の女性の場合〉 64±18（U/L）（平均±S.D，N＝134）[ELISA法] 〈45歳以上の男性，あるいは55歳以上の女性の場合〉 83±22（U/L）（平均±S.D，N＝122）[ELISA法] ※体外診断用医薬品：酸化LDLエライザ「第一」添付文書より
検査値を読む際の注意点	・冠動脈疾患既往歴のある糖尿病患者において，冠動脈疾患に関する予後予測のマーカーとして評価される。
異常値を示す主な疾患・病態	［高　値］ ・冠動脈疾患既往歴のある糖尿病患者のうち，予後不良の場合

- LDLはスーパーオキサイド，ヒドロキシラジカルなどのフリーラジカルの作用を常に受けており，LDL内の多価不飽和脂肪酸が標的となってマロンジアルデヒド（MDA）や酸化ホスファチジルコリンなどの有害な過酸化脂質を生成します。酸化変性したLDLは酸化LDLと総称され，血管内皮細胞傷害，血管壁内への単球の浸潤，泡沫細胞の形成など動脈硬化の進展に関与します。

- アポB100の蛋白部分がMDAにより修飾を受けて生じた生成物をマロンジアルデヒド修飾LDL（MDA-LDL）といい，酸化LDLの代表的な分子種の一つです。近年，酸化LDLは真の悪玉LDLとよばれています。

- 酸化変性したLDLの検査には，MDA-LDLのELISA法があります。血清中のMDA-LDL濃度を測定すると，冠動脈疾患（CAD）の既往歴を有する糖尿病患者では，将来の冠動脈イベント発症リスクの予後予測に役立つとされています。

- MDA-LDLの検査の保険診療上の取り扱いは，冠動脈疾患既往歴のある糖尿病患者で，冠動脈疾患発症に関する予後予測の補助の目的で測定する場合に3カ月に1回に限り算定できます。ただし，糖尿病患者の経皮的冠動脈形成術治療時に，治療後の再狭窄に関する予後予測の目的で測定する場合，上記と別に術前1回に限り算定が可能となります。

（協力：積水メディカル株式会社）

Column 脂質の酸化

- 生体は酸化還元反応の連続です。酸化還元酵素のはたらきにより生体エネルギーを産生し，生命が酸素を使ってエネルギーを獲得する過程では**活性酸素種**が大量に発生します。すなわち，好気呼吸においてミトコンドリア内膜上の電子伝達系において，種々の代謝酵素の作用で活性酸素種の**スーパーオキサイド**などが多量に発生します。スーパーオキサイドは酸素分子（O_2）に電子が1つ付加され「O_2^-・」となり，酸素分子よりも高い反応性を示し，分子内に不対電子をもつことから**フリーラジカル**とよばれます。
- 炎症や虚血性疾患などの場合，好中球など食細胞の機能が活発になり，細胞膜上のNADPH oxidaseが活性化され，食細胞は殺菌作用を発揮するために大量の活性酸素種（スーパーオキサイド，ヒドロキシラジカルなど）の発生源となります（図1）。活性酸素種を生成する外的因子として，放射線，紫外線，ディーゼル粒子，喫煙，薬剤，食品添加物，農薬・除草剤などが知られ，内因，外因により発生した活性酸素種は多くの病態・疾患の原因となっています。
- 活性酸素種の標的が明らかになっているものに細胞膜不飽和脂肪酸や，LDL中の多価不飽和脂肪酸に対する連鎖的な脂質への酸化反応が知られ，この反応過程での中間反応物として**アクロレイン**，**4-ヒドロキシノネナール（4-HNE）**，**マロンジアルデヒド**（MDA）などの反応性アルデヒドが生成されます。
- 脂質の酸化から生じる酸化ストレスは非特異的に進み，細胞の変性や機能低下，組織の変性や障害，DNAの損傷，遺伝子の突然変異，がん細胞の発生，老化などと関連しています。
- **酸化ストレス**は，活性酸素の産生と抗酸化反応とのバランスが崩れ，酸化に傾いている状態であり，喫煙と動脈硬化作用との間にも関与しているとされます（図2）。
- 酸化ストレスは，糖尿病，動脈硬化症，狭心症，がん，肝炎などの発症さらに老化との関連もあるとされる。
- リポ蛋白のLDL中のコレステロールは，酸化によりさまざまな**オキシステロール**を産生し，血清中には10数種のオキシステロールが検出されます。特に，血漿中にみられるオキシステロールの7β-ヒド

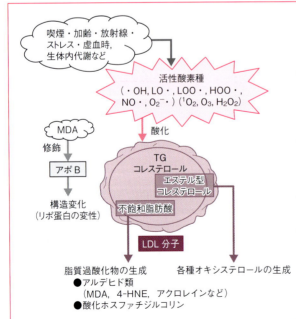

- LDL はアポB1分子と，コレステロール，リン脂質，トリグリセリド，脂肪酸などから構成されている。加齢やストレスなどが原因となって大量の活性酸素種が生成されると，リポ蛋白内の不飽和脂肪酸が過酸化され，脂肪酸の分解産物の各種アルデヒド類が生じる。
- アルデヒド類は，アポB蛋白質のリジン残基のアミノ酸に結合し，LDLを変性させて酸化LDLを生じる。コレステロールも酸化されて，7β-hydroxy-cholesterol, 24s-hydroxycholesterol など各種オキシステロールを生成する。
- アルデヒド類のなかで，多量かつ構造が明確なマロンジアルデヒド（MDA）により修飾を受けたLDLをMDA-LDLとよぶ。
- 酸化LDLは，LDLが酸化的変性を受けて生じる酸化脂質や，アポBが部分的に酸化を受けた物質からなる不均一な集合体である。動脈硬化巣でみられるマクロファージの泡沫化の進展に深く関与していると考えられている。

図1 活性酸素種の発生源

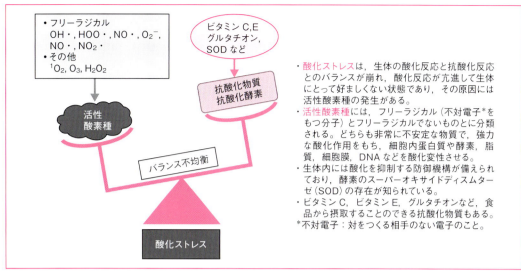

図2 活性酸素の産生と抗酸化システムのバランス

ロキシコレステロール（7β-OHC）は，冠動脈プラーク内にも存在しており，プラークの生成に影響を及ぼしていると考えられています。

- 生体内には活性酸素種からからだを防御するシステムが備えられています。活性酸素種の産生を未然に防いだり，フリーラジカルを捕捉して安定化を促したり，さらに細胞や組織の損傷を修復する抗酸化防御システムが存在します。たとえば，過剰に産生された活性酸素種（ROS：reactive oxygen species）に対しては，抗酸化酵素のスーパーオキサイドディスムターゼ（SOD：superoxide dismutase）が作用して過酸化水素に変換し，さらにカタラーゼの作用を受けて酸素と水とに分解し，ROSの過剰な産生を抑制しています。
- 食品による抗酸化物質にはビタミンCやEおよびコエンザイムQ10などが知られています。これらは活性酸素種の物質に電子や水素を与えて還元し，自らが酸化することによって組織の損傷や修復に寄与しているのです。アントシアニン，カテキン，イソフラボンなどのポリフェノール類，リコピン，β-カロチンなどのカロチノイド類なども抗酸化物質です。

知って得！深読み　電気泳動による脂質分画　表現型分類/原発性高脂血症の分類

■脂質異常症

- 脂質異常症は，他の基礎疾患が関与しない原発性（一次性）高脂血症と，糖尿病などほかの基礎疾患に起因して発症する続発性（二次性）高脂血症に分類されます。表1に示すように脂質異常症の表現型分類は，増加するリポ蛋白の分画から分類されます。日本人に多いとされるⅡa型はLDLが増加し，血清コレステロールが異常高値となります。代表的な疾患に家族性高コレステロール血症が知られています。リポ蛋白の増加状態による分類を，表現型分類といいます。

表現型分類		Ⅰ	Ⅱa	Ⅱb	Ⅲ	Ⅳ	Ⅴ
増加するリポ蛋白		CM	LDL	LDL,VLDL	IDL	VLDL	CM,VLDL
血清濃度	TC	→	↑～↑↑↑	↑～↑↑	↑↑	→または↑	↑
	TG	↑↑↑	→	↑↑	↑↑	↑↑	↑↑↑

TC：総コレステロール，TG：トリグリセリド，CM：カイロミクロン
↑：上昇，→：増加しない

■原発性高脂血症

- 原発性高脂血症は，病態や遺伝子異常に基づき分類されます。表2に示すように，原発性高脂血症の多くは酵素の欠損，受容体異常，アポ蛋白の異常などに起因する病態です。

1. 原発性高カイロミクロン血症
   ①家族性リポ蛋白リパーゼ（LPL）欠損症
   ②アポリポ蛋白C-Ⅱ欠損症
   ③原発性Ⅴ型高脂血症
   ④その他の原因不明の高カイロミクロン血症
2. 原発性高コレステロール血症
   ①家族性高コレステロール血症
   ②家族性複合型高脂血症
3. 内因性高トリグリセリド血症
   ①家族性Ⅳ型高脂血症
   ②特発性高トリグリセリド血症
4. 家族性Ⅲ型高脂血症
5. 原発性高HDLコレステロール血症

（厚生省特定疾患原発性高脂血症調査研究班）

■電気泳動法

- 電気泳動は溶液中に含まれる荷電物質が電場のもとで移動する現象であり，荷電物質には蛋白質，ペプチド，核酸（DNA，RNA）などがあります。荷電物質は，セルロースアセテート膜やゲルなどの支持体のなかを直流の電場の下で自身の持つ電荷と反対方向の電極へ向かっていきます。その際の移動距離は荷電量に比例し，分子ふるい効果のある支持体では小さい分子量のものは速く，分子量の大きいものは遅く移動します。
- 電気泳動による分析法から，蛋白質などの等電点や分子量の推定，リポ蛋白の質的異常などの情報を得ることができます。リポ蛋白の電気泳動による分析には，支持体の違うアガロースゲル電気泳動法とポリアクリルアミドゲル電気泳動法（PAGE）の二法が用いられています。

■アガロースゲル電気泳動法

- アガロースゲルは網目の孔（ポアサイズ）が大きいため，分子量の比較的大きい物質の分離に適しています。主な血清リポ蛋白は，陽極側から α 位，pre-β 位，β 位に分離され，およそ α 分画が HDL，pre-β 分画が VLDL，β 分画が LDL に相当します。超遠心法によるリポ蛋白の分画と，アガロースゲル電気泳動法による分画との比較を下表にまとめます。

超遠心法による分類	電気泳動法による分類
カイロミクロン (chylomicron)	カイロミクロン（原点～preβ位）
超低比重リポ蛋白 (VLDL)	preβ-リポ蛋白（preβ位）
中間比重リポ蛋白 (IDL)	broadβ-リポ蛋白（β～preβ位）
低比重リポ蛋白 (LDL)	β-リポ蛋白（β位）
高比重リポ蛋白 (HDL)	α-リポ蛋白（$α_1$位）

カイロミクロンおよびレムナントは塗布点（原点）からpre-β位に分離域があります。アガロースゲル電気泳動法による分析から，リポ蛋白の全体像を捉えることができます。

- アガロースゲル電気泳動法は，粒子の荷電状況によって分離するので，sd-LDLや酸化LDLなどの変性を受けたLDLは，通常のLDLより陽極側への移動度が大きくなります。アガロースゲル電気泳動法は，多数の同時検体の処理が可能ですが，レムナントの定量や変性LDLとレムナントの精密な分離は不可能とされ，異常分画やIDL分画の検出にはPAGE（後述）が用いられています。

〈病態解析する際の要点〉

① pre-β（VLDL）とβ（LDL）リポ蛋白部分が一つのブロード状のバンドを示す場合（ブロードβ），家族性Ⅲ型高脂血症が疑われる。

② 塗布原点からpre-β（VLDL）にかけてテーリング状のバンドを示す場合，カイロミクロンおよびレムナントの存在が疑われる。

③ pre-βとβの間に別のバンド（MidBand）がみられる場合，VLDLレムナント（IDL）やLp(a)（リポ蛋白）の存在が疑われる。

④ α-リポ蛋白の陰極側に濃いバンドがみられた場合，slow-αバンドの出現であり，原発性胆汁性肝硬変や胆汁うっ滞に特異的である。

⑤ α-リポ蛋白が高濃度の場合，高α-リポ蛋白血症（高HDL血症）であり，CETP（コレステロールエステル転送蛋白）やHTGL（肝性リパーゼ）の異常が疑われる。

⑥ α-リポ蛋白のバンド全体が陽極側に移動した場合は，遊離脂肪酸とα-リポ蛋白の結合が原因であり，遊離脂肪酸が高濃度に含まれていることが多い。

⑦ ビリルビンが高値で，βリポ蛋白（LDL）の陰極側に幅広いバンドを認める場合は，Lipo-Xが疑われる。Lipo-Xは肝内・肝外胆汁うっ滞をともなう肝疾患の多くの症例で血中に出現する。

- コレトリコンボは，アガロースゲルを支持体として，電気泳動法で血清中のリポ蛋白（HDL，VLDL，LDL，カイロミクロン）を分離し，各分画内のコレステロールとトリグリセリドを同時に定量することのできる体外診断用医薬品です（コレステロール分画は保険収載されている）。泳動後のアガロースゲルプレートをコレステロールおよびトリグリセリド試薬を用いて分別染色すると，各分画のコレ

ステロールとトリグリセリド比の情報を得ることができます。既知の総コレステロール，トリグリセリド測定値を代入して各分画の定量値を求めることができ，リポ蛋白の質的異常を検出し脂質異常症の診断の補助が可能となります。図1には健常者，図2にはⅡa型高脂血症，図3にはⅡb型高脂血症，図4には家族性Ⅲ型高脂血症，図5にはⅣ型高脂血症，図6にV型高脂血症のアガロースゲル電気泳動パターン図を示します。

● 基準範囲

コレステロール (定量値) (mg/dL)		トリグリセリド (定量値) (mg/dL)	
HDL分画	36.8〜 94.3	HDL分画	5.2〜23.1
VLDL分画	2.6〜 24.6	VLDL分画	11.6〜76.2
LDL分画	65.6〜154.9	LDL分画	17.2〜60.1

(出典：体外診断用医薬品・コレトリコンボ添付文書)

〈アガロースゲル電気泳動パターン〉

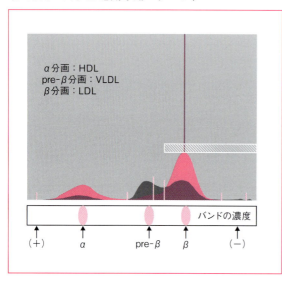

【波型の読み方】
・赤の波形がコレステロール分画，黒がTG分画を表す。
・白い帯状の部分はLDL-コレステロール (LDL-C) の治療目標レベルを示す。
・泳動パターンを解析するには，HDL，VLDL，LDL，CMの各分画濃度，Midbandの存在の確認，分画内でのコレステロールとTGの比などを重点的に読んでいくことが大切である。

図1　正常血清 (健常者)

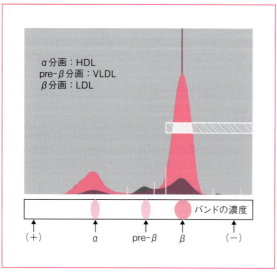

図2　Ⅱa型高脂血症
・LDL-Cの著明な増加を認める。
・代表的な疾患には，家族性高コレステロール血症がある。この疾患は，ヘテロ接合型とホモ接合型に鑑別される。ホモ接合型は細胞膜上のLDLレセプターの欠損であり，LDLが細胞内に取り込まれないため，高コレステロール血症を呈する。トリグリセリド (TG) はほぼ正常である。
・原発性疾患
　家族性高コレステロール血症
・続発性疾患
　甲状腺機能低下症，更年期障害

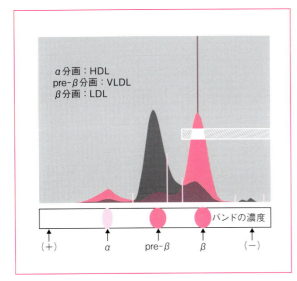

図3 Ⅱb型高脂血症
- LDL-CとVLDLの増加を認める。
- 代表的な疾患は，家族性複合型高脂血症（FCHL）であり，高コレステロール血症と高TG血症を認める。
- 本症は肝臓でのアポB100の合成亢進や遺伝子との関連が考えられている。
- 日本人の発症頻度は100人に1人といわれる。FCHLの成因は不明である。
- 低HDL-コレステロール血症，small dense LDL，高アポB血症を合併する。
- Ⅱa型とⅣ型の表現型も取り得る。
- 原発性疾患
  家族性複合型高脂血症（FCHL）
- 続発性疾患
  甲状腺機能低下症，ネフローゼ症候群，神経性食欲不振症，多発性骨髄腫，γ-グロブリン異常症など。

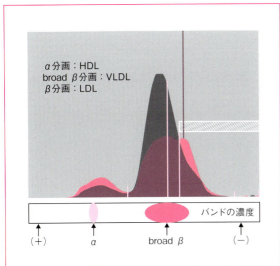

図4 家族性Ⅲ型高脂血症
- VLDLとIDLの増加を認め，両者の分離が不明慮となる。
- Pre-βでなくβ位にVLDL，IDLの幅広いバンドを認め，LDL自体も陽極側にシフトしてブロードβをなす。
- 代表的な疾患は，家族性Ⅲ型高脂血症（broad β病）であり，アポEの異常に起因する。
- リポ蛋白の分析では，LDL-Cは低下し，IDL分画のコレステロールが著増する。家族性Ⅲ型高脂血症では，血清を一晩静置すると白濁していることが多い。
- 原発性疾患
  家族性Ⅲ型高脂血症

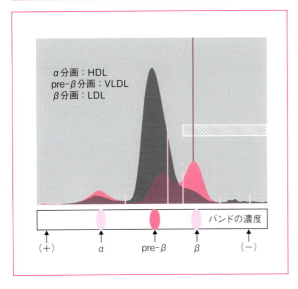

図5 Ⅳ型高脂血症
- VLDLの顕著な増加を認める。
- 血清コレステロールは高値とならない。内因性高トリグリセリド血症のうち，家族性Ⅳ型高脂血症である。代表的な疾患には，家族性高トリグリセリド血症と家族性複合型高脂血症が知られている。高トリグリセリド血症の成因は十分には明らかにされていない。
- 一部の糖尿病ではこのような泳動パターン図を示す。インスリンは肝臓でのVLDL合成や末梢組織でのLPL活性を促進させる作用があり，高インスリン血症の糖尿病では血清TGが増加する。
- 原発性疾患
  家族性高トリグリセリド血症
  家族性複合型高脂血症
- 続発性疾患
  糖尿病，甲状腺機能低下症，慢性腎臓病（CKD），全身性エリテマトーデス（SLE），膵炎，妊娠など。

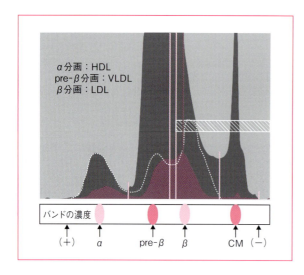

図6　V型高脂血症
- TGの豊富なカイロミクロンとVLDLが著明に増加する。
- 代表的な疾患の家族性LPL欠損症はLPLの合成障害と考えられている。TGはときに10,000mg/dLを超えることがあるが、代謝異常によりLDLやHDLは減少することが多い。
- 原発性疾患
  家族性高トリグリセリド血症
- 続発性疾患
  コントロール不良の糖尿病、甲状腺機能低下症、ネフローゼ、SLE、膵炎、飲酒、γ-グロブリン異常症、妊娠、利尿薬・ピル服用者・β遮断薬などの薬剤の服用

■ポリアクリルアミドゲル電気泳動法

- ポリアクリルアミドゲル電気泳動法（PAGE）は分子ふるい効果を利用して陽極からHDL, LDL, IDL, VLDLを分離識別する方法です。リポ蛋白の粒子サイズに基づいて分画され、テーリング現象が少なく、脂質異常症の診断に適しています。健常者でみられるHDL, LDL, VLDLに加えて、脂質異常症ではカイロミクロン、カイロミクロンレムナント、Midband（IDL, VLDLレムナントともいう）およびsmall dense LDL（sd-LDL）などが血中にみられます。
- 市販キットにはポリアクリルアミドゲルリポプロテインディスク電気泳動用試薬（リポフォー）があり、診療報酬の面では精密測定扱いになっています。

〈病態解析する際の要点〉

① VLDLとLDLの中間位置にバンドがみられる。このバンドがやや幅広いときはIDLであり、虚血性心疾患などでは出現頻度が高い。また、このバンドがシャープにみられるときはLp（a）血症を疑う。

② LDLのバンドが健常者のパターンより陽極側に移動する場合は、sd-LDLの存在が疑われ、虚血性心疾患などで見出されることが多い。VLDLのピークからHDLのピークまでの距離をa、LDLまでの距離をbとしたとき、$b/a \leq 0.4$ が正常であり、>0.4 であればsd-LDLの存在を示唆する。

【基準範囲】
HDL分画：37.6〜56.2%　　VLDL分画：10.5〜16.9%　　LDL分画：33.7〜45.7%

（資料提供および協力：株式会社ヘレナ研究所）

第9章

内分泌検査

- 内分泌器官は細胞から産生された生理活性物質が，間質液を介して血行性に分泌する腺組織です。通常，内分泌器官は松果体，下垂体（前葉，後葉），甲状腺，副甲状腺，副腎，膵ランゲルハンス島，性腺（精巣，卵巣）をいいますが，他の機能を併せもち内分泌腺を分泌している臓器があります。たとえば，腎臓からはレニンやエリスロポエチンが，心臓からは心房性ナトリウム利尿ペプチドが，消化管からはガストリン，セクレチン，コレシストキニンなどが分泌されています。

- ホルモンの分泌は，階層的なシステムにより調整されています。図に示すように，視床下部から分泌されたホルモンは，下垂体前葉ホルモンの分泌を刺激し，下垂体から分泌されたホルモンが末梢の甲状腺や副腎皮質，精巣，卵巣などの標的器官に作動し，それぞれの器官から生理的活性をもつホルモンが分泌されます。甲状腺の場合，視床下部からTRH（甲状腺刺激ホルモン放出ホルモン）が最初に分泌され，下垂体前葉を刺激します。下垂体前葉からはTSH（甲状腺刺激ホルモン）が分泌され，末梢の甲状腺に作用してT_4が分泌されます。さらにT_4は全身の標的細胞に作動し，標的細胞の核内に存在する甲状腺ホルモン受容体に結合することにより，甲状腺ホルモン特有の機能を発揮します。

- 副腎は解剖学的に皮質と髄質から成り立ち，皮質は外側から球状体，束状体，網状体に分けられます。副腎皮質ホルモンは糖質コルチコイド，電解質コルチコイド，副腎アンドロゲンに分類され，すべてコレステロールから合成されます。糖質コルチコイドのなかで最も作用が強いのはコルチゾールであり，次いでアルドステロンがコルチゾールの30％程度の糖質コルチコイド活性を有しています。

- ホルモンの分泌は，視床下部─下垂体─末梢器官へと階層的に情報伝達されます。T_4に対して上位ホルモンに相当するTSHの分泌は，下位ホルモンのT_4により制御されています。この関係をフィードバック調節といいます。フィードバック調節には，負のフィードバックと正のフィードバックがあります。負のフィードバックは，コルチゾールなど下位の副腎皮質ホルモンが下垂体や視床下部など上位器官に作動して，ホルモンの分泌・合成などを抑制することをいいます。なお，正のフィードバックは，エストロゲン分泌によりLH（黄体形成ホルモン）サージにより排卵が誘発されるときにみられます。

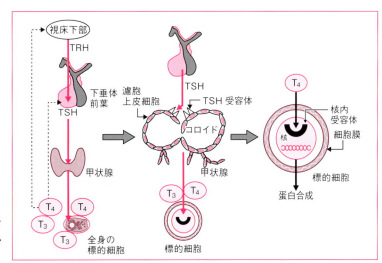

図　ホルモンのフィードバック調節（甲状腺ホルモンの場合）

1 甲状腺疾患
甲状腺ホルモン（FT$_4$, T$_4$, FT$_3$, T$_3$）

甲状腺ホルモンの検査は，甲状腺疾患を対象とした内分泌検査です。スクリーニング検査に用いられ，基本的にFT$_4$とTSHの検査結果から甲状腺疾患を判定します。甲状腺ホルモンが過剰になっている場合はFT$_4$が上昇し，それによって下垂体からのTSHの分泌は抑制されます。

検体の取扱い	● 血清
検査の目的	● TSHと同時測定による甲状腺機能異常の診断，甲状腺機能亢進症の再発・治療経過の判定
参考基準値	● T$_3$：0.80～1.60（ng/mL）［ECLIA法］ ● FT$_3$：1.71～3.71（pg/mL）［CLIA法］ ● T$_4$：6.10～12.4（ng/mL）［ECLIA法］ ● FT$_4$：0.70～1.48（pg/mL）［CLIA法］
検査値を読む際の注意点	● バセドウ病の検査所見は，FT$_4$またはFT$_3$のいずれか，または両方が高値となり，TSHは低値となる。 ● バセドウ病では，甲状腺ホルモンの産生は高まり，T$_4$よりもT$_3$の分泌量が多いため，血中FT$_3$/FT$_4$比は高くなる。 ● 無痛性甲状腺炎では，血中FT$_3$/FT$_4$比はバセドウ病より低くなる。 ● 妊娠中はFT$_3$，FT$_4$，TSHがともに低値になることがある。
異常値を示す主な疾患・病態	［高　値］ ● 甲状腺ホルモンが高値を示すとき，その約80％はバセドウ病である。残りの10％ずつを無痛性甲状腺炎と亜急性甲状腺炎が占める。 ［低　値］ ● 大部分が橋本病である（医原性*機能低下症を除く）。 ● 視床下部，下垂体の異常による甲状腺機能低下症は非常に少ない。
薬剤による検査値への影響	［高　値］ ● 甲状腺ホルモン製剤の過剰投与，抗てんかん薬，経口避妊薬（エストロゲン）

- **甲状腺ホルモン**は，甲状腺の濾胞細胞内でつくられ，原料はヨードです。T$_3$（トリヨードサイロニン）とT$_4$（サイロキシン）があります。T$_4$はプロホルモンとして甲状腺から分泌され，T$_4$から脱ヨードを受けて活性型のT$_3$になります。T$_4$とT$_3$はともに血中に存在し，その大部分はサイログロブリン結合蛋白を主とする甲状腺ホルモン結合蛋白と結合しています。
- 実際に細胞内で甲状腺ホルモンの機能を発揮するのは，遊離型ホルモンであるFT$_3$（遊離型トリヨードサイロニン），FT$_4$（遊離型サイロキシン）です。甲状腺の機能評価は，T$_4$からT$_3$に変換される際にさまざまな病態の影響を受けるため，FT$_4$が用いられます。
- 甲状腺ホルモンは，全身の標的細胞の核受容体に結合して，その機能を発揮します。甲状腺ホルモンのはたらきは実に多彩であり，生命の恒常性の維持に不可欠なチロシン誘導体ホルモンです。甲状腺ホルモンの主なはたらきを表にまとめます。
- **甲状腺疾患**は，甲状腺機能が異常な場合と，甲状腺機能には異常がなく甲状腺腫を認める場合とに分類されます。後者の甲状腺腫は甲状腺が腫れた状態を意味し，甲状腺腫の形状などから，びまん性と結節性に分けられます。結節性のなかで悪性のものは乳頭がんです（図）。

表 甲状腺ホルモンのはたらき

臓器・作用	甲状腺ホルモンのはたらき
中枢神経系	神経細胞間（シナプス）の情報伝達の促進。 脳での思考を活発にする。不足すると無気力状態に陥る。
心臓	交感神経のはたらきを高める。 心臓の$β_1$受容体に作動し、心拍数と心拍出量を増加する。
腱反射	膝蓋骨反射を促進し、運動を円滑にする。
代謝系	蛋白質の異化作用を亢進させて体温の維持を図る。 肝細胞膜上のLDL受容体に作用し、末梢のコレステロールを円滑に肝臓に回収する。 腸管からの糖質の吸収を高める（血糖値が上昇）。
身体発育	成長ホルモンを産生する細胞の受容体に結合して成長ホルモンの産生を促す（欠乏状態のクレチン症では低身長となる）。 骨の成長は成長ホルモンのほか、甲状腺ホルモンや性ホルモンが関与する。

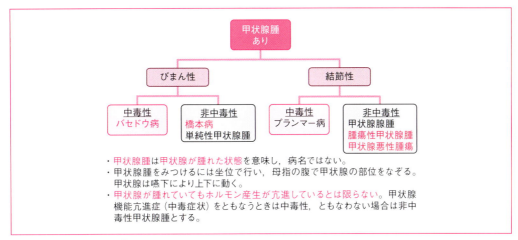

- 甲状腺腫は甲状腺が腫れた状態を意味し、病名ではない。
- 甲状腺腫をみつけるには坐位で行い、母指の腹で甲状腺の部位をなぞる。甲状腺は嚥下により上下に動く。
- 甲状腺が腫れていてもホルモン産生が亢進しているとは限らない。甲状腺機能亢進症（中毒症状）をともなうときは中毒性、ともなわない場合は非中毒性甲状腺腫とする。

図 甲状腺腫による分類

- 通常、T_4とT_3の検査結果のみから甲状腺疾患を診断することはなく、次項の甲状腺刺激ホルモン（TSH）と甲状腺自己抗体の検査（➡130頁）を併せて総合的に判断します。
- 甲状腺中毒症のなかで甲状腺機能亢進によらない疾患が知られています。1つは無痛性甲状腺炎です。この疾患は橋本病を背景にして若い女性に好発します。甲状腺の自発痛や圧痛がなく、出産後数カ月でしばしば発症することがあります。検査値はFT_4が高く、TSH低値、抗TSH受容体抗体陰性です。臨床的には、通常3カ月以内に自然治癒します。もう1つは亜急性甲状腺炎です。本症は30～40歳代の女性に好発し、自発痛と圧痛をともなう甲状腺腫（有痛性甲状腺腫）を認めます。検査値はFT_4が高く、TSH低値です。ほかにCRP陽性または赤沈値が亢進します。無治療でも数カ月以内に自然治癒します。

＊医原性：甲状腺ホルモン製剤の服用、甲状腺の手術、放射線治療の既往などをいう。

2 甲状腺疾患
甲状腺刺激ホルモン (TSH)

甲状腺疾患が疑われるとき，最初に行われる検査はFT₄とTSHです。この検査の組み合わせにより，甲状腺機能の亢進または低下の状態を知ることができます。さらに甲状腺機能に異常はなく，甲状腺腫の存在を確かめるにはTSHの検査は不可欠です。

検体の取扱い	・血清
検査の目的	・甲状腺ホルモン (FT₄) との組み合わせ検査による甲状腺機能の正確な評価
参考基準値	・0.35～4.94 (μIU/mL) [CLIA法]
検査値を読む際の注意点	・中枢性甲状腺機能低下症は，FT₄低値でTSHが低値または基準範囲内となり両者は乖離(かいり)する。この際は神経性食思不振症や肝硬変，腎不全などの非甲状腺疾患が考えられ，TRHテストで確認する。
異常値を示す主な疾患・病態	[高　値] ・慢性甲状腺炎 (橋本病)，特発性粘液水腫，クレチン病，下垂体TSH産生腫瘍，甲状腺ホルモン不応症，放射性ヨード治療後 [低　値] ・バセドウ病，無痛性甲状腺炎，亜急性甲状腺炎 (急性期)，プランマー病，視床下部性甲状腺機能低下症，下垂体性甲状腺機能低下症，出産後一過性甲状腺中毒症
薬剤による検査値への影響	[高　値] ・ドパミン拮抗薬 [低　値] ・ドパミン作動薬 (テルロン：適応 高プロラクチン血性排卵障害)

- 甲状腺刺激ホルモン (TSH：thyroid stimulating hormone) は脳下垂体から分泌されるホルモン活性を有する糖蛋白です。TSHが甲状腺の濾胞上皮細胞表面のTSH受容体 (TSHレセプター) に結合すると，細胞内シグナル伝達系を介して情報が伝達され，甲状腺ホルモンの合成と分泌を開始します。一般に，甲状腺ホルモンとTSHの関係は，一方が高くなれば他方は低くなるといった関係にあります。

- 甲状腺疾患が疑われる場合，甲状腺ホルモンの過剰 (甲状腺中毒症)，甲状腺ホルモンの低下，甲状腺機能は正常であるが甲状腺腫を認める場合に大別されます。甲状腺ホルモンの検査値にTSHの検査データを加えると，さらに詳細な甲状腺疾患の評価が可能となります。

- 甲状腺疾患を見逃さないために，検査値と臨床症状から鑑別診断を目的とした甲状腺疾患フローチャートが用いられます。甲状腺疾患フローチャートは，TSHと甲状腺ホルモン (遊離サイロキシン：FT₄) の検査データの組み合せで評価されます。

- 血中甲状腺ホルモンが過剰または正常な状態で，下垂体からのTSHの分泌が抑制されていると，検査データはTSH低下，FT₄上昇または正常となります。この場合は，次頁の図1に示したフローチャートを参考にして鑑別診断します。

- 図1のフローチャートに示す疾患は，80％以上がバセドウ病です。ほかに無痛性甲状腺炎と亜急性甲状腺炎が考えられます。このフローチャートでは，バセドウ病と無痛性甲状腺炎との鑑別が常に問題となりますが，両者の鑑別は比較的容易です。バセドウ病ではTRAb (後

述）が高値の陽性となり，臨床所見は眼球突出・眼瞼後退などがみられます。
- 血中の甲状腺ホルモンが不足しているため，それを認識して下垂体からTSHが過剰に分泌される場合，および甲状腺自体のはたらきが低下している場合，検査データはTSH上昇，FT_4正常または低下となります。この場合は，下記の図2に示したフローチャートを参考にして鑑別診断します。
- 図2のフローチャートを示す疾患は，医原性を除けばほとんどが橋本病か萎縮性甲状腺炎です。橋本病は，びまん性甲状腺腫があって，自己抗体の抗甲状腺抗体（➡後述，TgAbまたはTPO Ab）が検出されると橋本病と診断できます。また，甲状腺腫が触れずに甲状腺超音波検査で萎縮像を認めると萎縮性甲状腺炎とされます。

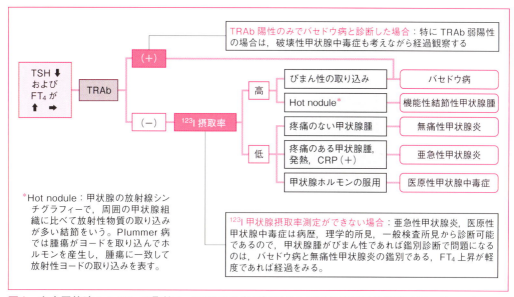

図1　血中甲状腺ホルモンが過剰で，TSHの分泌が抑制されている病態での診断フローチャート
（出典：浜田昇．甲状腺疾患診療パーフェクトガイド 改訂第3版，診断と治療社，2014より改変）

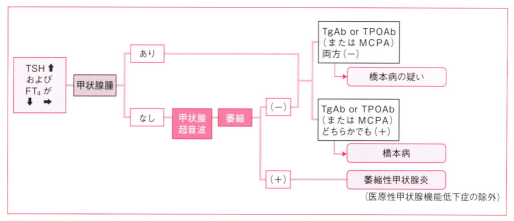

図2　血中甲状腺ホルモンが不足し，TSHの過剰分泌および甲状腺機能が低下しているときの診断フローチャート
（出典：浜田昇．甲状腺疾患診療パーフェクトガイド 改訂第3版，診断と治療社，2014より改変）

- TSHとFT₄がともに正常のときは甲状腺機能に異常はなく，甲状腺腫を認める場合です。甲状腺腫の形状（びまん性，結節性）により分類されます。びまん性甲状腺腫で最も多い疾患は，橋本病と単純性甲状腺腫です。一方，結節性甲状腺腫で最も多いのは腺腫様甲状腺腫であり，乳頭がんが続きます。この場合は，下記の図3に示したフローチャートを参考にして鑑別診断します。

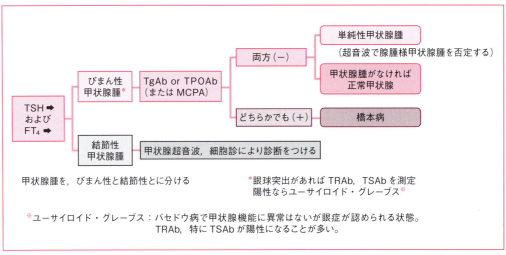

図3　甲状腺機能に異常がなく，甲状腺腫を認めるときの診断フローチャート
（出典：浜田昇．甲状腺疾患診療パーフェクトガイド 改訂第3版，診断と治療社，2014より改変）

···· *Column* ···· 他の甲状腺自己抗体の検査

- **抗甲状腺サイログロブリン抗体（抗Tg抗体）**

サイログロブリン（Tg）は分子量330kDaの糖蛋白です。甲状腺ホルモンはTg分子上で合成され，甲状腺濾胞細胞内に貯蔵されます。抗甲状腺サイログロブリン抗体（抗Tg抗体）は，サイログロブリンに対する自己抗体です。甲状腺疾患でみられる自己抗体の種類と各基準値を表に示します。びまん性甲状腺腫を認め，抗Tg抗体または抗TPO抗体を測定し，どちらか一方が陽性の場合はほぼ橋本病と診断されます。なお，バセドウ病でもしばしば陽性となります。

- **抗甲状腺ペルオキシダーゼ抗体（抗TPO抗体）**

甲状腺ホルモンがつくられる過程では，さまざまな酵素やサイログロブリンという甲状腺に特有の蛋白質が関与します。甲状腺ペルオキシダーゼ（TPO）はヨードの有機化に必要な酵素です。抗甲状腺ペルオキシダーゼ抗体（抗TPO抗体）は，ペルオキシダーゼに対する自己抗体です。慢性甲状腺炎（橋本病）やバセドウ病などの自己免疫疾患では，抗TPO抗体の検査で90～100％の高い陽性率を示し，自己免疫疾患であることが裏付けられます。

- **抗TSH受容体抗体（TRAb）**

抗TSH受容体抗体（TRAb）は甲状腺上皮細胞のTSH受容体に対する自己抗体です。バセドウ病では刺激型のTRAb（TBII）によって甲状腺が刺激され，大量の甲状腺ホルモンが分泌されます（図）。バセドウ病では，体内に生じたTRAb が，TSHに代わって常にTSH受容体に結合しているため，甲状腺ホルモンが慢性的にかつ過剰に分泌されます。

- 治療には抗甲状腺薬（チアマゾール，プロピルチオウラシル）が投与されます。抗甲状腺薬は，甲状腺ペルオキシダーゼに結合して，酵素活性を失活させることにより甲状腺ホルモンの合成を抑制します。甲状腺疾患でみられる代表的な自己抗体を表に示します。

表 甲状腺疾患でみられる主な自己抗体

	抗Tg抗体 (抗甲状腺サイログロブリン抗体)	抗TPO抗体 (抗甲状腺ペルオキシダーゼ抗体)	TRAb (TSH受容体抗体)
検体の取扱い	血清	血清	血清
検査の目的	橋本病の診断(第一選択) バセドウ病では多くが陽性	橋本病の診断(抗Tg抗体が陰性のときに実施) バセドウ病では多くが陽性	バセドウ病の診断(第一選択)
参考基準値	28 (IU/mL) 未満 [ECLIA法] 100倍未満(陰性) [PA法] [サイロイドテスト(TGPA)]	16 (IU/mL) 未満 [ECLIA法] 100倍未満(陰性) [PA法] [マイクロゾームテスト(MCPA)]	2.0 (IU/L) 未満 [ECLIA法, 第3世代]

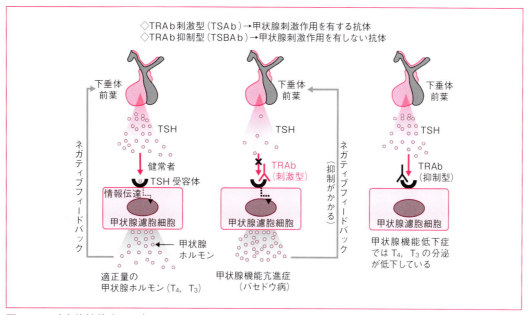

図 TSH受容体抗体(TRAb)

3 甲状腺疾患
副甲状腺ホルモン (PTH)

> PTHは，血中カルシウム濃度を調節するペプチドホルモンです。PTHの生理的意義は，骨吸収の亢進，腎臓でのカルシウムの再吸収促進，腸管でのカルシウム吸収を促進するビタミンDの活性化促進作用などがあります。PTHと血清カルシウムとの間には密接な関係があります。

検体の取扱い	● 血清，血漿 〈注意点〉検体中のPTHは不安定なため，採血後は速やかに検査を終えること
検査の目的	● カルシウム代謝異常症の診断
参考基準値	● 9～39 (pg/mL) [IRMA法] ● 8.3～38.7 (pg/mL) [CLEIA法]
検査値を読む際の注意点	● 自己免疫疾患患者の検体では，非特異的反応が起こることがあり，他の検査データも参考とする。
異常値を示す主な疾患・病態	[高 値] ● 原発性副甲状腺機能亢進症，家族性低Ca尿性高Ca血症，続発性副甲状腺機能亢進症，偽性副甲状腺機能低下症，ビタミンD不足 [低 値] ● 特発性副甲状腺機能低下症，術後性副甲状腺機能低下症，悪性腫瘍（高Ca血症），ビタミンD中毒

- 副甲状腺ホルモン（PTH：parathyroid hormone）は，副甲状腺由来の84個のアミノ酸から構成されるペプチドホルモンです。最も重要な生理的意義は，血中のカルシウム（Ca）濃度維持に必須のホルモンといえます。
- PTHは血中に分泌されたあと分解されるため，生物活性を有するアミノ酸残基と生物活性のないアミノ酸残基（PTH：7～84）など多彩なフラグメント（アミノ酸が数個つながった断片）が混在しています。
- PTHは破骨細胞を活性化して骨吸収を促進し，血中Ca濃度が上昇するように作用します。また，近位尿細管では骨からCaイオンと同時に放出されたリン（P）やOH⁻の排泄を促進し，遠位尿細管ではCaイオンの再吸収を促進します。したがって，原発性副甲状腺機能亢進症では高Ca血症，低P血症となります。
- 原発性副甲状腺機能亢進症は骨病変をともない，その原因は副甲状腺の腫瘍や過形成によるものです。多くは腺腫が占め，まれにがんが発生します。患者は女性に多く，40～60歳代に好発します。骨症状では過剰なPTHにより骨吸収が促進され，骨粗鬆症の原因となります。PTHの標的は骨と腎臓ですから，腎型の症状もみられます。多尿と高Ca尿症による尿路結石や，消化器症状（胃潰瘍など），悪心，筋力低下などがみられます。検査では血中Ca値の上昇，Pの減少，代謝性アシドーシス（高クロール性）などを確認します。
- 副甲状腺機能低下症は特発性と続発性とに分類されます。特発性（idiopathic）は原因不明という意味です。原因が次々と解明され，いまでは自己免疫応答によって副甲状腺の破壊や形成不全によるものと考えられています。特発性副甲状腺機能低下症の検査値は，血清PTH

の低下に加え血中Caの低下，尿中Caの低下，血中のPが上昇します。低Ca血症は神経や筋肉の被刺激性が高まるためテタニーが生じ，情緒不安定や知能低下を来すことがあります。

- 一方，続発性は甲状腺手術の際に除かれることによりPTH分泌が低下します。このほか，PTH受容体の異常によりシグナル伝達の欠如が原因とされる偽性副甲状腺機能低下症（PHP）が知られています。
- PTHの検査は，PTHのN末端とC末端の両方を認識する2種の抗体を用いて測定します。アミノ酸構造のN末端部（アミノ酸残基1〜4）を正確に認識できるため，真に活性をもつ完全なPTH（アミノ酸残基1〜84）のみを検出することができます。この方法では，生物活性のないPTH（アミノ酸残基7〜84）の断片は認識しないため，腎不全症例でも正確に副甲状腺機能を判定できるとされます。この測定法を第3世代測定法（whole PTH法）といいます。
- 骨粗鬆症は骨吸収が骨形成を上回って骨量が減少し，骨の組織がスカスカの状態（脆弱性の増大）となり，骨が折れやすくなる（易骨折性）疾患です。圧倒的に女性に多い病気です。骨粗鬆症は脆弱性骨折のある例では，骨密度が若年成人平均値（YAM：Young adult mean）の80％未満，脆弱性骨折のない例ではYAMの70％未満を骨粗鬆症と定義します。
- 加齢により，からだのなかのカルシウム調節ホルモンが変化します。高齢者では，食事によるカルシウム摂取が不足するため，それを補うようにPTHが分泌されて骨吸収が進みます。カルシトニンの分泌も低下するため骨吸収が亢進します。女性では閉経後，エストロゲンの分泌が不足すると，急激に骨量が減少します。日常生活では，喫煙，過度のアルコール摂取を止めて，戸外に出て適度に日光にあたることが必要です。
- 骨粗鬆症は骨折の危険性が増大する疾患です。治療の第一目標は骨折予防とされています。一度，骨折をすると再度骨折しやすくなるため，普段からの骨折の予防が最重要課題とされます。

4 副腎皮質 コルチゾール

コルチゾールは，糖質コルチコイドの一つで代謝作用，水利尿作用，電解質作用，免疫機構に及ぼす作用，骨に及ぼす作用，神経に及ぼす作用など，さまざまなはたらきがあります。臨床的にはコルチゾール過剰分泌のクッシング症候群，分泌低下のアジソン病が代表的な疾患です。

検体の取扱い	●血清，血漿（ヘパリン，EDTA）
検査の目的	●副腎皮質機能亢進または機能低下を評価する。
参考基準値	●6.2〜19.4（μg/dL）（午前7〜10時）[ECLIA法] ●2.3〜12.3（μg/dL）（午後4〜8時）[ECLIA法] ●4.0〜19.3（μg/dL）（午前中の値）[CLEIA法]
検査値を読む際の注意点	●日内変動があるので検査実施の際は，採血時間を記録する。
異常値を示す主な疾患・病態	[高 値] ●クッシング症候群（ACTH依存性，非依存性），低血糖などによるストレス，アルコール多飲など [低 値] ●アジソン病，下垂体性副腎機能低下症
薬剤による検査値への影響	●副腎皮質ホルモン製剤の使用により高値を示すことがある。

- コルチゾールは，下垂体前葉の副腎皮質刺激ホルモン（ACTH）により刺激され，副腎皮質束状層から分泌される糖質コルチコイドです。コルチゾールは一日に何回も分泌される（脈動的）ため日内変動があり，早朝に高値を示し，夜間は低値となります。
- コルチゾールの作用は糖，脂質，蛋白質に対する代謝を円滑にするはたらきがあります。たとえば肝臓では糖新生の促進，グリコーゲンの蓄積などが，蛋白質代謝では，分解されて生じたアミノ酸が肝臓で糖新生に変換される過程を促進，脂肪分解の作用などがあります。糖質コルチコイドの作用は，一言でいうと糖を蓄えることです。また，中枢神経系の刺激閾値を低下させて興奮性を高める作用，腎臓から水分排泄の亢進，さらに骨吸収の促進，免疫系の抑制による抗炎症作用など，多くのはたらきをします。
- コルチゾールの分泌を促進させるいくつかの因子が知られています。ACTHのほか，低血糖，ストレスです。コルチゾール値はストレスで敏感に変動するため，検査時の採血は安静した状態で行うことが大切です。
- コルチゾールの慢性的な過剰分泌が原因となって，特有の症状を示す病態をクッシング症候群とよびます。このうち，ACTH産生腫瘍によるものはクッシング病です。クッシング症候群では，満月用顔貌と中心性肥満が80％の頻度でみられ，高血圧，水牛様肩などコルチゾール過剰症状による特有の身体的所見を呈します。コルチゾールの不足で発症するアジソン病は，副腎皮質機能低下症です。
- 検査では，クッシング症候群はコルチゾール上昇，Na上昇，白血球数上昇がみられます。

アジソン病では副腎皮質の組織の大部分が破壊され，慢性的に経過するため副腎皮質からのコルチゾール，アルドステロン*，アンドロゲンの分泌が低下します。副腎皮質から分泌される主要な3つの副腎皮質ホルモンは，ステロイド骨格とよばれる構造をもったホルモンであり，ステロイドホルモンとよばれます。治療薬として用いられるステロイドあるいは副腎皮質ホルモンは，多くの場合糖質コルチコイドです。副腎皮質ホルモンと疾患との関係を表にまとめます。

表　副腎皮質ホルモン分泌異常と疾患との関係

副腎皮質ホルモン	はたらき	過剰分泌	分泌不全
コルチゾール（糖質コルチコイド）【束状層】	・腎からの水分排泄 ・Na再吸収，K排泄促進 ・グリコーゲン合成促進 ・糖新生の亢進	《クッシング症候群》 ➡高血圧，浮腫，中心性肥満	《アジソン病》 ➡低血圧，低血糖，先天性副腎皮質過形成，下垂体前葉機能低下症
アルドステロン（鉱質コルチコイド）【球状層】	・遠位尿細管に作用し，水とNaイオンの再吸収促進 ・K^+，H^+の排泄促進	《原発性アルドステロン症》 ➡高血圧，低K血症，筋力低下	《アジソン病》 ➡低血圧，低Na血症，高K血症，先天性副腎皮質過形成，代謝性アシドーシス
アンドロゲン【網状層】	・生殖器の発達（男） ・腋毛，恥毛の発生（女）	➡体毛増加，声音変化，無月経	《アジソン病》 ➡恥毛，腋毛の脱落（女） ➡性欲低下（男）

*アルドステロン：副腎皮質球状層から分泌される鉱質（ミネラル）コルチコイドである。腎臓の集合管に作用して，Naと水を再吸収し，カリウムを排出して電解質濃度を維持する。アルドステロンはRAA系（➡75頁）の作用を受けるため，アルドステロンが高値でレニン活性が高い場合は続発性アルドステロン症となり，レニン活性が低い場合は原発性アルドステロン症となる。アルドステロンの過剰分泌が原因となって発症する原発性アルドステロン症は，体内にNaが貯留して高血圧をきたす疾患である。日本の高血圧の患者は4,500万人といわれているが，このうちの10%は原発性アルドステロン症とされている。

5 性腺ホルモン
エストラジオール

> 代表的な女性ホルモンです。卵巣機能の指標となる検査です。性周期によって周期的に変動するため，基準値評価の際には注意が必要です。

検体の取扱い	●血清
検査の目的	●卵巣機能の評価に用いる。
参考基準値	[ECLIA法による]（単位：pg/mL） ●男性：13.5〜59.5 ●女性：卵胞期（24.5〜195），排卵期（66.1〜411），黄体期（40.0〜261），閉経後（＜10.0〜39.5） ●妊娠：前期（786〜4,584），中期（801〜5,763），後期（1,810〜13,890） ※エクルーシス試薬 添付文書より，ロシュ・ダイアグノスティックス(株)
検査値を 読む際の注意点	●エストロゲンの臨床的意義は，エストラジオール（E2）の測定結果を中心に評価する。 ●FSHが高値を示し，E2が低値の場合は卵巣機能の衰退が考えられ，年齢因子を加えて更年期，閉経を考慮する。 ●排卵直前を除いて，高E2，高FSHはありえない。 ●成人では間脳〜下垂体系機能が低下し無月経の場合は，低E2，低FSHとなる。 ●女性では健常者であっても，思春期，性周期，更年期などや，測定時間により変動するため，臨床所見と照らし合わせて総合的に判断する。
異常値を示す 主な疾患・病態	[高 値] ●エストロゲン産生卵巣腫瘍，先天性副腎過形成，思春期早発症，肝硬変 [低 値] ●視床下部〜下垂体系の異常（ゴナドトロピン欠損症，シーハン症候群），卵巣の異常（Turner症候群）
薬剤による 検査値への影響	[高 値] ●経口避妊薬，エストロゲン製剤 [低 値] ●甲状腺ホルモン製剤の投与により低値を示すことがある。

- 性機能に関わるホルモンは，視床下部から分泌されるゴナドトロピン放出ホルモン（GnRH）が下垂体前葉の黄体化ホルモン（LH：luteinizing hormone）と卵胞刺激ホルモン（FSH：follicle stimulating hormone）の分泌を促し，さらにLHとFSHは標的器官の卵巣を刺激してエストロゲン（E）の分泌を促します。LHとFSHを総称してゴナドトロピン（Gn：性腺刺激ホルモン）といいます。性腺刺激ホルモンは，性腺（卵巣，精巣）に作用して，女性では卵胞の発育，排卵，黄体の形成，女性ホルモン（エストロゲン，プロゲステロン）の産生など，生殖能の維持に重要なはたらきをします。

- エストロゲンはコレステロールから合成されるステロイドホルモンです。エストロゲンは化学構造の違いから，水酸基（−OH）が1つだけのエストロン（E1），2つ付いたエストラジオール（E2），3つのエストリオール（E3）の3種があり，子宮，膣，外陰，乳腺などの女性性器の発達を促し，代表的な女性ホルモンです。これらの女性ホルモンのなかで最も活性の強いのは，エストラジオールであり最重要なエストロゲンです。

- エストロゲンの作用は，受精から着床までの子宮の機能維持のほか，末梢でのLDL受容体が増加することによる総コレステロールの減少（脂質代謝作用），破骨細胞のアポトーシス促進による骨量の保持作用などが知られています。閉経後はエストロゲンの分泌が減少するため，血清総コレステロール値は上昇します。
- エストロゲン測定の意義は，主に卵巣機能の指標となります。（図）に示すように，エストロゲンは性周期では卵胞期に上昇，排卵前にピークとなり，いったん下降して黄体期に再度上昇し，黄体の退縮とともに低下します。エストロゲン（エストラジオール）の測定の意義は，卵胞の機能評価に用いられます。思春期早発症は思春期前にE2が成人値を示した場合です。エストロゲン産生卵巣腫瘍も思春期前に発症して高値を示すことがあります。閉経後に高値を示した場合は，エストロゲン産生腫瘍が疑われます。卵巣機能低下による不妊治療では異常な高値となります。思春期になっても低値の場合は，卵巣の発育異常が考えられ，卵巣の先天的形成異常のTurner症候群を疑います。

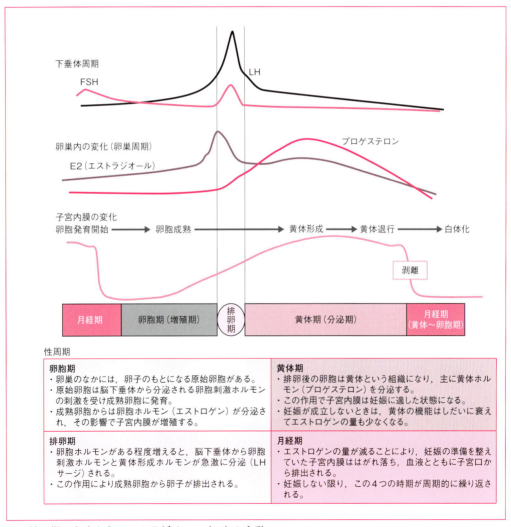

図　性周期にともなうエストラジオール（E2）の変動

知って得！深読み　骨粗鬆症の検査と薬物治療

■**骨代謝（骨リモデリング）**

- 骨はからだを支え，腹部臓器を守り，骨髄では血球をつくるほか，カルシウム貯蔵臓器として大切な役割を担っています。骨の細胞には，破骨細胞と骨芽細胞とがありますが，骨の細胞には寿命があります。古くなった骨は破骨細胞によって溶かされます。これを骨吸収といいます。溶かされた骨を修復するために骨芽細胞が集まり，その部分にコラーゲンなどを分泌して新しい骨をつくります。これを骨形成といいます。ヒトは，破骨細胞による骨吸収と，骨芽細胞による骨形成を一生涯繰り返し，骨が恒常的に再構築されていく状態を骨リモデリング（骨代謝回転）といいます。

- 骨吸収と骨形成のバランスが崩れると骨量は減少しますが，骨量減少には2つのパターンがあります。1つは骨吸収，骨形成ともに増加しますが，骨吸収のほうが上回って骨量が減少することを高回転型といいます。骨吸収，骨形成ともに減少し，相対的に骨吸収のほうが早く進んで骨量が減少するのは低回転型です。骨粗鬆症には高回転型骨粗鬆症と低回転型骨粗鬆症があります。

- 骨吸収と骨形成にはホルモンが大きく関与しています。PTHは，血中カルシウム濃度が低下すると分泌され，骨を削って血中カルシウム濃度を高めます。血中カルシウム濃度が高すぎると，甲状腺からカルシトニンが出て破骨細胞のはたらきを抑えて，骨からカルシウムが溶け出すのを防ぎます。女性ホルモン（エストロゲン）は，骨吸収にはたらくPTHの作用を抑制するほか，カルシトニンの作用を活発にするはたらきがあり，血中にカルシウムが過剰に流出するのを抑えて骨形成を高めます。また，食事の摂取や皮膚でつくられるビタミンD_3は，腎臓で活性型ビタミンD_3となり，腸管や腎臓からのカルシウムの吸収を高め，新しい骨づくりを手助けします。

■**診断基準**

- 原発性骨粗鬆症の診断は，低骨量をきたす骨粗鬆症以外の疾患，または続発性骨粗鬆症を認めず，骨評価の結果が下記の条件を満たす場合，原発性骨粗鬆症と診断します。

  ①脆弱性骨折[※1]あり
  　（1）椎体骨折[※2]または大腿骨近位部骨折あり
  　（2）その他の脆弱性骨折[※3]があり，骨密度[※4]がYAMの80％未満
  ②脆弱性骨折なし
  　骨密度[※4]がYAMの70％以下または−2.5SD以下
  　YAM：若年成人平均値（腰椎では20〜44歳，大腿骨近位部では20〜29歳）

  [※1] 軽微な外力によって発生した非外傷性骨折，軽微な外力とは，立った姿勢からの転倒か，それ以下の外力を指す。
  [※2] 形態椎体骨折のうち，3分の2は無症候性であることに留意するとともに，鑑別診断の観点からも脊椎X線像を確認することが望ましい。
  [※3] その他の脆弱性骨折：軽微な外力によって発生した非外傷性骨折で，骨折部位は肋骨，骨盤（恥骨，坐骨，仙骨を含む），上腕骨近位部，橈骨遠位端，下肢骨。
  [※4] 骨密度は原則として腰椎または大腿骨近位部骨密度とする。腰椎においてはL1〜L4またはL2〜L4を基準値とする。

■**骨代謝マーカー**

- 血液や尿を検体とする骨代謝マーカーは，骨代謝を反映する物質です。骨粗鬆症の薬物治療は，短期間で効果が出るため，薬物による治療効果は骨代謝マーカーの変化により評価が可能となります。骨代謝マーカーは骨密度とは異なり，いま現在の骨代謝の状態を反映するため，薬物治療のモニタリン

表　診断に用いられる骨代謝マーカー

	骨代謝マーカー（略語）	測定方法
骨形成マーカー	骨型アルカリホスファターゼ（BAP）	EIA，CLEIA
	Ⅰ型プロコラーゲン-N-プロペプチド（PINP）	ECLIA
骨吸収マーカー	デオキシピリジノリン（DPD）	EIA，CLEIAなど
	Ⅰ型コラーゲン架橋N-テロペプチド（NTX）	EIA
	Ⅰ型コラーゲン架橋C-テロペプチド（CTX）	EIA，ECLIA
	酒石酸抵抗性酸ホスファターゼ-5b（TRACP-5b）	EIA
骨マトリックス（基質）関連マーカー	低カルボキシル化オステオカルシン（ucOC）	ECLIA

EIA：enzyme immunoassay（酵素免疫測定法），CLEIA：chemiluminescent enzyme immunoassay（化学発光酵素免疫測定法），ECLIA：electrochemiluminescent immunoassay（電気化学発光免疫測定法）

グ，薬物治療効果の評価などに利用されます。骨代謝マーカーの一部には，腎機能低下に影響されやすいマーカーがあり，検査の際は注意が必要です。

- 骨代謝マーカーには，骨吸収マーカーと骨形成マーカーがあります。骨吸収マーカーには遊離型のDPDやNTX，CTXなどの架橋部位を含むコラーゲンテロペプチドは骨吸収評価に有用な検査とされています。一方の骨形成マーカーは，骨芽細胞の機能評価に有用とされる検査があります。骨型アルカリホスファターゼ（BAP）やPINPなどです。このほか，糖化最終産物（AGE）のペントシジンやホモシステインが新たなバイオマーカーとして注目されています。診療に用いられる骨代謝マーカーを表に示します。

■ 骨粗鬆症の薬物療法と骨代謝マーカーとの関連

- 薬物治療では治療開始前に骨代謝マーカーを測定し，投与開始3～6カ月後に再測定し，細小有意変化（MSC）を超える変化があるときに「効果あり」と判定します。MSCは骨代謝マーカー値の変化の判定基準であり，治療前後でこの値を超えて変化した場合に，その変化は日差変動に起因するものではなく，治療による変化とみなします。骨代謝マーカーが薬物選択の指針として用いられるようになり，骨代謝マーカーの検査結果から適切な薬物治療の選択が可能になっています。骨代謝マーカーの測定による薬物治療の選択を図に示します。

■ 骨粗鬆症に用いる薬物

- 活性型ビタミンD_3（エルデカルシトール）：古くから使われている治療薬です。腸管からのカルシウム，リンの吸収を促し，副甲状腺に作用し，PTHのはたらきを抑制します。
- 女性ホルモン薬（エストロゲン，SERM）：閉経後にみられる更年期症状を改善します。骨量の減少はエストロゲンの分泌低下が原因であり，女性ホルモンを補うホルモン補充療法が効果的です。骨吸収を抑制し，骨密度を増加させるはたらきがありますが，エストロゲンの単独投与により，乳がんの発生リスクが増大することが報告されています。
- ビスホスホネート製剤（アレンドロン酸，リセドロン酸）：骨からカルシウムが溶け出すのを強力に抑え，骨石灰化作用を有する薬剤です。骨密度，椎体骨折，非椎体骨折，大腿骨近位部骨折に有効です。アレンドロン酸，リセドロン酸は薬物療法の中心となる製剤です。
- カルシトニン製剤（エルカトニン，サケカルシトニン）：直接，破骨細胞に作用して骨からカルシウムが溶け出すのを抑える骨吸収抑制剤です。椎体骨折により生じた疼痛を改善します。

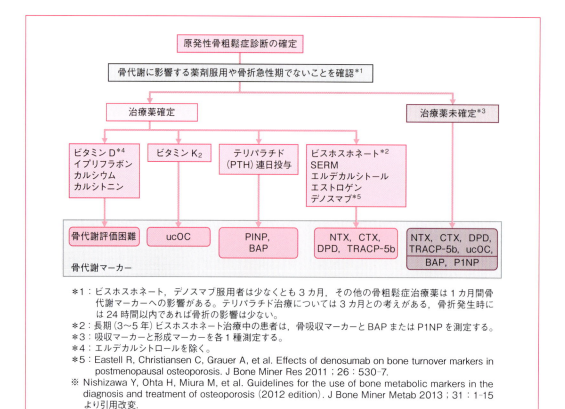

図　骨代謝マーカーの測定と薬物治療の選択
（出典：骨粗鬆症の予防と治療ガイドライン作成委員会編．骨粗鬆症の予防と治療ガイドライン2015年版，p68, ライフサイエンス出版．）

- カルシウム製剤（L-アスパラギン酸カルシウム）：成人におけるカルシウムの摂取量は1日600 mgとされていますが，骨粗鬆症では800〜1,200 mg必要といわれています。大腿骨近位部骨折では骨密度は上昇しないとされます。
- ビタミンK_2製剤（メナテトレノン）：骨にカルシウムが沈着するのを手助けする薬剤であり，オステオカルシンを活性化すると考えられています。骨密度の増加効果は低いとされます。
- SERM（ラロキシフェン，バゼドキシフェン）：選択的エストロゲン受容体調節薬です。閉経後の女性に用いる女性ホルモン（エストロゲン）と同様のはたらきをする薬です。
- 副甲状腺ホルモン（テリパラチド）：骨密度，椎体骨折，非椎体骨折において骨密度の上昇効果があるとされます。大腿骨近位部骨折には有効ではありません。

第10章

感染症検査

- 人類と感染症との闘いは，人類の誕生とともに始まっています。かつて，中世ヨーロッパに大流行したペスト，1918年からのインフルエンザの汎流行（スペイン風邪）など，感染症は多くの人命を奪ってきました。近年，グローバルな交流が盛んになっていることもあり，感染症の脅威は年々拡大しています。
- 1976年にはエボラ出血熱，1981年にはエイズが出現するなど，この30年間で新興感染症が発見されています。一方，結核など克服されると考えられていた感染症が，高齢者の増加などにより，再び患者数が増え，再興感染症の脅威も大きくなっています。
- 人類に感染症のリスクをもたらす微生物は，細菌，ウイルス，真菌，リケッチア，スピロヘータ，原虫，寄生虫などさまざまです。一般に感染症の感染様式は，①空気感染（病原体を含む小さな飛沫核が空気の流れに乗って拡散：結核や麻疹，水痘（みずぼうそう）など），②飛沫感染（咳やくしゃみにより飛沫核が拡散：風疹，ムンプス，アデノウイルスによる気道感染，インフルエンザなど），③接触感染（病原体を含んだ飛沫や便などを触ることによって感染）などが知られています。
- 感染症の診断・同定には細菌の培養，顕微鏡検査，生化学的検査，抗原抗体反応によるものや遺伝子増幅検査（PCR法 ➡ 301頁）によって知ることができます。
- 以下に代表的な病原微生物の細菌とウイルスの違いを表に示します。

表　ウイルスと細菌の相違点

	ウイルス	細菌
大きさ	50～100 nm	1 μmくらい
増殖	ヒトや動物の細胞が必要	細胞がなくても増える
核酸	DNA，RNAのどちらか片方	DNA，RNA両方もっている
細胞壁	もっていない	もっている
蛋白質合成	できない	できる
ATP産生	できない	できる
2分裂増殖	しない	する
白血球数	感染してもあまり増えない	増えることが多い
CRP	上昇しないときが多い	感染して上昇する
抗生物質	効かない	効く

ウイルス感染症
B型肝炎ウイルス感染症

> HBVの感染は，急性肝炎，慢性肝炎，肝硬変，肝がんなどの発症に関与します。HBVは複製過程に逆転写酵素をもつ異例のウイルスであり，病態の把握にはさまざまなウイルスマーカーがあります。

検体の取扱い	血清，血漿
検査の目的	B型肝炎ウイルスの感染，予後・治療効果の判定
参考基準値	・HBs 抗原＜0.05 (IU/mL)（陰性）[CLIA法] ・HBs 抗体＜10.0 (mIU/mL)（陰性）[CLIA法] ・HBe 抗原＜1.0 (S/CO)（陰性）[CLIA法] ・HBe 抗体＜50 (% Inh)（陰性）[CLIA法] ・HBc 抗体＜1.0 (S/CO)（陰性）[CLIA法] ・HBc-IgM 抗体＜1.0 (S/CO)（陰性）[CLIA法] ・HBV DNA定量：検出せず[TaqMan PCR法]
検査値を読む際の注意点	・HBs抗原陽性はHBVに感染している状態を表す。 ・HBs抗体陽性は既往感染（多くはHBc抗体も陽性）またはHBVワクチン接種後（HBc抗体陰性）を表す。 ・HBc抗体陽性はHBVに感染（HBs抗原も陽性）または既往感染（多くはHBs抗体陽性）を表す。 ・HBe抗原陽性はHBVが活発に増殖し感染力が強く，HBe抗体陽性では多くはHBVの増殖力は弱いことを表す。 ・HBV DNA量はHBV量を反映する。 ・HBコア関連抗原は，細胞内のHBVcccDNA量を反映する。
異常値を示す主な疾患・病態	[陽　性] ・B型急性・慢性肝炎，HBV無症候性キャリア，非活動性キャリア，HBV既往感染
薬剤による検査値への影響	・免疫抑制薬や抗がん剤を使用する場合には，事前にHBs抗原/抗体，HBc抗体，場合によってはHBV DNA量も測定してHBV既往歴を確認し，de novo B型肝炎の対策とする。

- 肝炎は肝細胞の炎症や壊死を特徴とする病態像を示す疾患です。原因はウイルス感染，アルコール性，自己免疫性，薬物による障害などが知られています。
- B型肝炎はB型肝炎ウイルス（HBV：hepatitis B virus）の感染によるもので，水平感染による一過性感染（図1）と母子感染による持続感染（図2）があります。図1に示すように，感染からHBV DNAが検出されるまでの期間をNATウインドウ期といい，感染からHBs抗原が検出されるまでの期間を血清学的ウインドウ期とよんでいます。一過性感染の場合，急性肝炎として発症し，多くの場合はHBs抗体が産生され臨床的治癒に至りますが，HBVは肝細胞から完全に排除されません。したがって，このような既往感染者に免疫抑制をともなう治療を行う際には，まれに肝炎を発症（de novo B型肝炎）して重症化・劇症肝炎を引き起こすことがあります。
- 母子感染による持続感染（HBVキャリア）は，わが国では出生時の垂直感染でみられました。すなわち，母親がHBVをもっている場合，出産時において免疫力が未発達の新生児は防御機能が不十分なため自然に感染してしまいます。しかし，HBs抗原陽性の母親から出生し

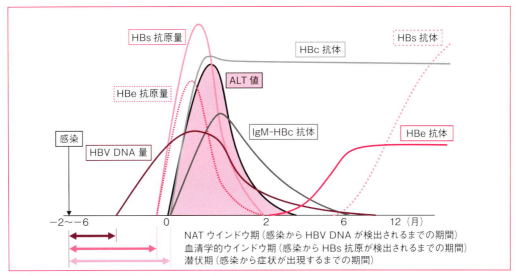

図1　一過性感染における各種HBVマーカーの推移

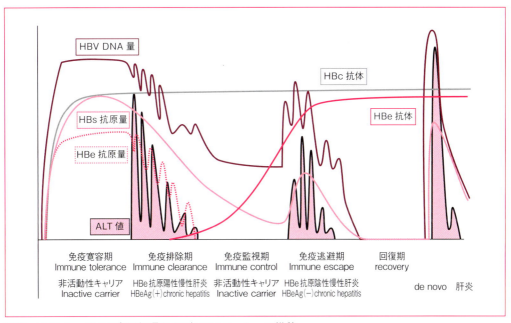

図2　HBVキャリアの自然経過およびHBVマーカーの推移
(出典：八橋弘．B型肝炎の検査の出し方とコンサルテーションUp to date．JIM．医学書院 2014；24(6)：515-9．)

た児に対し，12時間以内にHBグロブリンとB型肝炎ワクチンを接種し，さらに生後1カ月と6カ月にワクチンを注射することで母子感染予防の対策が講じられ，母子感染によるHBVキャリアは激減しています。

- HBVキャリアの診断は，HBs抗原が陽性であることを確認し，持続して6カ月以上続くとキャリアと判定します。HBVキャリアの自然経過には，免疫状態をはじめHBV DNA量などの各種HBVマーカーの検査値からいくつかの病期に分類されます(図2)。

- **免疫寛容期**は，細胞や組織が軽度の炎症にとどまる時期で，HBV DNA量，HBs抗原量，HBe抗原量の数値は高値を持続しますが，一般的に無症状であることから**無症候性キャリア**とよばれます。**免疫排除期**のHBe抗原陽性例の慢性肝炎では，長期的には肝硬変へと進行しますが，多くの場合HBe抗体に**セロコンバージョン**し，非活動性キャリアとなります。**免疫監視期**は非活動性キャリアであり，HBVの増殖活動性は一般的に低下し，肝炎は沈静化することが多いといわれています。この時期は肝がんへの進展がHBe抗原陽性症例と比して低いため，非活動性キャリアの状態に維持することが第一段階の治療目標になります。しかし，HBeセロコンバージョンしても，持続的・間欠的に肝炎を引き起こす症例も少なくなく，また，さらに肝発がんする症例もあることから，近年ではHBeセロコンバージョンに加えHBV量を反映するHBV DNA量の低値化が重要であるといわれています。**免疫逃避期**はHBe抗原陰性の慢性肝炎であり，HBe抗体が陽転化してもHBV DNA量が高値を示し，慢性肝炎が持続し，ときに症状の強い肝炎を起こします（図2）。
- HBV DNA量が持続的に一定以下になればALTも正常値が持続し，肝硬変，肝がんへの進展も抑制され，さらにHBs抗原が消失すれば，よりいっそう肝発がんリスクが低下するといわれています。したがって，HBVキャリアに対する抗ウイルス療法の治療目標は，"HBe抗原の陰性化およびHBe抗体陽性"と"HBV DNAを低値に保つこと"を第一目標とし，最終的にはHBs抗原の消失を目指すこととされています。
- 従来，B型急性肝炎では，感染後にHBs抗体が陽性になると治癒するものと考えられてきました。しかし，近年では一過性感染でもウイルスの感染後にはHBVが体内に潜伏することが明らかにされています。したがって，HBs抗体が陽性であっても，免疫抑制作用のある薬剤投与により免疫抑制状態になるなど，何らかの原因によりHBVの増殖が再び活性化され，ときには肝炎（de novo B型肝炎）を引き起こすことがあります。既往感染者においてHBVが再び増殖することを**HBV再活性化**といい，これにより再発する肝炎を**de novo肝炎**とよんでいます（図2）。HBV再活性化による肝炎は，重症化・劇症化しやすく高い死亡率であることが特徴です。また，ウイルス排除と考えられていた既往感染者の血中からHBV DNAが検出され，肝細胞内に複製可能な形（**閉鎖環状二本鎖DNA，cccDNA**）のウイルス遺伝子が潜伏していることが明らかになっています。
- 新しい考え方に基づくHBVマーカーの読み方（測定意義）を**表1**に示します。また，HBVは宿主の肝細胞内にどのように潜伏し増殖するのか，詳細を「B型肝炎ウイルスの生活環」（➡183頁）にて解説します。

（資料提供および協力：国立病院機構長崎医療センター，臨床研究センター）

表1 HBVマーカーの読み方（測定意義）

関連マーカー	マーカーがもつ臨床的意義	マーカーを読む際の注意点
HBs抗原（定性）	肝障害の原因の特定に用いられる。 「陽性判定」は現在のHBV感染状態を示す。	急性肝炎の急性期，HBVキャリアではまれに陰性の結果を与えることがある。
HBs抗原（定量）	近年，定量用HBs抗原測定試薬が開発され，臨床応用が期待されている。 （日本肝臓学会，B型肝炎治療ガイドライン，第2版，2014年6月）	測定結果はHBc抗体測定，HBV DNA定量検査および臨床経過を考慮して総合的に判断する。
HBs抗体	HBs抗原に対する抗体であり，HBVからの感染を防御する中和抗体である。 HBVの既往感染またはB型肝炎ワクチン接種後に検出される。 HBVワクチン接種後（HBc抗体は陰性）。	HBs抗体陽性であっても，ごく微量のHBVが存在し，まれにHBs抗原とHBs抗体が共存することがある。
IgG-HBc抗体	HBc抗原に対する抗体であり，感染初期から出現し，その後長期にわたって存在するため，過去の感染または感染状態を示す。 HBV感染の終息した症例では，多くが低抗体価陽性（通常，HBs抗体陽性）となる。 HBVキャリアでは高抗体価陽性（通常HBs抗原陽性）となる。	感染の状況はHBV DNAを測定し，感度以下であれば既往感染と判定できる。 IgG-HBc抗体が陰性の場合，まれにHBV DNA陽性を認めることがある。 HBVキャリアの高抗体価症例では，HBs抗原が陰性であってもHBVキャリアの可能性が高いとされる。
IgM-HBc抗体	HBVによる急性肝炎の際，高抗体価で一過性に出現する。 HBVキャリアの急性憎悪時，IgM-HBc抗体が陽性になることがあるが抗体価は低い。	HBs抗原が陰性であっても，一過性の高抗体価を認めるとB型肝炎と診断できる（HBVによる急性肝炎では，診断の際にHBs抗原が検出できないことがある）。
HBe抗原	HBe抗原量はHBVの増殖とウイルスを反映するので，感染性が強いことを表す。 HBe抗原陽性の無症候性キャリアでは肝炎発症の可能性が残されている。 B型肝炎の病態把握を目的とした経過観察に用いられる。	セロコンバージョンにはHBVのプレコア，コアプロモータの突然変異が関与している。
HBe抗体	HBe抗体陽性の症例では，血中ウイルス量が少なく，肝炎例も少ないとされる。 HBe抗体陽性では，ウイルスの増殖は活発でないと判定される。	HBe抗体の血中への出現（セロコンバージョン）は，多くの場合肝炎の沈静化を意味するが，HBV量の低下しない活動性の肝炎を認めることがある。 セロコンバージョン後，HBV DNA高値，ALT（アミノ基転移酵素）高値となり，肝炎が持続する症例がみられる。
HBcr抗原（HBコア関連抗原） →HBc抗原，HBe抗原，中空粒子のp22cr抗原をまとめてHBcr抗原とよぶ。	HBcr抗原は血中HBV DNAと肝内HBV DNAおよび肝内のcccDNAと正の相関関係にあるとする報告がある。 肝組織中のHBVの活動性を反映し，HBV増殖マーカーとして用いる。 核酸アナログ製剤の投与中の再燃の予測，治療中止時期の指標として用いる。	核酸アナログ製剤の投与により，HBVの逆転写が阻害され，HBV DNAの複製が阻止されるため，HBcr抗原とHBV DNAとの間に乖離を認めることがある。
HBV DNA定量	肝細胞でのHBV増殖状態を反映する。また，病態の把握や予後の予測に有用である。 抗ウイルス療法の適応の決定および治療効果の判定に用いる。 HBV DNA量はその後の臨床経過と関連しており，高ウイルス量では抗ウイルス療法に抵抗する。 HBV再活性化症例の早期予測マーカーに用いる。 HBe抗原陰性例でのHBVの検出に用いる。 潜在性HBV感染の検出に用いる。 リアルタイムPCR法は測定レンジが広い（2.1〜9.0 Log copies/mL）。 HBV既往感染者（HBc抗体陽性and/or HBs抗体陽性）に対して免疫抑制薬，抗がん剤などを使用する場合，HBV DNA定量を経時的に測定し，測定感度以上の結果を示すときは核酸アナログ製剤を用いる。	HBV DNA量の高い状態が続くと，肝硬変および肝がんへの移行が高い。 HBV DNA量は抗ウイルス治療により感度未満になることがある。

Column　医療従事者におけるHBワクチンの必要性

- B型肝炎ウイルス (HBV) 感染の可能性のある者は，HBs抗原 (陰性)，HBs抗体 (陰性)，HBc抗体 (陰性) の検査データを示すものが対象です。医師，看護師，臨床検査技師などの医療従事者は，医療事故によりHBVに感染する機会が多く，これらの職業従事者はハイリスクグループです。また，事故現場に駆けつける救命救急職員や消防士なども感染源に曝露される可能性があります。
- 医療者向け予防接種ガイドラインが2014年10月に改訂されました (日本環境感染学会)。これによると，「B型肝炎ワクチン」について，下記の推奨事項が記述されています。
  ① 医療機関では，患者や患者の血液・体液に接する可能性のある場合は，B型肝炎に対して感受性のあるすべての医療従事者に対してB型肝炎ワクチン接種を実施しなければならない。
  ② ワクチンは0，1，6カ月後の3回接種 (1シリーズ) を行う。
  ③ 3回目の接種終了後，1〜2カ月あとにHBs抗体検査を行い，10mIU/mL以上であれば免疫獲得と判定する。
  ④ 1回のシリーズで免疫獲得とならなかった医療関係者に対してはもう1シリーズのワクチン接種を考慮する。
  ⑤ ワクチン接種シリーズ後の抗体検査で免疫獲得と確認された場合は，その後の抗体検査や追加のワクチン接種は必要ではない。
- HBV感染予防の考え方は，① 受動免疫における抗HBsヒト免疫グロブリン (HBIG：human anti-HBs immunoglobulin) の投与と，② 能動免疫によるHBワクチン投与から成り立ちます。針刺し事故などが発生した場合，なるべく早期のHBIGの投与が感染防御の効果が高いとされます。なお，HBIGは受動免疫であるため，その効果は数カ月しか効力が持続しません。一方のワクチンは中和抗体のHBs抗体を産生させる方法であり，ワクチンによって得られたHBs抗体は3〜4年間くらい陽性となります。HBワクチンは通常，初回，1カ月後，6カ月後の3回接種します。HBワクチンの効果は，3回接種後の翌月，つまり7カ月後の抗体価を測定し，HBs抗体が10mIU/mL以上を示すと陽性と判定します。
- 「一般の予防法」および「針刺し事故時」におけるHBワクチン接種スケジュールを下図に示します。

```
[一般の予防法]
HB ワクチン  ↓   ↓                    ↓
             △   △   △   △   △   △   △
             0   1   2   3   4   5   6 (カ月)

[針刺し事故時]
HBIG         ↓
HB ワクチン  ↓   ↓       ↓                    ⇔ (抗体価確認)
             △   △   △   △   △   △   △   △ (カ月)
             0   1   2   3   4   5   6   7
```

- HBIG：B型肝炎ウイルスの感染防御抗体 (中和抗体) のHBs抗体を多量に含むヒトの血漿を原料にしてつくられたガンマグロブリン製剤をいう。HBVによる汚染が発生した場合，緊急時の感染予防のために用いる。
- わが国ではHBワクチンは任意接種 (セレクティブワクチネーション) となっていますが，母児感染防止の場合は医療保険扱いとなります。わが国におけるB型肝炎の持続感染者は多く，関連学会などが中心となって，すべての国民がHBワクチンを接種するユニバーサルワクチンの実施に向けて，関係者からの提言やその導入に向けた検討が行われています。

2 ウイルス感染症
C型肝炎ウイルス感染症

C型肝炎はHCVの感染によって起こる肝臓の病気です。肝臓がん患者の約75％はHCV感染者です。感染経路は覚せい剤，刺青，ピアスによる穴あけ，過去の輸血や血液製剤の投与などが考えられています。日常生活のうえで感染することはまずありません。

検体の取扱い	● 血清
検査の目的	● C型慢性肝炎の診断に用いる。
参考基準値	● HCV抗体（第3世代）：1.0未満（陰性）[CLEIA法]，（陰性）[LPIA法] ● HCV-RNA定量：検出せず [TaqMan PCR法]
検査値を読む際の注意点	● HCV抗体が陽性と判定される対象集団は，現在HCVに感染している人（キャリア）と既往の感染者，ごくまれにHCV抗体の偽陽性が含まれる。 ● HCV抗体陽性者に対し，HCV-RNAが陽性の場合はウイルスを保有していることを裏付け，陰性の場合は既往感染を意味する。 ● 医療機関における一般的なC型肝炎検査の診断フローとは異なり，健康増進法事業や特定感染症検査事業による肝炎ウイルス検診の検査診断フローでは，HCV抗体価による感染区分を採用している。したがって，中力価および低力価とする判定結果は，HCV-RNA検査を実施することにより，HCVに感染している可能性が高い，または感染している可能性が低いという区分に分けられる。 ● 日常生活でHCVに感染することは少なく，図に示す手順で検査を受ければ，毎年繰り返して行う必要はない。
異常値を示す主な疾患・病態	● C型肝炎ウイルス感染症

- C型肝炎ウイルス（HCV：hepatitis C virus）は，フラビウイルス科に属し，約9,400の塩基からなる一本鎖RNAをゲノムとするウイルスです。HCVの粒子は，一本鎖RNAをコア粒子（カプシドという）で保護し，その周囲をエンベロープで覆われています。

- ウイルス性肝炎のうち，このHCVの感染によるものをC型肝炎といいます。HCVが発見されていなかった時代には，輸血や血液製剤などから多数の人がC型肝炎に感染しました。かつて，非A非B型肝炎ウイルスとよばれていたものの一つです。

- HCVに感染すると，ウイルスが排除され治癒する場合も2〜3割ありますが，多くはウイルスが体内に潜み，ウイルスのキャリア（持続感染者）となります。放置しておくと初感染から20〜30年前後で肝硬変，肝がんへと段階的に進展します。日本におけるC型肝炎の推定持続感染者はおよそ101〜151万人と報告されており，感染者の多くが高齢者であることも特徴とされ，60代の抗体陽性者は3％を超え，肝がんの好発年齢と一致しています。

- HCVに感染すると，免疫のはたらきによりHCV抗体がつくられます。一般に，HCVキャリアでは血液中に含まれるHCV抗体の量（抗体価）が高く，自然治癒や治療などによってウイルスが排除されている既往感染者では，低または中程度の抗体価を示します。HCVスクリーニング検査で捉えられている抗体は，ウイルスが肝細胞上で複製される際に産生される蛋白に対する抗体であり，中和抗体ではありません。したがって，HCV抗体が陽性であればHCV-RNA検査を行い，HCV感染の有無を確認する必要があります。図のように，国か

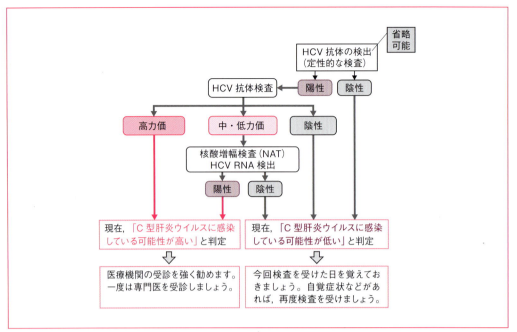

図　C型肝炎ウイルス検査の診断手順
(出典：厚生労働省．健肝発0401第1号．ウイルス性肝炎患者等の重症化予防推進事業の実施についての一部改正について．)

ら新たなC型肝炎ウイルス検査の手順が示されています。

- HCVにはいくつかのタイプが存在します。血清型（セロタイプ）によって1型，2型に分類され，1型はさらに遺伝子型（ジェノタイプ）による分類から1a，1bに，2型は2a，2bなどに分けられます。日本人の場合，約70％が1b型，20％が2a型です。1型で高ウイルス量の患者に対する治療が最も難治とされていましたが，昨今のHCV新薬の開発でその課題も解決されつつあります。

- C型肝炎の治療は1992年にインターフェロン（IFN）療法が開始されました。これはC型肝炎ウイルスの発見から，わずか3年後のことでした。2000年代前半には，IFNとリバビリンとの併用療法，ペグインターフェロン（IFNとポリエチレングリコールを結合させ，投与頻度を週1回ですむように工夫した薬）の単独療法，ペグインターフェロンとリバビリン併用療法の薬が使われてきました。しかし，IFNとリバビリン併用療法は副作用が強く，発熱，白血球減少，倦怠感，貧血，発疹などに悩まされ，治療後にHCV-RNAが持続陰性となる状態（SVR：sustained virological response，著効）にまで改善できるのは数％にすぎませんでした。

- 2010年代に入り，相次いで新薬が開発されるようになりました。2014年にはIFNを用いず（IFNフリー療法），アスナプレビルとダクラタスビル（ともに直接作用型抗ウイルス薬）併用療法が登場し，難治とされたジェノタイプ1に対して保険適用されています。ジェノタイプ1はわが国のC型肝炎患者の7割を占めますが，2015年にはさらにソホスブビルとレディパスビルの合剤が承認され，飲み薬で高い効果が期待されています。

3 ウイルス感染症
インフルエンザウイルス抗原

インフルエンザウイルス感染症は，インフルエンザウイルスを病原体とする気道感染症です。毎年，冬季を中心に流行がみられ，大流行の年にはインフルエンザに起因する肺炎の死亡者が増加します。迅速に病原診断が可能な抗原検出キット（IC法）が広く利用されています。

検体の取扱い	● 鼻腔吸引液，鼻腔拭い液，咽頭拭い液など
検査の目的	● インフルエンザウイルス（A抗原，B抗原）の検出
参考基準値	● A抗原（陰性），B抗原（陰性）[IC法]
検査値を読む際の注意点	● 鼻腔拭い液，咽頭拭い液を用いる場合，不十分な擦過では正確な診断ができない。 ● 抗体価を測定する場合，赤血球凝集抑制試験（HI）を用いる。HI法は血清を検体とし，ウイルスがヒト赤血球を凝集させる性質を利用し，抗体が存在すると抑制されることに基づく。 ● ワクチン接種後の抗体価の上昇は，HI法にて確認する。 ● 迅速診断キットの結果が陰性の場合，呼吸器感染症のRSウイルス感染症との鑑別が必要になることがある。 ● 主に冬季に流行するインフルエンザウイルス感染症とRSウイルス感染症との臨床的な特徴を知ることが大切である。
異常値を示す主な疾患・病態	[陽　性] ● A型，B型インフルエンザウイルス感染症

- インフルエンザウイルスはオルトミクソウイルス科に属し，直径100nmの球状の形をしたウイルスです。ゲノムはマイナス鎖の一本鎖RNAからなり，ウイルス表面にはヒトの気道粘膜細胞に侵入するための突起がついています。この突起の形とウイルス内部の構造蛋白（M1，NP蛋白）の抗原性の違いにより，A型，B型，C型の3種類に分類され，ヒトに流行を起こすのはA型，B型です。

- インフルエンザウイルスの突起は，ヘマグルチニン（HA，赤血球凝集素）とノイラミニダーゼ（NA）の2種です。ウイルスのHAはヒトの気道粘膜細胞表面上のシアル酸（糖蛋白質のシアル酸残基）と結合することにより，ウイルスが細胞表面に吸着し，細胞のエンドサイトーシス（細胞内に異物を引き込む作用）により細胞内に侵入し，仲間を増やすためにヒトの細胞を勝手に利用します。増えたウイルスが細胞外に出るときは，つながっているシアル酸との結合をNAが切り離します。治療薬のオセルタミビルやザナミビルは，シアル酸の化学構造と類似し，NAのはたらきを妨害することにより，ほかの細胞への感染を阻止します。

- インフルエンザウイルスは，水禽類のカモなど野生の水鳥に感染していたものが，ヒトをはじめ他の鳥類やブタなど多くの動物に定着したものです。ブタはヒトと鳥の両方のインフルエンザに感染する性質があります。

- A型インフルエンザウイルスはHAおよびNAの抗原性に基づき，それぞれH1～H16およびN1～N9の亜型に分類されます。ヒトの場合，A（H1N1）亜型およびA（H3N2）亜型（A香港型）ウイルスおよびB型の流行が毎年繰り返され，季節性インフルエンザとよばれます。
A（H1N1）亜型はソ連型が季節性インフルエンザとして流行していましたが，2009年以降は

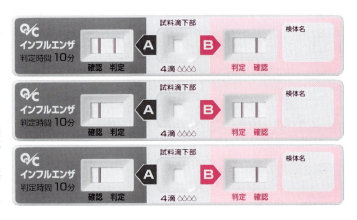

図　迅速診断キットによる判定（クイックチェイサー® Flu A,B）
試料滴下後5～10分でA（B）判定ライン部とAB両方の確認ライン部にラインが出現した場合は陽性。10分時にAB両方の確認ライン部にのみラインが出現した場合は陰性。
写真上：A型陽性，写真中：B型陽性，写真下：陰性
（資料提供：株式会社 ミズホメディー）

ほとんど姿を消しました。それ以降は2009年に流行したインフルエンザ（H1N1）2009が季節性インフルエンザとして流行しています（2014～2015年のインフルエンザシーズンにおいて）。国内における2014～2015年のインフルエンザシーズンでは，流行の主流であるA（H3N2）亜型（香港型）ウイルスが全体の91％を占め，B型とA（H1N1）亜型がそれぞれ8％，1％でした。

- 感染の予防にはワクチンが有効です。医師や看護師など医療従事者においては，自身への職業感染防止および施設内感染防止などの観点から積極的にワクチン接種を受けることが勧められます。インフルエンザワクチンは，ウイルスを死滅させ，免疫（抵抗力）をつけるのに必要な成分のみを取り出してつくられた不活化ワクチンです。ワクチンの接種後，効果が現れるまで約2週間程度かかり，およそ5カ月間その効果が持続するといわれています。ワクチン接種により，65歳以上の健康な高齢者では約45％の発症を阻止し，約80％の死亡を阻止する効果があるとされます。

- インフルエンザワクチンは，従来からH1N1（Aソ連型），H3N2（A香港型），B型の3種混合が用いられてきました。近年，世界保健機関（WHO）の推奨および国内における状況などから，2015年度の流行シーズンより従来のA型の亜型2種類に加え，B型の2種類（ビクトリア系統株，山形株）が加わって4価ワクチンに移行する見込みです。

- インフルエンザウイルス感染症の診断は，10分程度で結果の判明するイムノクロマト法（IC法）による迅速診断キットが普及しています。迅速診断キットは，モノクローナル抗体とIC法という2つの技術開発によって実現したもので，ウイルス抗原に対する高い特異性をもち，迅速かつ簡便にインフルエンザウイルスを検出することができます（図）。迅速診断キットを用いる場合，検体採取手技，検体の種類，発病からの経過時間，キットの判定ラインの読み間違えなどが発生することがあるため，臨床症状と照らし合わせて総合的に診断することが大切です。

- インフルエンザウイルス感染症の治療は，一般的にはノイラミニダーゼ阻害薬が使われます。抗インフルエンザ薬には，経口薬，吸入薬，注射薬があります。

4 ウイルス感染症
RSウイルス抗原

> RSV感染症は，乳幼児期における最も頻度の高い呼吸器感染症です。RSV感染症は2歳までにほぼ100％が感染し，特徴的な病像は細気管支炎です。毎年秋から冬にかけて流行します。

検体の取扱い	● 血清
検査の目的	● 鼻咽頭分泌液中のRSウイルス抗原の検出
参考基準値	● 陰性［IC法］
検査値を読む際の注意点	● 迅速診断キットによる判定結果は，診断の補助となるものであり，確定診断には臨床症状などを含めて総合的に判断する。また，本検査が陰性の場合，他の呼吸器感染症のウイルスや細菌の検査が必要になることがある。 ● 乳児では抗体産生能力が低いため，抗体（主にIgG抗体）の検出をみる検査では確定診断できないことがある。
異常値を示す主な疾患・病態	［陽　性］ ● RSウイルス感染症

- **RSウイルス**（RSV）は，パラミクソウイルス科の一本鎖RNAウイルスです。ウイルスの名称は，培養細胞中で巨大な融合細胞を形成することから，respiratory（呼吸器の），syncytial（多核融合巨細胞形成），virus（ウイルス）に由来しています。
- 乳幼児および小児での主要な症状は，気管支喘息とよく似た細気管支炎であり，冬季における細気管支炎の多くはRSV感染によるものです。感染経路は，咳やくしゃみなどの飛沫感染のほか，感染者との濃厚な接触，ウイルスが付着しているドアノブ，おもちゃ，コップなどからの接触感染が知られています。
- RSVによる細気管支炎はのちにアトピー性喘息発症のリスクファクターになるのか問われています。RSVに感染することにより，からだがアトピー性の体質に傾き，のちにアトピー性喘息発症の主要な要因になることが知られています。
- **RSV感染症**の診断は，ウイルスの分離が最も確実な方法ですが，結果が出るまでに数週間の時間がかかります。このためRSVの迅速診断には簡便，短時間でウイルス抗原の検出が可能となるIC法による簡易検査が用いられます。患者の検体は鼻咽腔スワブを用いて鼻腔拭い液や鼻腔吸引液を採取します。
- RSVの検査はRSウイルス感染症が疑われる入院患者のほか，外来の1歳児乳児およびパリビズマブ製剤*の適用となる患者に対し診療報酬の算定が可能です。

---

*パリビズマブ製剤：遺伝子組み換え技術によりつくられたRSウイルスに対するモノクローナル製剤であり，注射薬として用いる。RSウイルスが体内で増殖するのを抑制するはたらきがある。

5 ウイルス感染症
HIV-1/2抗体

> 後天性免疫不全症候群（エイズ）は，ヒト免疫不全ウイルス（HIV）の感染によって引き起こされます。HIVの感染は，抗HIV抗体のスクリーニング検査が陽性となり，さらにPCR法などの病原体検出検査が陽性の場合にHIV感染症と診断します。

検体の取扱い	・血清，血漿
検査の目的	・HIV-1，HIV-2抗体の検出，HIV-1抗原の検出
参考基準値	・HIV抗原・抗体スクリーニング（陰性）[CLEIA法，RT-PCR法など] ・HIV-1抗体・HIV-2抗体（陰性）[WB法] ・HIV-RNA定量：検出せず [RT-PCR法]
検査値を読む際の注意点	・スクリーニング検査法は感度（感染者を見落とさない能力）の高さから要求されるため，逆に特異度（非感染者を陽性としない能力）は犠牲にせざるを得ず，偽陽性が生じやすいので，WB法やRT-PCR法での確認検査が必要となる。 ・RT-PCR法は初期感染（急性HIV感染症）の診断に用いられる。 ・WB法による確認検査では，ウイルスに対する特異性は高く，抗体の検出感度が低いため，抗体検査の感染初期には利用できない。 ・ウイルスが体内に侵入してから感染が成立するまで1カ月程度かかり，さらに抗体が産生するまでに平均22日かかるため，この間は抗体スクリーニング検査では偽陰性となる。 ・急性HIV感染症を疑うときの検査の進め方は，図1を参照。
異常値を示す主な疾患・病態	[陽　性] ・エイズ（AIDS）感染，HIVのキャリア
薬剤による検査値への影響	・抗HIV療法を行っている患者に対し，RT-PCR法によりRNAが持続陽性となる場合，患者への聞き取り調査（服薬アドヒアランスの問題）および薬剤耐性株の出現を考慮する。

- ヒト免疫不全ウイルス（HIV：human immunodeficiency virus）は，レトロウイルス科のレンチウイルスに属するRNAウイルスです。HIVは自己ではRNAを複製したり，蛋白質を合成することができないため，ヒトのCD4陽性Tリンパ球やマクロファージに感染します。HIVは自己の遺伝情報をもつRNAと，RNAからDNAに転換するのに必要な逆転写酵素，Tリンパ球に入り込むためのインテグラーゼの3つをもっています。HIV感染症は，HIVがCD4陽性Tリンパ球などの細胞に感染し，免疫能の中枢である細胞の機能を破壊する進行性の疾患といえます。侵入したHIVはヒトの体を病原体から守るヘルパーT細胞（T4リンパ球）を乗っ取り，ヘルパーT細胞になりすまし数カ月から数十年潜伏します。HIVはある日突然，ヘルパーT細胞内で分身をたくさんつくって外に飛び出します。HIVがヘルパーT細胞に感染すると，ヒトの体のもつ免疫機能（外敵を攻撃する作用）がはたらかなくなり，カリニ肺炎や中枢神経障害など多彩で重篤な全身症状が起こり，エイズが発症します。
- HIVには性状の異なるHIV-1とHIV-2とに大別されます。世界流行の主体になっているのはHIV-1です。厚生労働省の調査によると，HIV感染者数は2014年末で累計16,903件，うち，患者数は7,658人と報告されています。男性同性愛の増加が著しく，若い女性でも増加傾向にあります。この年に新たにHIVに感染した人数は1,106人と過去2番目に多く，エイ

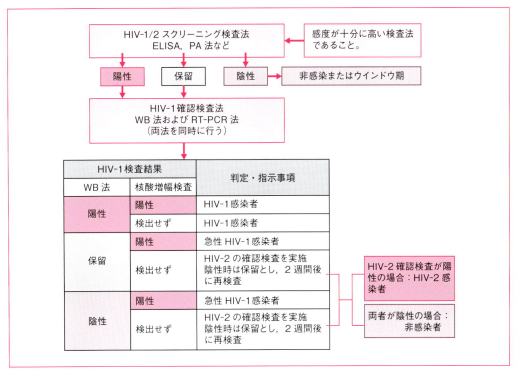

図1 診療におけるHIV-1/2感染症診断のフローチャート
(出典:山本直樹,他.診療におけるHIV-1/2感染症の診断 ガイドライン2008〔日本エイズ学会・日本臨床検査医学会標準推奨法〕〔解説〕.日本エイズ学会誌)

ズの発症者は484人で,調査の始まった1985年以来,過去最多となっています。

- HIV感染症の診断は,血清中の抗HIV抗体の検出をはじめ,HIVの抗原や遺伝子の検査が行われます。抗体スクリーニング検査には,ELISA法,ゼラチン粒子凝集法(PA法)やIC法による方法があります。感染者の取りこぼしを極力少なくすることは重要ですが,あまり高感度な検査法を求めすぎると検査の特異性が犠牲となり,偽陽性が頻発する事態となります。そのため,抗体スクリーニング検査が陽性と判定された場合には,確認試験としてウエスタンブロット法(WB法)や,HIVのウイルスそのものを検出できるRT-PCR法が病原体の検出検査として推奨されています。

- HIVによる感染初期は,まだ十分な抗体が産生されないため,血液検査を行っても感染のわからない期間があります。これをウインドウ期(ウインドウピリオッド,空白期間)といいます。ウインドウ期は,HIV感染からHIV抗体が検出されるまで,通常4~8週かかります。さらに,感染後も血中にウイルスが存在し,輸血により感染する危険性のある時期を特に感染性ウインドウ期とよんでいます(図2)。

- このウインドウ期を短縮して,より早くHIVの感染を知る高感度測定法として,NAT検査(ウイルス核酸増幅検査,感染性ウインドウ期は5日)があります。また,比較的早期にHIV感染を確認できる第4世代のスクリーニング法が普及し,ウインドウピリオッド期が短縮されています。この方法は,HIV-1のp24抗原とHIV-1,2のエンベロープに対する抗体を同

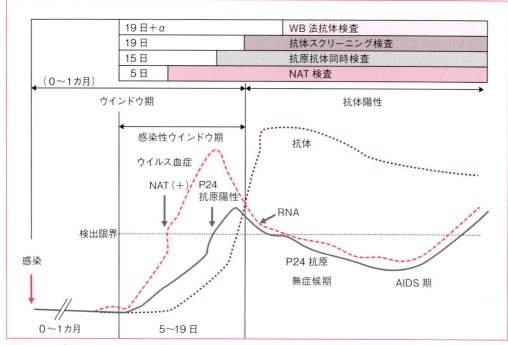

図2 HIV感染とウインドウ期間
（出典：厚生労働省．保健所等におけるHIV即日検査のガイドライン．第3版〔平成24年3月〕より引用改変）

時測定するものです。
- HIV感染症の治療は，抗HIV薬の3剤以上を併用した強力な多剤併用療法（ART）を行います。この治療法は一時的であれ中断すると予後が悪化し，治療を再開しても元に戻らないため，服薬アドヒアランスの維持が極めて大切です。治療の目標は，血漿中のHIV-RNA量を検出感度以下に抑え続けることです。

Column …… HIVの呼称について

- HIVは，1983年フランスのパスツール研究所の研究者によって，男性同性愛の患者リンパ節からまったく新しいウイルスとして発見され，LAV（Lymphoadenopathy-associated Virus）と名づけられました。翌年，米国の国立がん研究所の研究者によって同様のウイルスが発見され，HTLV-Ⅲ（Human T-Lymphotropic Virus Type-Ⅲ）と名づけられました。
- 同じ年，米国のカリフォルニア大学からもARV（AIDS associated retrovirus）が発見されましたが，これらのウイルスの遺伝子構造はいずれも同一のものとされ，現在ではヒト免疫不全ウイルス（HIV）とよばれています。

6 ウイルス感染症
性器ヘルペス感染症

性器ヘルペス感染症は，単純ヘルペスウイルスの感染によって発症する代表的な性感染症です。検査は塗抹標本による蛍光抗体法のほか，IC法による迅速診断キットが保険適用されています。

検体の取扱い	●局所の水疱から採取した分泌物など
検査の目的	●HSV感染症の診断
参考基準値	●直接塗抹蛍光染色によるHSV抗原の検出（陰性）[蛍光抗体法（FA）]
検査値を読む際の注意点	●性器に感染するHSVは初感染の場合，HSV-1＞HSV-2であり，再発例では大部分がHSV-2型である。 ●HSV特異抗体が検出されると性器ヘルペスが疑われる。 ●性器ヘルペス感染が確認された場合，パートナーに検査を促す必要がある。
異常値を示す主な疾患・病態	[陽 性] ●性器ヘルペス症，ヘルペス性水疱などのヘルペス感染症

- ヒトの疾病の原因となる**ヘルペスウイルス**は，単純ヘルペスウイルス1型・2型，サイトメガロウイルス，水疱・帯状疱疹ウイルス，EB（エプスタイン・バー）ウイルス，ヒトヘルペスウイルス6型，7型，8型の8種類が知られています。これらの共通点は二本鎖DNAウイルスであり，正20面体のカプシドがエンベロープに包み込まれた形をしています。

- **性器ヘルペス感染症**の原因となるのは，主に単純ヘルペス2型（HSV：herpes simplex virus type2，**HSV-2**）によりますが，HSV-1型も増加しており，わが国では初感染の半数がHSV-1，再発例ではほとんどがHSV-2によるものです。**HSV-1型は口唇ヘルペス**やヘルペス性歯肉口内炎の原因となります。

- HSVの感染はウイルスのエンベロープを介して粘膜や皮膚の傷口から侵入し，知覚神経を逆行（上行性に進む）して，**知覚神経節**の神経細胞内に感染し，いったん体内に入ったウイルスは生涯にわたって**潜伏感染**を続けます。すでにHSVに感染していて，疲労や体力の低下，ストレス（紫外線，外傷，風邪など）が原因となって，ウイルスは再び再活性化し，性器を中心とする下半身の皮膚や粘膜に水疱や潰瘍性病変を形成し，痛がゆい症状を呈することがあります。ウイルスが再活性化し，症状となって現れることを**回帰発症**といいます。口唇ヘルペスは回帰発症の代表的なもので，頻度も高くよく知られています。

- 検査はShell vial法という培養法がゴールドスタンダードとして用いられますが，保険未収載です。通常，病変部細胞内のウイルス（HSV抗原）を蛍光抗体法で検出するほか，イムノクロマト（IC）法による迅速診断キット（プライムテスト）が，その簡便性から普及するようになりました。いずれの方法も検出感度の若干の課題を抱えているのが現状です。なお，急性期では血中のIgM抗体の出現によりHSVの初感染で抗体価が上昇しますが，既往感染では抗体価は高いものや低いものがあり一定ではありません。また，核酸増幅法も開発されていますが，保険適応はされていません。

- 性器ヘルペスの治療は，初発または再発時において**アシクロビル**または**バラシクロビル**が使

われます。再発を何度も繰り返す患者に対しては，再発抑制を目的に1年間継続して投与する場合もあります（再発抑制療法）。

> ···· *Column* ···· **水痘と帯状疱疹との関係**
>
> - ヘルペスウイルスの仲間である水痘・帯状疱疹ウイルス（VZV：Varicella-zoster virus）は，水痘（Varicella, chicken pox）と帯状疱疹（Herpes zoster, shingles）の原因ウイルスです。VZVによって起こる初感染を水痘といいます。VZVは感染力が強く，感染経路は飛沫核感染（空気感染）です。小児では6歳くらいまでに約80％が感染します。通常，発熱・食欲不振に続き紅斑，水痘，痂皮の各段階の発疹が混在（新旧皮疹の混在という）しますが，予後は良好です。一方，帯状疱疹は小児期に水痘に感染すると，その後風邪や疲労，外傷などのストレスを受けることにより，VZVが再活性化して帯状疱疹となります。治療は小児における水痘では対症療法が中心ですが，帯状疱疹は水痘の既往歴をもつ成人に発症するため，抗ウイルス薬（アシクロビル，バラシクロビル，ファムシクロビル）や疼痛に対する消炎鎮痛薬を使うことがあります。
> - ヘルペスウイルスの仲間は，本文に記述するように8種類が知られています。これらの命名は，病名に基づくものとして単純ヘルペスウイルス1, 2型や水痘・帯状疱疹ウイルスが，人名に基づくものとしてEBウイルス（Epstein-barr virus）が，病理像としてサイトメガロウイルスなどとよばれ混乱しています。国際ウイルス分類委員会（ICTV）は，上記の各ヘルペスウイルスをHuman herpes virus 1, Human herpes virus 2, Human herpes virus 3, Human herpes virus 4, Human herpes virus 5などとよぶように提唱しています。

7 ウイルス感染症
ヒトパピローマウイルス (HPV) 感染症

> 子宮頸がんは，高リスク型のHPVの持続感染が原因です。HPVには100以上の遺伝子型が知られており，主に16型，18型が子宮頸がんと密接に関連しています。性行為で感染しますが，通常は自然の免疫力で排除されます。

検体の取扱い	・子宮頸部，膣部の患部拭い液
検査の目的	・高リスク型HPV感染の有無
参考基準値	・HPV16型・HPV18型 (陰性) ・その他の高リスク型 (陰性) [リアルタイムPCR法]
検査値を読む際の注意点	・HPV検査結果が陽性の場合，高リスク型HPVに感染していることを示す。この場合，必ず「細胞診」の検査を受けて病変の有無を確認する。病変がない場合，1年後にHPV検査を行って陰性になっていることを確認する。 ・高リスク型HPVが陰性の場合，1年後に検診を受けて経過を追う。
異常値を示す主な疾患・病態	[陽性] ・高リスク型HPVに現時点で感染している。

- ヒトパピローマウイルス (HPV：human papillomavirus) は環状構造の二本鎖DNAウイルスです。100種類以上の型が確認されています。子宮頸がんは性行為によるHPVの感染によって起こりますが，その原因となるウイルスは高リスク型とよばれる16，18，31，33，35，39，45，51，52，56，58，59，66，68などの14種類が子宮頸がんの発症に関与しています。このうち，HPV16型と18型は子宮頸がんの発症例の約70%に関与しています。

- 高リスク型HPVに感染すると，通常は自然の免疫力でHPVは排除されますが，数年から数十年にわたって持続感染し，免疫力の低下などから前がん病変 (異形成) を経て，最終的に高リスク型HPV感染者のおよそ0.1%が子宮頸がんを発症します。わが国では，年間約1万人 (上皮内がんを除く) の女性が子宮頸がんに罹患し，約3,000人が死亡しており，20～30歳代で発症率，死亡率ともに上昇していることが特徴です。なお，高リスク型HPVの感染自体は病気ではありませんが，子宮頸がん以外に，肛門がん，膣がん，外陰がん，陰茎がんなどの発症にも関与することがあります。

- 低リスク型であるHPV 6型，11型 の感染では尖圭コンジローマが発症します。尖圭コンジローマは皮膚のいぼ状隆起性病変を呈し，男女の性器が好発部位となる性感染症です。また，HPV 6型，11型が検出される若年性再発性呼吸器乳頭腫症の感染経路は母子感染が原因です。小児の咽頭，喉頭良性腫瘍のほぼ全例においてHPV 6型，11型が検出されます。

- HPV感染の予防を目的として，2価ワクチンと4価ワクチンがあります。2価ワクチンはHPV 16型・18型，4価ワクチンはHPV 6型・11型・16型・18型を対象としているため，4価ワクチンでは尖圭コンジローマにも効能効果があります。子宮頸がんに対しては，どちらのワクチンも原則16型・18型以外の高リスク型HPV感染に起因する子宮頸がんおよびその前駆病変に対する予防効果は確認されていません。したがって，ワクチンを接種していても定期的ながん検診を受けることが必要です。なお，2015年7月には9価HPVワクチンが製

表　国内で使用可能な子宮頸がん予防ワクチン

	2価HPVワクチン	4価HPVワクチン
製剤名（商品名）	組み換え沈降2価ヒトパピローマウイルス様粒子ワクチン（サーバリックス）	組み換え沈降4価ヒトパピローマウイルス様粒子ワクチン（ガーダシル）
効能・効果	HPV 16型，18型感染に起因する子宮頸がん（扁平上皮細胞がん，腺がん）および前駆病変の予防	HPV 6，11，16および18型の感染に起因する以下の疾患の予防 ・子宮頸がん（扁平上皮細胞がん，腺がん）およびその前駆病変 ・外陰上皮内腫瘍1，2および3ならびに膣上皮内腫瘍1，2および3 ・尖圭コンジローマ
用法・用量	10歳以上の女性に，0，1，6カ月後に3回，上腕の三角筋部に筋肉内接種する。	9歳以上の女性に，1年以内に筋肉内に3回の接種を終了すること。 通常，2回目は初回接種の2カ月後，3回目は6カ月後に行う。

造承認申請されています。4価の6，11，16，18型に加え，新たに31，33，45，52，58型を加えた製剤です。6，11型を除く7種のHPV型が子宮頸がんの原因の約90％を占めます。現在，国内で使用可能な子宮頸がん予防ワクチンを**表**に示します。

Column　子宮頸がん予防ワクチン

- 子宮頸がん予防ワクチンの接種は平成22年秋から始まり，その後予防接種法により平成25年4月より，小学6年生から高校1年生を対象に定期接種が開始されました。公費負担による定期接種では平成26年3月までに約890万人の接種が終わっています。
- しかしながら，接種後に全身の痛みや，意識障害，失神，運動障害などの副反応が続出するようになりました。平成26年3月までの副反応報告数は約2,500件，うち4分の1が重症とされています。副反応の原因は今もはっきりせず，子宮頸がんワクチンの接種を積極的に勧める施策が中断したままになっています。国民に適切な情報提供ができるように，厚生労働省は副反応による健康被害について追跡調査を行っています。
- 国による積極的推奨の中止は定期接種を中止するものではなく，対象者が希望する場合は接種を受けることが可能です。

8 ウイルス感染症
HTLV-1抗体

> HTLV-1抗体は，成人T細胞白血病の原因ウイルスに対する抗体です。HTLV-1抗体が陽性の場合，ウイルスが体内に共存していることを表します。

検体の取扱い	・血清，血漿（EDTA・2K，ヘパリンNa）
検査の目的	・成人T細胞白血病の診断補助 ・HTLV-1関連脊髄症（HAM）の診断補助 ・妊婦健診による母児感染予防
参考基準値	・16倍（陰性）[PA法]，COI＜1.0（陰性）[CLEIA法]
検査値を読む際の注意点	・抗核抗体陽性例では，非特異反応により偽陽性になることがある。 ・PA法などのスクリーニング検査で陽性判定の場合，ウエスタンブロット法[WB法]による確認試験が必要となる。
異常値を示す主な疾患・病態	[陽 性] ・成人T細胞白血病（ATL），HTLV-1関連脊髄症（HAM），HTLV-1関連ぶどう膜炎

- **HTLV-1**（ヒトT細胞白血病ウイルス1型，human T-cell leukemia virus type1）は，RNAをゲノムとするウイルスです。授乳（母乳）や性交により，宿主（ヒト）のTリンパ球に感染（侵入）し，逆転写酵素により宿主細胞のDNAに組み込まれます。その後プロウイルスの状態になって宿主のゲノムに一生涯存在し，免疫系を刺激します。ウイルスと抗体は共存するため，**HTLV-1抗体検査**が陽性の場合にはキャリア（HTLV-1の感染者）とみなすことができます。

- 全国のキャリアはおよそ110万人と推定されています。感染してから40年以上経過したあとに，キャリアのおよそ5％に重篤な**成人T細胞白血病**（**ATL**：adult T-cell leukemia）が発症することがあります。ATLは40歳以上の成人に発症し，小児にはほとんどみられません。まれですが，**HTLV-1関連脊髄症**（**HAM**：HTLV-1 associated myelopathy）の病因にもなります。

- 感染経路の半数以上は，母乳を介した母子感染です。国は母子予防対策の面から，平成23年度より妊婦健康診査の標準的検査項目に追加し，妊娠30週頃までの妊婦に対しHTLV-1抗体の検査を受けるよう推奨しています。もう一方の主要な感染経路は夫婦間感染です。夫がキャリアで妻が非感染者の場合，精液中の感染リンパ球が媒介するものと考えられています。

- HTLV-1抗体の検出は，スクリーニング検査としてゼラチン粒子凝集法（PA法）とCLEIA法があります。スクリーニング検査で陽性となった場合には，特異度の高いWB法による確認試験を行って真の抗体陽性であるかを確かめます。

- ATLは，HTLV-1によって引き起こされる血液のがんです。患者数の少ないがんのため，治療薬の開発は後手になり，科学的に立証された有効な治療法は少ないのが現状です。抗ウイルス薬のインターフェロンや逆転写酵素を阻害する抗HIV薬（ジドブジンなど）による併用療法などが行われます。

9 ウイルス感染症
ロタウイルス抗原

ロタウイルスは乳幼児の重症急性胃腸炎の主要な病原体です。免疫のない小児では6カ月～2歳くらいまでにほぼ全員が感染します。秋から冬にかけて発生するので，冬季下痢症ともよばれています。

検体の取扱い	●糞便
検査の目的	●ロタウイルス感染症の診断
参考基準値	●ELISA法（陰性） ●IC法（陰性）
検査値を読む際の注意点	●迅速診断法を用いる場合，感染を確認できるのはA群のみを対象としている場合が多い。 ●嘔吐物は検査不適である。
異常値を示す主な疾患・病態	[陽性] ●ロタウイルス感染症

- ロタウイルスはレオウイルス科に属し，2層のカプシドに覆われたコアの中に11個の分節セグメントに分かれた2本鎖RNAウイルスです。内殻蛋白の抗原性の違いから，A～G群に分類されます。このうち，A群ロタウイルスの分布頻度が高く，重症度も高いとされ，サル，ウマ，トリ，イヌ，ブタなども宿主となります。

- ロタウイルスに感染すると発熱と嘔吐が先行し，下痢を起こします。通常，5歳までにほぼすべての子どもに感染しますが，大人では幾度も感染しているのでほとんど症状はありません。下痢の激しいときは急激な脱水症状が起こり，Na^+，K^+，Cl^-などの電解質が喪失します。

- ロタウイルス感染症は，不要な抗生物質などの投与を避けるため，検査結果をいち早く医師に伝えることが重要であり，迅速な診断法が求められます。近年，糞便中に含まれるロタウイルス抗原を簡便・迅速に検査できるイムノクロマト法（IC法）が普及しています。

- ウイルス感染による嘔吐や下痢などの症状を軽くすることのできるワクチンが開発されています。2種類のワクチンがあり，対象は任意接種となっています。ロタウイルス1価ワクチン*を用いる場合は，生後6～24週までに2回接種とし，初回接種は生後14週6日までに行うことが推奨されています。ロタウイルス5価ワクチン*を用いる場合は，生後6～32週までに3回接種し，初回接種は生後14週6日までに済ませておきます。

- 治療は，下痢によって失われた水と電解質の喪失を補って体液のバランスを保ち，体循環を保持します。ロタウイルスによる胃腸炎では，抗生物質を投与すると下痢を遷延させてしまうことがあるため，細菌性下痢症との早急な鑑別が必要となります。

*ロタウイルス1価ワクチン，*5価ワクチン：一価ワクチンは，最も流行して重症化しやすい1種類のロタウイルスを弱毒化したワクチンをいう。5価ワクチンは，流行して重症化しやすいウイルスを含む5種類のロタウイルスを弱毒化したワクチンをいう。

10 ウイルス感染症
ノロウイルス

ノロウイルスは嘔吐，下痢を主症状とする急性胃腸炎の病原体として知られる1本鎖RNAウイルスです。感染力が極めて高く，流行期は嘔吐・下痢患者に対し，十分な感染対策を施してから接触することが大切である。

検体の取扱い	●糞便
検査の目的	●ノロウイルス感染症の検出
参考基準値	●RT-PCR法（陰性） ●NASBA法（RNA特異的核酸増幅法）（陰性） ●IC法（陰性）
検査値を 読む際の注意点	●二枚貝の摂取歴や周囲の流行状況を調査することにより，検査の正診率を高めることができる。 ●嘔吐物を用いた検体では偽陽性が多くなる。
異常値を示す 主な疾患・病態	[陽 性] ●ノロウイルス感染症

- ノロウイルスはプラス1本鎖のRNAを遺伝子とする小型のウイルスです。感染の季節は秋から冬にかけて発症し，冬季の胃腸炎，食中毒の原因ウイルスとして知られています。年齢に関係なくヒトに対して嘔吐，下痢などの急性胃腸症状を起こします。小さな子どもでは，保育園や学校などで集団発生することがあります。また，家族に感染者が出た場合，ノロウイルスの感染力は極めて強いため，感染防止を目的にタオルの共有，飲み物の回し飲み，食器の使い回しなどをしてはいけません（水平伝播の防止）。多くは数日間で自然に回復しますが，乳幼児や高齢者では脱水症状を起こして重症化することがあります。

- 感染予防の基本は手洗いです。流水で手を洗い，石けんを使って手のひらと指の腹面をしっかり洗います。うがいでのどを保湿することも予防効果があります。できればポビドンヨードによるうがい薬が効果的です。子どもの下痢便や嘔吐物には多量のウイルスが排出されます。ウイルスの処理には0.1%次亜塩素酸ナトリウム（家庭では塩素系漂白剤を用いる）で消毒し，汚物を拭いたペーパータオルなどはすぐにポリ袋に密封することが大切です。

- ノロウイルスを分離して特定することは難しく，診断は糞便からRNAを増幅するRT-PCR法をはじめ，RNAを鋳型にして1本鎖のRNA断片を試験管内（in vitro）で特異的に直接増幅する方法（NASBA法）などがあります。最近，迅速診断キットが保険適用となり，イムノクロマト（IC）法による簡便な診断法が利用できるようになりました。この迅速診断法は検体の採取方法やキットの取り扱いなど，適切に行わないと誤った判定原因となります。陰性の結果であっても患者が嘔吐や下痢の症状を示す場合には，迅速診断の結果にかかわらず，十分な感染対策を講じる必要があります。

- 近年，ノロウイルスの遺伝子変異による新型ウイルスが検出されるようになりました。従来の遺伝子型はGⅡ・4でしたが，新型はGⅡ・17です。新型ウイルスによる患者が増加しており，免疫力の低下した高齢者や子どもは注意が必要です。

Column ワクチンで予防できる病気

- 感染症のなかには予防接種で予防可能な感染症が知られています。予防接種は感染源となるウイルスや細菌，または細菌がつくる毒素を弱めてワクチンをつくり，ワクチン接種によって，その病気に対する抵抗力を高めるために行われます。ワクチンで防げる病気をVPD（vaccine preventable disease）といいます。予防接種は多くの人が受けることにより，感染症の発生や蔓延防止に大きな成果を上げていますが，予防接種は100％安全というものでなく，予防接種による健康被害が問題化することがあります。
- 予防接種は法律に基づいて市町村が実施する定期接種（表1～4）と，個別の希望により受ける任意接種があります。
- 任意接種の主な疾病には，インフルエンザウイルス感染症，おたふくかぜ，B型肝炎，A型肝炎，黄熱，狂犬病，ロタウイルスなどがあります。
- 予防接種の接種間隔，接種回数，接種量およびワクチンの種類などに間違いはないか，母子手帳の保管，接種スケジュールの作成など，普段から確認しておくことが大切です。
- 現行の予防接種法は，2013（平成25）年に改正され，副反応の報告制度が強化されたほか，インフルエンザ菌b型（ヒブ），小児の肺炎球菌，ヒトパピローマウイルスの3種のワクチンが定期接種に追加されました。さらに2014（平成26）年10月1日には，水痘ワクチンと成人用肺炎球菌ワクチンが定期予防接種に加わりました。なお，1994（平成6）年には，定期接種は義務接種から努力義務となり，集団接種から個別接種に変更されました。その結果，定期接種に新たな予防接種が追加されない状態が20年以上も続き，わが国はワクチンギャップの状況に陥っています。ワクチンギャップは，日本国内で流通しているワクチンが諸外国と比べて少ないということです。厚生労働省は，この状況を課題として捉え，定期接種化に向けて法整備が行われています。
- ワクチンの種類は生ワクチン，不活化ワクチン，トキソイドの3種です。生ワクチンは，生きている（病原性を弱めた）細菌やウイルスを接種します。体内で細菌やウイルスが増殖しますが自然に免疫力がついてきます。自然感染に近い形で免疫力がつけられますが，接種後に発熱や発疹などがでることがあります。生ワクチンは，はしか（麻疹），風疹，おたふくかぜ，水痘，ロタウイルス，BCG，生ポリオなどです。なお，免疫不全者（水痘ワクチンは除く）と妊婦は，生ワクチンの接種は禁忌です。
- 不活化ワクチンはホルマリンや紫外線処理をして，病原性を消失させて毒素を無毒化したものです。細

表1　生後2カ月～1歳までに受ける定期接種

予防接種・種類	対象疾患	接種回数	接種年齢・標準的接種法
インフルエンザ菌b型（ヒブ） 【不活化ワクチン】	ヒブ感染症（髄膜炎・急性喉頭がい炎）	初回（3回）	生後2～7カ月未満の間に開始（27～56日の間隔をあけて3回接種）。
		追加（1回）	初回接種終了後，7～13カ月の間隔をあけて追加接種（1回）を受ける。
小児用肺炎球菌 【不活化ワクチン】	肺炎球菌感染症	初回（3回）	生後2～7カ月未満の間に開始（27日以上の間隔をあけて3回接種）。
		追加（1回）	初回接種終了後，生後12～15カ月未満の間に追加接種（1回）を受ける。
4種混合 【不活化ワクチン】	ジフテリア，百日咳，破傷風，ポリオ	1期初回（3回）	生後3～12カ月未満の間に開始（20～56日の間隔をあけて3回接種）。
		1期追加（1回）	1期の初回接種終了後，1～1年半の間隔をあけて追加接種（1回）を受ける。
2種混合	ジフテリア，破傷風	2期1回	11～13歳未満の間に1回接種または小学6年生の間に1回。
BCG 【生ワクチン】	結核	1回	生後5～8カ月未満に1回接種。

表2　生後1〜3歳で始める定期接種

予防接種・種類	対象疾患	接種回数	接種年齢・標準的接種法
麻しん・風しん混合（MRワクチン）【生ワクチン】	麻しん，風しん	1期1回 2期1回	1歳を過ぎたら早めに接種。 小学校入学前の1年間。
水痘【生ワクチン】	水ぼうそう	初回（1回） 追加（1回）	生後12〜15カ月未満の間に1回接種。 初回接種終了後，6〜12カ月未満の間をあけて追加接種（1回）を受ける。
日本脳炎【不活化ワクチン】	日本脳炎	1期初回（2回） 1期追加（1回）	3〜4歳未満までに，6日〜28日の間隔をあけて2回接種。 1期2回目の接種終了後，おおむね1年後に1回接種。
日本脳炎	日本脳炎	2期1回	第1期終了後，4〜5年後に1回接種（小学4年生，9歳の間に1回とする自治体もある）。

表3　子宮頸がん予防ワクチン（定期接種）

予防接種・種類	対象疾患	接種回数	接種年齢・標準的接種法
ヒトパピローマウイルス感染症（子宮頸がん予防）＊【不活化ワクチン】	ヒトパピローマウイルス感染症	3回	中学1年生の間に3回（小学6年生〜高校1年生相当の女子）。

＊2013年6月14日厚生労働省から通達があり，現在積極的な接種は勧めていない。ただし，希望者には引き続き接種することができる（➡158頁）。

表4　高齢者向け定期接種

予防接種・種類	対象疾患	接種回数	接種年齢・標準的接種法
23価肺炎球菌ワクチン	気管支炎，肺炎，敗血症	1回	65歳，および5の倍数の年齢（70歳，75歳，80歳など）。（定期接種化されたため，公費助成後の負担額は2,000〜5,000円，自治体により異なる。定められた年度での接種を逃すと接種費用は全額自己負担となる）。
インフルエンザ	インフルエンザウイルス感染症	1回	65歳以上。60〜64歳で，心臓や腎臓，呼吸器の機能に障害があり身の回りの生活を極度に制限される方。60〜64歳で，ヒト免疫不全ウイルスによる免疫の機能に障害があり日常生活がほとんど不可能な方。

菌やウイルスが体内で増殖することはなく，発熱などの副反応の少ないワクチンですが，十分な免疫力をつけるためには数回の接種が必要となります。不活化ワクチンは，DPT-IPV（D：ジフテリア，P：百日咳，T：破傷風，IPV：不活化ポリオ），DPT，DT，不活化ポリオ，日本脳炎，インフルエンザ，インフルエンザ菌b型，B型肝炎，肺炎球菌（成人用23価，小児用7価），HPV（2価，4価）などです。DPT-IPVは混合ワクチンといいます。

- トキソイドは強い毒素を産生する細菌の毒素のみを取り出し，毒性をなくして免疫原性を残したものです。ジフテリアと破傷風が対象となります。
- B型肝炎ワクチンは，2016（平成28）年4月以降に生まれる0歳児を対象に予防接種法に基づく定期接種とし，市町村が原則無料で実施します。開始時期は2016年10月から開始されます。

11 細菌感染症
肺炎マイコプラズマ感染症

> 肺炎マイコプラズマによって起こる肺炎で，非定型肺炎の大半を占めるマイコプラズマ肺炎は，学童から若年成人に好発します。発熱，咳嗽などで発症しますが，病変の中心が間質のため，痰のない乾性咳嗽が特徴です。検査はPA法，補体結合反応（CF法）の血清学的検査が中心です。

検体の取扱	・血清 〈注意点〉遺伝子診断法［LAMP法］での検体は，咽頭拭い液（鼻咽頭拭い液を含む）または喀痰を用いる。
検査の目的	・抗マイコプラズマ抗体の検出
参考基準値	・40倍未満（陰性）［ゼラチン粒子凝集法（PA法）］ ・4倍未満（陰性）［補体結合反応（CF法）］ ・陰性［LAMP法］
検査値を読む際の注意点	・PA法は主にIgM抗体を検出し，シングル血清で320倍以上を「感染の疑い」と判定する。 ・IgM抗体は感染から1年余りにわたって検出されるため，確定診断にはペア血清で4倍以上の抗体価上昇を確認する。 ・抗体検査法は抗体価の上昇が前提となるため，早期診断には不向きである。 ・イムノクロマト法［IC法］は感度が低く擬陽性も多い。感染後，抗体陽性となる期間が長いため判定が難しいことがある。
異常値を示す主な疾患・病態	［高　値］ ・マイコプラズマ肺炎

- マイコプラズマはグラム陰性の細菌に分類され，培地上で人工増殖の可能な最小の微生物です。ほかの細菌と異なり細胞壁をもたないため，β-ラクタム系抗菌薬は無効です。ヒトに対して病原性を有するのは肺炎マイコプラズマ（*Mycoplasma pneumoniae*）であり，呼吸器感染症のマイコプラズマ肺炎（Mycoplasmal pneumonia）の原因微生物です。いったん感染すると，IgM抗体が上昇するまで3〜4日かかり，その抗体は半年くらいまで産生されます。
- 肺炎は，生活環境による分類（市中肺炎，院内肺炎），原因微生物による分類（細菌性肺炎，非定型肺炎，ウイルス性肺炎）などに分けられます。このうち，マイコプラズマ肺炎は一般の細菌とは異なる*Mycoplasma pneuminiae*が原因となって起こる非定型肺炎です。非定型肺炎は細菌性肺炎と比較し，年齢60歳未満，主体は乾性咳嗽，白血球数が10,000/μL未満，CRP値が4.0mg/dL未満などの特徴があります。
- 検査はマイコプラズマIgM抗体を検出できるIC法による迅速診断法がありますが，既往感染との鑑別や感度の問題などから，IC法単独では判定が困難な場合があります。他の検査法として，PA法が320倍以上（血清の最大希釈倍数），CF法では64倍以上でマイコプラズマ感染症の可能性が高くなりますが，いずれも臨床経過を考慮して総合的に判断することが大切です。
- 細菌性肺炎（肺炎球菌性肺炎）の多くは，β-ラクタム系抗菌薬が有効ですが，マイコプラズマ肺炎ではマクロライド系抗菌薬を第一選択薬とし，投与後2〜3日以内で解熱など症状の改善を認めます。

12 細菌感染症
性器クラミジア感染症

性器クラミジア感染症は，わが国に最も多い性感染症です。クラミジアトラコマティスの細菌感染によって発症します。感染経路は，感染者との粘膜同士の接触や，精液，膣分泌液を介して感染します。近年，オーラルセックスによる咽頭への感染が増加しています。

検体の取扱い	・尿道，性器から採取した分泌物や擦過上皮細胞など ・うがい液 ・初尿 〈注意点〉病原微生物を直接検出する分離培養法は，病原体の分離，培養に特殊な技術を要するので一般的でない。
検査の目的	・性器クラミジア感染を疑うとき。妊娠時における早産・早期破水の予防
参考基準値	・直接塗抹染色による抗原検出（陰性）[酵素抗体法（EIA法）] ・陰性 [核酸増幅法]
検査値を読む際の注意点	・早期の感染を知る目的で，クラミジアの初感染後1週間経過すると，血中IgM抗体が出現する。PIDなどの深部感染症の診断に用いる。 ・抗体価の測定による治癒の判定は困難である。
異常値を示す主な疾患・病態	[陽 性] ・クラミジア感染症

- **性器クラミジア感染症**は，*Chlamydia trachomatis*による性感染症です。性行動の活発な若年層に多い疾患であり，感染症法では**5類感染症**として性感染症定点からの報告が義務づけられています。
- 男女ともに初期症状が軽く，早期発見が難しく最も感染が広がっている性感染症です。男性の場合，進行すると前立腺や精巣に炎症を起こします。女性の場合，子宮頸管炎が最も多く，治療せず放置すると**骨盤内付属器炎**（PID）を起こし，不妊や子宮外妊娠の原因となることもあります。一般に，女性の場合は長期の合併症をともなうことがあり，複雑な病態を示しますが，半数以上の感染者は自覚症状を感じないとされます。また，クラミジアに感染している妊婦からは，新生児が産道感染を受けて結膜炎や肺炎を起こすことがあります。
- 培養が困難なため，診断にはEIA法や核酸増幅法（PCR法，TMA法，SDA法）によって抗原を検出することが推奨されています。男女ともに**初尿**を，女性では子宮頸管の分泌物や擦過した上皮細胞を検体として検査を実施します。治癒の判定は男女ともに投薬の終了後，これらの測定法によって病原体の陰転化を確認します。PIDなど深部の感染や腹腔内感染では，子宮頸管からの検体の採取が困難なため，抗体の測定が補助診断として使われることがあります。
- 近年，子宮頸管部拭い液や男性初尿を検体として，IC法による迅速診断キットが普及しつつあります。男性初尿は起床時または来院時の初尿（出始めの尿）を用いますが，前回の排尿から1時間以上経過していることが必要です。
- 治療はマクロライド系薬またはニューキノロン系薬のうち抗菌力のあるもの，あるいはテトラサイクリン系薬を投与します。

13 細菌感染症
淋菌感染症（淋病）

> 淋菌感染症は，淋菌（双球菌）の感染によって起こる性感染症です。検査は顕微鏡による鏡検のほか，培養法とPCR法が普及しています。

検体の取扱い	● 尿道分泌物，子宮頸管粘液 ● うがい液 ● 初尿 〈注意点〉子宮頸管由来の検体では，鏡検法による淋菌の同定は難しく，培養法または遺伝子検査法が用いられる。淋菌は温度など環境変化に弱いため，保管には注意が必要となる。
検査の目的	● 淋菌感染症を疑うとき
参考基準値	● グラム染色標本の鏡検（陰性），培養法（陰性），核酸増幅法（陰性）
検査値を読む際の注意点	● 尿道炎（男性）からの尿道分泌物を採取する際には，中間尿を用いると偽陰性となる可能性があるため必ず初尿を用いる。 ● 男性淋菌感染症の多くが自覚症状により治療の機会を得やすいのに対して，女性淋菌感染者は自覚症状に欠ける場合がある。そのため男性淋菌感染者がみつかった場合，必ずパートナーの診断・治療を促すことが大切である。
異常値を示す主な疾患・病態	[陽　性] ● 淋病

- 淋菌（*Neisseria Gonorrhoeae*）はグラム陰性球菌のそらまめの形をした細菌（双球菌）です。性交，オーラルセックスなどの性行為によって感染する性感染症です。男性では感染後2～7日以内に尿道における激痛と，黄色い膿が大量に出ることがあります。放置すると，尿道炎から精巣や前立腺にも炎症を起こすこともあります。女性が感染すると子宮頸管炎，尿道炎を起こしますが，症状が軽く気づかない無症候感染が多くみられます。放置すると，卵管炎などになって不妊症の原因や，産道感染による新生児の結膜炎の原因となります。
- 近年では性行動の多様化によってオーラルセックスなどによる咽頭への感染が問題視されており，性器だけでなく咽頭の検査の重要性が訴えられています。淋菌感染症の30％くらいは性器クラミジア感染症に感染していることがあり，クラミジア検査は必ず実施し，陽性と判断された場合には淋菌とクラミジアの両方に有効な治療を行う必要があります。
- 淋菌の検出には，分離培養法や核酸増幅法（PCR法）があります。また，淋菌性尿道炎の診断は顕微鏡による観察で淋菌の検出を確認することが重要です。男性患者では，多くの場合，尿道分泌物を顕微鏡で鏡検し，白血球中に貪食された双球菌を確認することで診断がつきます。
- 核酸増幅法は感度が高く，子宮頸管や咽頭から採取した検体からクラミジアと淋菌の同時検出が可能であり，この同時検査は保険適用されています。
- 淋病の治療に用いられる抗菌薬は，かつてはペニシリンGやニューキノロン系薬が使われていましたが，淋菌は抗菌薬に対して耐性をつくりやすく，多剤耐性菌の出現が治療を難しくしています。多剤耐性化が進んだ結果，セフェム系抗生物質のセフトリアキソン，セフォジジムおよびスペクチノマイシンの3剤のみが有効な薬剤として保険適用されています。

14 細菌感染症
梅　毒

> 梅毒は treponema pallidum の感染による代表的な性感染症です。感染によって産生される抗体を検出することにより梅毒感染症を診断します。梅毒の診断は，病原体とは直接関係のない脂質抗原（カルジオリピン）を抗原とするSTS法と，T. Pallidum そのものを抗原として特異的な抗体を検出するTP法があります。

検体の取扱い	● 血清
検査の目的	● 梅毒感染を疑うとき，感染予防対策マニュアル（手術前，内視鏡検査前，人間ドックや妊婦健診，輸血前など）
参考基準値	● 定性：陰性，定量：自動化RPR法 1.0 R.U 未満（陰性）[ラテックス凝集比濁法] ● 定性：陰性，定量：5（U/mL）未満（陰性）[TPLA法] ● 定性：（80倍）未満（陰性）[TPPA法] ● 定性：陰性 [FTA-ABS法（間接蛍光抗体法）] ※R.U単位：各社独自の規格設定単位で表示される。
検査値を 読む際の注意点	● 梅毒の検査はスクリーニングとして行われている現状を考慮すると，「陽性・陰性」の定性検査で十分である。 ● 病勢の強い第2期や妊婦ではRPRが陰性となることがある。 ● 感染初期では抗体の産生がみられないためRPRは陰性と判定されることがある。 ● 梅毒の治療効果は，STS法の抗体価と相関するため，治療効果の指標となる。 ● RPRは結核，慢性肝疾患，自己免疫疾患，妊娠などの梅毒以外の疾患でも陽性となることがある（生物学的偽陽性，BFP）。
異常値を示す 主な疾患・病態	[陽　性] 梅毒 [偽陽性] 生物学的偽陽性 [STS法]

- 梅毒はスピロヘータ属の Treponema Pallidum による細菌感染症です。T. Pallidum は低酸素状態を好み，試験管内では培養は極めて困難です。診断薬メーカーでは大量の菌体を確保するためにウサギの睾丸を用いて培養を行っています。感染経路は T. Pallidum を排出している感染者（第1期，2期の患者）との性交渉を介して感染します。梅毒はHIV無症候性キャリアの増加と連動して，漸次増加の傾向がみられますが，一般成人での患者数は人口10万対1人未満の状況にあります。梅毒の検査は院内感染の予防対策上，手術前や入院時，内視鏡検査前などに行われています。
- 国立感染症研究所の調査によると，2013（平成25）年の梅毒患者数は全国で1,200人を超え，2014（平成26）年は1,671人，2015（平成27）年は2,698人と急激に増加しています。10～40歳代の男性同性間性的接触感染や平成生まれの若い女子において，都市部を中心に2010（平成22）年と2015年との梅毒感染者の届け出数が約5倍に増加しており，無視できない状況になっています。
- 梅毒の臨床病期は第1期（陰茎などに初期硬結），第2期（多彩な皮疹，扁平コンジローマ，脱毛など），潜伏期（感染後3～10年，ゴム腫などを認める）および晩期（感染後10年ほど，治療しない場合は進行麻痺，大動脈炎の出現）に分類されます。
- 梅毒の診断は病原体とは直接関係のない脂質抗原（カルジオリピン）を抗原とするSTS法と，

*T. Pallidum*そのものを抗原として特異的な抗体を検出するTP法（T. pallidum hemagglutination）があります。血中の抗体測定は，初めにカルジオリピンに対する非特異的なRPR（RPR：rapid plasma regain test）カードテストを行います。抗体価の上昇を確認し，RPRカードテストが陽性判定されたのち，TPを抗原とする特異的な検査（FTA-ABS，TPHAなど）を実施します。両者が陽性の場合に梅毒感染と診断します。

- STS法はTP（T. pallidum hemagglutination）法より早期に陽性化し，治療にともない陰性化します。*T. Pallidum*感染後，多くの場合STS法では感染後3〜4週で陽性と判定されるのに対し，TP法ではさらに2週間ほど遅れて陽性になる傾向があります。なお，TP法は治療後も継続して陽性を示すことがあり，治療の効果や治癒の判定には不向きです。
- 近年，ラテックス凝集免疫比濁法を原理とする自動化RPR法や化学発光シグナルを測定する化学発光法など自動分析装置による検査が広く用いられています。
- STS法は梅毒病原体の抗原を用いないため，自己免疫疾患や結核，肝炎などで擬陽性を示すことがあります。また，感染からの時間的経過が影響してSTS法とTP法の結果が乖離することがあり，これを生物学的偽陽性（BFP：biological false positive）といいます。両者の検査結果の解釈を表にまとめます。
- 治療は，*T. Pallidum*に耐性を認めていないペニシリン系抗菌薬（アモキシシリン，アンピシリン，ベンジルペニシリン）が第一選択薬です。

表　STS法とTP法の解釈

検査法		検査結果の解釈
STS法	TP抗原法	
(−)	(−)	・梅毒に感染していない（非梅毒） ・まれであるが梅毒感染の極初期
(−)	(+)	・治癒 ・治癒後の抗体保有者，TP抗原法での偽陽性
(+)	(−)	・生物学的偽陽性（BFP） ・梅毒感染の初期
(+)	(+)	・梅毒（非治癒状態） ・治療後の梅毒（抗体保有状態）

15 細菌感染症
A群レンサ球菌感染症

原因となる細菌は，化膿性レンサ球菌とよばれるレンサ球菌です。3歳頃から学童期にかけての急性咽頭炎，急性扁桃炎などの原因菌であり，咳やくしゃみによる飛沫感染が主な感染経路です。

検体の取扱い	・血清
検査の目的	・血清抗ストレプトリジンO価（ASO定量）の測定 ・溶連菌感染の診断
参考基準値	・200（IU/mL）以下（ラテックス凝集免疫比濁法）
検査値を読む際の注意点	・自己免疫疾患の患者血清では，非特異反応が生じて正しい結果が得られないことがある。 ・ウイルス性肝炎やネフローゼ症候群で非特異的に上昇することがある。 ・A群β溶連菌感染のすべてに陽性となるのではなく，感度はおよそ80％くらいである。
異常値を示す主な疾患・病態	[高　値] ・A群β溶血性レンサ球菌感染症（咽頭炎・扁桃炎，皮膚化膿症），猩紅熱，急性糸球体腎炎，丹毒など。

- レンサ球菌属（*Streptococcus* 属）は通性嫌気性のグラム陽性球菌です。球状の細菌（球菌）が鎖のように配列してつながっています。レンサ球菌を血液寒天培地で培養すると，菌体外毒素のストレプトリジンO（SLO：Streptolysin O，菌体外毒素）による赤血球を溶かす溶血毒が産生され，培地上のコロニーの周りに溶血環がみられます。不完全な溶血で起こる緑色の溶血環をα溶血，完全に溶血して透明の溶血環を示すものをβ溶血といいます。
- レンサ球菌属には化膿性レンサ球菌のほかに，肺炎球菌 *S. pneumoniae*（肺炎の原因）や *S. mutans*（虫歯の原因）など50種類以上の菌種が知られており，溶血毒のほか，発熱毒，ストレプトキナーゼなど種々の毒素や酵素を菌体外に排出します。これらのレンサ球菌は，細胞壁がもつ多糖体の抗原性の違いから，A〜V群（I，Jは除く，ランスフィールド分類）に分けられます。病原性の強い化膿性レンサ球菌はβ溶血を呈するA群β溶血性レンサ球菌（A群β溶連菌）です。
- 通常，小児の急性咽頭炎の原因の多くは，A群β溶連菌によるものですが，感染により産生された抗体や免疫複合体が原因となって，まれに急性糸球体腎炎やリウマチ熱を発症することがあります。これらを総称してA群β溶連菌続発症といいます。
- A群β溶連菌に感染すると，菌が産生する溶血毒のストレプトリジンO（SLO）を中和する抗体が血清中に出現します。この中和抗体を抗ストレプトリジンO抗体（ASO：anti-streptolysin O）といい，溶連菌感染症の診断に用いられます。ASOは感染の1週間後から上昇し3〜5週でピーク値に達します。ASOの測定は，ラテックス表面にSLOを吸着させた感作ラテックスと血清を混和し，抗原抗体反応によって凝集した混濁を自動分析装置で測定する方法が一般的です。
- A群β溶連菌の診断は，培養検査がゴールドスタンダードです。近年，A群β溶連菌感染症の早期診断を目的とした迅速診断キットが用いられていますが，迅速診断キットと培養の結

果が乖離することがあります。乖離の実態は，培養検査「陽性」，迅速検査「陰性」と判定される場合，多くは検体採取に問題があります。患部を擦過する際の力加減や，検体採取部位が異なることが原因とされ，咽頭擦過物を採取するには熟練と経験が必要となります。一方，迅速検査「陽性」，培養「陰性」と判定されることもあります。この場合は，迅速診断キットが死菌にも反応するため，抗菌薬投与後にこのような結果を示すことがあります。

- A群β溶連菌による代表的な感染症には，小児の急性咽頭炎・急性扁桃炎や膿痂疹，猩紅熱および真皮の化膿性炎症をともなう丹毒などが知られています。治療はペニシリン系抗菌薬（ペニシリンGなど，第一選択薬）の投与により，多くの場合1週間くらいで症状は改善します。なお，ペニシリンによるアナフィラキシーショックが予測される場合には，エリスロマイシンが適応となります。

Column 劇症型溶血性レンサ球菌感染症 (severe invasive streptococcal infectious)

- 劇症型溶血性レンサ球菌感染症は，大部分がA群β溶連菌感染が原因であり，突発的に発症し致死率の極めて高い感染症です。劇症型溶血性レンサ球菌感染症は子どもから成人までの年齢層にみられます。わが国では，劇症型溶血性レンサ球菌感染症は1992年に初めての患者がみられ，2000年代後半には年間100人前後に増加し，2014（平成26）年には273人にも達しています。死亡率の高い（30～50%前後）ことと，急激な病状の悪化をみるため，人食いバクテリアとよばれています。患者の半数以上は60歳以降であり，糖尿病やがんなどの基礎疾患を有する者に劇症化する傾向がみられます。劇症化の原因は十分に解明されていませんが，発症機序の一つにA群β溶連菌の遺伝子変異に関する研究が進められています。

ペア血清について

- 正確な診断のためには，ペア血清を用いて抗体価の変動を確認します。急性期（病初期）と回復期の血清（ペア血清）を採取し，それぞれの特異抗体の抗体価を比較します。病原体に対する回復期の抗体価が急性期と比較し，「4倍以上の抗体価上昇」が確認されると，その病原体に最近感染したものと判定されます（図）。

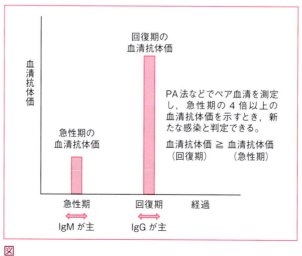

図

16 細菌感染症
ヘリコバクター・ピロリ感染症

> ヘリコバクター・ピロリ感染症は，*Helicobacter pylori* を病原体とする感染症です。胃や十二指腸などの消化管だけでなく，全身に影響を及ぼすことが明らかにされています。*H. pylori* の感染は胃潰瘍や胃がん発症と密接に関連しています。

検体の取扱い	・生検組織を使用する検査法では，組織を長時間放置すると，ウレアーゼ活性が失活するので速やかに検査を終了させる。 ・生検組織をガーゼなどの上に置くとH. pyloriが吸着され，偽陰性の結果になることがある。
検査の目的	・*H. pylori* 感染症の検査
参考基準値	・陰性［鏡検法，培養法，抗体検出法，迅速ウレアーゼ法，便中抗原測定］ ・2.5（‰〔パーミル〕）以下（陰性）［尿素呼気試験］（20分値）
検査値を 読む際の注意点	・表を参照 ・除菌治療の直後では正しい結果を示さないことがあり，時期を遅らせてから判定することが必要となる。
異常値を示す 主な疾患・病態	［陽 性］ ・慢性胃炎，胃潰瘍，十二指腸潰瘍，胃がん，MALTリンパ腫など
薬剤による 検査値への影響	・プロトンポンプ阻害薬の服用により，各測定法において偽陰性を認めることがあり，検査前の2週間は服用を中止する。 ・抗体検出法では，免疫抑制薬，ステロイド服用中の場合に偽陰性を呈することがある。

- ヘリコバクター・ピロリ感染症は，*Helicobacter pylori*（*H. pylori*）を病原体とする感染症です。*H. pylori* はらせん状の形態をしたグラム陰性桿菌であり，1983年にヒト胃内から分離・培養されました。*H. pylori* の最大の特徴は強いウレアーゼ活性をもち，尿素を分解してアンモニアを産生する性状を有するため，強酸性下の胃内でも生息が可能です。
- *H. pylori* の感染経路は家族（近親者）の経口感染や糞口感染によるものと考えられています。わが国では3,500万人が感染しているものとみられ，年代別では50歳代以上に多く10歳代の感染率は5％程度と低くなっています。
- *H. pylori* の感染は，胃粘膜の炎症に基づく胃潰瘍や十二指腸潰瘍，胃がん（未分化型），胃MALT（mucosa associated lymphoid tissue）リンパ腫や，萎縮に基づく胃がん（分化型），胃過形成性ポリープなどの原因となります。
- わが国での胃がんの死亡者は年間5万人くらいですが，胃がん発生に *H. pylori* の感染は必須の条件と位置づけられ，*H. pylori* の除菌治療がのちに胃がんによる死亡者数の減少につながっています。しかしながら，50歳代以上の年齢層では胃粘膜の萎縮病変などをもつ人が多いため，胃がん発生のリスクが高く，除菌が成功した後でも1年に1回以上の検査を受けることが大切とされています。
- *H. pylori* は胃外疾患との関連性が報告されています。不明な点が多いものの *H. pylori* の感染は，特発性血小板減少性紫斑病（ITP）や小児における鉄欠乏性貧血，慢性蕁麻疹などの発症に関与すると考えられています。ITPは自己抗体により脾臓で血小板が破壊されるため，血小板数が減少する疾患です。ITPでは *H. pylori* 陽性の場合，除菌治療すると血小板数が

表　H. pylori感染症の検査

検査法	測定原理	長所	短所
H. pyloriにおける内視鏡による生検組織を必要としない検査法			
抗体測定法（血清，尿）	ラテックス凝集免疫比濁法，IC法などによりH. pylori IgG抗体を検出する。	簡便，安価 感染既往歴がわかる。	除菌後の早期判定は不適である。
^{13}C-尿素呼気試験	同位元素の^{13}Cで標識した錠剤の^{13}C-尿素を経口投与し，20分後に呼気を赤外分光法などで調べる。	除菌判定が可能。診断精度がよい。	検査費用がやや高い。
便中抗原測定法	IC法（迅速診断キット）ELISA法・EIA法（定量）（H. pyloriの菌体内酵素に対する抗体を用いて検出）	除菌判定が可能。感度，特異度がよく信頼性が高い。	除菌の判定は1カ月以降に判定する。
内視鏡による生検組織を必要とする検査法			
迅速ウレアーゼ試験	胃粘膜の生検組織と検査試薬（尿素，pH指示薬）を混合し，生じたアンモニアとpH指示薬による色調変化を観察する。	迅速に結果がわかる。	除菌判定はやや不適。検体中のウレアーゼ活性は継時的に失活する。H. pyloriの胃内分布が不均一のため，採取した生検組織によっては，H. pyloriがいないことがある。
鏡検法	生検組織を染色後，顕微鏡下で観察する。	操作は比較的簡便 胃粘膜組織病変が観察できる。	生検組織を必要。除菌判定は不適。
培養法	胃粘膜組織を，H. pyloriの好適な発育環境下で1週間程度培養後判定する。	薬剤感受性を判定できる。	結果が出るまで5～7日間程度かかる。除菌判定は不適。

- 増加することが明らかにされ，積極的な除菌治療が行われます。
- *H. pylori*の検査は，内視鏡による生検組織を必要とする場合と，必要としない検査法とに分類されます（表）。*H. pylori*の最大の細菌学的特徴であるウレアーゼ活性を検出する方法には，迅速ウレアーゼ試験と尿素呼気試験があります。除菌判定を重要視するのであれば，迅速ウレアーゼ試験より尿素呼気試験の方が感度のよい検査といえます。ほかの検査法には，内視鏡による生検組織を必要とする鏡検法や培養法が，内視鏡による生検組織を必要としない検査法には抗*H. pylori*抗体測定，便中*H. pylori*抗原測定法があります。これらのうち，2種類までの検査が保険適応となっており，それぞれ一長一短があります。主な検査法の特徴を表に示します。
- *H. pylori*の除菌治療は，胃潰瘍，十二指腸潰瘍，早期胃がんに対する内視鏡治療後の患者，胃MALTリンパ腫，ITPおよび胃炎の確定診断がなされた患者に対し，保険適用されます。いずれも内視鏡で胃炎などの存在を確認することが条件です。公的医療機関で*H. pylori*の除菌ができる範囲が広がり，今後除菌を受ける人が増えると見込まれます。
- 除菌に用いる治療薬は，一次除菌治療法にはプロトンポンプ阻害薬，アモキシシリン，クラリスロマイシンの組み合せで治療しますが，近年クラリスロマイシンの耐性菌が増え，除菌成功率は70～80％くらいに低下しています。一次除菌が不成功の場合には二次除菌として，

クラリスロマイシンに変えてメトロニダゾールによる3剤が用いられます。

(協力:東海大学医学部内科学系総合内科 髙木敦司先生)

Column　ABC分類について

- ABC分類とは，*H. pylori*感染診断に用いる血清*H. pylori*抗体価と，胃粘膜萎縮病変マーカーの血清ペプシノゲン(PG)法を用い，同時測定することによって胃がん発症のリスクを評価する方法です。*H. pylori*抗体(−)，PG値(−)をA群，*H. pylori*抗体(+)，PG値(−)をB群，*H. pylori*抗体(+)，PG値(+)をC群，*H. pylori*抗体(−)，PG値(+)をD群としています。D群は非常に少数であり，PG値(+)をまとめてC群とすることがあります(表)。
- ABC分類は胃がんのリスク評価を簡便にすることができるほか，胃がん以外の上部消化管疾患のリスク評価にも応用されます。ABC分類には判定基準などいくつかの課題もあり，検討が進められています。

表　*H. pylori*抗体とPG法による胃がん発症のリスク評価分類（対象：除菌歴にない人）

		*H. pylori*抗体	
		陰性	陽性
PG法*	(−)	A群 胃がんリスクが低い	B群 胃がんリスク中等度
	(+)	C群 胃がんリスク高い	

*PG法：胃がんの高危険群は血清ペプシノゲン(PC)値が70ng/mL以下かつPG/PGⅡ比が3以下と設定されている。PG値は除菌により大きく変動するため，ABC検診は除菌治療を受けていない者が対象となる。

17 細菌感染症
腸管出血性大腸菌感染症 (EHEC)

血清型O157，O26などの腸管出血性大腸菌を原因とする第3類感染症です。夏季に流行のピークがあり，馬刺しや牛の生肉，加熱不十分の肉による経口感染や接触感染が原因です。感染後3～8日後に水様下痢，腹痛を生じ，さらに1～2日遅れて血便をみることがあります。

検体の取扱い	● 水を検体とする場合：食品衛生検査指針微生物編2015参照（国内で食品の微生物検査を実施する標準法を解説） ● 食品を検体とする場合：食安監発1120第1号参照（平成26年） 〈注意点〉（検体の採取と保存）EHEC分離のための糞便検体は，自然排泄便が望ましいが，採取できない場合は直腸粘液をスワブで採取する。採取後直ちに検査できない場合は，Cary-Blair培地などに保存して輸送する。激しい下痢を呈している場合は，下痢便を遠心し沈渣を検査に供する。
検査の目的	● EHECの検出
参考基準値	● ベロ毒素検出（陰性）[IC法，RPLA法，EIA法] ● ベロ毒素遺伝子検出：検出せず[Real-time PCR法，LAMP法] ● 培養法：陰性
検査値を読む際の注意点	● 血便，HUSの症状を認める検体を用いて，分離株が市販の病原性大腸菌免疫血清に凝集しない場合，典型的な血清型以外の腸管出血性大腸菌の可能性がある。
異常値を示す主な疾患・病態	[陽 性] ● 腸管出血性大腸菌感染症（合併症：HUS，激しい下痢，血便，脳症）

- 大腸菌は家畜やヒトの腸内に常在する細菌です。多くの場合無害ですが，なかにはヒトに激しい下痢を起こすなど，強い病原性を有する病原性大腸菌が知られています。
- 病原性大腸菌は大きく5種類に大別されますが，なかでもベロ毒素とよばれる強力な毒素を産生する腸管出血性大腸菌（EHEC：Enterohemorrhagic *Escherichia coli*）が恐れられています。EHECに感染すると，出血をともなう腸炎や溶血性尿毒症症候群（HUS：hemolytic uremic syndrome）を発症して，腎臓などに傷害を引き起こし重症化することがあります。医師は症状や所見からEHECが疑われた場合，もしくはベロ毒素（VT1, 2 Verotoxin 1, 2）の検出が確認された場合には，第3類感染症として法により都道府県知事（保健所設置市長・特別区長）に届けなければなりません。
- EHECは，その血清型分類*よりO157による感染症が最も重症化することが知られ，汚染された食物などを経口摂取することによって起こる腸管感染が主体です。症状は激しい腹痛，水様性の下痢，血便を特徴とします。
- EHECは，他の食中毒菌と同様に加熱により死滅するので，食品の購入や家庭での保存，調理の際には衛生管理に努めることが大切です。予防には，肉の生食，レバー刺しを避け，生野菜はよく洗い，ハンバーグなどは十分に加熱をするなど，対策が必要となります。発症した場合，幼児や高齢者では約5%がHUSや脳症（けいれん，意識障害）などの合併症を起こします。
- EHECの検査は，菌体を検出する方法と，ベロ毒素を検出する方法とに分けられます。食品

からの腸管出血性大腸菌O26, O103, O111, O121, O145 およびO157の試験は, 原則として, ベロ毒素(VT)遺伝子およびO抗原遺伝子検出法によるスクリーニングを行い, 陽性であった場合には分離培養法で菌の分離を行い, 確認試験を実施して最終的に判定します。

- 確認試験は, 血清群O26, O103, O111, O121, O145 またはO157と疑われるコロニーについてはVT遺伝子の検出またはVT産生性を以下の方法で確認します。

①遺伝子検出法
②逆受身ラテックス凝集比濁法(RPLA法)
③イムノクロマト(IC)法

- 判定は, 腸管出血性大腸菌血清群O26, O103, O111, O121, O145 およびO157 が分離されたことをもって陽性とします。VT遺伝子検出法およびO抗原遺伝子検出法が陽性であっても, 血清群O26, O103, O111, O121, O145 またはO157の分離ができなかった場合は陰性判定となります。

- EHECの治療は, 水分と電解質の補給が主であり, 主治医の判断により抗菌薬のニューキノロン, ホスホマイシンが投与されることがあります。

*血清型分類：微生物学用語である。細菌の細胞表面にある抗原(菌体成分や莢膜抗原, 鞭毛抗原など)の構造の違いに基づいて, 菌種をさらに細分する場合に, その抗血清に対応した細菌の型をいう。大腸菌の場合, 菌の表面にあるO抗原(細胞壁由来)とH抗原(鞭毛由来)により細かく分類される。よく知られたO157はO抗原として157番目に発見された大腸菌を意味し, 病原性を示す血清型としてO157, O26, O111などが知られている。

18 細菌感染症
メチシリン耐性黄色ブドウ球菌 (MRSA)

> MRSAは、メチシリンをはじめ各種β-ラクタム系抗菌薬（ペニシリン系、セフェム系）に対し、多剤耐性を示すブドウ球菌です。鼻腔や皮膚など健康な人が保菌していますが、健康者には害はありません。MRSAは院内感染の主要な原因菌です。

検体の取扱い	・血液培養（髄液、胸水、腹水）陽性ボトルの菌液 ・喀痰、尿、便、血液、皮膚、カテーテル先端など 〈注意点〉検体の採取部位により保険点数が異なる。
検査の目的	・多剤耐性の黄色ブドウ球菌感染症の診断
参考基準値	・薬剤感受性検査（抗菌薬：オキサシリン、セフォキシチン） ①MIC[*1] オキサシリン≧4μg/mLまたはセフォキシチン≧8μg/mLを耐性とする。基準値はMIC値以上で有効とする。 ②ディスク法 セフォキシチン（30μg）の阻止円直径が≦21mmを耐性とする。 ・PBP2'[*2]の検出（陰性）[ラテックス凝集免疫比濁法] ・mecA[*3]遺伝子の検出（陰性）[PCR法]
検査値を読む際の注意点	・薬剤感受性検査における基準値は、メチシリンを使わずに他の薬剤によりメチシリン耐性を判定する。
異常値を示す主な疾患・病態	[感染リスクが高値の場合] ・新生児、高齢者 ・基礎疾患（悪性消耗性疾患、糖尿病、血液疾患）を有する者 ・開腹、開胸手術の術後など ・皮膚、軟部組織の感染
薬剤による検査値への影響	・抗菌薬と他の薬剤を使用している場合、薬剤間の干渉作用により、正しい結果を得ることができないことがある。

- 黄色ブドウ球菌 (*Staphylococcus aureus*) は通性嫌気性のグラム陽性球菌です。ブドウ球菌にはコアグラーゼを産生する黄色ブドウ球菌と、産生しないコアグラーゼ陰性ブドウ球菌 (CNS) に分類されます。

- 黄色ブドウ球菌は病原性が高く、ヒトの皮膚や消化管などの体表面に常在しています。黄色ブドウ球菌による感染は、皮膚の切創や刺創などから感染して皮膚軟部組織感染症や肺炎、髄膜炎、感染性心内膜炎など、さまざまな感染症の原因となります。一方、黄色ブドウ球菌はエンテロトキシンやTSST-1 (toxici shock syndrome toxin-1, 黄色ブドウ球菌が産生する外毒素) などの毒素を産生するため、食中毒や水疱性膿痂疹（別名：とびひ）、腸炎などの原因となります。医療機関で分離される黄色ブドウ球菌のうち、約60%以上がMRSAといわれています。

- メチシリン耐性黄色ブドウ球菌 (MRSA：*methicillin susceptible staphylococcus aureus*) は、メチシリンという抗菌薬が効かなくなった黄色ブドウ球菌のことです。MRSAの存在が確認されたのは、1961年英国で報告されたのが最初ですが、わが国では1980年代になって知られるようになりました。かつて、メチシリンはペニシリナーゼ抵抗性のペニシリンとして開発され、皮膚化膿疾患、肺炎、腸炎、手術後のケアなどに広く用いられていました。現

在，メチシリンはβ-ラクタム系抗菌薬に対しては，すべて耐性を獲得しています。

- 抗MRSA薬として開発された1990年代のアルベカシン（アミノグリコシド系抗菌薬），バンコマイシンやテイコプラニン（グリコペプチド系抗菌薬），2000年代のリネゾリド（オキサゾリジノン系抗菌薬）から耐性を示すMRSAの出現が報告されています。近年，これらの薬剤に加え，強い抗菌活性を示す新薬のダプトマイシンが登場し，新しい機序によるMRSA薬として，その臨床応用が図られています。
- MRSAが問題となるのは，普段は害のないような弱い病原体が原因となって起こる日和見感染です。抵抗力の弱い患者や，手術後，重症火傷，カテーテルの挿入および長期にわたる留置などを受けている患者ではMRSAに感染しやすくなります。
- MRSA検出の検査は，薬剤感受性検査，ラテックス凝集免疫比濁法によるPBP2'*2（penicillin-binding protein 2'）の検出，PCR法によるmecA*3遺伝子の検出などがあります。日常的には薬剤感受性検査が行われています。

MIC*1：最小発育阻止濃度：細菌の増殖を阻止する抗菌剤の必要最小量。

PBP2'*2，mec A*3：耐性を獲得した黄色ブドウ球菌（MRSA）の染色体DNAは環状構造をとり，DNAの断片には外来性のSCCmecが挿入されている。SCCmec上にはmec A遺伝子が発現しており，PBP2'とよばれる酵素活性を有した蛋白質がつくられる。PBP2'は変異PBP（ペニシリン結合蛋白）であり，β-ラクタム系抗菌薬との結合親和性が弱い。すなわち細胞壁合成が阻害されず，MRSAの増殖を阻止することができない。これに対し，通常の黄色ブドウ球菌は4種類の細胞壁合成酵素のPBP1～4を有し，β-ラクタム系抗菌薬と強い親和性をもつので，菌は生育できない。

····· *Column* ····· **IMP（β-ラクタム薬耐性因子）およびAAC（6'）-Iae，AAC（6'）-Ib（アミノグリコシド薬耐性因子）同時検出について**

- MRSAを含む薬剤耐性菌の院内感染は大きな問題であり，医療機関はその対策を講じています。2013年，米疾病対策予防センター（CDC）はβ-ラクタム系抗菌薬の1種であるカルバペネム系抗菌薬に耐性をもつ腸内細菌科の細菌（CRE：carbapenem-resistant enterobacteriaceae）による感染症が増えており，早急な対応が必要であると警告を発しました。CREの一部はカルバペネム系抗菌薬を不活化する酵素であるカルバペネマーゼを産生します。日本国内で検出されるカルバペネマーゼはメタロ-β-ラクタマーゼ（MBL）が主体で，遺伝子型はIMP型がほとんどです。従来，遺伝子型の確定にはPCR法を行わなければなりませんでしたが，イムノクロマト（IC）法により15分でIMP型の耐性因子の有無を検出できるようになりました。また，β-ラクタム系抗菌薬以外のアミノグリコシド系抗菌薬に対する耐性因子AAC（6'）-Iae，AAC（6'）-Ibも同時検出可能です。
- 「クイック チェイサー® IMP/AAC研究用」はIC法の原理に基づき，菌体（コロニー）のβ-ラクタマーゼの一種であるIMP型メタロ-β-ラクタマーゼおよびアミノグリコシド修飾酵素に分類されるAAC（6'）-Iae，AAC（6'）-Ibを簡便なステップで迅速かつ特異的に検出する研究用試薬です。

（協力：株式会社 ミズホメディー）

19 真菌感染症
アスペルギルス感染症

> 真菌が原因となる感染症は真菌感染症とよばれ、感染部位により表在性真菌症、深部真菌症、深在性真菌症（内臓真菌症ともいう）に分類されます。アスペルギルス症、カンジダ症、クリプトコックス症を三大真菌症といい、アスペルギルス症の診断にはアスペルギルス抗原、β-Dグルカンの検査があります。

検体の取扱い	・血清
検査の目的	・侵襲性アスペルギルス症の診断補助 ・血清中のガラクトマンナン抗原の検出（保険診療上はアスペルギルス抗原）
参考基準値	・ガラクトマンナン抗原：0.5未満（陰性）[ELISA法]
検査値を読む際の注意点	・ELISA法の感度は低く、特異性が高いために陽性と判定された場合は侵襲性アスペルギルス症が示唆される。 ・感度が低いため、侵襲性アスペルギルス症であっても陽性とならないときがある。 ・抗真菌薬投与下では感度が劣り、偽陰性になることがある。
異常値を示す主な疾患・病態	[陽 性] ・侵襲性アスペルギルス症、単純性肺アスペルギローマ（まれ）
薬剤による検査値への影響	・ピペラシリン/タゾバクタム合剤（抗菌薬、適応症：肺炎、敗血症、腎盂腎炎）の投与により偽陽性を示すことがある。

- アスペルギルス症の主要な起因菌は*Aspergillus fumigatus*であり、ほかに*A. niger*、*A. flavus*などが知られ、いずれも糸状菌です。*A. fumigatus*による代表的な病型は、肺アスペルギルス症（侵襲性、慢性）をはじめ、アレルギー性気管支肺アスペルギルス症、播種性アスペルギルス症、皮膚アスペルギルス症、角膜アスペルギルス症、耳アスペルギルス症など非常に多彩です。
- 感染源は高温多湿の土壌、腐朽植物、ハウスダスト、空調装置などに存在する胞子を吸入して感染します。免疫不全や肺疾患の患者では、肺・気管支、副鼻腔などに胞子が容易に定着して発症しやすくなります。慢性肺アスペルギルス症（CPPA：chronic pulmonary aspergillosis）のうち、単純性肺アスペルギローマ（SPA：simple pulmonary aspergilloma）は、肺結核後遺症による空洞や気管支拡張などの器質的病変を認め、胸部X線写真では特徴的な菌球がみられます。アスペルギルスが腐生*することによって発症します。治療の第一選択は外科的切除ですが、薬剤はアゾール系の抗真菌薬（ボリコナゾール、イトラコナゾール）が使われます。
- 侵襲性肺アスペルギルス症（IPA：invasive pulmonary aspergillosis）は、免疫能の低下した患者および好中球減少の易感染性宿主などがアスペルギルス胞子を吸入することで発症します。適切に治療しないと発熱、咳嗽、呼吸困難などの症状を呈し、致死的肺炎を起こすことがあり、多臓器不全に陥ることのある重篤な疾患です。
- 侵襲性肺アスペルギルス症の検査は、真菌の細胞壁構成成分のβ-Dグルカンの測定が行われています。これは、培養法による臨床検体からの陽性頻度があまり高くないためです。保

険診療上，β-Dグルカンは，深在性真菌感染症が疑われる患者に対する治療法の選択，または深在性真菌感染症に対する治療効果の判定に使用した場合に算定されます．一方，ELISA法によるアスペルギルス抗原（ガラクトマンナン抗原という）の測定も行われています．この検査は，好中球減少や免疫不全状態にある患者で，抗生剤に反応しない原因不明の発熱や胸部X線写真で浸潤影を認め，本検査が陽性の場合は侵襲性アスペルギルス症が示唆されます．

- 一般に，β-Dグルカンの検査は，侵襲性アスペルギルス症や侵襲性カンジダ症でも早期診断に有用とされていますが，先述する慢性肺アスペルギルス症での有用性は低いとされます．また，β-Dグルカンは真菌細胞壁の共通成分のため，アスペルギルス症に対する特異性が低く，偽陽性を呈することがあるため臨床症状，所見と併せて総合的な判断が必要となります．
- 確定診断は，喀痰，気管支・肺洗浄液，血液などを検体とし，ツアペックドックス寒天培地で巨大集落のコロニーを観察します．保険未収載ですが，*A. fumigatus*に対する抗体を二重拡散法により検出するアスペルギルス沈降抗体法があります．
- 侵襲性肺アスペルギルス症の治療は，ボリコナゾールの投与が第一選択とされ，アムホテリシンB（AMPH-B）またはミカファンギンを追加することがあります．ミカファンギンは細胞壁構成成分の1→3β-Dグルカンの合成阻害薬です．

*腐生：一般的には，死滅した生体の組織などで生活することができる菌の性質を意味するが，ここでは結核治療後の遺残空洞など，構造が破壊された病変気腔内にアスペルギルスの菌球（アスペルギルス菌糸）を形成することをいう．

20 真菌感染症
カンジダ感染症

> カンジダ症は，皮膚，消化管，口腔，膣などに常在するカンジダ属による感染症です．皮膚カンジダ症，性器カンジダ症，口腔・食道カンジダ症などの表在性カンジダ症と，播種性カンジダ症，カンジダ血症などの深在性カンジダ症に分類されます．

検体の取扱い	● 血清（カンジダマンナン抗原） ● 血漿，血清（β-Dグルカン）
検査の目的	● カンジダ症の診断
参考基準値	● カンジダマンナン抗原：0.05（U/mL）未満（陰性）[ELISA法] ● β-Dグルカン：20.0（pg/mL）以下（陰性）（深在性真菌症のカットオフ値）[比色法]
検査値を読む際の注意点	● 真菌種や病態によって，β-Dグルカンは上昇する場合と上昇しない場合がある． ● β-Dグルカンの上昇しやすいカンジダ症と上昇しないカンジダ症とがある． ● 溶血検体や高グロブリン検体では非特異反応により，β-Dグルカン測定における偽陽性の原因となる． ● β-Dグルカン測定用キットは2種あるが，基準値，感度，特異度が異なる． ● 接合菌感染症では，β-Dグルカンは測定の対象でない．
異常値を示す主な疾患・病態	[陽 性] ● 侵襲性カンジダ症 [陰 性] ● 非侵襲性の病態（口腔・食道カンジダ症など）
薬剤による検査値への影響	● アルブミン製剤，グロブリン製剤の使用により，β-Dグルカンの測定時に偽陽性の原因となる．

- カンジダ属菌は，臨床的に大部分を占める*Candida albicans*をはじめ，病原性を有する菌種は7種とされ，消化管，上気道，膣，全身の皮膚表面などに常在菌として定着しています．病型は口腔内カンジダ症，皮膚カンジダ症などが知られ，侵襲性カンジダ症が重篤な病態として重要です．
- 肺カンジダ症（pulmonary candidiasis）は深在性真菌感染症です．感染経路は口腔内に常在するカンジダの誤嚥と，カンジダ血症由来の血行性播種に起因します．
- カンジダ症が起こる要因は，中心静脈カテーテル留置，広域スペクトルを有する抗菌薬の投与，悪性腫瘍患者，侵襲度の高い手術後および長期にわたる副腎皮質ステロイドの連用などです．中心静脈カテーテルに付着したカンジダは，血流に乗って全身を回り，播種性カンジダ症になることがあります．また，新生児集中治療室（NICU）での菌血症の主要な原因菌であるほか，人工関節，心臓補助装置などもカンジダ血症の原因となります．
- カンジダ症の診断は，病変部の培養や病巣から採取した組織をスライドガラスに塗抹後染色して，直接鏡検する方法が一般的です．真菌症全般のスクリーニング検査には，真菌の細胞壁を構成する（1→3）β-Dグルカンを比色法で検出するほか，カンジダ症ではカンジダマンナン抗原検出キット（定量用）があります．
- 抗真菌薬の大部分には抗カンジダ作用があります．

21 真菌感染症
クリプトコックス感染症

> クリプトコックス感染症は，クリプトコックス属の酵母様真菌による感染症です。主に，*Cryptococcus neoformans*によって引き起こされ，肺で感染を起こす場合が多いです。肺の病巣から他の部位に感染が広がり，しばしば脳・髄膜炎の原因となります。

検体の取扱い	● 血清または髄液
検査の目的	● クリプトコックス・ネオフォルマンス抗原の検出 ● クリプトコックス症の補助診断
参考基準値	● クリプトコックス・ネオフォルマンス抗原（陰性） ● ラテックス凝集免疫反応（陰性）
検査値を 読む際の注意点	●「陰性」と判定された場合でも，クリプトコックス・ネオフォルマンス抗原の存在を完全に否定することができないため，他の検査（喀痰培養，病理組織検査など）を行い，総合的に判断する。 ● 自己免疫疾患患者の血清では，非特異反応が起こることがあり，その判定は上記と同様である。 ● クリプトコックス症が発症している間は，抗原量の推移を測定すると治療効果を判定することができる。
異常値を示す 主な疾患・病態	[陽　性] ● クリプトコックス症

- クリプトコックス属は担子菌類の酵母様真菌であり，*Cryptococcus neoformans*と*C. gattii*が代表的な病原菌です。*C. neoformans*はハトなど鳥類の糞に汚染された土壌中に生息し，乾燥すると胞子が空気中を浮遊し，主に経気道的に感染し，肺クリプトコックス症や髄膜炎を引き起こします。

- 肺クリプトコックス症のほとんどは，AIDS，白血病，糖尿病患者など易感染性宿主に発症し，続発性肺クリプトコックス症といいます。本症では血行性に播種性感染を起こし，クリプトコックス脳髄膜炎や肉芽腫性脳病変（cryptococcoma）の原因になります。これは*C. neoformans*が中枢神経系と親和性が高いことによるものです。AIDSなどは続発性肺クリプトコックス症発症の危険因子です。肺クリプトコックス症の原因となる*C. neoformans*は，莢膜が薄く菌体が小さいため，肺胞腔まで容易に侵入し，莢膜を形成（莢膜抗原を産生）して宿主に対して抵抗性を獲得します。一方，基礎疾患がない健常者が*C. neoformans*に感染した場合は，原発性肺クリプトコックス症といい，多くは不顕性感染に終わります。

- 近年，ヒトへの感染はまれとされている*C. gattii*による感染症が北米太平洋岸を中心にみられます。症状などは*C. neoformans*の場合と類似していますが，発病率や死亡率の高いことが特徴です。*C. gattii*によるクリプトコックス症を高病原性クリプトコックス症とよんでいます。

- クリプトコックス症では，(1→3) β-Dグルカンの検査はほとんどの症例で陰性と判定されるため，本症の診断はクリプトコックスに固有の莢膜多糖体のグルクロノキシロマンナン抗原（莢膜抗原）をラテックス凝集免疫比濁法により検出します。このクリプトコックス抗原

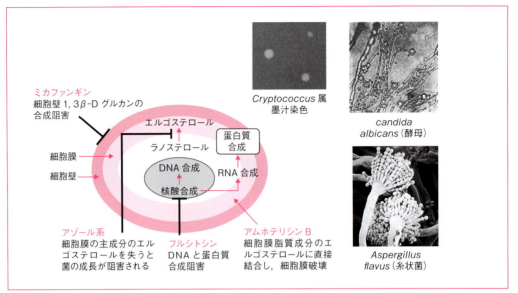

図　抗真菌薬の作用機序

検査は特異度が高いため，陽性の場合は*C. neoformans*に感染している可能性が高いと判定されます。なお，確定診断は気道由来の喀痰，気管内採痰から顕微鏡観察あるいは培養法にて確認します。病理組織学的手法により*C. neoformans*の菌体を証明することもあります
- 治療は基礎疾患と脳髄膜炎の合併の有無により異なりますが，クリプトコックス脳髄膜炎ではアムホテリシンB，フルシトシンが第一選択です。続発性肺クリプトコックス症の第一選択は，フルコナゾール，またはイトラコナゾールです。代表的な抗真菌薬と作用機序を図に示します。

知って得／深読み B型肝炎ウイルスの生活環

■B型肝炎ウイルス（HBV：hepatitis B virus　以下HBV）の構造と特徴

- HBVはヘパドナウイルス属に分類され，直径が約42nmの球状のDNAウイルスです。

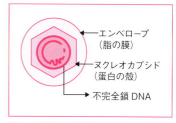

図1　HBVの構造

- DNAを取り囲む蛋白質の殻をカプシドとよび，DNAとカプシドを併せてヌクレオカプシドといいます。カプシドは内部のウイルス核酸（DNA）を保護し，ウイルス[*1]の抗原性を決定しています。ウイルス遺伝子の完全な一組をウイルスゲノムといい，HBVのゲノムの大きさは3〜4kbです。HBVの中心部にはヌクレオカプシドで包まれた直径27nmの芯（コア，core）があり，中には不完全二重鎖のDNAとDNAポリメラーゼなどが含まれています（Dane粒子）。最外殻にはエンベロープ[*2]（外被）があり，宿主細胞（ヒトでは肝細胞）に侵入する際に細胞膜と融合することにより，細胞内への侵入を容易にするはたらきがあります（図1）。

■HBVの遺伝子とはたらき

- HBVの持続感染者の血液を電子顕微鏡で観察すると，Dane粒子以外に中空粒子，小型球形粒子および細長い形をした管状粒子などがみられます。これらの粒子には共通してHBs抗原が含まれます（図2）。
- また，Dane粒子にはHBc抗原とHBe抗原が，中空粒子にはp22cr抗原が内包されています。図3に示すように，HBVは全長が約3,500塩基対（3.5kbs）からなる環状二本鎖DNAウイルスです。
- 2本のうち1本（内側のプラス鎖[*3]）は遺伝子の一部が欠落し，長さの短い不完全な二本鎖になっています。ウイルスゲノムのマイナス鎖[*4]には，翻訳の可能な4つの蛋白読み取り枠（ORF：open reading frame）があります。4つのORFの機能はすべて解明されており，pre-S1/pre-S2/S遺伝子領

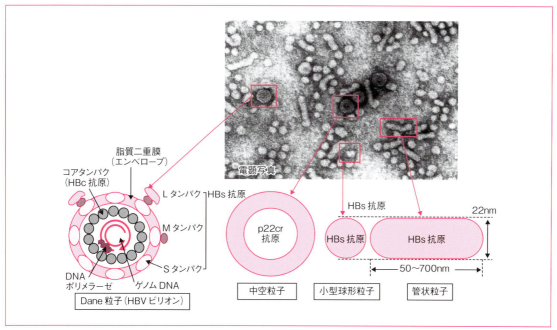

図2　HBV感染者の血中にみられるHBV関連粒子

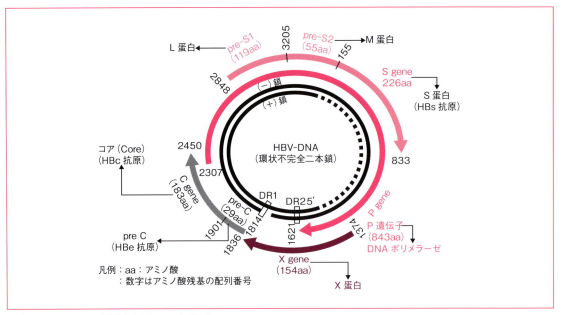

図3　HBV DNAの構造と蛋白コード領域
（出典：B型肝炎ウイルス（HBV）のリバースジェネティクス（総説）．ウイルス63（1），pp23-32, 2013より引用改変）

域によってコード（指定する，暗号化する）されるのはHBVのエンベロープ蛋白（宿主にとってはHBs抗原となる）です。このほか，逆転写酵素活性をもつDNAポリメラーゼをコードするP遺伝子，pre-C/C遺伝子領域によってコードされるHBe抗原とコア蛋白質（宿主にとってはHBc抗原となる）などがあります。さらにX領域遺伝子によってコードされるX蛋白は，不明な点が多いもののHBV増殖の促進や，p53蛋白（がん抑制遺伝子という）と結合してp53が有する転写の調節を阻害して肝がんの発症に関与しているとされます。このようにコード領域の情報から，転写[*5]と翻訳[*6]によってHBs抗原をはじめさまざまな蛋白質がつくられます。

■HBV感染の自然史

- HBVはヒト肝細胞表面の受容体を介して肝臓に侵入します。受容体の多くは蛋白質からなり，ウイルスは特定の生物種を対象に感染する性質があります。HBVの場合，肝細胞に対する親和性（または向性）が高く，HBVが選択的に感染する肝細胞が標的となります。肝細胞表面上の受容体の構造や機能など十分に解明されていないものの，近年になって新たな研究成果が報告されるようになり，今後の基礎研究の進展に期待が寄せられています。

- 図4にHBVの感染様式と増殖様式を示します。肝細胞への侵入は最初にエンベロープを脱ぎ捨て，次いで細胞質内で核へ移行する途中に脱殻[*7]して，ウイルスゲノムが核内に入り込みます。核内に移行したDNAは，ウイルス自身が産生するDNAポリメラーゼの作用により，HBVの不完全二本鎖DNA（rcDNA）の内側のプラス鎖が伸長し，外側のマイナス鎖DNAと同じ長さ（完全二本鎖への修復）になって閉鎖環状二本鎖DNA（cccDNA：covalently closed circular DNA）が生成され，肝細胞の核内に潜伏します。環状のcccDNAは環状二本鎖DNAがねじれて，超らせん構造（スーパーコイル状二本鎖DNA）をとるため変性しにくく，安定した形で肝細胞の核内に潜み，HBV複製の鋳型としてはたらきます。このように，一度HBV感染が成立するとHBVの排除は不可能であり，臨床的には治

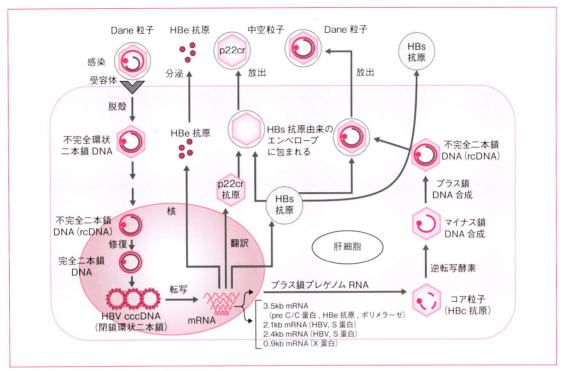

図4　HBVの肝細胞への感染と増殖様式
(出典：B型肝炎ウイルス(HBV)のリバースジェネティクス(総説). ウイルス63(1), pp23-32, 2013より引用改変)

癒状態ではある症例でも肝細胞には少量のcccDNAが残ることが明らかにされています。

■HBV関連蛋白質の合成（ウイルス遺伝子の発現）

- 一方，図4にはcccDNAが鋳型となって宿主由来のRNAポリメラーゼの作用により，長さの異なる4種のmRNA（3.5, 2.4, 2.1, 0.9kb）に転写される様子が示されています。4種のmRNAからHBe抗原，HBs抗原，HBx蛋白などを含む7種の蛋白質に翻訳されます。各蛋白質の名称とそれらのはたらきを表にまとめます。また，図4にはウイルス増殖の際につくられる各蛋白質が細胞外に放出される様子も描かれています。このうちHBe抗原はHBVの芯（コア粒子）を構成する蛋白であり，肝細胞内でHBVが増殖するときに可溶性（粒子を形成しない）蛋白として血中に大量に放出されます。また，HBc抗原やHBs抗原などはDane粒子や中空粒子として血中に放出・分泌されます。なお，中空粒子に含まれるp22cr抗原は分子量が22,000のpre-C/C遺伝子によってコードされる蛋白質です。

■HBVの増殖過程

- 図5に示すよう4種のmRNAのうち最長のmRNA（3.5kb）は，プレゲノムRNA[*8]として別経路によりウイルス粒子（Dane粒子）のDNA合成の鋳型になります。すなわち，プレゲノムRNAは核外に輸送され，コア粒子（HBc抗原）に取り込まれてヌクレオカプシドを形成し，逆転写酵素の作用によりマイナス鎖DNAとなり，さらにプラス鎖DNAとなって不完全環状二本鎖DNA（rcDNA）となります。このrcDNAは小胞体上でHBs抗原を含むエンベロープに包まれてウイルス粒子（Dane粒子）となって血中に放出されます。このようにHBVの複製は，直接DNAを鋳型としてDNAが合成されるのではなく，一度DNAからRNA中間体が合成され，このRNAを鋳型として逆転写酵素の作用によ

表　HBV遺伝子により産生される蛋白質

遺伝子の名称	S遺伝子	Pre-S2	Pre-S1	C遺伝子	Pre-C	P遺伝子	X遺伝子
	B型肝炎ウイルス（HBV）						
転写産物	2.1kb mRNA	2.4kb mRNA		3.5kb mRNA			0.9kb mRNA
生成される蛋白質	S蛋白 →HBs抗原	M蛋白	L蛋白	コア蛋白 →HBc抗原	プレコア →HBe抗原	DNAポリメラーゼ	HBx蛋白
主なはたらき	HBs抗原活性あり			カプシド形成	感染性の指標	①逆転写酵素活性 ②RNaseH活性	がん化への関与？

RNaseH活性：RNase HはDNA/RNAハイブリッド二本鎖を形成しているRNAを切断し，一本鎖DNAを生じるリボヌクレアーゼである．鋳型として用の済んだプレケツムRNAはRNaseHにより分解される

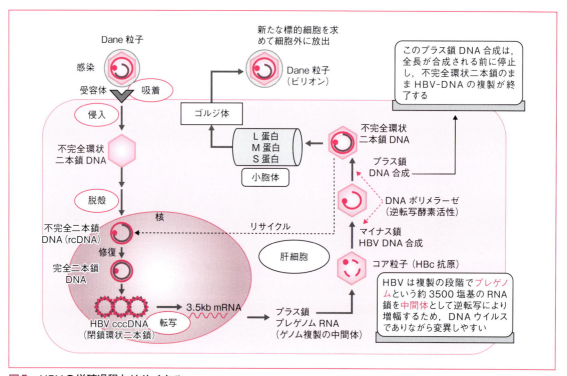

図5　HBVの増殖過程とリサイクル
（出典：B型肝炎ウイルス（HBV）のリバースジェネティクス（総説）．ウイルス63（1），pp23-32，2013より引用改変）

りウイルスDNAがつくられます．なお，プレゲノムRNAからウイルス粒子が複製される途中の過程で，rcDNAの一部が再び肝細胞の核内に戻ってcccDNAとなり，肝細胞の核内に潜んでウイルス粒子の複製の起点となります．これをリサイクルとよんでいます．cccDNAの存在が明らかにされてからは，HBs抗体が陽性でもHBVが肝細胞内に潜んでいる可能性のあることがわかって，HBVによるB型肝炎の経過や対策，治療面において根本から覆す知見が多数みられるようになりました．

■B型肝炎の再活性化

・HBVの再活性化が注目されるようになった背景には，肝移植されたレシピエントが免疫抑制薬を使

うと，ほぼ全例の症例でB型肝炎を発症してしまったという症例報告にはじまります．すなわち，HBc抗体陽性，HBs抗原陰性の検査結果をもつドナーは既往感染者であり，ドナーの肝細胞内に潜んでいるHBVが免疫抑制薬によって免疫機能が抑制され，HBVが再び増殖することが明らかにされました．これをHBV再活性化とよんでいます．通常，HBVが存在するだけでは肝炎は発症しませんが，HBV再活性化例では抗がん剤や免疫抑制薬を用いて免疫が抑制され，HBVが増殖し，その後免疫機能が回復すると細胞障害性T細胞（CTL：cytotoxic T lymphocyte）がHBVを排除することにより，ウイルスに感染した肝細胞を破壊するために肝炎が起こります．既往感染者から起こるこのような肝炎をde novo肝炎といいます．

- B型肝炎の再活性化を促す代表的な薬剤には，免疫抑制薬（アザチオプリン，シクロスポリンなど），副腎皮質ホルモン製剤（デキサメタゾン，トリアムシノロン，プレドニゾロン，ベタメタゾンほか），抗悪性腫瘍薬（エベロリムス，テガフール・ギメラシル・オテラシルカリウム配合剤，メトトレキサート，テモゾロミド，リツキシマブほか），抗リウマチ剤（アダリムマブ，アバタセプト，インフリキシマブ，ゴリムマブ，トシリズマブほか）などが知られています．HBV再活性化の詳細については，日本肝臓学会が刊行する「B型肝炎治療ガイドライン」に掲載されています．

*¹ ウイルス：遺伝子を蛋白質の殻が包んだ粒子である．増殖に必要な蛋白質をつくるのに関与する酵素をもたないため，自己だけでは増殖できない．ほかに，①感染・伝染する遺伝子，②他の生きた細胞がもつ蛋白質合成機能などの代謝系を使う寄生生物などの定義がある．

*² エンベロープ：蛋白の殻（ヌクレオカプシド）の外に脂の膜のあるものとないものがある．脂の膜をエンベロープという．脂の膜をもつインフルエンザウイルスなどは石けんや消毒用アルコールでウイルスが死滅する．

*³ プラス鎖DNA：mRNAとして機能するRNAをいう（ウイルスRNAのそれ自体がmRNAとしてはたらく）．

*⁴ マイナス鎖DNA：mRNAとして機能しないRNAをいう（mRNAに相補的な配列をもつRNA）．

*⁵ 遺伝情報の転写：DNAがもつ遺伝情報は核中でmRNAへと転写される．転写は，DNAの2本のヌクレオチド鎖のどちらか片方の鎖の一部を鋳型として行われる点でDNAの複製（2本鎖のそれぞれの全体を鋳型とする）とは異なる．

*⁶ 遺伝情報の翻訳：mRNAに転写された遺伝情報に基づいてアミノ酸を配列させて蛋白質をつくることを翻訳という．

*⁷ 脱殻：ウイルスがカプシドをぬぎ，内部の核酸が露出されることをいう．脱殻によりウイルスの遺伝情報が宿主細胞に伝達される．

*⁸ プレゲノムRNA：HBc抗原やポリメラーゼをつくるゲノムより長いmRNAを指す．プレコア領域のATG（塩基配列の開始コドン：メチオニンをつくる）を含まない3.5kb mRNAであり，HBV DNAの鋳型としてはたらく．

（協力：ロシュ・ダイアグノスティックス株式会社）

知って得！深読み 銀増幅技術による高感度インフルエンザ診断薬

■銀塩カメラ

- カメラにはデジタルカメラとフィルムカメラがあります。近年は，日常生活においてもデジタルカメラが主役になっています。フィルムカメラをデジタルカメラと対比させた場合，従来のフィルムカメラを「銀塩カメラ」とよぶ人がいます。フィルムを装填して撮影する銀塩カメラには100年以上の歴史があります。

- 銀塩カメラは感光材料で塗られたフィルムを露光させて，像を写し撮る方式のカメラです。そのレンズを通して入ってきた光は，カメラの絞りとシャッター速度の調節により撮影した画像をフィルム上に記録することができます。フィルム上の画像は，薬品を用いて化学処理することにより，目に見える「像」となって誰もが見ることができます。これを銀塩写真とよびます。銀増幅技術を応用した「高感度イムノクロマト（IC）法」を理解するには，銀塩写真の知識が必要です。

■白黒フィルム写真の撮像原理（感光過程と現像処理）

- フィルム上にはハロゲン化銀（臭化銀，塩化銀，ヨウ化銀など）が塗布されています。光が当たる（感光）と被写体の形や明るさに応じてハロゲン化銀の一部が分解され，小さな銀粒子が生成します。この銀粒子は，レンズを通して入ってきた光によって形成される銀粒子4個ほどの目にみえない微小サイズの集合体（クラスター）であるため潜像（latent image）とよばれます。この過程（露光あるいは感光過程，exposure）は下記の（式1）としてまとめられます。

$$AgBr（イオン性結晶）\xrightarrow{露光} Ag_4（結晶上に形成された潜像）/AgBr（イオン性結晶）+ 2Br_2 \quad (式1)$$

（式1）を模式的に表現すると以下のようになります。

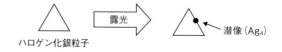

- 潜像が記録している被写体の形や明るさの情報を目に見える画像にするためには，潜像を増幅する必要があります。この増幅過程を現像（development）といいます。先述した潜像に対し，現像処理で見えるようになったものを顕像といいます。たとえば通常の撮影用白黒フィルム（ネガ型フィルム：negative film）では現像後に実際のシーンとは逆イメージ（明るい場所が高濃度，暗い場所が低濃度）の顕像を有することになります。

- 現像液にはハイドロキノンなどハロゲン化銀を金属銀に還元する試薬が含まれています。金属銀（現像銀ともいう）は同じ銀原子で構成されている潜像上にまず沈着し，さらにそこを開始点として連続的に成長し黒色度の高い（つまり光学濃度の高い）フィラメント状の現像銀（silver filament）が形成されます。このように，潜像をもつハロゲン化銀粒子は，もたない粒子に比べて現像速度が極めて速いため露光された部分のみに顕像が得られることになります。

- 銀4個からなる潜像から現像銀への増幅率はおよそ数億倍といわれています。現像処理の過程は（式2）で表現できます。（銀潜像のほか，他の貴金属微粒子類も現像反応速度を速めるはたらきがあり，実際のフィルムに応用されている）。

- ハロゲン化銀上に潜像がある場合

    Ag^+(銀イオン) + e^-(還元剤からの電子)→ $Ag\ n$(現像銀)　　　(n：銀粒子の個数)

- ハロゲン化銀上に潜像がない場合

    Ag^+(銀イオン) + e^-(還元剤からの電子)→ ×→(反応しない)　　(式2)

(式2)を模式的に表現すると以下のようになります。

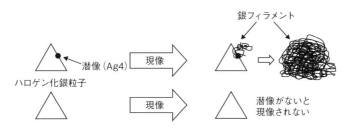

(式2)および模式図で示すように，現像によって潜像を中心として銀が連続的に析出していきます。

銀イオンの供給源には，①現像されているハロゲン化銀そのものからの供給と，②現像されているハロゲン化銀の外部からの供給の2通りがあります。この診断薬キットの銀増幅には，②の銀イオンを外部から供給する方式を採用しています。両者を模式的に表現すると以下のようになります。

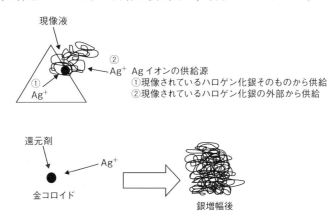

また，この診断薬キットの還元剤には硫酸アンモニア鉄を使用しており，銀増幅は(式3)で表現できます。

$Fe^{3+} \rightarrow Fe^{4+} + e^-$（還元剤からの電子供給）と $Ag^+ + e^- \rightarrow Ag$（銀の還元）

まとめて，

$Ag^+ + Fe^{3+} \rightarrow Ag + Fe^{4+}$　　(式3)

■銀増幅（現像）原理のIC法への応用

- 従来のIC法による抗原の測定は，標識物を測定対象物質に対する特異抗体に結合させた標識抗体を塗布した検体滴下部に，検体（抗原，ウイルスなど）を滴下し，免疫複合体を形成させます。複合体は展開液とともに多孔質膜上を移動します。その後，免疫複合体は線状に配置された標識抗体と結合

し，標識物が酵素の場合には酵素と反応する試薬（基質）を加え呈色後，目視判定します．
- 一般的に金コロイドを標識物に用いる例が多く，赤いラインで判定（陽性判定）を行っています．IC法は判定するのに特殊な装置を必要とせず，臨床の現場で多用される優れた簡易な診断法です．金コロイドは安定で良い標識物ではありますが，抗原量が少ないとラインとして認識できず，陽性と判定できない場合，つまり感度の低下に起因する問題や人による目視判定では誤差を生じることがあります．
- これらの問題点を解決してくれる方法が銀増幅技術であり，富士ドライケム IMMUNO AG1 システムです．開発チームによる試行錯誤の末に，撮像の原理と同じく金コロイドを核に銀増幅現象が起こることが確認できました．標識物である直径0.05μmの金コロイドに銀イオンと還元剤である二価鉄を加えると金コロイドが触媒となり，その周りに銀粒子が直径約6μm以上まで大きく成長することが観察できたからです．この現象を利用することにより，IC法の高感度化が実現可能となりました．下図は，増幅前の金粒子に対して還元剤を加え写真現像の銀増幅原理を応用して，巨大な直径を有する銀粒子が生成される過程を模式的に示したものです（図）．

■富士ドライケム IMMUNO AG1 システムによるインフルエンザウイルス抗原検査
- IC法によるインフルエンザウイルス抗原A/B検査は，検出ラインには抗原と反応する特異抗体が，コントロールラインには標識抗体と反応する捕捉抗体が配置されています．コントロールラインが着色して出現すると，正しく液が展開されたことを表し，抗原陽性の場合には検出ラインが着色します．IMMUNO AG1 システムも基本はこれと同じです．
- IMMUNO AG1 システムの「インフルエンザウイルス抗原A/B」の検出では，3.5～10分で通常のIC法と同様の反応を行います．ここで陽性（ウイルス量が多い症例）の場合は，検出ラインが着色しA型もしくはB型と鑑別され，コントロールラインが正常に着色していることが確認できた場合に陽性判定となります．10分経過後，A型，B型どちらも陰性の場合はウイルス量が少ないため，誤って偽陰性の結果を与えることがあります．この場合には，IMMUNO AG1 システムが搭載している高感度測定技術により，銀増幅工程に入ります．
- 銀増幅工程では，多孔質膜上にはウイルスと反応していない金コロイドが存在します．この状態で銀

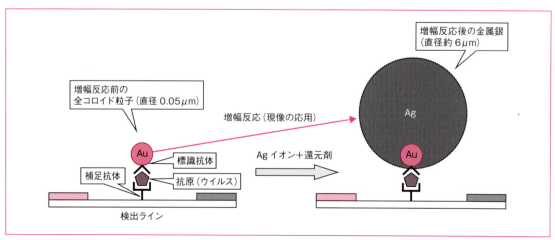

図　写真現像の銀増幅原理によるインフルエンザウイルス抗原の高感度検出法

イオンを供給すると検出ライン以外の金コロイドも銀増幅されてしまいます。そのため，最初に多孔質膜上の反応していない金コロイド標識抗体を洗浄操作により除去します。この時，洗浄に使用される液は還元剤液であり，その後の銀イオンの還元機能を兼ねています。次いで，銀イオンを含んだ増幅液を多孔質膜上に供給します。その結果，検出ライン，コントロールライン上に結合している金コロイドの周りに増幅反応により銀粒子が大きく成長し，見えなかったラインを黒くはっきりとしたラインとして浮かび上がらせます。このような操作によって，発症初期のウイルス量が少ない場合でも，従来のIC法と比較し，より検出しやすく正しい判定をすることができます。

- IMMUNO AG1システムは，洗浄や増幅操作は時間的管理が重要なため，装置により一定の条件で実施されるよう制御しています。また，目視判定の弱点とされる人による判定誤差を避けるために，CCDカメラを利用した光学技術によるライン判定を採用し，誤差のない判定を行っています。本システムは，長い歴史を背景に写真現像の銀増幅技術を利用して，免疫学的手法への応用を図ることにより誕生した高感度，高特異度の診断能を有する簡易診断測定システムです。インフルエンザウイルス検査だけでなく，RSウイルス検査やアデノウイルス検査などにも，銀増幅技術を応用した抗原検査の高感度化が実現されており，今後，他の感染症検査へも展開されていくと予測されます。

(資料提供および協力：富士フイルムメディカル株式会社POCT部)

知って得！深読み　胃カメラ開発の歴史

■生きた人間の胃のなかを初めて覗いたドイツ人医師

- 世界で最初に生きている人間の胃のなかを覗いたのは，ドイツ人医師のアドルフ・クスマウルで，この出来事は1868（明治元）年のことです．トーマス・エジソンによる電球の発明が1879（明治12）年であり，クスマウルの時代には光源がまだなく，ロウソクやランプを使って胃の内部にうす暗い光を送っていたと想像できます．のちに，ドイツ人医師のニッツェと電気技師のライターが協力して膀胱鏡を完成させたあと，1881年になってライターの協力のもとにポーランド医師のミクリッチらにより初めて実用化された硬性胃鏡が考案されました．この硬性胃鏡は，まったく屈曲できなかったため患者に与える苦痛は激しく，安全性への配慮も不十分なものでした．これを改良し曲がったままでも観察できるようにしたのが，1932年ドイツ人医師のシンドラーが発案した軟性胃鏡でした．この軟性胃鏡は先端の部分が3分の1ほど曲がっており，管のなかにはレンズと光源の豆電球が備えられていました．しかし，どんなに改良された胃内視鏡も金属の管でつくられており，体内に挿入するには危険をともなうものでした．

■世界で初めて胃カメラを実用化した日本

- 1949（昭和24）年に世界初の胃カメラの実用化に向けた研究がオリンパス社（日本）で開始されました．胃カメラの開発は日本で本格化したのです．終戦から4年後，壊滅状態となっていたわが国の産業は，徐々に混乱が静まり食糧などの統制も撤廃され，少しずつ物資が流通するようになっていました．東京の渋谷にあったオリンパス光学工業株式会社（現オリンパス株式会社）の本社に，当時，東京大学附属病院・小石川分院外科で副手を務めていた宇治達郎が，監査役の紹介で常務の中野撤夫を訪ねてきました．宇治医師はこれまで日本で誰も思いもつかなかった新しい試みである「胃のなかに入れて胃内を撮影するカメラはできないか」という難題をもち掛け，人の胃内撮影を行って胃がんの早期発見をしたいという姿勢を堅持したのです．世界から一歩抜きん出た成果を生み出すことは至難でしたが，オリンパス社の技術陣と共同研究を行い，医学の進歩のために多くの人が不可能と思うような目標を設定して実務を進めていくことに希望を見出していたのです．常務の中野は研究所の研究員・杉浦睦夫をよび，その可能性を問いました．杉浦の答えは，「光があってレンズがあってフィルムがあれば，たとえカメラがどこにあっても撮影はできる」でした．しかし，ただちに研究が着手されたわけではありません．当時，杉浦は技術者として多忙な日々を過ごしていました．会社としては位相差顕微鏡の開発が急務であり，海のものとも山のものともわからない新しい研究に没頭することは不可能だったのです．それでもたびたび杉浦を訪ねる宇治の熱意に打たれたオリンパス社は，この研究を諏訪工場の深海正治も加えてスタートさせることにしたのでした．

- 共同研究では，患者の咽喉を通すためになるべく細く柔らかい素材の導入管の製作や，超小型カメラの開発，さらに手元から超小型カメラまでの遠隔操作する方法などが議論されました．導入管を被覆するビニール管や光源の豆ランプ，超小型カメラの操作部など，一つひとつ解決するためには，3人の共同開発者のほか，多くの無名のヒーローが活躍したのです．こうして導入管の先に超小型カメラがついた，遠隔操作の可能な胃カメラが考案されましたが，製品を誕生させるのに当時の物資の流通状況を考えると並大抵ではなかったことはいうまでもありません．

- 1950（昭和25）年4月，この胃カメラを使って犬による実験が行われ，犬の胃内撮影に初めて成功したのです（図1a）．この頃，共同研究者らによって試作された胃カメラは「ガストロカメラ」と名付け

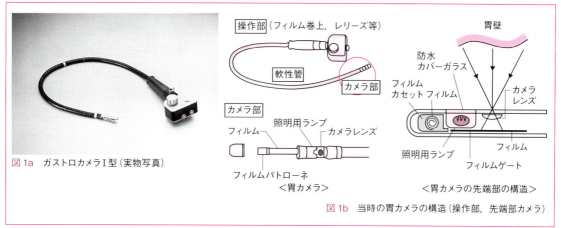

図1a　ガストロカメラⅠ型（実物写真）

図1b　当時の胃カメラの構造（操作部、先端部カメラ）

図1　ガストロカメラⅠ型と内部の構造

（出典：おなか健康ドットコム〔http://www.onaka-kenko.com〕）

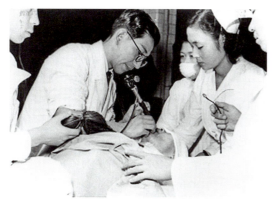

図2　1950年、臨床実験を行う宇治達郎

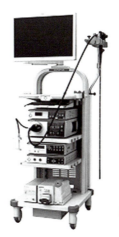

図3　内視鏡ビデオスコープシステム　EVIS LUCERA ELITE

られました。犬の胃内撮影に成功した当時の胃カメラの構造図を（図1b）に示します。その後実験は、胃に入ったカメラがどの部分を撮影しているのか何度も繰り返されました。やがて、東大分院外科での地道な努力の結果、試作品3号機が誕生しました。1950年6月、試作品の3号機を用いて世界最初のガストロカメラによる撮影が行われ、臨床診断に成功しました（図2）。

- 宇治は、1950年11月3日開催の日本臨床外科学会で胃内撮影による臨床結果を報告するため、その完成を急いでいました。しかし、学会開催直前の10月29日、毎日新聞社より「胃の難症何でも来い、医学・光学の協力で世界的腹中カメラ」と研究開発の成功を大きな見出しで報道されました。この新聞記事が、オリンパスのガストロカメラを世界に知らせる第一報となったのです。こうしてガストロカメラは、東大分院の宇治達郎とオリンパス社の杉浦睦夫・深海正治との共同研究によって、1950年10月、世界最初の胃内撮影用カメラとして、実用化を遂げたのです。11月3日の日本臨床外科学会での発表ののち、オリンパス社内ではガストロ委員会が設けられ、その後も改良が進んでいきます。

■ **アメリカで開発されたグラスファイバーの登場**

- 1960年代に入って，アメリカで開発された新素材の「グラスファイバー」が登場しました。この素材はガラス繊維からなり，その特性は管が曲がっていても端から端へと光を通すことのできる画期的なものでした。グラスファイバーを通して，医師らは直接胃内を観察できるようになったのです。しかし，グラスファイバーの先端に胃カメラがついていなかったため，胃内を写真撮影することはまだできませんでした。日本においては，ファイバースコープつき胃カメラがオリンパス社から発売されたのは1964（昭和39）年，東京オリンピックの開催や東海道新幹線の開通と同じときでした。オリンパス社のファイバースコープつき胃カメラの登場により，医師が直接に胃内を観察することができ，食道用・大腸用・気管支用と身体各分野に渡っていくようになりました。各種がんの早期発見に有効な医療器の開発が続けられたのです。やがて1975（昭和50）年頃になると，胃カメラの時代は終わり，完全に「ファイバースコープ」に取って代わったのでした。

■ **ビデオスコープまでの進展**

- オリンパス社からは，さらに進化させたビデオスコープ（電子スコープ）が1985（昭和60）年に発売され，これが現在の主流になっています。ビデオスコープはCCDという，光をデジタルに変換するためのセンサーを備えています．撮った画像を電気信号に変え，高解像度の画像をテレビモニターに映し出すことで，複数の医師が同時にみることができます。最近の内視鏡ビデオシステムには，画像のハイビジョン化や従来からの通常光観察に加え特殊光を用いたNBI*観察など，さまざまな技術的進展があります。NBI観察は，波長の異なる特殊光を用いて，粘膜表面の血管の走る様子や，粘膜内部の血管など微細な構造を高解像度の画像としてとらえます．それによってがんの早期発見や病変の悪性度，浸潤の広がり具合など，病変の観察をもサポートします。さらに，消化器領域を中心に，開腹することなく内視鏡による治療も行われるようになっています（図3）。数々の困難を乗り越えて生まれたガストロカメラからはじまり，ファイバースコープ，ビデオスコープへと，より高い検査精度を目指して，微小な病変をみつけるほどの高品位の画像の提供が今でも発展的に続けられているのです。

（*NBI®：狭帯域観察，NBI：Narrow Band Imagingオリンパス社登録商標）

（資料提供および協力：オリンパス株式会社 広報・IR部，
オリンパス株式会社 技術歴史館瑞古洞）

第11章

炎症マーカー検査

- 炎症は異物である細菌やウイルスなどが体内に侵入する際，生体内のマクロファージやマスト細胞などが産生する成分がそれらを排除する際に起こる生体防御反応のことです。炎症を誘発する物質には病原微生物のほか，外傷や熱，寒冷などの物理的因子，薬品による化学的因子が知られています。
- マクロファージからは炎症を起こすインターロイキン1 (IL-1) やインターロイキン6 (IL-6) が分泌されるほか，TNF-αなども分泌されます。これらのサイトカインは細胞間の情報伝達を仲介する役割をもち，血中濃度が高まると局所での反応に加え，全身反応へと進展します。IL-1は発熱の誘因物質であり，IL-6は肝臓でC-反応性蛋白 (CRP*) などの急性期蛋白の合成を促進します。一方のマスト細胞からはヒスタミン，ロイコトリエン，プロスタグランジン (特にPG-D_2) などのケミカルメディエータが分泌され，血管透過性の亢進と平滑筋収縮をもたらします。その結果，炎症の徴候として発熱，発赤，腫脹，疼痛などの4つの特徴がみられます。
- 炎症の程度を知るマーカーとしてCRP*などの炎症マーカーが知られています。炎症マーカーは炎症の有無，重症度を反映し，炎症の診断や経過観察に役立つため，日常の検査で広く測定されています。
- 本章では代表的な炎症マーカーとして，赤沈，CRP，プロカルシトニンの3項目について述べます。これら3項目以外の主な炎症マーカーを表に示します。

表　その他の炎症マーカー

炎症マーカー	性状とはたらき
フィブリノゲン	血液凝固因子の一つである。急性炎症や組織の崩壊を反映して血中濃度が上昇する。フィブリノゲンの低下は赤沈遅延の原因となる。 催凝固因子であり，心血管系疾患のリスクマーカーとされる。
ホモシステイン	メチオニンから生合成されるアミノ酸の1種である。 冠動脈疾患，脳卒中，非心原性脳梗塞 (PAD) の危険因子とされる。
血清アミロイド (SAA)	IL-6，TNF-αなどの炎症性サイトカインに応答する急性相反応物質であり，全身の炎症活動性を鋭敏に反映する。炎症が疑われる場合，CRPとほぼ同一の結果を示す。 粥状硬化巣の形成は炎症反応とする報告がありSAAが関与する。

*CRP (C反応性蛋白)：肺炎球菌による感染で，炎症や組織の破壊により，肺炎球菌内のC物質（またはC多糖体という）に反応する蛋白質が血中に出現することからC反応性蛋白とよばれる。肺炎球菌はグラム陽性の球菌であり，細胞壁はタイコ酸とリポタイコ酸からなり，この物質をC物質とよぶ。C物質は炎症反応が起こった際に，肝臓で産生されるCRPと非特異的に結合して沈殿物を形成する。

赤血球沈降速度測定 (ESR)

> 赤沈は，古くから行われている検査です。細菌感染症や炎症，膠原病，悪性腫瘍，貧血などが存在すると赤沈が亢進しますが，特定の疾病を診断するものではありません。

検体の取扱い	・3.8％ (109 mmol/L) クエン酸ナトリウムを用い，クエン酸ナトリウム：血液＝1：4に混和する。
検査の目的	・感染症，炎症性疾患を疑うとき ・各種疾患の経過を観察するとき
参考基準値	[ウエスターグレン法] ・男性 (成人)　2〜10 (mm/時間) (1時間値) ・女性 (成人)　3〜15 (mm/時間) (1時間値) ・軽度亢進＜25 (mm/時間)，重度亢進＞50 (mm/時間) (1時間値)
検査値を 読む際の注意点	・健常者では男性より女性では軽度に促進する。 ・低温では遅延し，高温では亢進するので室温で測定を行う。 ・赤沈棒が傾斜していると亢進するので，赤沈棒は必ず垂直にたてる。 ・アルブミンは赤血球の凝集を抑制するので赤沈値は遅延する。 ・免疫グロブリン血症 (骨髄腫，肝硬変，シェーグレン症候群など) では，関節リウマチの活動性にかかわらず赤沈高値が持続する。 ・悪性腫瘍，炎症性疾患ともに亢進するので，他の検査法と併せて総合的に判定することが必要となる。 ・貧血がなく，CRP陰性，赤沈亢進の場合は多発性骨髄腫を疑うことも必要である。 ・関節リウマチでは100mm/時間を超えるのはまれである。
異常値を示す 主な疾患・病態	[亢進] ・感染症 (肺炎，胸膜炎，腹膜炎，結核性疾患，腎盂腎炎，髄膜炎など) ・膠原病 (関節リウマチ，全身性エリテマトーデス) ・循環器疾患 (急性心筋梗塞，心内膜炎，心筋炎など) ・血液疾患 (骨髄腫，マクログロブリン血症，高度の貧血など) ・消化器疾患 (潰瘍性大腸炎，閉塞性黄疸，膵臓炎など) ・その他 (悪性腫瘍，急性白血病，リウマチ熱など) [遅延] ・低または無フィブリノゲン血症，赤血球増加症，播種性血管内凝固症候群 (DIC) など
薬剤による 検査値への影響	・βラクタマーゼ阻害剤配合ペニシリン系抗生物質製剤のクラブラン酸カリウム・アモキシシリン (適応症：中耳炎) の重大な副作用として，スティーブンス・ジョンソン症候群 (SJS：皮膚粘膜眼症候群) が知られている。SJSの発症により赤沈値が亢進する (CRPも陽性)。 ・抗腫瘍薬，免疫抑制薬により亢進する傾向がある。

- 赤血球沈降速度測定 (ESR：erythrocyte sedimentation rate，赤沈) は，古くから用いられてきた炎症マーカーの一つです。初診時のスクリーニング検査，慢性炎症性疾患の診断に利用されます。赤沈は血中フィブリノゲンの増加，赤血球数の減少，γ-グロブリン量の増加などの影響を受けるため，からだのどこかに異常のあることを教えてくれる非特異的な検査といえます。
- 赤沈の亢進は，血漿中に含まれる蛋白質の影響を受けます。血漿中の蛋白質が増えると，赤血球が凝集しやすくなるため沈降速度が速まります。一般に免疫グロブリンやフィブリノゲ

表 赤血球沈降速度測定に影響する因子

	赤沈値亢進		赤沈値遅延
赤血球数の減少	妊娠による循環血漿量の増加，貧血	赤血球数の増加	多血症，脱水状態
免疫グロブリンの増加	肝疾患，慢性感染症，膠原病（膠質反応陽性の疾患），悪性腫瘍，多発性骨髄腫，マクログロブリン血症（IgM産生細胞の異常増殖），肺結核	免疫グロブリンの減少	無γ-グロブリン血症
フィブリノゲンの増加	妊娠，膠原病活動期，大手術後	フィブリノゲンの減少	無フィブリノゲン血症，線溶亢進，DIC
血清アルブミンの減少	ネフローゼ症候群		

ンの増加および赤血球数が減少すると亢進します。赤沈に影響する因子については，表を参照してください。

- このほか赤血球膜の荷電状況も亢進メカニズムに影響を与えます。赤血球膜は細胞表面が"負"に荷電し，血漿中のγ-グロブリンやフィブリノゲンが"正"に荷電しているため，これらの血漿蛋白が増加すると赤血球が容易に凝集し，沈降速度が速まります。また，ヘマトクリット値が1％下がると1mm亢進するといわれています。一方，低または無フィブリノゲン血症や赤血球増加症，アルブミンの増加等で遅延します。
- 検査は，抗凝固剤：血液＝1：4とし，0.4mLの抗凝固剤（3.8％クエン酸ナトリウム）入り真空採血管で正確に2mLのところまで採血します。採血後，直ちにウエスターグレン管（赤沈棒）に血液を移し，1時間後に血球成分が沈んでできた上清の高さをmm単位で表します。
- 赤沈の検査は，急性反応物質の一つであるC反応性蛋白（CRP）と併用し，赤沈の結果と比較することによって検査の意義を高めることができます。2010年6月に開催された欧州リウマチ学会総会での関節リウマチ新分類基準では，早期治療を行うことによる予後の改善のためのエビデンスが示され，関節リウマチの診断には「最低1つの血清反応と炎症反応の測定」を行うとしています。この新分類基準では，CRPもしくは赤沈検査のいずれかが関節リウマチの確定診断に必要な検査です。

2 C-反応性蛋白（CRP）

CRPは，急性期蛋白の代表的な成分です。体内に炎症，組織の壊死のある病態では発症後6時間くらいで上昇します。高感度CRP測定による継続的な血中増加を認めるときは，何らかの慢性炎症が疑われます。

検体の取扱い	・血清
検査の目的	・感染症，炎症性疾患を疑うとき
参考基準値	・0.1～0.3（mg/dL）（測定法により異なる） ・0.30以下（mg/dL）[ラテックス凝集免疫比濁法]
検査値を読む際の注意点	・CRPと赤沈検査を同時測定して，活動性や治療効果を判定することが多い。 ・多くの場合，CRPは赤沈の亢進より早く陽性となり，赤沈より早く陰性化する。 ・感染による炎症性疾患により上昇するので，臨床症状や他の検査と合わせて総合的に判定することが重要である。
異常値を示す主な疾患・病態	[陽 性] ・細菌感染症，結核，敗血症，関節リウマチ，悪性腫瘍，リウマチ熱，心筋梗塞，クローン病，骨折，外傷，大手術後
薬剤による検査値への影響	・インターフェロンα，β製剤によりまれに上昇する。 ・副腎皮質ステロイド薬の投与により低下する。

- C反応性蛋白（CRP：C-reactive protein）は，肺炎患者の血清中に見いだされた肺炎球菌のC物質（pneumococcal C substance，C多糖体）と沈降反応を示す蛋白です。種類の多い急性期蛋白のなかでは最も高濃度に血中に出現します。

- CRPは生体内のどこかに組織の破壊的病変，炎症，細胞の壊死があると赤沈に先立って陽性となります。特に炎症時には鋭敏に反応し，著しく血中濃度が上昇します。CRPの上昇は，体内に侵入した病原体等をマクロファージが貪食し，産生部位の肝臓にインターロイキン6（IL-6），腫瘍壊死因子（TNF-α）などの炎症性サイトカインが作用してCRPなどの急性反応物質の合成，分泌を促します。

- CRPは心筋梗塞を始め，がん，リウマチ熱，尿路感染症などの急性炎症をともなうとき，赤沈より陽性になる時期が早く，炎症が終息に向えば赤沈より早期に陰性化します。また，CRPは妊娠や貧血，高γ-グロブリン血症でも影響を受けず変動しないとされます。

- CRPは胎盤を通過することなく，血清や腹水，胸水，関節液などに多く含まれます。検査法は抗CRP抗体を用いた免疫比濁法，ラテックス凝集免疫比濁法，免疫比ろう法などが中心です。抗原抗体反応で生じた複合物や凝塊物に光を照射して得られた吸光度測定の結果から，急性炎症や組織が障害を受けた際の血中濃度の変化を記録します。

- 近年，診断薬に用いる抗体の作製法や高感度測定の開発などが進歩を遂げ，低濃度域のCRP測定が可能となっています。新たな意義として心筋梗塞の予知因子，軽度の慢性炎症の変化，および新生児（新生児の血中濃度は極めて低い）の感染症予知マーカーなどに期待が寄せられています。しかし，CRP高値の検査結果が常に重症または細菌感染症などに反応するわけではなく，慎重に見守っていこうとする考え方もあります。

プロカルシトニン (PCT)

PCTは感染症によるSIRSである敗血症のうち，特に細菌性敗血症の場合に上昇するマーカーです。細菌性敗血症の診断と，経過観察に利用されます。

検体の取扱い	・血清，血漿
検査の目的	・SIRS状態における敗血症の診断と経過観察
参考基準値	・0.05 (ng/mL) 未満 ・敗血症：0.5 (ng/mL) 以上，重症敗血症：2.0 (ng/mL) 以上 （日本集中治療学会　敗血症診療ガイドライン）
検査値を読む際の注意点	・出生後48時間以内の新生児では高値となる。 ・術野が広く侵襲度の高い術後では，一過性の高値になる。 ・範囲の広い熱傷で一過性の高値になる。 ・一過性の高値化後，感染がない場合は速やかに低下する。
異常値を示す主な疾患・病態	〔グラム陰性桿菌，グラム陽性球菌などを原因とする細菌性敗血症で高値を示す〕 [軽度上昇 (0.1〜0.5 ng/mL)] ・細菌性の肺炎，胆道炎など細菌性の局所感染 [中等度上昇 (0.5〜2.0 ng/mL)] ・細菌性敗血症 [高度上昇 (2.0〜10 ng/mL)] ・重症敗血症 (10 ng/mL 以上では敗血症性ショック状態) [一過性上昇 (0.5 ng/mL 以上)] ・広範な術後炎症，広範な熱傷，広範な外傷
薬剤による検査値への影響	・副腎皮質ステロイド薬投与の影響を受けにくい。

- プロカルシトニン (PCT) は114〜116個のアミノ酸からなる，いくつかの機能をもつ免疫調節因子です。新しい型の免疫的活性物質であり，CRPや白血球数に比較すると細菌性感染症の病態評価に適しています。
- 甲状腺においては，PCTはカルシウム調節ホルモンのカルシトニンの前駆体として産生され，甲状腺からは，カルシトニンの分泌が行われます。健常人においては，全身の実質細胞はほとんどプロカルシトニンを産生しません (0.05 ng/mL 未満)。
- 全身性あるいは局所の細菌感染が起こると，それにより惹起された重症感染症，敗血症，全身性炎症反応症候群 (SIRS) では，全身の実質細胞や白血球などによりPCTが産生され，血中濃度が上昇します。強い炎症や感染症が改善してくると，PCTは速やかに低下します。
- PCT濃度は，細菌感染の重症度と比例することより，細菌性の敗血症の診断や敗血症の重症度評価，または治療の効果判定などに有用です。抗菌薬投与判断の指標や，退院指標などへの応用も試みられています。

Column 敗血症とSIRS（全身性炎症反応症候群）

- 敗血症の概念として、古くは1914年にSchottmullerらにより「敗血症は微生物が局所から血流に侵入し、病気の原因となっている状態」と定義されており、菌血症の増悪したもので、その延長線上にあるものとされていました。1989年にBoneらが"sepsis syndrome"という概念を提唱し、その後、1992年に米国集中医療学会（SCCM）と米国胸部医学会（ACCP）が合同で「SIRS：Systemic inflammatory response syndrome（サーズ）」の概念を発表しました。現在では、敗血症は、感染に誘引されたSIRSと定義されています。

- この関係を図で示すと以下のようになります。

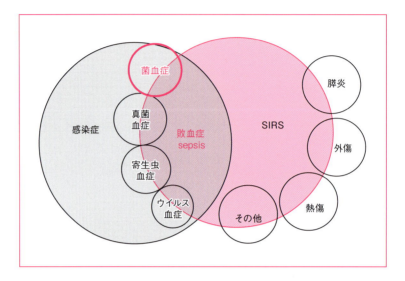

- SIRSの診断基準は表の通りで、これらの項目に1日で2つ以上該当する場合にSIRSと診断されます。

表　SIRSの診断基準

体温	38℃以上または36℃以下
脈拍数	90回/分 以上
呼吸数	20回/分以上またはPaCO$_2$：32 Torr以下
白血球数	12,000/μL以上または4,000/μL以下

- 敗血症の重症度例においても血液培養で菌が検出されないこともあるように、菌量と敗血症の症状は必ずしも一致しません。敗血症の症状の本態は病原微生物に対する、生体防御能が必要以上に亢進し、細胞障害性の物質（サイトカインなど）が増えることが明らかにされています。そのために、PCTのような敗血症に対する生体反応を診るマーカーの重要性が高くなっています。

（資料提供および協力：ロシュ・ダイアグノスティックス株式会社）

第12章

動脈血ガス分析検査

- 肺には2通りの呼吸機能があります。1つは，肺から大気中の酸素を取り込み，二酸化炭素を外界へ呼出させる外呼吸です。そのはたらきは呼吸機能検査でわかります。もう1つは，組織レベルで血液との間で酸素や二酸化炭素の交換をする内呼吸です。そのはたらきは動脈血ガス分析の測定結果からわかります。肺から取り込まれた酸素（O_2）は動脈血として末梢に送られ，毛細血管から各組織に拡散されます。一方，組織における代謝の過程で二酸化炭素（CO_2）が生じ，その一部は静脈血として肺に送られ，呼気となって体外に排出されます。このしくみを血液ガス交換といいます。

- 私たちは日常生活において，1気圧の大気の下で生活しています。1気圧の空気の重さは760mmHg（760mmの水銀柱と同じ重さ）または天気予報でおなじみの1ヘクトパスカル（hPa）が基準です。大気は窒素，酸素，二酸化炭素，希少ガスなどの混合気体で，各成分が集まって1気圧となります。大気中の酸素濃度は20.9％ですから，酸素ガスが受けもつ圧力は760mmHg×20.9％より158.8mmHgとなり，この数値が大気中の酸素分圧です。

- 動脈血ガス分析は，肺におけるガス交換機能および酸・塩基平衡のバランス異常を評価するため，動脈血酸素分圧（PaO_2），動脈血二酸化炭素分圧（$PaCO_2$），動脈血pHなど計測器を用いて直接測定します。動脈血ガス分析は，間質性肺炎や肺うっ血，慢性閉塞性肺疾患など，ガス交換機能が異常を示す疾病をはじめ，重症患者の病態診断，酸・塩基平衡に変化を及ぼす疾患，全身麻酔下での手術時などでPaO_2や$PaCO_2$などの検査が行われます。

- 動脈血ガス分析に使われる検体は，ヘパリンによる抗凝固剤を用いた動脈血が用いられます。採血後，注射針をゴム栓で密栓し，凝血を防ぐために注射筒を回転させ，室温で10分以内に血液ガス分析器を用いて測定します。すぐに測定できない場合でも3時間以内に検査を終了させます。検体の長時間放置は，白血球による酸素消費のためPaO_2が低下してしまいます。また，検体の再検査ができないため，気泡の除去，血液凝固の防止に努め，検体は慎重に取り扱うことが必要です。

1 動脈血酸素分圧（PaO_2）

PaO_2は，呼吸不全を規定する検査項目の一つです。呼吸不全は動脈血ガス分析でPaO_2＜60mmHgの場合をいい，低酸素血症の評価に役立ちます。PaO_2の低下は組織障害を起こし，循環不全や一酸化炭素中毒があると組織障害は増強されます。

検体の取扱い	・動脈血（ヘパリン血） 〈注意点〉 ・体動によりPaO_2は変動する。検査前の30分間は安静を保つ（脈拍数，呼吸数の安定後）。 ・PaO_2は1時間あたり室温で5mmHgほど低下するので検査はなるべく早く終了させる。
検査の目的	・呼吸や循環機能，末梢におけるガス交換および酸・塩基平衡の評価に用いる。
参考基準値	・80〜100（mmHg）[Clark電極法]
検査値を読む際の注意点	・PaO_2の検査を単独で評価する意義はなく，必ず二酸化炭素分圧および酸素飽和度，動脈血pH，重炭酸イオンなどの変動と併せて総合的に評価する。 ・PaO_2の基準値は加齢により低下し，$PaCO_2$の基準値は加齢により増加する。
異常値を示す主な疾患・病態	[Ⅰ型呼吸不全：PaO_2＜60mmHg かつ $PaCO2$≦45mmHg] ・換気血流不均等分布による：肺塞栓症，喘息発作，肺炎 ・拡散障害による：間質性肺炎，肺水腫，ARDS ・シャントによる：無気肺，先天性心疾患，気管支拡張症，肺動静脈瘻 [Ⅱ型呼吸不全：PaO_2＜60mmHg かつ $PaCO_2$＞45mmHg] ・呼吸中枢抑制：COPD，重症喘息発作，原発性肺胞低換気症候群 ・神経・筋疾患：ギラン-バレー症候群，重症筋無力症 ・胸郭運動制限：胸郭の異常

- 動脈血酸素分圧（PaO_2）は，肺における血液酸素化能力の指標です。血漿中に溶存する酸素が赤血球ヘモグロビンと結合し，酸素と結合したヘモグロビンを酸素化（オキシ）ヘモグロビンとよびます。PaO_2の低下は，呼吸器系の異常（呼吸不全）を示し，動脈血ガス分析で同時に得られる動脈血二酸化炭素分圧（$PaCO_2$）と組み合わせると，換気不全と肺でのガス交換の状況が把握できます。
- PaO_2が異常値を示した場合，吸入気酸素濃度（F_iO_2）[*1]，肺胞換気量，肺胞におけるガス交換能力（換気-血流比[*2]，核酸能，シャント）などの影響因子を調べます。これらの因子を規定因子といいます。PaO_2は，大気圧およびF_iO_2の低下，$PaCO_2$の上昇，および肺胞気-動脈血酸素分圧較差[*3]（A-aDO_2）の開大[*4]により低下します。一般に，PaO_2が80mmHg以下では要注意レベル，70mmHg以下では危険レベル，40mmHg以下ではチアノーゼが生じるので吸入酸素療法が施されます。
- 呼吸不全は呼吸器系の機能不全であり，動脈血ガス分析においてPaO_2がPaO_2＜60mmHgをいいます。呼吸不全はⅠ型とⅡ型に分類されます。Ⅰ型は高CO_2血症をともなわない呼吸不全です。PaO_2＜60mmHgかつ$PaCO_2$≦45mmHgと定義され，二酸化炭素（CO_2）の体内蓄積を認めないので換気は保たれています。換言すると，Ⅰ型呼吸不全はさまざまな機序により酸素の取り込みが不十分となり，CO_2の排出は正常な状態といえます。しかし，PaO_2が低下することにより，延髄の呼吸中枢が刺激を受けて過換気となり，$PaCO_2$の低下により呼吸性アルカローシスを呈することがあります。また，肺胞気-動脈血酸素分圧較差が開大します。

- **Ⅱ型呼吸不全**は高CO_2血症をともなう呼吸不全をいい，PaO_2＜60mmHgかつ$PaCO_2$＞45mmHgと定義されます．すなわち，Ⅱ型呼吸不全は肺胞における換気不十分のため，O_2の取り込みとCO_2の排出が困難になっている状態です．**肺胞低換気**を主因とするⅡ型呼吸不全は呼吸中枢抑制，神経・筋疾患，COPD憎悪などが原因となって発症します．急性Ⅱ型呼吸不全ではpHの低下により，アシドーシス傾向を示します．

*[1] 吸入気酸素濃度（F_iO_2）：吸入気の酸素濃度をいう．周りの空気と混ざって実際に気道のなかに入ってくる酸素濃度である．通常，大気中の酸素濃度は20.9％であるが，18％では頭痛，12％ではめまい，吐き気，筋力低下，10％以下では意識不明，窒息死を起こす．

*[2] 換気-血流比：ガス交換の二大要素は換気と血流である．最も効率よくガス交換が行われるのは両者のバランスが釣り合ったときである．
　肺胞換気量（$\dot{V}a$）÷毛細血管血流量（$\dot{Q}$）＝1が理想的な換気-血流比である．
　（$\dot{V}$や$\dot{Q}$の上に付された点は単位時間における量を表す）
　（$\dot{V}a$）÷（$\dot{Q}$）＞1の場合，間質性肺炎が，（$\dot{V}a$）÷（$\dot{Q}$）＜1の場合は肺塞栓が挙げられる．

*[3] 肺胞気-動脈血酸素分圧較差：換気-血流比を評価する他の方法として，肺胞気-動脈血酸素分圧較差（A-aDO_2）がある．A-aDO_2は呼吸不全の重要な指標であり，ガス交換の効率を示す．吸気したとき，肺胞内酸素分圧と動脈血酸素分圧の差（P_AO_2-PaO_2）で表す．

*[4] 開大：肺胞が十分な酸素で満たされているのに，動脈血に酸素が行き渡らないこと．つまり，P_AO_2（肺胞内酸素分圧）がPaO_2に反映されない状態をいう．

2 動脈血二酸化炭素分圧（PaCO₂）

PaO₂と併せて呼吸不全を規定する検査項目の一つです。呼吸における換気状態および酸・塩基平衡の評価を行うための検査です。酸・塩基平衡はPaO₂と[HCO₃⁻]の2因子により決定されます。高CO₂血症は肺胞低換気を示します。

検体の取扱い	・動脈血（ヘパリン血） 〈注意点〉採血の際，心理的要因による緊張のあまり過換気状態となり，一時的にPaCO₂が低下することがある。
検査の目的	・呼吸や循環機能，末梢におけるガス交換および酸・塩基平衡の評価に用いる。
参考基準値	・40±5 (mmHg) [Severringhaus電極法]
検査値を読む際の注意点	・PaCO₂は，酸・塩基平衡を反映し，呼吸性因子として血液pHを規定する。 ・PaCO₂の上昇は肺胞での低換気，PaCO₂の低下は肺胞での過換気を表す。 ・PaCO₂が上昇しpHがアシデミアの場合，一次性の呼吸性アシドーシスであり，PaO₂＜60mmHgを確認することによりⅡ型呼吸不全と診断できる。
異常値を示す主な疾患・病態	[Ⅰ型呼吸不全：PaO₂＜60mmHgかつPaCO₂≦45mmHg] ・換気血流不均等分布による：肺塞栓症，喘息発作，肺炎 ・拡散障害による：間質性肺炎，肺水腫，ARDS ・シャントによる：無気肺，先天性心疾患，気管支拡張症，肺動静脈瘻 [Ⅱ型呼吸不全：PaO2＜60mmHgかつPaCO2＞45mmHg] ・呼吸中枢抑制：COPD，重症喘息発作，原発性肺胞低換気症候群 ・神経・筋疾患：ギラン-バレー症候群，重症筋無力症 ・胸郭運動制限（胸郭の異常）

- 組織における代謝の結果，二酸化炭素（CO₂）が生じます。このうち5％ほどは血漿中に溶解し，5％はヘモグロビンに結合して運搬され，90％以上のCO₂は赤血球内の炭酸脱水酵素の作用により炭酸（H₂CO₃）となり，さらに重炭酸イオン〔HCO₃⁻〕となって血中に運ばれます。この際，血漿中に溶解したCO₂は，酸の基（もと）となる物質であり，この酸（CO₂）を中和する物質としてHCO₃⁻が知られています。すなわち「酸であるCO₂」と酸を中和する〔HCO₃⁻〕が相互にバランス（平衡）をもって血液中に溶存しています。
- 動脈血二酸化炭素分圧（PaCO₂）は，肺での換気状態および酸・塩基平衡のバランス状態をみるときに検査が行われます。PaCO₂の上昇は肺胞低換気を表し，同時にPaO₂が低下します。PaCO₂が上昇した場合は血漿中にCO₂が溶存し，血液のpHが低下することにより酸性側に傾きます。この場合は呼吸性アシドーシス（肺胞低換気，PaCO₂上昇）を考慮します。
- PaCO₂の低下は肺胞過換気を示唆します。過換気症候群は心理的な要因で過換気状態になる病態です。不安によって過換気になり，PaCO₂が低下して呼吸性アルカローシス（pH上昇，PaCO₂低下）を生じます。

3 動脈血酸素飽和度（SaO₂）

　動脈血中のヘモグロビン（Hb）のうち，何％が酸素と結びついているかを表したものを動脈血酸素飽和度といいます。Hbは動脈血液ガス分析装置内に組み込まれた分光分析装置（CO-oximeter）によって測定され，この場合はSaO_2と表示します。臨床では皮膚を通して測定する非侵襲的な方法が普及しており，この場合の動脈血酸素飽和度はSpO_2とよんでいます。

検体の取扱い	● 動脈血（ヘパリン血）
検査の目的	● 肺におけるガス交換能および酸素化能の指標となる。 ● ICU，NICU，入院患者等のスクリーニング検査
参考基準値	● 96〜99（％）［分光光度計（血液ガス分析装置）］
検査値を 読む際の注意点	● パルスオキシメータによる測定値が異常値を示した場合，必ず動脈血ガス分析を用いて確かめることが必要である。
異常値を示す 主な疾患・病態	● PaO_2を参照（➡ 202頁）

- 動脈血酸素分圧（PaO_2）と密接に関係するものに**動脈血酸素飽和度（SaO_2）**があります。PaO_2は血液中にどの程度の酸素が溶け込んでいるかを表し，SaO_2は赤血球ヘモグロビンにどれ程の酸素が結合しているかを割合（％）で示し，両者の関係は酸素解離曲線を用いて評価できます。
- 図の酸素解離曲線は，酸の緩衝作用の影響を受けるため，Ｓ字状のカーブになります。これには酸・塩基平衡が深く関与しています。このＳ字カーブは，患者の状態（血液pH，体温，$PaCO_2$）と **2, 3-DPG（2, 3-ジホスホグリセリン酸）** の影響により，酸素とヘモグロビンとの親和度が変化するため，Ｓ字カーブの位置が左右に移動します。体温の上昇，アシドーシスの発生，$PaCO_2$の上昇および2, 3-DPGの増加（エネルギー消費量の増加）により右方移動します。右方移動は酸素に対する親和性の低下（酸素を手放しやすい）を意味します。一方，**過換気状態**などで$PaCO_2$が低下し，アルカローシスになると左方移動します。なお，2, 3-DPGは嫌気性解糖の中間代謝産物です。
- 図の酸素解離曲線は，**酸素分圧**の高い肺胞では酸素と結合しやすく，酸素分圧の低い末梢組織では酸素を手放しやすいことを表しています。この曲線の意義を下記に示します。

> - 酸素解離曲線は酸素との結合あるいは解離のしやすさを表す。
> - 正常では肺胞内の酸素分圧は100 mmHg，酸素飽和度は約98％である。
> - 酸素分圧60 mmHgでは酸素飽和度が約90％であるが，酸素分圧が低下しても酸素飽和度はまだ維持されている（末梢までの酸素運搬能が高い）。
> - 酸素分圧60 mmHg以下では大量の酸素が消費され酸素飽和度は急激に低下する。
> - 酸素分圧60 mmHgで酸素飽和度が90％以下になると**呼吸不全**と定義される。
> - 図中の酸素分圧100 mmHg（動脈血部分）が40 mmHg（静脈血部分）になると，約23％の酸素飽和度の減少（98−75＝23）がみられ，その分だけ酸素は組織に放出される。

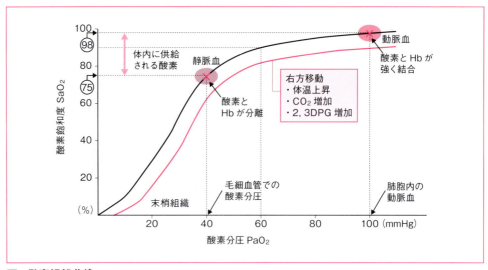

図　酸素解離曲線

- SaO_2の測定は動脈血の採血後，血液ガス分析のための計測器が必要です．しかしながら急激な病態変化には対応できません．
- 1970年代になると，動脈血の酸素飽和度を経皮的（皮膚を通して）に測るパルスオキシメータが登場しました．今では臨床の場でパルスオキシメータが広く普及しています．パルスオキシメータで測定した動脈血酸素飽和度は，従来の血液ガス分析装置で測定したSaO_2と区別するために，SpO_2（pはpulse oximetryを表す）と表示されます．
- パルスオキシメータは，患者の指先や足の甲などにプローブを装着し，そのプローブからの信号を受けて酸素飽和度（SpO_2）を算出します．パルスオキシメータの詳細は，本章末（➡208頁）を参照してください．

Column 酸・塩基平衡（動脈血pH，HCO_3^-濃度）

- 三大栄養素の代謝により，体内では酸が生成されます。体細胞の生命活動の多くは，酵素の活躍により生命の恒常性が保たれています。生体内で酵素が活躍するには，血液pHや体温など一定条件下の環境が保たれないと酵素は十分に作用しません。細胞外液（血液など）のpHを常に一定に保つには，腎におけるHCO_3^-の再吸収，呼吸器によるCO_2の排出，血漿蛋白（アルブミン），電解質のKイオンなどが相互に協力し合って緩衝効果を生み出し，酸・塩基平衡を維持するための環境をつくり出しています。
- 代謝によって産生されたCO_2は，多くは肺から大気中に呼気として排出されますが，一部のCO_2は血中に溶存します。このCO_2は形を変えて"酸"のもとになります。

  $CO_2 + H_2O$（血中）$\Leftrightarrow H^+ + HCO_3^-$

  つまり，CO_2が血液に溶解することにより$[H^+]$が産生されるため，血中のCO_2は酸のもとになる成分です。
- 一方，$[HCO_3^-]$（重炭酸イオン）は酸$[H^+]$（水素イオン）を中和して炭酸塩が生成されます。HCO_3^-は炭酸塩をつくるもとになるので塩基とよばれます。酸であるCO_2と塩基であるHCO_3^-の両者の比は，pHの変化と比例関係（∞）にあります。

  $pH \infty HCO_3^- / PaCO_2$
- 動脈血ガス分析測定はpH，PaO_2，$PaCO_2$の3項目が同時に測定されます。pHは酸・塩基平衡を評価する最初のステップです。pHの測定により動脈血のアシドーシス，アルカローシスの判定は容易です。pHは，高値（pH>7.45），低値（pH<7.35）と表現します。pH高値による呼吸性アルカローシス（$PaCO_2$低下），代謝性アルカローシス（HCO_3^-上昇）およびpH低値による呼吸性アシドーシス（$PaCO_2$上昇），代謝性アシドーシス（HCO_3^-低下）の4象限に代表的な疾患名を分類した表を参照してください。

表 4象限に分類した酸・塩基平衡の関係

	アシドーシス	アルカローシス
代謝性	酸を中和するHCO_3^-が減ると，相対的に酸が増えるのでアシドーシス，原因はHCO_3^-が減っているので**代謝性アシドーシス** ①酸の過剰産生 　糖尿病性ケトアシドーシス 　乳酸アシドーシス ②酸の貯留 　腎疾患（H^+の排泄障害） ③塩基の喪失 　下痢，アジソン病，低アルドステロン症，尿細管障害 ④薬物（メチルアルコール，サリチル酸） **HCO_3^-低下**	酸を中和するHCO_3^-が増えると，相対的に酸が減るのでアルカローシス，原因はHCO_3^-が増えているので**代謝性アルカローシス** ①Clの喪失（細胞外液量の減少） 　繰り返す嘔吐，胃液の吸引 ②薬剤 　アルカリ剤投与（重炭酸ナトリウム） 　大量輸血（クエン酸），ループ利尿薬，鉱質コルチコイド（過剰） ③K摂取不足 **HCO_3^-上昇**
呼吸性	酸であるCO_2が増加（アシドーシス），原因はCO_2なので**呼吸性アシドーシス** ①呼吸器疾患（肺炎，COPD） ②心疾患（肺循環障害） ③麻酔の過誤，CO_2吸入 ④呼吸中枢抑制，気道閉塞 **$PaCO_2$上昇**	酸であるCO_2が減る（アルカローシス），原因はCO_2なので**呼吸性アルカローシス** ①呼吸中枢刺激，脳炎，髄膜炎 ②発熱 ③酸素不足 ④人工呼吸による過換気 **$PaCO_2$低下**

知って得！深読み　パルスオキシメータ

- 採血せずに体外から光をあて，赤血球色素の濃度を推測する試みは，1970年初頭に始まりました。脈波として拍動する成分は，もっぱら動脈血の情報を含んでおり，光により得られる脈波信号を分析すれば動脈血の酸素飽和度の情報が得られるとの着想に基づき，測定装置の開発が日本光電工業株式会社の青柳卓雄氏によってスタートしました。血中のヘモグロビンが酸素と結合すると鮮やかな赤色に，酸素を放出すると暗赤色になる色素濃度変化を無侵襲に連続して測定する技術，拍動している動脈血だけを選択的に測定できる技術が多くの試練を超えて生み出すことに成功しました。

- 青柳卓雄氏がパルスオキシメータの基礎を築いたことを世に紹介したのは，血液ガスで名高いSeveringhaus氏です。パルスオキシメータが医療の世界に貢献できたのは，パルスオキシメータがアメリカに渡り，その技術を改良することにより，麻酔中のモニターとして定着したことによります。パルスオキシメータは日本で開発されながら，アメリカ国内で普及したあと，日本に逆上陸した医療機器です。

- 酸素と結合したヘモグロビンを酸化ヘモグロビン（HbO_2），酸素と結合していないヘモグロビンを還元ヘモグロビン（Hb）といいます。動脈血酸素飽和度は血中ヘモグロビンのうち，酸素と結合している割合（%）を示すので，下記の式が成り立ちます。

    動脈血酸素飽和度＝[HbO_2]／[HbO_2]＋[Hb]

- パルスオキシメータの測定では，一般的に指先や耳など動脈血が流れる組織の薄い部分を狭むように，測定プローブを装着します（図1）。プローブには指先に装着するフィンガープローブをはじめ，耳朶用，新生児用など多くの種類があります。また使用状況により，短時間のスポット測定で繰り返し使用できるリユーザブルタイプと，長時間の装着に適した粘着テープやスポンジテープで固定するディスポーザブルタイプなどがあります。いずれも，プローブ装着による刺激を低減する工夫が施され，安全かつ高精度にSpO_2値と脈拍数の測定が可能です。

- プローブには，発光素子である2種の波長のLEDと，透過した光を検出する受光素子としてフォトダイオード（PD）が組み込まれています。2種のLEDは，人の目に見える660 nmの赤色光（可視光）と目に見えない940 nm（赤外光）の波長を有しており，この光を組織にあて透過した光を受光素子（PD）で検出します（図2）。

- 酸素をたくさん含んだ動脈血は鮮やかな赤色に見えますが，これはHbO_2が特に赤い色を吸収しにくく通しやすいからです。逆に酸素を末梢組織に手放したあとの静脈血が黒っぽく見えるのは，Hbが赤い光を吸収しやすいためです。このようにHbO_2とHbでは，赤色光の吸光特性が大きく異なります。しかし赤外光ではHbO_2とHbとの吸光特性にあまり差がないことから，赤色光と赤外光の透過光の比率をみることで血液中のヘモグロビンと酸素との結合の程度，すなわち酸素飽和度が測定できます。

- 一方，光が組織を透過する際は，骨や組織層でも光が吸収され，さらに静脈血の酸素飽和度の影響も受けます。それらと動脈血を区別するために動脈の脈打つ性質を利用します。透過光の強さを経時的な動脈の容積変化としてみなせば，動脈の脈打ちにより光の吸収が経時的に変化するため，赤色光と赤外光でこの変化分をみることで動脈血の酸素飽和度が算出できます。

- 動脈血酸素飽和度は，動脈血を血液ガス分析装置（CO-oximeter）により測定したSaO_2値で表示するのが基本です。そのため，パルスオキシメータで測定されたSpO_2値の測定精度の基準（ゴールドス

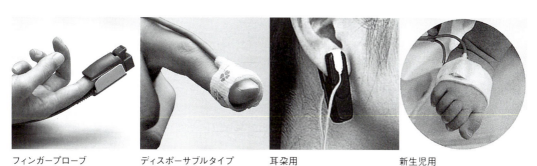

図1 パルスオキシメータ測定に用いるさまざまなプローブ

フィンガープローブ／ディスポーザブルタイプ／耳朶用／新生児用

（資料提供：日本光電工業株式会社）

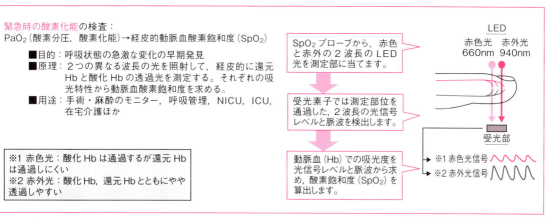

図2 パルスオキシメータによるSpO_2の測定

（資料提供：日本光電工業株式会社）

タンダード）はSaO_2値とすることが国際標準規格ISO 80601-2-61（2011）に記されています。わが国においては，このISO規格をもとに作成された日本工業規格JIS 80601-2-61が2014年に制定されました。国内においては，今後JISに基づいた薬事認証基準が用いられ，国際基準と同等の品質と精度の保証されたパルスオキシメータが医療市場に提供されます。

- SpO_2値の評価は，（図➡206頁）の酸素解離曲線が基本となります。SpO_2はSaO_2と基本的には同じ値としてとらえてよいため，酸素解離曲線で示されるPaO_2との関係から，下記に述べる評価を行うことができます。

①SpO_2はPaO_2が高くなっても100％以上を示すことができない。また，肺で取り込んだ酸素が動脈血で末梢（プローブ装着部位）まで運ばれる間にも消費されるため，ルームエアー下（酸素投与なし）で，正常な肺胞酸素分圧と酸素解離曲線を照らし合わせた場合，SpO_2はおよそ98％（PaO_2 = 100 mmHg）が正常値である。

②SpO_2値が100〜95％の範囲ではPaO_2は大きく変化しない。呼吸状態もあまり変化しない。

③SpO_2値が95％以下になると，PaO_2は大きく低下し呼吸状態が変動する可能性がある。

④SpO_2値が90％以下になると，PaO_2は60 mmHg以下となり危険である。酸素投与の適応を考慮する。

■ SpO₂測定誤差 ── 生体側による要因

- 異常ヘモグロビンといわれる，一酸化炭素ヘモグロビン（COHb），メトヘモグロビン（MetHb）などが血中に存在すると，パルスオキシメータは2波長で測定しているため測定値に誤差を生じます。一酸化炭素中毒やメトヘモグロビン血症の場合には注意が必要です。
- 寒冷時など手指の末梢血管が収縮して血流低下があると，プローブ装着部位の血流が消失して測定できないことがあります。このほか，全身の循環不全により末梢が閉じてしまう場合，薬で血管が閉まる場合にも測定できません。
- 手指の爪にマニキュアが塗られていると，光をさえぎり正確な測定ができません。特に緑色，青色などは光量を低下させ，SpO₂値が低下することがあります。除光液でマニキュアを落としてからプローブを装着します。最近，ジェルネイルを使う人が増えています。濃い色のジェルネイルはマニキュアと同様に影響しますので検査前には取り除いておきます。
- 肝機能検査に用いるインドシアニングリーン（ICG試験➡42頁）の静脈内注射の場合，SpO₂値低下の原因となります。

■ SpO₂測定異常 ── 機器側による要因

- パルスオキシメータは，動脈血の脈動を測定するため，測定中に周囲の光（外光：照明灯，赤外線加熱器，直射日光など）が強すぎると，誤差の原因となります。
- プローブが正しく装着されていないと，さまざまなノイズを拾って誤差の原因となります。
- プローブの装着直後ではなく，脈拍が安定（通常，10〜20秒後）してから数値を読むようにします。
- パルスオキシメータは麻酔導入時やICUにおける急性期患者の呼吸管理などを目的とし，外来や病棟など医療施設を中心に普及しています。いまでは手首に固定する携帯型の機器など小型化が進み，在宅医療でも広く使用されるようになっています。パルスオキシメータの主な用途を次の表にまとめます。

表　パルスオキシメータの主な用途

手術室 / 回復室	・麻酔導入時，麻酔後の酸素化評価
ICU	・人工呼吸器中の呼吸管理，ウィーニングの指標 ・鎮静剤，鎮痛剤を使用している患者の呼吸管理
NICU	・低酸素血症の検出 ・未熟児網膜症防止の酸素レベル管理
病棟	・SpO₂と脈拍数によるバイタルサインモニタリング ・回診時などにおける酸素レベルのスポットチェック
救急・搬送	・酸素投与の管理
検査室	・気管支鏡検査，内視鏡検査での低酸素血症検出
在宅	・在宅酸素療法の適応・酸素処方決定，呼吸管理 ・睡眠時無呼吸症候群のスクリーニング

（資料提供および協力：日本光電工業株式会社）

第13章

電解質・微量金属検査

- 私たちの最も身近な物資である水は，成人では体重の6〜7割を占めています。体内の水分のおよそ2/3が細胞内に，残りの1/3が血液と細胞間液（毛細血管から染み出て細胞と細胞のすき間を埋める液体）に含まれています。血液と細胞間液に溶けている元素は，主にナトリウムと塩素で，海水と同じ成分から成り立っています。一方，細胞内を構成する元素は海水とは異なり，カリウムとリン酸水素イオンが大部分です。
- ヒトの体内の水は，体から出ていく量と外から取り込まれる量によって一定に保たれています。排出量は尿として1.5L，大便中に100〜150mL，不感蒸泄は800mLであり，合計2.5Lほどになります。一方の摂取量は，個人差があるものの食事から1.2〜2.0L，飲料水として1.2〜2.0L，代謝水は300mLの合計2.5Lであり，体内の水分量は常に摂取量と排出量が同じくなるように調節されています。なお，代謝水とは細胞内呼吸によって生成される水であり，不感蒸泄は汗や皮膚から蒸発される水分です。水の排出量が摂取量を上回ると，血漿浸透圧が上昇し，血液量が減少するなど脱水症状を呈します。
- 体液の浸透圧は溶液（体液）中の溶質（電解質，蛋白質，尿素など）の濃度によって決定され，細胞膜（半透膜）を介して浸透圧の低い溶液（低張液）から浸透圧の高い溶液（高張液）に溶媒（水）が移動して平衡状態になります。この浸透圧勾配を利用して，細胞内外への物質の取り込みを行っています。
- 体内には陽イオンのナトリウムイオン（Na^+），カリウムイオン（K^+），カルシウムイオン（Ca^{2+}）などが，陰イオンのクロールイオン（Cl^-），重炭酸イオン（HCO_3^-）などが溶存しています。水を主成分とする血液のなかには，陽イオンや陰イオンのほか糖やリン脂質，蛋白質などの親水性物質，脂質成分，無機質，尿素，アンモニアなどさまざまな物質が溶けており，細胞内外のNa^+，K^+によって電気的な勾配が形成され，神経の興奮伝導，筋肉収縮，外分泌腺（汗腺や消化腺）における体液分泌の駆動力となっています。電解質はNa^+とグルコース（Glucose）との共輸送体，赤血球でのK^+による酸塩基平衡の維持など，多くの役割を演じています。電解質の主なはたらきを図に示します。

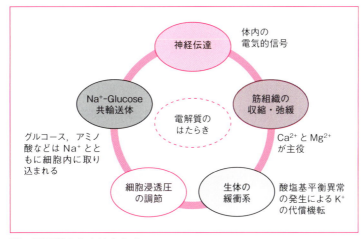

図　電解質の主なはたらき

ナトリウム (Na)

> ナトリウムは大部分が細胞外液に存在し，浸透圧の保持に重要な役割を果たす電解質成分の一つです。血清ナトリウムの測定は，体液の喪失や過剰および浸透圧異常が疑われるときに行われます。

検体の取扱い	● 血清 〈注意点〉血漿 (EDTA) の使用は不適当である。ヘパリンを用いる場合は希釈による影響を受ける。
検査の目的	● 細胞外液における浸透圧規定因子であり，浸透圧異常や水代謝異常 (ナトリウム代謝異常) を疑うときに行われる。
参考基準値	● 基準範囲 136〜145 (mmol/L) [電極法] ● パニック値 130 (mmol/L) 以下，155 (mmol/L) 以上 [電極法]
検査値を 読む際の注意点	● 乳幼児は細胞外液量が多いため，総Na量が多くなる。 ● 高血糖，脂質異常症，高蛋白血症では血清浸透圧が高い場合があり，検査値評価の際は注意を要する (高浸透圧血症は高Na血症を呈する)。 ● 血清Na濃度をほぼ2倍すると，血清浸透圧に相当する (血清中のグルコースと尿素窒素値が基準範囲の場合)。
異常値を示す 主な疾患・病態	[高 値] ● 表1を参照 [低 値] ● 表2を参照
薬剤による 検査値への影響	[高 値] ● 表1を参照 [低 値] ● 表2を参照

● ナトリウム(Na)は細胞外液中の総陽イオンの90%を占め，主に食塩から経口摂取されます。Naの重要な役割は体液量の保持です。すなわち，血液や組織間液のNaが多くなると，その濃度を下げるために体外への水分排出を抑制し，逆に少なくなると適正な濃度を保持するために体外へ水分を排出します。このほか，細胞外液の浸透圧の維持，筋肉や心筋の収縮，神経刺激伝達作用などのはたらきがあります。

● 一般に，血清Na値が146mmol/L (mEq/L) 以上を高Na血症といいます。その原因の多くは脱水症です。水分摂取量の低下，下痢，嘔吐，発熱，熱傷，大量の発汗および尿崩症 (➡55, 213頁) などでみられます。高Na血症の治療は，水分の補給が不可欠となります。

● 135mmol/L (mEq/L) 以下を低Na血症といいます。溶質 (溶かされている成分) に対する水分の過剰が原因です。体内のNaが不足すると，レニン・アンジオテンシン・アルドステロン系 (RAA系) (➡75頁) がはたらいて，尿量と汗の排出量が低下し，腎尿細管ではNaの保持のために再吸収が起こり，尿量と発汗の低下がみられます。以下に，代表的な高Na血症を表1に低Na血症を表2に示します。

表1 高Na血症の原因

脱水症 （最も多い原因）	消化管からの喪失（下痢，嘔吐） 大量の発汗（不感蒸泄増加） 中枢神経障害（意識障害，錯乱，けいれん） 口渇障害（高齢者など）
尿崩症による	［原　因］抗利尿ホルモン（ADH）の合成・分泌障害（中枢性）あるいは腎臓のADHに対する受容体障害による反応性の低下（腎性尿崩症）により，水を再吸収することができず多尿となる。 ［病　態］中枢性尿崩症と腎性尿崩症とがある。
原発性アルドステロン症	［原　因］副腎皮質球状層の過形成や腺腫により，アルドステロンが過剰に分泌され，腎集合体に作用してNaを貯留する。 ［病　態］Na貯留と体液量の増加による高血圧をきたす。わが国での高血圧患者の5〜10％が原発性アルドステロン症とされる。
高Na血症を引き起こす薬物	浸透圧利尿薬（マンニトール，グリセリン），浸透圧下剤（酸化マグネシウム，硫酸マグネシウム），黄体ホルモン製剤（プロゲステロン）

表2 低Na血症の原因

細胞外液量の増加（浮腫）	腎不全，心不全，肝硬変，ネフローゼ症候群，浮腫などによる。
SIADH（ADH上昇）	**SIADH（抗利尿ホルモン不適合分泌症候群）の場合** ［原　因］抗利尿ホルモン（ADH）の過剰分泌のため体内に水分が貯留し，血液が希釈されて低Na血症となる。 ［病　態］低Na血症
原発性副腎不全	**アジソン病の場合** ［原　因］副腎皮質に病変があり慢性的に経過する。血清コルチゾールが低値となる。 ［病　態］副腎皮質機能低下症
偽性低Na血症	**低Na血症には本物と偽物がある（ここでは偽物）** ［原　因］血漿中に著明に脂質成分（トリグリセリドなど）や蛋白質が増加すると，血漿中の水分量が低下するため血清Na値が低下する。この場合，血漿浸透圧は低下しないので偽性という。 ［病　態］偽性低Na血症
低Na血症を引き起こす薬物	サイアザイド系利尿薬（トリクロルメチアジド，ヒドロクロロチアジド），ループ利尿薬（フロセミド，ブメタニド），抗精神病薬（クロルプロマジン）

2 カリウム (K)

血清カリウムの測定は、心筋の障害や腎不全、酸・塩基平衡の異常、電解質代謝、アルドステロンの過剰分泌などの異常が疑われるときに行われます。通常、高K血症、低K血症とに分類し、問診症状、心電図波形などのバイタルサイン（変化）を加えて、診断の一助とします。

検体の取扱い	●血清 〈注意点〉血漿（EDTA）の使用は不適当である。ヘパリンを用いる場合は希釈による影響を受ける。
検査の目的	●水、電解質異常や、神経、心筋障害および腎不全を疑うときに検査を実施する。
参考基準値	●基準範囲 3.4〜5.0 (mmol/L) [電極法] ●パニック値 3 (mmol/L) 以下、5.5 (mmol/L) 以上 [電極法]
検査値を読む際の注意点	●溶血血清および採血時の駆血帯の締めすぎは高値となる。 ●全血のまま長時間放置した場合は高値となる。 ●全血の状態で冷蔵保存すると、正しい検査結果が得られない。 ●保存血を輸血した際には血清K値は高くなる。 ●血清K値の異常は、心筋・骨格筋の機能異常や心停止をきたすことがある。パニック値を確認したら診療部門や担当医に早急に連絡する。
異常値を示す主な疾患・病態	[高 値] ●表1を参照 [低 値] ●表2を参照
薬剤による検査値への影響	[高 値] ●表1を参照 [低 値] ●表2を参照

- カリウム（K）は浸透圧、酸・塩基平衡の調整、神経や心筋の興奮性の維持などに関与する電解質成分の一つです。Kは細胞内液中の総陽イオンの90％を占め、細胞外液中にはわずかに含まれます。血液中にも少量が存在し、大部分は赤血球中に含まれます。

- 日本人の食事摂取基準（厚生労働省、2015年版）によると、Kの1日あたりの摂取目標量は成人男子で3,000 mg/日、成人女子は2,600 mg/日とされ、主に生野菜、果物、芋、豆類などの食品から得ることができます。KはNaとともに神経・平滑筋、心筋の興奮にも関与しており、特に心臓の収縮や伝導系に大きな影響を及ぼします。一方、K摂取量の増加にともない、血圧低下を認めることが明らかにされています。

- KにはNaを排泄するはたらきがあり、高血圧の予防を目的としたKの食事摂取基準では成人で3,500 mg/日が生活習慣病予防の観点から望ましい摂取量とされています。臨床上、最も多くみられる高K血症は尿中排泄量が低下する腎不全です。一方、低K血症はKの摂取不足のほか、腎からのK排出亢進、消化管からのK喪失、Kの細胞内への移動（アルカローシスでは細胞内のH^+と細胞外のK^+が交換）などの際にみられます。代表的な高K血症を表1に低K血症を表2に示します。

表1 高K血症の原因

偽性高K血症（検査のミス）	原　因 ➡	白血球数の増加（通常5万/μL以上），血小板数の増加（通常100万/μL以上），採血時の溶血，注射器内の過剰な陰圧および駆血帯の締めすぎ
K^+が細胞外に移行（細胞外シフト）	原　因 ➡ ［病　態］	飢餓，異化亢進，糖尿病性ケトアシドーシス，外傷など 筋組織の崩壊，重度の火傷など
腎臓からのK^+排泄障害	原　因 ➡ ［病　態］	糸球体濾過量（GFR＜20 mL/分/1.73 m²）の低下による。 急性腎不全，慢性腎不全
心毒性，不整脈	原　因 ➡ ［病　態］	循環血液量の著明な低下 重症の心不全
アルドステロン低下	原　因 ➡ ［病　態］	アルドステロン分泌の低下 アジソン病
高K血症を引き起こす薬物	\multicolumn{2}{l}{**K摂取量の増加による場合** 　カリウム製剤，カリウム含有輸液（高カロリー輸液），抗菌薬（ベンジルペニシリンカリウム），輸血など **その他** 　ACE阻害薬，ARB（アンジオテンシン受容体拮抗薬），カリウム保持性利尿薬（スピロノラクトン），NSAIDs（スリンダク，インドメタシン），ヘパリン，抗菌薬（ST合剤）}

表2 低K血症の原因

消化管からの過剰喪失	原　因 ➡	嘔吐，下痢，下剤の使用
腎からの過剰喪失	原　因 ➡	利尿薬の使用
原発性アルドステロン症	原　因 ➡ ［病　態］	K^+の尿中への排泄促進 原発性アルドステロン症
代謝性アルカローシス	原　因 ➡ ［病　態］	細胞内へのK^+の移動 重症の心不全
アルドステロン分泌過剰	原　因 ➡ ［病　態］	アルドステロンの分泌過剰による。 原発性アルドステロン症
低K血症を引き起こす薬物	\multicolumn{2}{l}{**K^+の細胞内への移動による場合** 　β-アドレナリン受容体刺激薬（dl-メチルエフェドリン塩酸塩），インスリン投与 **腎臓からの喪失による場合** 　利尿薬（サイアザイド系，ループ系），抗真菌薬（アムホテリシンB），抗がん剤（シスプラチン），アミノグリコシド系抗菌薬（アミカシン硫酸塩，イセパマイシン硫酸塩，ジベカシン硫酸塩），漢方薬（甘草）など}

3 クロール (Cl)

> クロールは，細胞外液の主要な陰イオンで電解質成分の一つです。重炭酸イオンとともに，酸・塩基平衡を維持するのに重要な役割を果たします。血清クロールの測定は，水代謝および酸・塩基平衡の異常が疑われるときに行われます。

検体の取扱い	・血清 〈注意点〉うっ血するほど採血に時間がかかると，血清クロールは低値傾向を示す。
検査の目的	・水代謝の異常を疑うとき，酸・塩基平衡の異常を疑うとき
参考基準値	・100〜108 (mmol/L) [電極法]
検査値を読む際の注意点	・細胞外液が失われるとNaとともに低下することが多い。 ・代謝性アシドーシスの場合，ケト酸などが増加してもCl値には変化がない。
異常値を示す主な疾患・病態	[高 値] ・表1を参照 [低 値] ・表2を参照
薬剤による検査値への影響	[高 値] ・表1を参照 [低 値] ・表2を参照

- クロール(Cl)は主に細胞外液中に含まれる電解質です。経口摂取された食塩(塩化ナトリウム，NaCl)は解離して陰イオン(Cl^-)となり，重炭酸イオン(HCO_3^-)とともに細胞外液中の主要な陰イオンを構成します。また，Clは胃液中に塩酸(HCl)として多量に存在します。
- Clは，Naと同じく細胞外液量と浸透圧の維持に重要なはたらきをし，酸・塩基平衡が正常であれば$Na^+/Cl^- = 1.4$ ($Na^+ : Cl^- = 140 : 100$)の関係が成り立ちます。Clの欠乏はHCO_3^-が機能的に代償します。代表的な高Cl血症と低Cl血症を表1, 2に示します。
- 血清中の陽イオン，陰イオンの組成は，それぞれの総量が常に等しい関係にあります。陽イオンと陰イオンの分布を図に示します。図のなかで，Cl^-とHCO_3^-を除く他の陰イオンをアニオンギャップ (AG) といいます。健常者ではAGの基準値は12±4 mmol/Lであり，臨床的にはAGが20 mmol/L以上を超えると代謝性アシドーシスと診断されます。AG高値の場合，

表1 高Cl血症の原因

高Na血症をともなう場合	原　因➡Naの喪失に比較して水が多く失われる。 [病　態] 浸透圧利尿 原　因➡低張液が喪失する。 [病　態] 発汗，尿崩症など
血清HCO_3^-が低下する場合	原　因➡AGが正常の代謝性アシドーシスの場合 [病　態] 利尿薬 (アセタゾラミド※) 投与，下痢，尿細管性アシドーシスなど ※アセタゾラミドは高Cl血症性アシドーシスには禁忌
Cl過剰投与の場合	原　因➡アミノ酸製剤にはNH_4Clなどが含まれる。
高Cl血症を引き起こす薬物	塩化アンモニウム (電解質補正用剤)，ブチルスコポラミン臭化物 (副交感神経抑制・遮断薬)，パンクロニウム臭化物 (筋弛緩薬)，ヨード造影剤など

何らかの陰イオン増加を示唆し，糖尿病性ケトアシドーシスは有機酸（ケト酸）の増加による代謝性アシドーシスを示す代表的な疾患です。

表2 低Cl血症の原因

低Na血症をともなう場合	［原　因］➡腎からのNaの喪失 ［病　態］ミネラルコルチコイド欠乏，尿細管性アシドーシス ［原　因］➡腎外性のNa喪失 ［病　態］嘔吐，下痢，熱傷，膵炎 ［原　因］➡水過剰状態 ［病　態］糖質コルチコイド欠乏，甲状腺機能低下症，ADH不適合分泌症候群 ［原　因］➡Na過剰に加え，水が大過剰の状態となる ［病　態］ネフローゼ症候群，肝硬変，心不全，腎不全など
血清陰イオンの増加	［原　因］➡HCO₃⁻低下，代謝性アシドーシスによる。 ［病　態］糖尿病性ケトアシドーシス，乳酸アシドーシス，尿毒症
低Cl血症を引き起こす薬物	利尿薬（サイアザイド系，ループ系）

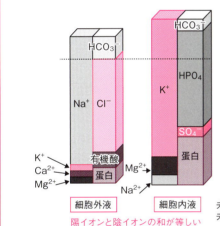

細胞外液の電解質組成		細胞内液の電解質組成	
細胞外にあり，リンパ液，組織液（間質液）など体液の20%を占める。 血漿pH：7.35〜7.45		細胞内にあり，体液の40%を占める。細胞のはたらきを維持するために必要な水分である。 細胞内液pH：7.2〜7.3	
K⁺	3.3〜5.3mM	K⁺	150mM
Na⁺	145mM	Na⁺	10〜20mM
Ca²⁺	2〜2.7mM	Ca²⁺	0.001mM
Mg²⁺	3mM	Mg²⁺	13mM
Cl⁻	96〜110mM	Cl⁻	10〜20mM
HCO₃⁻	22〜28mM	HCO₃⁻	10mM

未測定陰イオン➡有機酸（酢酸，クエン酸，乳酸，コハク酸），ケト酸など
未測定陽イオン➡Ca^{2+}，Mg^{2+} など

図　電解質平衡

····· Column ····· アニオンギャップ（AG）と代謝性アシドーシス

- 血清中の陽イオンと陰イオンの総量は，上図より常に等しい関係にあります。したがって，
  $[Na^+]$ ＋未測定陽イオン[※1]（UC）＝ $[Cl^-]$ ＋ $[HCO_3^-]$ ＋未測定陰イオン[※2]（UA）【式1】
  $[Na^+]$ ＋UC＝ $[Cl^-]$ ＋ $[HCO_3^-]$ ＋UA【式2】
  【式2】を変換すると，$Na^+ - [Cl^- + HCO_3^-] = UA - UC$ となります。この式の左辺をAGとすると，
  $AG = Na^+ - [Cl^- + HCO_3^-] = UA - UC$ となります。
  すなわち，AGは日常検査で測定されない陰イオン（UA）と陽イオン（UC）の差を表すことになります。

  [※1] 未測定陽イオン：Ca^{2+}，Mg^{2+} など，日常の臨床検査で測定されない陽イオンをいう。
  [※2] 未測定陰イオン：乳酸，ケト酸，リン酸イオンなど，日常の臨床検査で測定されない陰イオンをいう。

4 カルシウム (Ca)

体内のカルシウムは大部分が骨や歯に存在し，血中にみられるのはごく一部にすぎません。血清Caは副甲状腺ホルモン，カルシトニンなどの作用により常に一定量の濃度に保たれています。血清Caの測定は，副甲状腺機能異常や骨疾患，悪性腫瘍の骨転移，慢性腎不全などの異常が疑われるときに行われます。

検体の取り扱い	・血清，血漿 〈注意点〉血漿を使用する場合はヘパリンのみに限定される（カルシウムキレート剤の使用不可）
検査の目的	・骨代謝障害（骨粗鬆症，骨髄腫）が疑われるとき ・悪性腫瘍の骨転移が疑われるとき ・副甲状腺機能異常が疑われるとき
参考基準値	・基準範囲 カルシウム：8.5〜10.2 (mg/dL) [比色法] イオン化カルシウム：2.41〜2.72 (mEq/L) [電極法] ・パニック値 カルシウム：6 (mg/dL) 以下，14 (mg/dL) 以上 [比色法]
検査値を 読む際の注意点	・血清カルシウムは小児では高値を示す。 ・血清カルシウム値は，無機リンの測定値を含めたカルシウム代謝系として総合的に評価する。
異常値を示す 主な疾患・病態	[高　値] ・原発性副甲状腺機能亢進症，悪性腫瘍，悪性腫瘍の骨転移，腎不全，アジソン病 [低　値] ・副甲状腺ホルモンの分泌不足，ビタミンD欠乏症，急性膵炎，ビタミンD依存性くる病，慢性腎不全
薬剤による 検査値への影響	[高　値] ・利尿薬（サイアザイド系），活性型ビタミンD_3（アルファカルシドール），ジギタリス製剤（強心薬）

- カルシウム(Ca)は生体内に最も多く含まれる微量金属で，リン(P)とともに結晶性のヒドロキシアパタイト〔$Ca_{10}(PO_4)_5(OH)_2$〕として骨格を形成しています。日本人の食事摂取基準（厚生労働省，2015年版）によると，Caの1日あたりの推奨量は年齢により異なり，成人男子で700〜800mg/日，成人女子は平均650mg/日とされ，主に乳製品，小魚，海藻類などの食品から得ることができます。なお，推奨量とは，ある対象集団（各性，年齢階級）に属するほとんどの人（97〜98%）が必要量を満たすと推定される摂取量のことです。Caの99%が骨や歯などの硬組織に存在し，残る1%は細胞内や血液中に含まれ，血清中でのCa含量はわずか0.1%です。

- 血清Caはおよそ半分がアルブミンと結合し，残りの半分がCa^{2+}（イオン化カルシウム）として存在します。血清Caは，副甲状腺ホルモン（PTH），ビタミンD_3，カルシトニン（➡199頁）などの作用により，腸管からの吸収，腎での排泄，骨吸収によるCaの血中への放出および骨形成のはたらきにより，Ca濃度は狭い範囲内で一定濃度に保たれています。

- 血清Ca^{2+}は神経刺激伝導，血液の凝固，酵素の作用を円滑にするなど多彩な機能を有する必須の元素です。さらに，心筋や血管平滑筋の収縮には細胞内にCa^{2+}の流入が必要となり

- ます。このCa^{2+}の流入を**カルシウム拮抗薬**で遮断すると，血管が拡張し血圧が下がります。
- 血清Caの測定は，標準測定法のアルセナゾⅢ法（比色法）を用いて血清総Caとして測定し，高Ca血症および低Ca血症を診断します。**高Ca血症**は多量摂取のほか，副甲状腺機能亢進，がんの骨転移，腎・肺・卵巣などのがん患者における**腫瘍随伴症候群**などでみられます。腫瘍随伴症候群とは，腫瘍またはその転移巣から離れた部位で生じる症状や症候，検査異常のことと定義されます。Ca濃度が極端に高くなると，**不整脈**，昏睡など緊急事態に陥ることがあります。**低Ca血症**は摂取不足のほか，副甲状腺ホルモンの分泌低下，ビタミンD欠乏症などでみられます。Ca濃度が極端に低くなると，呼吸困難（咽喉の筋肉のけいれん），**テタニー**，筋肉硬直の原因となります。
- 血清総Caの半分は，血清アルブミン（Alb）と結合しているため，4g/dL以下の低Alb血症の場合は，下記の式にて補正します。

  補正Ca濃度（mg/dL）＝実測総Ca濃度（mg/dL）＋〔4－血清Alb濃度（g/dL）〕

Column　無機リン（IP：inorganic phosphorus）の測定

- 体内の**リン**の分布は，骨組織に85％，軟組織と細胞膜に15％，細胞外液にはわずか1％です。リンは，カルシウムとともにハイドロキシアパタイト形成の原料として骨格を形成しています。ほかに，細胞内呼吸におけるエネルギー代謝，細胞膜の構成成分である**リン脂質**の合成など，必須の成分です。血清リン濃度を規定する因子は腎臓における再吸収です。近位尿細管ではPTHなどがリンの再吸収を抑制し，尿中に排出させて血清リン濃度を一定に保ちます。
- 検査で測定されるリン化合物は，血清中の無機リン（主にHPO_4^{2+}ほかに$H_2PO_4^-$）です。**無機リン**の測定は，Caとともに骨代謝，内分泌の異常が疑われるときに行われ，測定は多くがモリブデン酸直接法です。一般に5mg/dL以上が高値とされ，腎不全，副甲状腺機能低下症（リンの腎排泄低下），先端巨大症，ビスホスホネート製剤，ビタミンD過剰，横紋筋融解症，高血糖，脂質異常症などでみられます。また，2.5mg/dL以下は低値とされ，急性呼吸性アルカローシス，敗血症，ビタミンD欠乏，アルコール多飲者，低栄養，菜食主義者などでみられます。薬剤によるものには，インスリン治療開始時の細胞増殖による細胞外から細胞内への移行，カルシトニン投与などで低リン血症がみられます。

基準値（成人）：2.4～4.3mg/dL（モリブデン酸直接法）

5 マグネシウム (Mg)

> マグネシウムは骨や筋肉のほか，細胞内に多量に含まれます。生体内の酵素反応の補助因子として作用します。イオン化マグネシウム（Mg^{2+}）は筋肉や神経の興奮性を低下させます。

検体の取扱い	・血清 〈注意点〉赤血球中にMgが多く含まれるので溶血は避ける。
検査の目的	・Mg欠乏症が疑われるとき（テタニー，けいれんなど） ・Mg高値が疑われるとき（腎不全，アジソン病，甲状腺機能低下症など） ・糖尿病（ケトアシドーシス）の補助診断
参考基準値	・マグネシウム：1.8～2.6（mg/dL）[キシリジルブルー法]
検査値を 読む際の注意点	・低Mg血症は単独で起こることは少なく，低Ca血症，低P血症，低K血症が同時に起こる。 ・血清中のMgの分布は全体の1％にすぎないので，血清値が正常であってもMgが不足していることがある。 ・高齢者では男女ともにやや高値傾向を示す。 ・糸球体濾過量（GFR➡51, 65頁）が30mL/分/1.73m^{2}以下の腎不全患者では高Mg血症になることが多い。
異常値を示す 主な疾患・病態	[高　値] ・慢性腎不全末期，急性腎不全乏尿期，尿毒症，アジソン病，甲状腺機能低下症，肝炎 [低　値] ・糖尿病，原発性アルドステロン症，消化器疾患（慢性の下痢，急性膵炎），腎不全（多尿期），慢性腎盂腎炎，尿細管性アシドーシス
薬剤による 検査値への影響	[高　値] ・ビタミンD_3製剤 [低　値] ・ループ利尿薬，アミノグリコシド系抗菌薬（ゲンタマイシン硫酸塩），アムホテリシンB

- **マグネシウム(Mg)** は生体内ではおよそ60％が骨組織に，25％が筋肉に，残りが脳，膵，肝，腸，腎などの各臓器の細胞内に分布しています。主に緑葉菜類，魚肉類，バナナ，ゴマなどの食品から得ることができます。
- 血清中のMgは，総量のわずか1％にすぎず，このうち60％がイオン化マグネシウム（Mg^{2+}），残りがアルブミンなどと結合しています。Mg^{2+}はATP産生に関与する酵素反応を円滑にし，解糖系や尿素サイクルの反応を促進します。いわば補酵素のはたらきとして活躍します。
- 臨床面で問題となるのは低Mg血症で，多くの場合低Ca血症，低K血症をともないます。長期にわたるMgの不足は，骨粗鬆症，心疾患，糖尿病のような生活習慣病のリスクを上昇させるといわれています。
- 血清Mgの測定は，色素法（キシリジルブルー法）や共存物質の影響の少ない酵素法が自動分析器に導入されています。

6 鉄（Fe），鉄結合能（TIBC, UIBC）

鉄は血清中にも含まれる微量金属です。血清鉄は，不飽和鉄結合能や総鉄結合能およびフェリチンと同時に測定し評価します。血清鉄の測定は，鉄欠乏性貧血の診断を始め，鉄欠乏症または鉄過剰状態が疑われるときに行われます。

検体の取扱い	● 血清 〈注意点〉溶血血清は高値傾向を示す。
検査の目的	● 鉄欠乏性貧血（小球性低色素性）と他の貧血症との鑑別 ● 肝疾患など鉄過剰状態が疑われるとき
参考基準値	● 鉄：54〜200（μg/dL）（男性），48〜154（μg/dL）（女性）[ニトロソ-PSAP法] ● TIBC：253〜365（μg/dL）（男性），246〜410（μg/dL）（女性）[ニトロソ-PSAP法] ● UIBC：104〜259（μg/dL）（男性），108〜325（μg/dL）（女性）[ニトロソ-PSAP法]
検査値を 読む際の注意点	● 血清鉄は日内変動があり，朝方に高値を示し夜間に最も低値となる。 ● UIBCは日中にかけて上昇し，夜間に最も高値となる。 ● 血清鉄の臨床的評価は，TIBCとの関係を考慮して総合的に判定する。
異常値を示す 主な疾患・病態	[高 値] ● 表2参照 [低 値] ● 表2参照

● 体内には3〜5gの鉄（Fe）が含まれ，その2/3は赤血球のヘモグロビン鉄とミオグロビン鉄を構成するヘム鉄で，残りの1/3が貯蔵鉄（フェリチンとヘモジデリン）にあります。体内のFeの分布は表1のとおりです。

表1 体内におけるFeの分布

体内のFe （総量3〜5g）					
ヘム鉄（70％）			貯蔵鉄（20〜30％）		血清鉄（0.1％）
ヘモグロビン鉄 （ヘム鉄の90％）	ミオグロビン鉄 （ヘム鉄の5％）	ヘム酵素 （わずか）	フェリチン （貯蔵鉄の半分）	ヘモジデリン （貯蔵鉄の半分）	血清中の鉄はトランスフェリンと結合している
赤血球に分布	骨格筋・心筋に分布	肝ミクロソーム分画	肝臓，脾臓に分布	肝臓，脾臓に分布	

● 血清鉄は，主に肝臓で合成される糖蛋白のトランスフェリン（Tf）と結合して，全身に運ばれます。血清中に含まれるFeは，総量のわずか0.1％にすぎず，すべてのFeが輸送蛋白のTfと結合しています。図に示すように，Tfは十分量に存在しているため，Tfの多くはFeと結合していません。未結合のTfと結合し得るFeの量を不飽和鉄結合能（UIBC：unsaturated iron binding capacity）とよんでいます。不飽和とは，Feと未結合という意味であり，十分に存在するTfと結合できるFeの量です。すでにFeと結合しているTfとUIBCを併せて総鉄結合能（TIBC：total iron binding capacity）といいます。

● この関係は下記の式に表すことができます。

　　　TIBC（総鉄結合能）＝ UIBC（不飽和鉄結合能）＋ 血清鉄

TIBCは血清中のTfが結合できる総Fe量であり，TIBCの増減はTfの増減を意味します。

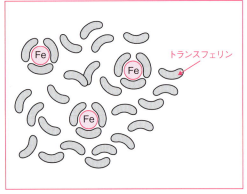

図　血清中に存在する鉄元素

血清中のFeは，すべて輸送蛋白質のTfと結合している。Tfは十分な余力をもって存在するので，さまざまな疾患でFeが増加しても対応できる。

表2　各種疾患における血清鉄，UIBC，TIBCとの関係

疾患名	血清鉄	UIBC	TIBC
鉄欠乏性貧血	↓↓	↑↑	↑↑
再生不良性貧血	↑↑	↓↓	→，やや低下
溶血性貧血	◎	→，やや低下	→
真性多血症	↓↓	↑	↑
慢性感染症	↓↓	↓	↓
悪性腫瘍	↓↓	↓	↓↓
急性肝炎	↑	→，やや低下	→，やや低下
肝硬変症	◎	やや低下	→，やや低下

↑↑著増，↓↓著減，↑上昇，↓低下，→正常
◎：正常またはやや上昇，やや低下の場合あり
（出典：越田吉一．総合臨床，増刊号40．1991：432-8より改変）

- 臨床面では，血清鉄は体内の<u>貯蔵鉄量</u>と造血能によって変動します。<u>鉄欠乏性貧血</u>など鉄欠乏状態では低下し，肝疾患や<u>再生不良性貧血</u>などの鉄過剰状態では増加します。また，TIBCはTf量と相関します。鉄欠乏性貧血では増加し，肝硬変などでは合成障害により減少します。鉄欠乏性貧血では血清フェリチン値が異常な低値を示すことが知られ，貯蔵鉄量の検査を加えると詳細な貧血の病態が明らかになります。
- <u>フェリチン</u>はFeを貯蔵することができる蛋白質です。肝臓や脾臓，心臓などの各細胞内に含まれています。鉄欠乏または鉄過剰が疑われる場合，フェリチンを測定すると体内に貯蔵されている鉄の量を知ることができます。フェリチンは微量ですが血中にも存在し，<u>鉄貯蔵マーカー</u>として利用され，日常検査で測定されています。鉄欠乏性貧血は，貧血であり鉄欠乏状態に陥っている状態です。肝臓でのフェリチン合成の低下と，Tfの合成が亢進（TIBCの上昇）していますので，血清フェリチンを測定すると，より正確に貧血の状態を診断することができます。血清フェリチン値は貯蔵鉄の増加以外に，炎症や腫瘍でも上昇することがあります。

血清フェリチンの基準値（フェリチン値，単位：ng/mL）

男性	25～35歳	平均63（32～126）
女性	20～29歳	平均18（ 9～ 37）
	40～49歳	平均23（12～ 48）
	60～75歳	平均48（25～ 94）

（出典：日本鉄バイオサイエンス学会 治療指針作成委員会編．鉄剤の適正使用による貧血治療指針　改訂2版より改変）

- 血清鉄の測定は，FeとTfとが強く結合しているため，Feを遊離させる方法によっていくつかの測定法が考案されています。高感度キレート剤を用いたニトロソ-PSAP法，発色剤を用いるバソフェナンスロリン直接法，還元剤と除蛋白剤を用いて発色させる国際標準法の変法（松原変法）などがあります。
- 各種疾患における血清鉄，UIBC，TIBCとの関係を**表2**にまとめます。

第14章

自己免疫疾患・アレルギー検査

- 健康で快適な生活を過ごせるのは，からだ全体にわたって生体防御のしくみが備わっているからです．皮膚や粘膜のバリアは厚い細胞層からなり，多くの病原体の侵入を阻止しています．皮膚の表面には腺が発達し，皮脂により病原体の増殖を抑えています．呼吸器，泌尿器，生殖器などの細胞表面は粘膜で覆われ，粘液を分泌することにより病原微生物の侵入からからだを守ります．咽頭や気管からの粘液の分泌，涙に含まれるリゾチーム，消化管からの塩酸や蛋白分解酵素など，いずれも病原体をからだに侵入させない防御システムです．

- 生体内ではからだを守る免疫系のはたらきが威力を発揮します．生体内に侵入してきた病原体は，樹状細胞やマクロファージなどの食細胞がもつリソソーム酵素により消化され，死滅します．ウイルスのように細胞のなかに入り込んでしまう病原体に対しては，獲得免疫系がはたらき，二度目に感染しても発病しないようにするシステムが備わっています．一日あたり，自己の細胞は5,000個ほどががん細胞に変質します．血液やリンパのなかを巡回しているNK細胞は，この変質したがん細胞を異物として認識し，攻撃を仕掛けて排除します．

- 病気の原因は，免疫力を落とす生活にあるとされます．普段からの規則正しい生活，適切な食事バランス，適度の運動などは筋肉量の低下を防ぐのに効果的です．筋肉は最大の熱産生臓器であるため，免疫力が低下すると体温の低下，細胞内呼吸（代謝）の低下につながり，免疫力を維持することができなくなります．

- 近年，リンパ球の過剰によるアレルギー疾患や，免疫担当細胞の相互の連携が破たんして起こる自己免疫疾患，防御システムが低下する免疫不全症やがんなどが増加傾向にあり，これらは免疫応答が生体にとって有害に作用する代表的な疾患群です．

- 花粉やダニによるアレルギー性疾患に対して，新たな治療法の舌下免疫療法が2014年に保険適用されました．スギ花粉症の患者が，原因物質を含んだ錠剤や薬液を舌の下に1～2分間そのままにし，その後飲み込む療法です．3～5年間続ける必要があります．この治療法はアレルギーの原因物質を服用するため，ごくまれにアナフィラキシーの副作用症例が報告されていますが，効果を認める割合は70％の有効率とされています．

1 自己免疫疾患

　生来より，健康なからだは自己の細胞や組織などと反応しないようなしくみが備わっています。これを免疫寛容といいます。しかし，このしくみがうまくはたらかなくなると，自己すなわち自分のからだの成分と免疫反応を起こして自己抗体が産生され，この自己抗体によって自己の細胞や組織が破壊されます。このような自己抗体による病気を自己免疫疾患といいます。

- 自己免疫疾患の発症は，自己のからだの成分が抗原となり，遺伝的な要因に感染症や精神的ストレスなどが加わって発症のきっかけになると考えられています。自己免疫疾患には，ほぼ全身の自己の細胞や組織（抗原）に対して，免疫応答が起こり発症する場合を全身性自己免疫疾患といいます。全身性自己免疫疾患は，生体に広く分布している抗原に対する自己抗体出現が主体で，多臓器にわたる障害がみられる場合をいいます。全身性自己免疫疾患では自己抗体が陽性になることが多く，膠原病とよばれています。
- 膠原病は，全身性自己免疫疾患のなかの関節リウマチ（RA：rheumatoid arthritis），全身性エリテマトーデス（SLE：systemic lupus erythematosus），全身性強皮症（SSc：systemic sclerosis），シェーグレン症候群（SS：sjoegren syndrome），混合性結合組織病（MCTD：mixed connective tissue disease），多発性筋炎（PM：polymyositis）/皮膚筋炎（DM：dermatomyositis）などの疾患群が含まれます。
- これに対し，ある臓器の細胞や組織にみられる自己抗原に対して免疫応答が起こり，特定の臓器が障害されるものを臓器特異的自己免疫疾患といいます。たとえば甲状腺機能が亢進するバセドウ病では，甲状腺刺激ホルモンを受け取る受容体に対する自己抗体が産生され，これが原因となって自己免疫反応が起こります。自己免疫疾患の分類を（図1）に示します。
- 一般に，膠原病（全身性自己免疫疾患）と類縁疾患の鑑別診断は，臨床症状（発熱，全身倦怠感，関節痛，朝のこわばり，皮疹，レイノー現象など）を十分に把握することから始めます。異常があれば，基本的検査（生化学的検査，免疫学的検査，検尿など）へと進め，さらに診断確定・病態把握を目的に臓器障害の有無を検査します。具体的には，関節炎，皮疹，筋痛，間質性肺炎，中枢神経症状，眼病変の有無などを確認するために，X線検査，超音波検査，MRI，頸動脈超音波検査などが行われます。
- 膠原病を疑わせる病歴と身体所見およびスクリーニング検査を実施し，確定診断から治療までの検査フローチャートを（図2）に示します。
- 検体検査では，筋痛におけるクレアチンキナーゼ・アルドラーゼの測定，腎炎ではクレアチニン・尿素窒素・尿蛋白定量・検尿が，間質性肺炎では動脈血ガス分析，肺高血圧では心房性ナトリウム利尿ペプチドなどが検査の対象となります。
- 自己抗体の検出は自己免疫疾患を診断するうえで必須の検査ですが，確定診断には，炎症反応の有無を確認するためにCRPおよび赤血球沈降速度測定（赤沈）が行われます。
- 全身性自己免疫疾患では血中に各種の疾患特異的な自己抗体が検出されます。しかし，自己抗体陰性の症例もしばしば経験されることから，自己抗体陰性であってもこれらの疾患を否定することにはなりません。膠原病の診断に役立つ自己抗体検査の項目（表1）と，膠原病とその類縁疾患の診断に有用な自己抗体検査の項目（表2）を示します。

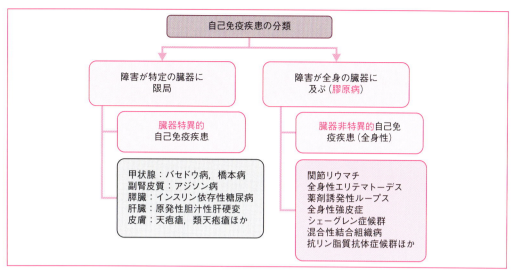

図1 自己免疫疾患の分類

表1 膠原病(全身性自己免疫疾患)の診断に有用な自己抗体検査

自己抗体／疾患名	RA	SLE	SSc	SS	PM/DM	MCTD	APS
抗核抗体		◎	◎	◎	◎	◎	◎
抗ds-DNA		◎		▲		○	
抗Sm抗体		○		▲		○	
抗RNP抗体		▲	○			◎	
抗SS-A／SS-B抗体	▲	○	▲	○	▲	▲	
抗Scl-70抗体			○				
抗ARS抗体					○		
抗セントロメア抗体							
抗CL抗体		○	▲	▲	▲	▲	◎
抗CCP抗体	◎						

疾患名　RA：関節リウマチ，SLE：全身性エリテマトーデス，SSc：全身性強皮症，SS：シェーグレン症候群，PM/DM：多発性筋炎/皮膚筋炎，MCTD：混合性結合組織病，APS：抗リン脂質抗体症候群
記　号　◎必須の検査　○必要となる検査　▲適宜実施する
(出典：日本臨床検査自動化学会会誌．生化学及び免疫化学自動分析装置のための実践精度管理マニュアル．2013：38 (207) suppl. 2：p162．)

表2 膠原病とその類縁疾患の診断に有用な自己抗体検査

自己抗体／疾患名	AIH I型	AIH II型	PBC	血管炎症候群	天疱瘡	類天疱瘡
抗核抗体	◎			○		
P-ANCA, MPO-ANCA				○		
C-ANCA, PR3-ANCA				○		
抗Dsg 1抗体					◎	
抗Dsg 3抗体					◎	
抗BP180抗体						◎
抗平滑筋抗体 (ASMA)	◎					
抗LKM-1抗体		◎				
抗ミトコンドリア抗体 (AMA)			◎			

疾患名　AIH：自己免疫性肝炎(自己免疫性肝炎I型，II型)，PBC：原発性胆汁性肝硬変
記　号　◎必須の検査　○必要となる検査　　　　　　　　　　　　　　　(抗平滑筋抗体は保険適用外)
(出典：日本臨床検査自動化学会会誌．生化学及び免疫化学自動分析装置のための実践精度管理マニュアル．2013：38 (207) suppl. 2：p162．)

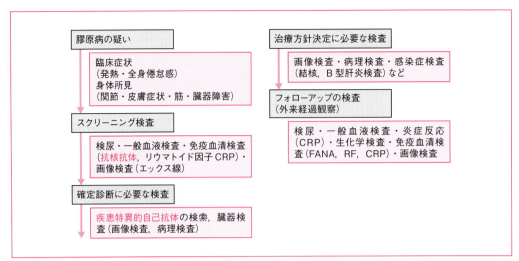

図2　膠原病を疑う場合の検査フローチャート

···· Column ···· 膠原病の概念

- 膠原病は，1942年ドイツの病理学者 Paul Klemperer によって提唱された新しい病気の概念です．膠原病は病気の成り立ちについて与えられた名称で，特定の疾患名を指すものではありません．膠原病は結合組織のコラーゲンがフィブリノイド変性を起こし，複数の臓器に障害をもたらす疾患です．この考え方に基づいて，SLE，リウマチ熱，SSc，PM/DM，結節性多発性動脈周囲炎，RAの6疾患は古典的膠原病とよばれていますが，現在ではリウマチ熱はA群溶連菌感染症であることが分かったため，膠原病から除かれています．
- フィブリノイド変性は病理組織学的な側面からみると，膠原病は全身の膠原線維にフィブリノイド変性を来し，自己免疫反応が関与する疾患群といえます．フィブリノイド（類線維素）変性は，フィブリン様物質が主に血管壁に沈着する変性であり膠原病の特徴です．
- 今日，膠原病は真皮，腱，靱帯，骨などの結合組織のコラーゲンに，フィブリノイド変性のみでなく免疫グロブリンや補体成分などが関与することにより，障害，炎症が生じる疾患とされています．その病態は自己免疫関連の慢性の炎症です．たとえば，SLEは多数の臓器が同時に障害されるため，どの臓器が病変の中心になっているのかを特定することができず，このような病態を膠原病とする考え方が定着しています．
- 膠原病の関連疾患として，全身の結合組織の病変が中心となり，フィブリノイド変性を認める疾患群が知られています．多発血管炎性肉芽腫症，強直性脊髄炎，乾癬性関節炎，ベーチェット病，サルコイドーシスなどは膠原病関連疾患とされ，各疾患固有の自己抗体が検出されます．
- 膠原病とその類縁疾患の治療は依然として十分な治療法が確立されていないため，一部を除いて死亡率の高い難治性疾患として指定されています．SLEにおける重症腎障害・中枢性神経症状や，SScでの内臓臓器病変・間質性肺炎・結節性多発性動脈周囲炎，多発血管炎性肉芽腫症での全身性血管炎などの重篤な合併症が知られています．一方，RAでは生物学的製剤などによる治療法の開発により，寛解状態になるまでに改善する症例がみられます．

2 全身性自己免疫疾患
関節リウマチ (RA)

> RAは多発性関節炎を基本とする進行性の炎症性疾患です。病巣の中心は関節滑膜であり、滑膜の増殖・炎症が持続して骨破壊へと進行し関節の破壊や変形が生じます。診断に用いる検査には、リウマトイド因子 (RF)、赤沈検査、抗CCP抗体検査などが汎用されています。

検体の取扱い	・血清
検査の目的	・RAの活動性の評価 ・RAの診断
参考基準値	・RF：15 (IU/mL) 以下 (定量) [免疫比濁法、ラテックス凝集免疫比濁法、免疫比ろう法] ・抗CCP抗体：4.5 (U/mL) 未満 [CLEIA法、ELISA法]
検査値を 読む際の注意点	・RFが陽性であってもRAに対する臓器特異性があまり高くないため、抗CCP抗体や他の検査所見および臨床所見などから総合的に評価することが重要である。 ・ELISA法による基準値の設定は、RA患者と対照患者との両者間で抗CCP抗体測定値のROC解析 (→ 295頁) を行い、両者の感度、特異度が最大となる4.5 (U/mL) をカットオフ値とする。
異常値を示す 主な疾患・病態	[陽　性 (陽性率)] ・RF：RAおよびSS (70～80％)、慢性の感染症および肝疾患 (30～40％)、健常者 (3～4％) ・抗CCP抗体：RA (平均85％)、SS (10～10数％)

- **関節リウマチ** (RA：rheumatoid arthritis) は、自己免疫異常に基づく関節滑膜炎にはじまり、関節骨軟骨が破壊される進行性で炎症性の疾患です。わが国での患者数は、およそ70万人と推定され、男女比は1対3～4、50～60歳をピークに各年齢に分布します。RAでは血中に自己抗体の**リウマトイド因子** (RF：rheumatoid factor) が検出されることがあります。RFはRAのほか、シェーグレン症候群 (SS)、全身性エリテマトーデス (SLE) など他の膠原病でも高い頻度で検出されます。

- RAは一刻も早く診断し、早期治療に結びつけることが重要とされ、2010年に米国リウマチ学会 (ACR) と欧州リウマチ学会 (EULAR) が共同で発表された分類基準が用いられています。この新基準では、関節病変、血清学的検査 (**抗CCP抗体**、RF)、症状が続いている期間、CRPまたは赤沈検査の各項目の点数を合計して6点以上であればRAと診断され、治療が開始されます。

- RFは、自己の免疫グロブリン (IgG) のFc部分と反応する自己抗体です。RFが高頻度に陽性となる疾患は、RAをはじめSS (陽性率約80％) が知られています。なお、RAではおよそ20％のRF陰性症例が認められます。

- **抗リウマチ薬** (DMARDs) には、免疫調整剤のサラゾスルファピリジン、ブシラミンが、免疫抑制薬には**メトトレキサート** (MTX)、タクロリムス水和物などが汎用されます。特にMTXはRAの治療には欠かせないアンカードラッグとして位置づけされています。また、DMARDsと**TNF阻害薬**などの生物学的製剤との併用により高い治療効果が期待されます。

Column 関節リウマチでみられる自己抗体

リウマトイド因子について

- リウマトイド因子（RF：rheumatoid factor）は，自己のIgGのFc部分に対して生成された最も古くから知られている自己抗体です。
- RFの最初の発見は，関節リウマチ（RA）患者の血清中に，家兎γ-グロブリンで感作されたヒツジ赤血球を凝集する因子が認められたことに由来しています。
- RFはRA患者の80％に検出され，主にRAに認められる因子であることから，リウマトイド因子と命名されました。現在，RFは他の膠原病や感染症，腫瘍および健常者でも検出されるため，必ずしもRAに特異的とはいえません。しかし，RFはRAの診断に必須の検査であることに変わりなく，2010年のACR/EULARによる新RA分類基準にも血清学的検査として抗CCP抗体とともに診断基準に採用されています。
- 2010年，RFの標準化について，日本臨床検査標準化協議会（JCCLS）と日本臨床検査薬協会の共同による検討がなされ，「健常者での陽性率が5％となる値をカットオフ値の15 IU/mL」と定め，診断薬販売の各社において統一されています。

抗CCP抗体について

- 抗CCP抗体は，環状シトルリンペプチドに対する自己抗体です。人の角質化上皮細胞にはフィラグリンという皮膚のバリア機能をもつ蛋白質が存在します。フィラグリン蛋白を構成するアルギニンは，酵素作用によりシトルリンというアミノ酸に変換されます。これをシトルリン化といいます。
- 関節リウマチ（RA）患者では，シトルリン化されたフィラグリン蛋白が体内で異物（抗原）と認識され，血中に自己抗体が検出されます。この自己抗体を抗シトルリン化ペプチド抗体（ACPA）とよびます。シトルリン化はケラチンやヒストンなど他の蛋白質でもみられ，RA患者の関節滑膜には各種のシトルリン化蛋白が含まれています。これらのシトルリン化蛋白に対する抗体（ACPA）の出現はRAに特異的であり，RA患者での陽性率は80％を超えます。なお，抗CCP抗体はACPAの一つとして位置づけられます。
- RA患者では抗CCP抗体の陽性率が高く，健常者ではほとんど検出されません。したがって，RAに対し高い疾患特異性と感度を有するため，抗CCP抗体が陽性であればRAが疑われ，精密な検査へと進めることができるのでスクリーニング検査としての応用が期待されています。

3 全身性自己免疫疾患
全身性エリテマトーデス (SLE)

> SLEは，関節，皮膚，腎臓，肺，中枢神経など，全身のあらゆる場所・臓器に多彩な症状を引き起こす難治性の疾患です。SLEの原因は十分にはわかっていませんが，多くの場合，血清中に抗核抗体などの自己抗体が検出されます。

検体の取扱い	● 血清
検査の目的	● 膠原病，自己免疫疾患のスクリーニング検査
参考基準値	● 抗核抗体 (ANA)：40倍未満 (定性) [間接蛍光抗体法 (FANA)] ● 抗dsDNA抗体：12.0 (IU/mL) 以下 (定量) [ELISA法，CLEIA法] ● 抗Sm抗体：陰性 (定性) [オクタロニー法]，10.0 (U/mL) 未満 (定量) [CLEIA法] ● 抗カルジオリピン抗体：10 (U/mL) 以下 (定量) [ELISA法]
検査値を読む際の注意点	● ANAが陽性と判定されると，何らかの自己抗体の存在を示唆するが，膠原病の病態生理において果たす自己抗体の役割は十分には解明されていない。 ● 間接蛍光抗体法によって検出される抗核抗体は，蛍光 (fluorescence) のfをつけてFANAとよばれる。FANAは40倍をカットオフ値とすると，健常者の20%が陽性になる。 ● FANAによる抗核抗体検査は，膠原病をはじめ自己免疫疾患のスクリーニング検査の標準法である。
異常値を示す主な疾患・病態	**[陽　性 (陽性率)] (ANA)** ● 抗核抗体：SLE (95%)，薬剤誘発性ループスおよび全身性強皮症 (SSc) (70〜90%)，多発性筋炎/皮膚筋炎 (PM/DM) (40〜60%)，シェーグレン症候群 (SS) (75〜90%)，混合性結合組織病 (MCTD) (ほぼ100%)

- 膠原病の全身性エリテマトーデス (SLE) は，寛解と憎悪を繰り返す慢性の炎症性疾患です。患者は圧倒的に女性に多く，20〜40歳代に好発する自己免疫疾患です。わが国の特定疾患に指定され，受給患者数は約6万人とされています。初発症状は発熱が最も多く，関節痛，皮疹，浮腫，レイノー現象などと続きます。慢性の炎症を反映して全身倦怠感，体重減少，易疲労感などがみられ，活動期には憎悪します。SLEでは70%以上で腎炎がみられ，ループス腎炎とよばれます。SLEの特徴的な症状は，皮膚粘膜の紅斑，脱毛，光線過敏症，口腔粘膜潰瘍病変，関節炎，無菌性骨壊死 (大腿骨頭壊死)，網膜病変，中枢神経症状 (痙攣発作，幻覚・不安・集中力低下などの精神症状)，漿膜炎 (心膜炎，胸膜炎) など多彩です。
- SLEの治療は，軽症例 (皮疹や関節炎) ではNSAIDs，ステロイド (プレドニゾロン) が用いられます。中等度・重症例ではステロイドの中等量または大量投与が必要です。ステロイド抵抗性の場合は，ステロイドパルス療法や免疫抑制薬が用いられることがあります。免疫抑制薬の使用は，ステロイドの効果が不十分な場合と副作用のため使用できないときに用いられます。
- SLEの診断は，米国リウマチ学会 (ACR，1997年改定) による世界共通の分類基準が広く用いられてきましたが，2012年専門家集団による「全身性エリテマトーデス国際協力クリニックグループ，SLICC」が新たに提言しています。SLICCは臨床項目と免疫項目に分けられています。急性皮膚型ループス，慢性皮膚型ループス，口腔潰瘍，滑膜炎，腎病変，神経学的

病変などの臨床項目と，抗核抗体陽性，抗dsDNA抗体陽性，抗Sm抗体陽性，抗リン脂質抗体陽性などの免疫項目のうち，免疫学的な基準の1項目以上を含む，合計17項目中4項目以上が合致する場合SLEと診断されます。なお，抗Sm抗体は本症での陽性率は20～30％ほどですが，特異性が高いため陽性と判定された場合はSLEの可能性が高くなります。

Column **全身性エリテマトーデス（SLE）でみられる自己抗体**

抗核抗体について（ANA）

- 抗核抗体（ANA：antinuclear antibody）は細胞核を構成する成分を抗原とする自己抗体の総称です。抗核抗体を構成する特異自己抗体は50種類以上とされ，すべての検査を実施するのは困難です。そこで一次スクリーニング検査として，間接蛍光抗体法による抗核抗体の検査が行われます。間接蛍光抗体法によるANAの検査は，検査用のヒト細胞（HEp-2細胞）と患者の血清（抗核抗体を含む）とを反応させ，さらに抗核抗体に対する蛍光標識抗体を反応液中に加えます。血清中に抗核抗体が含まれていると核が染色され，核の染色パターンにより，抗体の種類が大まかに推測できます。抗核抗体の検査が陽性になった場合，次は核のどの部分に反応する抗体であるかを調べます。例えばSLEでは二本鎖（ds）DNAに対する自己抗体が検出されるため，疾患ごとに特徴のある自己抗体を検出することにより，正しく診断することができます。
- ANAは，SLE，MCTD，SSc，PM/DM，SSなどの疾患で陽性率が高く，同時に抗体価も高い症例が多くみられます。

抗dsDNA抗体について

- 抗DNA抗体は，抗原をDNAとして用いたときに反応する抗体の総称名です。SLEでは二本鎖DNAに対する抗体が検出されます。抗dsDNA抗体は抗核抗体の一種です。

抗Sm抗体について

- 抗Sm抗体はSLEに特異的な抗体であり診断項目の一つに数えられます。SLEでの陽性率は15～30％程ですが，SLEの活動期には高値となり，疾患活動性の指標となります。抗Sm抗体の対応抗原分子は，UsnRNP（対分子リボ核蛋白質）複合体に属するU1-RNP，U2-RNP，U4/6-RNP，U5-RNPです。各抗原分子にはB/B⁻，D（D1，D2，D3），E，F，G蛋白が共通して存在し，これらの蛋白部分に抗原性があります。

4 全身性自己免疫疾患
全身性強皮症（SSc）

SScは線維化と血管障害，免疫異常を3主徴とする膠原病です。SScの診断は自己抗体の検出が不可欠です。SScは病型により経過や予後が異なるため，抗Scl-70抗体と抗セントロメア抗体の検査が重要な手がかりとなります。

検体の取扱い	・血清
検査の目的	・びまん皮膚硬化型SScの診断に用いる。 ・限局皮膚硬化型SScの診断に用いる。
参考基準値	・抗核抗体（ANA）：40倍未満（定性）[間接蛍光抗体法（FANA）] ・抗Scl-70抗体：陰性（定性）[オクタロニー法]，10.0 U/mL未満（定量）[CLEIA法] ・抗セントロメア抗体：10.0（U/mL）未満（定量）[CLEIA法]
検査値を読む際の注意点	・抗Scl-70抗体が陽性症例の場合，全身の皮膚硬化や肺線維症の合併など，臨床症状と照らし合わせて診断する。
異常値を示す主な疾患・病態	**[陽　性（陽性率）]** ・抗Scl抗体：びまん皮膚硬化型SSc（約65％），肺線維症（約80％） ・抗セントロメア抗体：限局皮膚硬化型SSc（70～80％）

- 全身性強皮症（SSc）は皮膚硬化を特徴とする原因不明の膠原病です。かつては強皮症とよばれていました。わが国での患者数は2万人以上とされ，男女比は1：10で女性に多く，発症年齢は30～40歳代にピークがあります。本症は何らかの理由で線維芽細胞が活性化されるため，皮膚，血管，内臓などに過剰のコラーゲンが沈着します。
- SScはびまん皮膚硬化型（diffuse cutaneous SSc）と限局皮膚硬化型（limited cutaneous SSc）に分類されます。びまん皮膚硬化型SScは皮膚病変が広範囲で，四肢および躯幹に及ぶ皮膚硬化がみられます。皮膚障害のほか，間質性肺病変，びまん性消化器病変（舌の挺出困難・逆流性食道炎・つかえ感），心筋病変（伝導障害・狭心痛）が早期から高頻度で出現します。びまん皮膚硬化型SScでは，抗Scl-70抗体がおよそ65％に出現します。
- 限局皮膚硬化型SScは手，顔，足，前腕に限られる皮膚硬化，または皮膚硬化を認めない病型です。レイノー現象が数年から数十年も先行することがあります。限局皮膚硬化型SScでは抗セントロメア抗体が70～80％に出現します。
- SScの治療は，それぞれの症状に応じて適切な医薬品が用いられます。例えば皮膚硬化にはステロイド内服（プレドニゾロン），間質性肺病変では肺線維症に対してシクロホスファミド水和物が用いられます。また，逆流性食道炎ではプロトンポンプ阻害薬やメトクロプラミド（胃腸機能調整薬）などが使われます。

Column　全身性強皮症（SSc）でみられる自己抗体（→231頁）

- 抗Scl-70抗体とは，細胞核に存在するトポイソメラーゼIという酵素に対する自己抗体です。びまん皮膚硬化型SScでは高率に陽性となり，肺線維症でも80%の症例が陽性となります。
- 抗Scl-70抗体の対応抗原は，二本鎖DNAの回転のゆがみを解消させる機能をもつトポイソメラーゼIという酵素です。抗Scl-70抗体は抗トポイソメラーゼI抗体とよばれることがあります。
- 抗セントロメア抗体とは，分裂期の染色体で紡錘糸の付着部にあたるセントロメアに対して反応する自己抗体のことです。抗セントロメア抗体の対応抗原の動原体は染色体の中ほどにあり，細胞分裂の際はこの部分に紡錘糸が接合し，染色体を極に向かって引き寄せます。抗セントロメア抗体は限局皮膚硬化型SScにおいて高い陽性率を示します。

多発性筋炎（PM）/皮膚筋炎（DM）でみられる自己抗体（→234頁）

- 抗Jo-1抗体は多発性筋炎（PM）/皮膚筋炎（DM）で検出される自己抗体です。
- 抗Jo-1抗体の対応抗原はヒスチジンをtRNAに結合させる反応を触媒するヒスチジルtRNA合成酵素です。
- 抗ARS抗体の対応抗原は，蛋白合成に関わるアミノアシルtRNA合成酵素であり，現在までに8種のアミノアシルtRNA合成酵素に対する抗体が報告されています。従来の抗Jo-1抗体に，他の抗ARS抗体4種（抗PL-7抗体，抗PL-12抗体，抗EJ抗体，抗KS抗体）を加えた，合計5種類の抗ARS抗体を一括して検出可能な体外診断薬が保険適用されています。この診断薬は，従来の抗Jo-1抗体検査を上回る臨床的な感度を有しており，一括での検出が可能なことからPM/DMの診断の補助における有用性が期待されています。
（体外診断薬：MESACUP™ anti-ARSテスト〔株式会社 医学生物学研究所〕）
- 抗MDA5抗体の対応抗原は，MDA5（melanoma differentiation-associated gene5）であり，細胞質内でウイルスRNAを認識し，下流にシグナルを伝えて1型インターフェロン産生を誘導するという自然免疫において，重要な役割を担う分子です。

血管炎症候群でみられる自己抗体（→237頁）

- 血管炎症候群では抗好中球細胞質抗体（PR3-ANCA）や抗好中球細胞質抗体（MPO-ANCA）などの自己抗体が検出されます。
- ANCAのサブタイプは2種類あります。間接蛍光抗体法による好中球細胞質の染色パターンで，核周辺のみが染まるものをP-ANCAといいます。P-ANCAの主な対応抗原は，好中球細胞質内のα顆粒中のミエロペルオキシダーゼ（MPO）であることからMPO-ANCAとよばれます。一方のC-ANCAは，間接蛍光抗体法による好中球細胞質の染色パターンで，細胞質が顆粒状に染まるものをいいます。主な対応抗原は，好中球細胞質内のα顆粒中のセリンプロテアーゼ（proteinase-3, PR3）であることからPR3-ANCAとよばれます。

5 全身性自己免疫疾患
シェーグレン症候群 (SS)

SSは，口腔乾燥症と乾燥性角結膜炎をきたし，外分泌腺障害による乾燥症状のほか，関節や肺，腎臓，甲状腺などが障害されます．内的因子(遺伝的な素因)にウイルス感染が加わり，免疫異常が起こると考えられています．

検体の取扱い	● 血清
検査の目的	● SSの診断
参考基準値	● 抗核抗体 (ANA)：40倍未満 (定性) [間接蛍光抗体法 (FANA)] ● 抗SS-A抗体：陰性 (定性) [オクタロニー法]，10.0 (U/mL) 未満 (定量) [CLEIA法] ● 抗SS-B抗体：陰性 (定性) [オクタロニー法]，10.0 (U/mL) 未満 (定量) [CLEIA法]
検査値を 読む際の注意点	● 抗SS-B抗体は，抗SS-A抗体と同時に検出される． ● SSにおける抗SS-B抗体の陽性率は低いが，疾患特異性が高いため，陽性症例ではSSの可能性が高まる．
異常値を示す 主な疾患・病態	**[陽　性 (陽性率)]** ● 抗SS-A抗体：原発性SS (約70%)，全身性エリテマトーデス (SLE)・RA (1%) ● 抗SS-B抗体：原発性SS (約30%)

- シェーグレン症候群 (SS) は，慢性唾液腺炎と乾燥性角結膜炎を主訴とする自己免疫疾患です．他の膠原病と合併しない原発性SSと，合併する二次性SSに大別されます．合併症では関節リウマチ (RA) が最多です．発症年齢は50歳代がピークで女性に多く，患者数は7万人以上といわれています．SSではしばしば原発性胆汁性肝硬変 (PBC) も併合します．

- 腺症状はドライアイ (眼の乾燥) とドライマウス (口腔内の乾燥) です．治療薬にはヒアルロン酸ナトリウムや人工涙液，ジクアホソル点眼薬や，セビメリン (口腔内乾燥症状改善薬)，ピロカルピン，人工唾液が用いられます．腺外症状の主なものは，リンパ節腫脹，間質性肺炎，慢性甲状腺炎，原発性胆汁性肝硬変などです．リンパ節腫脹や関節痛にはNSAIDsや少量のステロイドが用いられます．

- SSの血液検査には特徴がみられます．高γ-グロブリン血症を呈するため赤沈値が亢進します．また，リウマトイド因子 (RF) は約80%の症例で陽性と判定されます．SSの診断は抗核抗体のほか，抗SS-A抗体/抗SS-B抗体の検査が行われます．抗核抗体が約70%の症例で陽性となるほか，抗SS-A抗体が半数症例で陽性と判定されます．一方，抗SS-B抗体が陽性となる自己免疫疾患は少なく，本症で陽性と判定された場合はSSの診断確度は高まります．

Column ・・・・ SSでみられる自己抗体

抗SS-A抗体/抗SS-B抗体について

- 抗SS-A抗体陽性例では乾燥症状，高γ-グロブリン血症，RF因子陽性が高頻度に出現し，新生児ループスの危険因子とされています．抗SS-B抗体陽性例では乾燥症状，再発性環状紅斑が高率に出現します．
- 対応抗原は細胞質に認められるuridine-rich RNA hY (hY1,hY3,hY5) と52KDおよび60KD蛋白との複合体です．一方，SS-B抗原は48KDの核蛋白で，RNAポリメラーゼⅢの初期転写産物と複合体を形成することが知られています．

6 全身性自己免疫疾患
多発性筋炎(PM)/皮膚筋炎(DM)

PMとDMは，自己免疫機序による横紋筋のびまん性炎症性筋疾患です。このうち，上眼瞼の浮腫性紅斑を伴う顔面の皮膚症状はDMの特徴です。Jo-1分子は，アミノアシルtRNA合成酵素(ARS)の1種であり，PM/DM患者ではARSに対する自己抗体の存在が知られています。

検体の取扱い	● 血清
検査の目的	● 抗ARS抗体は，PM/DMに対する疾患特異性が高く，診断的有用性が高い。 ● 抗Jo-1抗体の測定はPM/DMの診断補助を目的として広く検査されている。
参考基準値	● 抗核抗体(ANA)：40倍未満(定性) [間接蛍光抗体法(FANA)] ● 抗Jo-1抗体：陰性(定性) [オクタロニー法]，10.0 (U/mL)未満(定量) [CLEIA法] ● 抗ARS抗体：Index値 25未満(定性) [ELISA法] ● 抗MDA5抗体：Index値 32未満(定量) [ELISA法]
検査値を読む際の注意点	● 抗ARS抗体陽性患者では，高い確率で間質性肺炎を合併するなど共通した臨床的特徴がみられる。
異常値を示す主な疾患・病態	**[陽 性(陽性率)]** ● 抗ARS抗体：成人PM/DM (約30％) 　(SLE，SSc，RA患者では陰性あるいは数％の陽性率に留まる)

- 多発性筋炎(PM)と皮膚筋炎(DM)は，ともに自己免疫疾患による炎症性筋疾患で，横紋筋が侵されるため筋力低下を招きます。筋力低下は近位筋が対称性に侵されます。このうち，特徴的な皮疹を呈するものが皮膚筋炎とよばれています。
- 皮膚筋炎の発症年齢は小児期の5～9歳でDMの小さなピークがあり，50歳以降に大きなピークがあります。男女比は1：3で女性に多く発症します。高齢者では咽頭筋の筋力低下により，嚥下困難，誤嚥性肺炎の原因となることがあります。DMではヘリオトロープ疹という上眼瞼に出現する紅色の浮腫性紅斑が特徴です。また，肘頭，膝蓋，内果などの関節伸側の落屑を伴う紅斑(Gottron徴候)がみられます。
- PM/DMの20～40％ほどに間質性肺炎が発症することがあり，高齢者のDMでは悪性腫瘍の合併症例がみられることがあります。PM/DMの治療は日常の生活動作の不自由から解放されることが目標となります。副腎皮質ステロイド薬が第一選択薬です。進行性の間質性肺炎が合併する場合は，高用量ステロイドと免疫抑制薬が併用されます。経過観察中には筋逸脱酵素のクレアチンキナーゼ(CK)やアルドラーゼおよびミオグロビンの検査値が筋破壊を反映するので，病勢を把握するのに参考となります。
- PM/DMともに抗Jo-1抗体を始めとする抗ARS抗体(aminoacyl tRNA synthetase)とよばれる自己抗体が出現します。PM/DMでの陽性率は20～30％ほどですが，肺線維症を合併する場合は抗Jo-1抗体価が上昇します。
- DMに関連した筋炎に関する臨床所見をはっきり示さないCADM (clinically amyopathic dermatomyositis)は，急性間質性肺炎(AIP)を発症する頻度が高く，抗MDA5抗体はCADM患者の約60％で検出される自己抗体です。急性間質性肺炎を診断するマーカーです。

7 全身性自己免疫疾患
混合性結合組織病（MCTD）

MCTDは，SLE様，SSc様，PM様の3つのうち，2つ以上の臨床所見が混在し，かつ抗U1-RNP抗体が強陽性を示す疾患です。MCTDは肺高血圧症の合併率が他の膠原病と比較すると高く，MCTDの決め手となる検査は抗U1-RNP抗体です。

検体の取扱い	・血清
検査の目的	・抗U1-RNP抗体が高力価を示すことがMCTDの診断の定義とされる。
参考基準値	・抗核抗体（ANA）：40倍未満（定性）[間接蛍光抗体法（FANA）] ・抗U1-RNP抗体：陰性（定性）[オクタロニー法]，10.0（U/mL）未満（定量）[CLEIA法]
検査値を読む際の注意点	・抗U1-RNP抗体が単独に強陽性を示す場合は，MCTDの可能性が高くなる。
異常値を示す主な疾患・病態	[陽　性] ・抗U1-RNP抗体：MCTD

- 混合性結合組織病（MCTD）は全身性エリテマトーデス（SLE）様，全身性強皮性（SSc）様，多発性筋炎（PM）様の臨床症状が混在し，自己抗体の抗U1-RNP抗体が強陽性となります。レイノー現象，手の腫脹，筋力低下など3種の症状を併せもっています。発症の原因が不明のため治療は難しく，副腎皮質ステロイドが中心となります。MCTDはSLEと比べると相対的に肺高血圧症を合併することがあり，本症の死因第1位とされます。
- MCTDはわが国では独立した疾患として捉えられていますが，欧米ではOverlap症候群とよばれます。この名称は，膠原病は他の膠原病と合併するのが多いことに由来します。
- 検査は白血球数の減少，赤沈値亢進，CRP陽性，CK活性亢進および抗U1-RNP抗体が単独で検出されます。

Column 結合組織病でみられる自己抗体

抗U1-RNP抗体について
- 膠原病に出現する自己抗体の対応抗原は，核酸成分（RNA，DNA）との複合物を形成する蛋白質であることが特徴です。RNAとの複合蛋白であるリボ核蛋白（RNP）は自己抗体の標的になりやすく，一例として，MCTDの抗U1 RNP抗体やSLEの抗Sm抗体などが知られています。
- 抗U1-RNP抗体は，ウリジン（リボ核酸を構成する成分の一つ）を多く含む低分子のリボ核蛋白（RNP）のうちU1-RNPを対応抗原とします。

8 全身性自己免疫疾患 抗リン脂質抗体症候群（APS）

APSは血栓傾向と妊娠合併症を主症状とする自己免疫疾患です。自己抗体の抗カルジオリピン抗体が陽性の場合はAPSを考慮します。APSの半数は全身性エリテマトーデス（SLE）を合併しています。

検体の取扱い	● 血清
検査の目的	● APS，SLEを疑うとき ● 動静脈血栓症が疑われるとき
参考基準値	● 抗核抗体（ANA）：40倍未満（定性）[間接蛍光抗体法（FANA）] ● 抗カルジオリピンβ_2-GPⅠ複合体抗体：3.5（U/mL）未満（定量）[ELISA法] ● 抗カルジオリピン抗体（aCL）：10（U/mL）未満（定量）[ELISA法] ● ループスアンチコアグラント（LA）：1.3未満（定量，凝固時間比）[dRVVT法：希釈ラッセル蛇毒時間]
検査値を 読む際の注意点	● APSが疑われるとき，LAの検出と同時に抗カルジオリピン抗体または抗カルジオリピン抗体-β_2-GPⅠ複合体検査を実施する。 ● APSが疑われるときは，APTTの延長の有無にかかわらず，LA検査を実施する。
異常値を示す 主な疾患・病態	[陽 性] ● 抗カルジオリピン抗体：APS，SLE，感染症（梅毒・マラリア・エイズ），静脈血栓症（深部静脈血栓症・肺梗塞），動脈血栓症（脳梗塞心筋梗塞・一過性脳虚血），妊娠合併症（習慣性流産など）

- 習慣性流産，動脈血栓症，静脈血栓症などの臨床症状と，抗リン脂質抗体（aPL）が検出される病態を抗リン脂質抗体症候群（APS：anti-phospholipid syndrome）といいます。APSは基礎疾患をともなわない場合を原発性APS，伴う場合を続発性APSといいます。続発性APSは全身性エリテマトーデス（SLE）を基礎疾患とする場合が多く，SLEの20〜40％に合併します。
- APSは全身臓器の血管で動静脈血栓症を来し，下肢では深部静脈血栓症の原因となります。習慣性流産の約10％でaPL陽性となります。
- APSで検出されるaPLは，立体構造変化を起したβ_2-グリコプロテインⅠ（β_2-GPⅠ）やプロトロンビンに対する抗体です。β_2-GPⅠはカルジオリピンと複合体を形成し，立体構造が変化することにより，エピトープが表出することが分かっています。したがって，APSの診断は抗カルジオリピン抗体（aCL）または「aCL＋β_2-GPⅠ」との複合体に対する自己抗体あるいはループスアンチコアグラント（LA：lupus anticoagulant）を検出することにより診断します。

---- *Column* ---- 抗リン脂質抗体症候群（APS）でみられる自己抗体

抗カルジオリピンβ_2-GPⅠ複合体抗体
- 抗リン脂質抗体はリン脂質あるいはリン脂質と蛋白の複合体に結合する自己抗体の総称です。APSと関連する抗カルジオリピンβ_2-GPⅠ複合体抗体の対応抗原は，カルジオリピンと結合したβ_2-グリコプロテインⅠ（β_2-glycoproteinⅠ，β_2-GPⅠ）です。

ループスアンチコアグラント（LA）
- SLE患者の血清中において発見された血液凝固反応を阻害する自己抗体です。LAはプロトロンビンなどのリン脂質を必須とする血液凝固反応を阻害するため，LAの検出は活性化部分トロンボプラスチン検査のほか，APSの診断にはaCLとLAの検出が不可欠です。

全身性自己免疫疾患
血管炎症候群

血管炎症候群は障害を受けた血管のサイズから大，中，小血管炎に分類されます。血管炎症候群のうち，小血管や細血管に血管炎が起こる多発血管炎性肉芽腫症やアレルギー性肉芽腫性血管炎，顕微鏡的多発血管炎では抗好中球細胞質抗体（ANCA）が高頻度で検出され，ANCA関連血管炎と総称されます。

検体の取扱い	血清
検査の目的	・多発血管炎性肉芽腫症の診断および治療効果の判定（C-ANCA） ・特発性半月体形成性腎炎が疑われるとき（P-ANCA） ・顕微鏡的多発血管炎が疑われるとき（P-ANCA）
参考基準値	・抗好中球細胞質抗体（MPO-ANCA）：3.5（U/mL）未満（定量）［CLEIA法］ ・抗好中球細胞質抗体（PR3-ANCA）：3.5（U/mL）未満（定量）［CLEIA法］
検査値を読む際の注意点	・P-ANCA測定の際，他の自己免疫疾患との鑑別を目的に，好酸球，IgE定量検査を実施して診断の一助とする。 ・C-ANCA測定の際，ステロイドや免疫抑制薬によるGPA治療において，抗体価の推移を観察することが重要である。
異常値を示す主な疾患・病態	［陽　性（陽性率）］ ・P-ANCA：顕微鏡的多発血管炎（90％），特発性半月体形成性腎炎（約80％），アレルギー性肉芽腫性血管炎（30〜60％） ・C-ANCA：多発血管炎性肉芽腫症（70％以上）

- 血管炎症候群（vasculitis syndrome）は，血管壁に炎症を起こす疾患の総称です。発症の原因の多くは不明ですが，何らかの自己免疫機序が関与しています。血管炎症候群のうち，小血管や細血管に血管炎が起こる疾患として多発血管炎性肉芽腫症や，アレルギー性肉芽腫性血管炎（Churg-Strauss症候群），顕微鏡的多発血管炎などが知られ，これらの疾患群の発症機序には抗好中球細胞質抗体（ANCA：anti neutrophil cytoplasmic antibody）が関与しています。したがって，血管炎を中心とした膠原病類似疾患の診断，治療の指針としてANCAの検査が重要です。

- 多発血管炎性肉芽腫症（GPA：granulomatosis with polyangiitis，旧名：Wegener肉芽腫症）は，全身の壊死性・肉芽腫性血管炎，上気道と肺を主とする壊死性肉芽腫性炎，半月体形成性腎炎を特徴とする疾患群です。本症で検出されるANCAのサブタイプは，欧米では大部分がC-ANCA（PR3-ANCA）ですが，わが国ではP-ANCA（MPO-ANCA）が半数を占めます。

- C-ANCAは，多発血管炎性肉芽腫症において高率に陽性となり，上気道，肺，腎障害へと病勢の進展にともない抗体価が上昇します。特に壊死性半月体形成性腎炎をともなうときはいっそうの高力価を示します。

- 一般的に血管炎の場合，自己抗体のほか白血球数やCRPの上昇，さらにBUNや血清クレアチニンの検査が診断の手助けとなります。

10 臓器特異的自己免疫疾患
天疱瘡・類天疱瘡

> 天疱瘡は中年期以降に発症しやすい水疱症です。大別して2種に分類されます。尋常性天疱瘡は正常な皮膚に大小さまざまの破れやすい弛緩性水疱が多発し、主に抗Dsg3抗体が陽性となります。落葉状天疱瘡は頭部、顔面、胸部、背部などに小水疱が多発し、抗Dsg1抗体が陽性となります。

検体の取扱い	● 血清
検査の目的	● 尋常性天疱瘡の診断(主に抗Dsg3抗体陽性) ● 落葉状天疱瘡の診断(抗Dsg1抗体陽性)
参考基準値	● 抗デスモグレイン1(Dsg 1)抗体:20.0 (U/mL) 未満 (定量) [CLEIA法] ● 抗デスモグレイン3(Dsg 3)抗体:20.0 (U/mL) 未満 (定量) [CLEIA法] ● 抗BP180抗体:9.0 (U/mL) 未満 (定量) [CLEIA法]
検査値を読む際の注意点	● 治療により皮膚症状が消失しても、検査値は依然として陽性になることがある。
異常値を示す主な疾患・病態	[陽 性] ● 抗Dsg1抗体:落葉状天疱瘡、腫瘍随伴性天疱瘡 ● 抗Dsg3抗体:尋常性天疱瘡、腫瘍随伴性天疱瘡

- 表皮は無数の細胞から成り立ち、隣り合う細胞同士は強固につながっており、細胞間の接着の役割をするデスモソームが知られています。デスモソームを構成する蛋白質はデスモグレイン1(Dsg1)やデスモグレイン3(Dsg3)などの細胞膜蛋白です。

- 自己免疫性水疱症は、自己抗体によって皮膚が傷害され水疱を形成する病態です。天疱瘡群と類天疱瘡群に大別されます。天疱瘡群は、主にデスモグレインに対する自己抗体によってデスモソームの機能が障害され、表皮細胞同士の接着が破壊されることにより表皮内水疱が形成されます。

- 天疱瘡群のうち、尋常性天疱瘡と増殖性天疱瘡はDsg3を抗原とし、落葉状天疱瘡と紅斑状天疱瘡ではDsg1を抗原とし、これらの抗原に対する自己抗体を検査すると両者の鑑別に役立ちます。天疱瘡群の好発年齢は40〜70歳代、尋常性天疱瘡が半数以上を占め、次いで落葉状天疱瘡と続きます。天疱瘡の治療は副腎皮質ステロイドが用いられます。

- 水疱性類天疱瘡は、60歳以上の老年期にみられる自己免疫性水疱症です。自己抗体は基底膜のヘミデスモソーム(表皮真皮接着に関連した微細構造)部の分子量180KDのⅦ型コラーゲン(BP180)と分子量230KDの類天疱瘡抗原に反応します。症状は強い痒み(瘙痒感)をともなう紅斑や緊満性(内容物が充満し、膜が厚くて破れにくい)水疱が多発します。治療は副腎皮質ステロイドの内服が基本です。

臓器特異的自己免疫疾患
原発性胆汁性肝硬変（PBC）

> PBCは，肝内の細い胆管が壊れ，胆汁の流れが遅くなって滞ってしまう病態です。現在，PBCは初期の段階で発見されることが多く，無症候性の状態で診断が可能です。PBCでは，細胞質内のオルガネラ成分であるミトコンドリアに対する自己抗体が検出されます。

検体の取扱い	・血清
検査の目的	・原発性胆汁性肝硬変（PBC）の診断 ・PBCと他の慢性肝内胆汁うっ滞症を鑑別する。
参考基準値	・AMA：20倍未満（定性）［間接蛍光抗体法］ ・抗ミトコンドリアM2抗体：Index値7.0未満（定量）［CLEIA法］
検査値を 読む際の注意点	・ALP，γ-GTなど胆道系酵素の測定値を参考にする。
異常値を示す 主な疾患・病態	［陽　性（陽性率）］ ・AMA：PBC（90％），SS，橋本病

- 原発性胆汁性肝硬変（PBC：primary biliary cirrhosis）は，中年女性に発症することが多く，特定疾患医療受給者数から推定される総患者数は約5万人とされます。臨床的には，黄疸に先行して皮膚瘙痒感や皮膚黄色腫を認め，肝小葉内胆管の変性，破壊により慢性肝内胆汁うっ滞を来す自己免疫疾患です。検査値は胆道系酵素のALP，γ-GT（➡44頁）と総コレステロール値が上昇します。

- PBCの診断基準は，自己抗体の抗ミトコンドリア抗体（AMA：anti-mitochondrial antibody）の出現，組織学的に慢性非化膿性破壊性胆管炎（CNSDC）の所見などから決められます。CNSDCでは，胆管上皮細胞にリンパ球による基底膜の破壊，胆管周囲のリンパ球浸潤などの特徴像がみられます。AMA陽性などの判定からPBCと診断されます。

- PBCにおけるAMAの陽性率は90％程度と高く，血清診断には必須のマーカーです。ほかの自己抗体として抗核抗体が50％ほどの陽性となります。本症ではシェーグレン症候群（SS），慢性甲状腺炎，関節リウマチ（RA）などが合併します。治療はウルソデオキシコール酸（胆石溶解薬）が用いられます。PBCの治療の目的は肝機能の改善であり，硬変期で高度の黄疸出現の場合は慎重投与となります。

- AMAはPBCにおいて高頻度に検出され，対応抗原はピルビン酸脱水素酵素であることがわかっています。

Column　臓器特異的自己免疫疾患の検査

- 全身性エリテマトーデスのような全身性自己免疫疾患に対し，ある臓器にだけに発現している自己抗原に対して免疫応答が起こる疾患を**臓器特異的自己免疫疾患**といいます。臓器特異的自己免疫疾患は甲状腺や，膵臓，肝臓，副腎，中枢神経など各臓器が侵される病態がみられ，各疾患に特異的な自己抗体が検出されます。代表的な臓器特異的自己免疫疾患を表に示します。

表　主な臓器特異的自己免疫疾患一覧

臓器特異的自己抗体	自己免疫疾患名	明らかにされた対応抗原
抗サイログロブリン抗体	橋本病，バセドウ病	サイログロブリン
抗TSH受容体抗体	バセドウ病	TSH受容体
抗アセチルコリン受容体抗体	重症筋無力症	アセチルコリン受容体
抗膵島細胞抗体 (ICA)	1型糖尿病	グルタミン酸脱炭酸酵素 IA-2 (膜貫通性蛋白)
抗平滑筋抗体 (ASMA)	自己免疫性肝炎Ⅰ型	アクチン
抗血小板抗体	特発性血小板減少性紫斑病	GPⅡb/Ⅲa[*1]
ASCA[*2]	クローン病	
抗大腸抗体，P-ANCA	潰瘍性大腸炎	HMG1/HMG2[*3]
抗糸球体基底膜抗体	グッドパスチャー症候群 半月体形成性糸球体腎炎	
抗副腎皮質抗体	アジソン病	
抗赤血球抗体	自己免疫性溶血性貧血	
抗ミエリン塩基性蛋白 (MBP) 抗体	多発性硬化症	
抗GQ1b抗体[*4]	ギラン・バレー症候群	

[*1] GPⅡb/Ⅲa：血小板や巨核球に分布する細胞膜成分の糖蛋白
[*2] ASCA：anti-saccharomyces cerevisiae antibody (抗パン酵母抗体)，クローン病ではパン酵母のマンナンに対する抗体が検出される。
[*3] HMG1/HMG2：high mobility group protein
[*4] 抗GQ1b抗体：神経系細胞膜の構成成分のガングリオシド (酸性糖脂質) に対する抗体

（協力：株式会社医学生物学研究所 学術部診断薬グループ）

12 アレルゲン定量検査
アレルゲン特異的IgE

アレルゲン特異的IgEの検査は、特定アレルゲンに対するIgE抗体価を測定し、そのアレルゲンに対するⅠ型アレルギー患者の感作状態を調べるのに行われます。特異的IgE抗体測定が血液を用いて容易に測定できることが特徴です。

検体の取扱い	・血清または血漿（アレルゲンの種類によっては血清に限る）
検査の目的	・アレルギー性疾患が疑われるときの原因アレルゲンの検索
参考基準値	・0.35 (U_A/mL) 未満　陰性 [蛍光酵素免疫測定法 (FEIA)] ・0.70 (U_A/mL) 以上　陽性 [蛍光酵素免疫測定法 (FEIA)]
検査値を読む際の注意点	・アレルゲンが疑われても陰性のときは、鼻、眼における誘発試験 (in vivo：生体内の試験) やヒスタミン遊離試験 (in vitro：生体外の検査) を実施する。 ・アレルゲンの種類は広範囲であり、検査前の問診により想定されるアレルゲンを推測してから検査することが望ましい。 ・特異的IgE抗体が陽性であっても、必ずしも症状の有無とは一致しないことがある。
異常値を示す主な疾患・病態	[高　値] ・気管支喘息、アレルギー性鼻炎、アレルギー性結膜炎、アトピー性皮膚炎、蕁麻疹、花粉症、アナフィラキシーなど

- 即時型アレルギー反応または過敏症反応を引き起こす物質をアレルゲンといいます。アレルゲンには、食物性のアレルゲン（タマゴ、牛乳、エビなど）を始め、家庭内のハウスダスト（主にチリダニ、ペットのフケ、ゴキブリなど）、花粉、ペット、真菌（カビ、酵母など）、職業性抗原（ホルマリン、絹など）、薬物など多数存在します。わが国におけるアレルギー疾患の罹患率は上昇の一途をたどっており、これらのアレルギー疾患の診断および治療評価において特異的IgE抗体検査が有用です。
- アレルゲンが体内に侵入すると、免疫グロブリンの一種であるIgEが産生されます。たとえば、スギ花粉症の患者では、スギ花粉に対する特異的IgEが体内に存在するようになります。このような状態をスギ花粉によって感作されたといいます。感作状態とは、次にアレルゲンが入ってきたときにアレルギー反応が起きる可能性がある状態をいいます。
- IgEが関与するアレルギー反応をⅠ型アレルギー（即時型反応）とよび、代表的な疾患としてアナフィラキシー、気管支喘息、蕁麻疹、花粉症、アレルギー性鼻炎、結膜炎、食物アレルギーなどが知られています。
- 特異的IgE抗体の測定はアレルギー疾患の診断、治療効果判定において、血液で容易に有用な結果の出る検査です。血清中の特異的IgE抗体価が高いほど、そのアレルゲンが原因である可能性が高くなります。また、陰性の場合であってもそのアレルゲンが原因であることを否定できないときもありますので、臨床症状と照らし合わせて判定することが大切です。
- アレルゲンが体内に侵入すると、マクロファージなどの抗原提示細胞がその情報をキャッチし、アレルゲンの情報をT細胞やB細胞に伝達します。その情報に基づいて、特異的IgEが

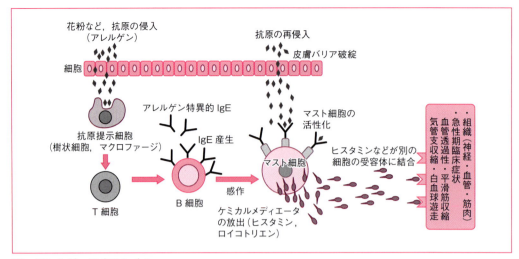

図　アレルギー発症のしくみ

B細胞から産生されます。この特異的IgEは，眼，鼻，肺，皮膚，腸などの粘膜上に存在する肥満細胞の膜表面のIgE受容体を介して結合し，そこに再びアレルゲンが体内に入ってくると，膜上で抗原抗体反応が起きます。抗原刺激によって細胞から化学伝達物質（ケミカルメディエータ）のヒスタミン，ロイコトリエンおよび種々のサイトカインが放出され，血管の透過性を亢進させてくしゃみや鼻炎を引き起こしたり，下気道の平滑筋を収縮して喘息の原因をつくります（図）。

- 検査法は当初，RAST法（radioallergosorbent test）といって，ダニや花粉から抽出した成分（アレルゲン）を結合させた濾紙片に患者の血清をふりかけ，検体中の特異的IgEを濾紙上のアレルゲンと反応させたのち，放射性同位元素で標識した抗ヒトIgE抗体を用いて測定されていました。その後，CAP（capsulated hydrophilic carrier polymer，イムノキャップ）の開発により，感度，特異性，測定時間が飛躍的に改善されています。イムノキャップでは，測定値は0〜6の7段階にクラス分けされ，クラス2（0.7U_A/mL）以上が陽性と判定されます。なお，U_A/mLはアレルゲンユニットと称し，特異的IgE抗体価を表す単位です。

知って得！深読み やさしい免疫学

■免疫ってなに

- 私たちのからだには，病原ウイルスや細菌から身を守るしくみが備わっています．免疫は，自己（自分自身）と非自己（自分以外）を認識して非自己を異物として排除するシステムと考えられています．この異物には病原微生物のほか，化学物質，薬物，花粉，金属，植物なども含まれます．また，がん細胞はもともと自己でありながら非自己になった細胞と考えることができ，がんに対する免疫反応は，私たちのからだががんに侵されないように監視する重要なはたらきをしています．
- 一方，花粉や食物によるアレルギーの症状や，関節リウマチや甲状腺機能亢進症のように自分の組織を誤って非自己と認識することで発症する自己免疫疾患など，場合によっては過剰な免疫反応が私たちにとって有害となることもあります．
- 免疫反応を起こす原因となる物質のことを抗原（antigen）とよんでいます．
- 免疫機構は，大きく分けて自然免疫系と獲得免疫系の2つに分けることができます．この2つは独立して機能するわけではありません．

■自然免疫系（先天免疫系）

- 自然免疫系では樹状細胞，マクロファージ，好中球，NK（ナチュラルキラー）細胞などが活躍します．病原体の種類を特定しない抗原非特異的なしくみを自然免疫系とよんでいます．自然免疫系は微生物などの感染時に迅速に機能する免疫応答機構です．樹状細胞や好中球などは食細胞（ファージ細胞）とよばれ，病原体を発見すると飲み込んで（貪食），リンパ節内にて消化し，破壊します．自然免疫の反応は，感染初期に病原体を体外に排除するのに役立ちます（図1）．
- 樹状細胞やマクロファージなどを抗原提示細胞といいます．抗原提示細胞は，自然免疫の段階で病原

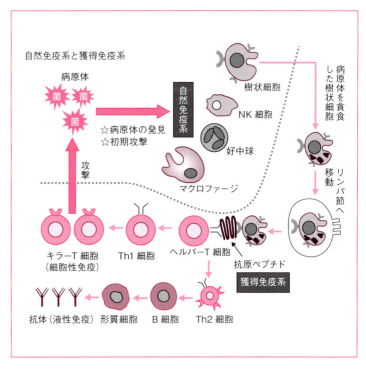

図1　自然免疫系と獲得免疫系

- 免疫のしくみは自然免疫系と，獲得免疫系の連携によって成り立つ．
- 自然免疫系は生来からの免疫系で，主役となる樹状細胞やマクロファージなどの細胞表面には，外来異物を認識できるTLR（TOll様受容体）が現れている．
- 病原体を認識後，炎症性サイトカインやインターフェロンなどを産生し，病原体などを排除する方向にはたらく初期の生体防御システムである．
- 獲得免疫系では，病原体などの異物が樹状細胞によって取り込まれ，バラバラになるまで処理される．そして，その異物がT細胞受容体によって識別されると，その異物を察知したことをTh1細胞やTh2細胞に情報伝達し，キラーT細胞やマクロファージ，B細胞などを活性化して細胞性免疫と液性免疫によって侵入した異物を破壊してしまう．

体に接触して，その特徴を覚えてしまいます。自然免疫のシステムは，体内に侵入した病原体を感知して数分から数時間以内に起こります。病原体を食べた食細胞は，活性化されて炎症を引き起こす化学物質を分泌します。この化学物質をサイトカインとよびます。
- サイトカインは細胞から分泌される蛋白質で，特定の細胞の情報伝達や免疫細胞の力を増強したり抑制したりして細胞間の情報伝達物質としてはたらいていますが，主にリンパ球の相互作用に関与しているのでインターロイキン（interleukin：IL）と名づけられています。サイトカインの仲間には，傷口や感染局所に好中球をよび寄せるはたらきをするものもあります。主なサイトカインの種類を（表1）に掲げます。

〔参考：化学物質によって好中球が炎症部位に集まる現象を走化性といい，サイトカインを走化性因子とよぶ。〕

- 侵入局所付近ではマクロファージと好中球が病原体と闘い，たくさんの細胞が集まっています。サイトカインによる血管拡張作用，血管透過性の増強作用により血管が膨らみ炎症がみられます。自然免疫系では，発熱などの炎症反応が起こることにより病原体を排除します。
- 病原微生物の一部は，食細胞の攻撃から逃れようとします。また，ウイルスなどは細胞内部にもぐりこんで隠れてしまうため，自然免疫による防御を突破し生き残ろうとします。食細胞の攻撃から逃れた一部の病原体は，樹状細胞とともにリンパ節に運ばれ，リンパ節のなかでふたたび激しい戦闘が繰り広げられます。ヒトでは自然免疫の次は獲得免疫で対抗します。
- 樹状細胞は単球が分化した細胞で，組織のなかに存在する食細胞（ファージ細胞）です。病原体を取り込み，バラバラにしてその断片を抗原ペプチド（病原体など異物を構成する蛋白質の分解産物で数個のアミノ酸からなる）として細胞表面に提示（抗原提示）し，他の免疫細胞を刺激して獲得免疫系を活性化させます。樹状細胞は，病原体の成分を認識できるTLR（Toll様受容体）＊をもち，この受容体を介して，異物に対する自然免疫応答を誘導しています。
- マクロファージは，単球とよばれる白血球から分化したアメーバ状の細胞です。体内に侵入した異物を次々と取り込んで食べて消化します。外来異物の侵入に最初に気づく細胞です。リンパ球に病原体など，外敵の侵入を知らせる「抗原提示」のはたらきもあります。
- 好中球は，代表的な白血球の一つで，細菌や異物を捕食して消化します。炎症反応では，たくさんの

表1　主なサイトカインの種類とはたらき

種類	産生細胞	主なはたらき
IL-1	MΦ，樹状細胞，B細胞，NK細胞，好中球	T，B細胞の増殖・機能発現，NK細胞やMΦの機能増強
IL-2	Th1細胞，NK細胞	キラーT細胞やMΦのはたらきを高める，NK細胞の増殖
IL-4	Th2細胞	B細胞の増殖
IL-6	T，B細胞，MΦ，線維芽細胞	B細胞を形質細胞に分化，炎症性サイトカインの代表
IL-8	単球，血管内皮細胞	好中球の動員
IL-10	Th2細胞，B細胞	T細胞からのIL-2，IFN-γを抑制する。MΦでのIL-1，TNF-αの合成を阻害する。
IL-13	T，NK細胞	B細胞の増殖
IFN-γ	T細胞，NK細胞	MΦの活性化，T細胞からTh1への分化促進
TNF-α	細胞傷害因子	細胞にアポトーシス（細胞死）を誘発

注）IL：インターロイキン，IFN：インターフェロン，MΦ：マクロファージ，TNF：腫瘍壊死因子

- 細胞が局所に動員されます．
- 体内に存在するリンパ球は，70〜80％がT細胞，5〜10％がB細胞，残りの15〜20％がNK細胞です．NK細胞は，体内を常にパトロールし，がん細胞やウイルス感染細胞を発見すると，強力なパワーで異物（抗原や感染細胞，がん細胞など）を殺してしまいます．

* TLR（Toll様受容体）：病原体の細菌表面のリポ多糖や，ウイルスの糖蛋白などを認識して自然免疫を活性化させる機能をもった受容体蛋白質のこと．TLRが抗原により刺激されると，炎症性サイトカインが産生されて好中球やマクロファージなどの炎症細胞が動員され，一連の炎症反応が起きる．TLRによる自然免疫の誘導は，T細胞などによる獲得免疫の活性化に重要である．

■獲得免疫系

- 獲得免疫系は，キラーT細胞やB細胞がつくる抗体などが共同に連携して，2度目に感染しても発病しないようにするしくみです．
- 獲得免疫系が発動する最初のステップは，樹状細胞がT細胞へ抗原提示することから始まります．すなわち，樹状細胞は体内に入った病原体を飲み込んでバラバラにし，その断片を抗原ペプチドとして，細胞表面に提示することで他の免疫細胞が抗原を認識できるようにします．
- 樹状細胞やマクロファージの細胞上のTLRは，侵入してきた細菌やウイルスなどの構成成分が自己の成分とは異なっていることを見つけだし，樹状細胞などがもつ貪食や排除の機能を亢進したり，炎症性サイトカインやIFNなどを産生して，ほかの細胞に危険な状態であることを伝えて獲得免疫の橋渡しをします（図2）．
- 獲得免疫ではヘルパーT細胞，キラーT細胞（細胞障害性T細胞），B細胞などが活躍します．獲得免疫はキラーT細胞が中心的な役割を果たす細胞性免疫と，血液中に抗体をつくって病原体を死滅させる液性免疫に分類できます．
- 獲得免疫の中心的な役割を担うヘルパーT細胞（Th細胞）には，主に産生するサイトカインの違いから細胞性免疫をつかさどるTh1細胞と，液性免疫をつかさどるTh2細胞の2種類があります（図1，2）．
- Th1細胞は，主にIFN-γやIL-2を産生し，マクロファージやキラーT細胞のはたらきを高めます．ウイルスや結核菌などの病原体は細胞のなかでしか生きられず，細胞内寄生体とよばれます．この細胞内寄生体を攻撃するのはキラーT細胞です．なお，キラーT細胞はがん細胞と闘う細胞ですが，単独ではがん細胞に作用せず，NKT細胞から分泌されるIFN-γなどの手助けが必要です．
- NKT細胞は，新しくみつかった数の少ないリンパ球の仲間で，NK細胞とT細胞の両方の性質を併せもっています．
- Th2細胞は，主にIL-4，IL-5，IL-6を産生し，B細胞の一部を抗体産生細胞である形質細胞に分化させるはたらきがあります．一般の細菌やカビ，寄生虫などの病原体は細胞外寄生体とよばれ，これらを攻撃するのは形質細胞によってつくられる抗体です．Th1細胞とTh2細胞はお互いにその機能が調節されており，バランスが保たれていますが，アレルギーの患者さんではTh1細胞に対して，Th2細胞のはたらきが優位になっています．

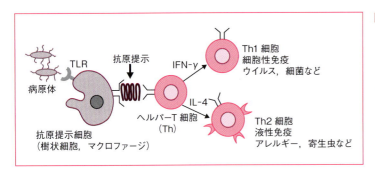

図2　樹状細胞による抗原提示のようす
- 獲得免疫が誘導されるには，病原体成分を認識することから始まる。樹状細胞は病原体をバラバラにし，抗原ペプチドにまで分解してしまう。
- 病原体の抗原ペプチドは，樹状細胞上のTLRを介して活性化され，この活性化された樹状細胞が抗原をヘルパーT細胞に伝達したとき，初めてヘルパーT細胞が活性化され獲得免疫へ進むことができる。

①抗体がつくられるしくみ
- 病原体が体内に侵入すると，それに対して抗体がつくられます（図3）。抗体は抗原を認識して結合すると，抗原の無毒化（中和）やマクロファージやNK細胞による攻撃の活性化を誘導します。
- B細胞表面には抗原を認識する受容体（B細胞受容体）が存在し，1個のB細胞が1種類の抗原に対応します。抗原と結合したB細胞は，抗原を捕らえて自身の細胞膜表面上に結合させて，抗原提示をします。これを認識したTh2細胞がIL-4などを産生することによりB細胞が活性化されます。無数といえる抗原に結合できる多数の抗体が揃うのは，それぞれの抗原に対応したB細胞が急速に増殖され，形質細胞に分化して抗体を産生できるからです。一部のB細胞は，記憶細胞（メモリー細胞）として残り，次にやってくる同一抗原の侵入の際に，すばやく抗体産生が開始できるしくみになっています。

②獲得免疫系ではたらく主な細胞群
- ヘルパーT細胞（Th細胞）は，免疫システムが効率的にはたらくように全体を統括する役割をもち，獲得免疫の中心的なはたらきをするリンパ球です。ヘルパーT細胞は，主に産生するサイトカインの違いからTh1とTh2とに分類されます。Th1細胞はIFN-γを産生することによってマクロファージやキラーT細胞のはたらきを活発にします。一方のTh2細胞はIL-4，IL-5，IL-6を産生してB細胞を活性化し，抗体産生を促します。
- キラーT細胞はがん細胞やウイルスに乗っ取られた細胞を強力に破壊します。細胞傷害性T細胞（CTL）ともいいます（図1）。
- B細胞は骨髄で産生されるBリンパ球のことです。B細胞が抗原と出会うと，刺激を受けて成熟し，形質細胞へと分化して抗体を産生します。さまざまな刺激に対し，抗体が病原体をつかまえて私たちのからだを守ってくれます。

■アレルギー
- 免疫反応は異物の攻撃から生体を守るために機能し，生体に有利にはたらくことです。しかし，その免疫反応が病的にはたらいて生体が不利益になる場合をアレルギーといいます。かつて侵入したことがある病原菌や花粉，食物，化学物質などの異物が再び体内に侵入すると，排除しようとする反応が起こります。これをアレルギー反応といいます。
- アレルギーはⅠ～Ⅳ型に分類されます（表2）。現在，Ⅰ型のみを狭義のアレルギーとよび，Ⅱ～Ⅳ型を過敏症とよぶことが多くなっています。
- 日常生活において，Ⅰ型アレルギー反応の出現する疾患には，蕁麻疹，花粉症，アトピー性皮膚炎，

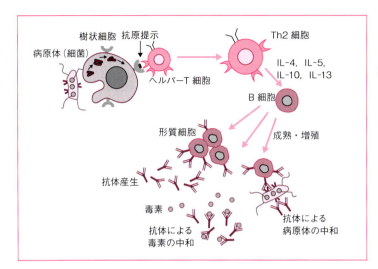

図3　抗体がつくられるしくみ
- 病原体が侵入すると，樹状細胞などの抗原提示細胞の内部に抗原が組み込まれ，抗原ペプチドまでにバラバラに分解されたあと，抗原の特徴ある部分を探り出してヘルパーT細胞に情報を伝達する。
- ヘルパーT細胞は樹状細胞から送られてきた情報をキャッチし，液性免疫を担うTh2細胞に対してB細胞の成熟・増殖を促す。B細胞の分化した形質細胞からたくさんの抗体がつくられ，抗体による病原体の破壊と，毒素を中和して無毒にすることができる。

気管支喘息などがあります。これらの疾患の共通点にはIgEを介した免疫反応であり，アレルゲンの曝露から比較的短時間で症状が現れます。たとえば花粉症では曝露後わずか10分でくしゃみや鼻水などの症状が発作的に出現するため，即時型アレルギー（I型アレルギー反応）として分類されます。

- 図（→242頁）はI型アレルギー反応の機序を図示化したものです。花粉などアレルゲンが侵入すると，樹状細胞やマクロファージが抗原を貪食します。樹状細胞は貪食した抗原を処理し，リンパ球に花粉など外敵の侵入を知らせます（抗原提示）。リンパ球の一種であるB細胞は，抗原（アレルゲン）を捕まえるために免疫グロブリンを放出します。この放出された免疫グロブリンがIgEです。
- B細胞でつくられたIgEは血液を通して全身をめぐり，マスト細胞の細胞表面にあるFcレセプターに結合します。Fcレセプターとは抗体のFc部分と結合する受容体のことです。

表2　アレルギー反応の分類

	I型 （即時型，アナフィラキシー型）	II型 （細胞障害型）	III型 （免疫複合型，アルサス型）	IV型 （遅延型，ツベルクリン型）
細胞（反応の担い手）	好酸球，マスト細胞	MΦ，好中球，リンパ球	MΦ，好中球	T細胞
抗体など	IgE	IgG，IgM	IgG，IgM，IgA	―
皮膚反応	15〜30分，発赤・膨疹	数分〜数時間	3〜8時間，紅斑・浮腫	24〜72時間，紅斑としこり
化学伝達物質	ヒスタミン，ロイコトリエン，プロスタグランジンなど	活性化補体成分，リソソーム酵素，サイトカイン	活性化補体成分，リソソーム酵素，活性アミン，走化性因子	サイトカイン，リソソーム酵素
関連疾患	気管支喘息，アレルギー性鼻炎，アトピー性皮膚炎，食物アレルギー	血液型不適合輸血，自己免疫性溶血性貧血，Goodpasture症候群，特発性血小板減少性紫斑病，薬剤性血球減少症	血清病，全身性エリテマトーデス（SLE），糸球体腎炎，血管炎	接触性皮膚炎，薬剤アレルギー，アトピー性皮膚炎，ツベルクリン反応，拒絶反応など
検査法	皮膚テスト，誘発テスト，RAST，CAP/RAST	Coombs試験	免疫複合体測定	リンパ球刺激試験，皮膚テスト，誘発テスト，

- 肥満細胞といわれるマスト細胞は血管から染み出て組織へ移動します。細胞内にはヒスタミンやロイコトリエンなどの顆粒をもち，細胞表面にはIgEを受け入れる受容体が備わっています。血中のIgEがマスト細胞表面の受容体に結合することを「マスト細胞が感作された」と表現します。ふたたび，同一のアレルゲンが侵入し，マスト細胞に感作されているIgE抗体にアレルゲンが結合すると，マスト細胞内の顆粒に蓄えられていたヒスタミンやロイコトリエンなどの化学伝達物質が放出されます（脱顆粒）。放出された化学伝達物質は血管や粘膜，皮膚などの器官に作用すると，血管や筋肉は収縮しくしゃみや痒みの症状が現れます。

■アトピー性素因

- アトピー性素因は，①家族歴・既往歴（気管支喘息，アレルギー性鼻炎・結膜炎，アトピー性皮膚炎のうちいずれか，あるいは複数の疾患）があること，または②IgE抗体を産生しやすい素因とされます。アトピー性素因をもつ代表的な疾患としてアトピー性皮膚炎が知られています。アトピー性皮膚炎は皮膚バリアの機能の低下により非特異的な刺激に対して容易に炎症が起こりやすくなる病態と考えられています。
- 瘙痒の原因はヒスタミンやヒスタミン以外のケミカルメディエータの存在が報告されるようになり，複数のケミカルメディエータが瘙痒の原因と考えられるようになりました。
- 血清総IgE値はアトピー性皮膚炎患者のおよそ80％で高値を示すことから診断の参考となりますが，短期間での血清総IgE値の変動は病勢を表すものではありません。
- アトピー性皮膚炎の発症原因の一つに，アトピー素因を保有する患者の皮膚の炎症を起こす原因物質（アレルゲンを含む）があります。アレルギー炎症を起こす物質（アレルゲンを含む）をみつける方法にアレルゲン特異的IgE検査，皮膚検査（スクラッチテスト）などがあります。

第15章

遺伝子関連検査

- 病院の検査室などで遺伝子検査が行われるようになって30年以上経過しています。いまでは日常検査の一部として体細胞遺伝子検査，医薬品の治療効果や副作用の投与前の予測など，安全で適切な投薬を目的とした検査が行われています。
- さらに，先天的な疾患へのリスク，子への遺伝，がんが多い家系からの心配事，血縁者との結婚など，さまざまな相談が寄せられています。
- 近年，遺伝子検査は図に示すように，生来から保有し生涯変化しない遺伝子情報を調べる遺伝学的検査（生殖細胞系列遺伝子検査）と，後天的に生じた体細胞変異などを解析する体細胞遺伝子検査，さらにウイルスや細菌など外来遺伝子を調べる病原体遺伝子検査（病原体核酸検査）に大別され，これらの遺伝子検査を総称して遺伝子関連検査といいます。
- 遺伝子関連検査のうち，遺伝学的検査は単一遺伝子疾患の診断や一塩基多型に基づく多因子疾患の易罹患性（病気にかかりやすい）などを調べる検査です。遺伝学的検査では，検査実施の際に求められる基本的な事項と原則を示すガイドライン（医療における遺伝学的検査・診断に関するガイドライン 日本医学会2011年）を念頭におき，遺伝学的検査により得られた個人情報は倫理上の問題を含むため，その取り扱いは十分に注意する必要があります。
- 体細胞遺伝子検査は，主にがん診療における遺伝子関連検査になります。腫瘍に後天的に生じた変異で*EGFR*や*KRAS*などの遺伝子検査があります。腫瘍がもつ変異遺伝子を検索することにより，個々の状況に応じて治療適応となる医薬品を選択することが可能となります。事前に遺伝子を調べて薬剤を選ぶことを個別化治療といいます。特定の医薬品の有効性や安全性をいっそう高めるために，その使用対象患者に該当するかどうかなどをあらかじめ検査する目的で使用される診断薬をコンパニオン診断といいます。
- 本章では「体細胞遺伝子検査」と，「遺伝学的検査」の一部である薬物応答性（薬物の副作用の個人差）などを中心に述べます。

ヒト遺伝子（内在性）		ヒト以外の遺伝子
①遺伝学的検査（生殖細胞系列遺伝子検査）	②体細胞遺伝子検査	③病原体遺伝子検査（病原体核酸検査）
・体質診断 　アルコール，肥満 ・疾患易罹患性 ・薬物応答性 　[個体差] 　＊薬物の副作用 　＊薬物代謝酵素活性 ・単一遺伝子疾患 　＊発症者の確定診断 　＊血縁者発症前診断 　＊保因者の判定 　＊出生前診断など	・造血器腫瘍の診断 　白血病，悪性リンパ腫など ・固形腫瘍 　⇒肺がん：*EGFR*遺伝子変異 　⇒大腸がん：*K-ras*遺伝子変異 　⇒乳がん：HER2過剰発現ほか	・ウイルス・細菌など 　＊肝炎ウイルス 　＊結核菌群 　＊クラミジア・淋菌 　＊HIV感染 　＊サイトメガロウイルス 　＊ヒトパピローマウイルス遺伝子型

図　遺伝子関連検査の分類
- 遺伝子関連検査は，医療機関，検査施設，民間企業などで独自に測定法が開発され，実施される場合が多い。
- 多様な検体の取り扱い法は，検査施設や測定者により異なる。
- 検査方法，検査機器の違い，測定者の技術格差などさまざまな理由から検査施設間でのデータの不整合が懸念される。

1 体細胞遺伝子検査
EGFR遺伝子変異解析（受容体型チロシンキナーゼ）

細胞膜上に存在するチロシンキナーゼ活性を有する増殖因子受容体は，受容体型チロシンキナーゼとよばれ，がん細胞の増殖と密接な関係にあります。このなかで，EGFRは代表的な受容体型チロシンキナーゼであり，分子標的薬の標的分子です。

検体の取扱い	ホルマリン固定パラフィン包埋切片，生検または摘出組織
検査の目的	ゲフィチニブ，エルロチニブなどEGFR阻害剤の適応・効果予測
参考基準値	変異を認めない。
検査結果の解釈	EGFR遺伝子の特定部位に変異を認める場合，EGFR阻害剤による治療効果が期待される。 EGFR遺伝子変異「陽性」の非小細胞肺がんは，アジアでは約30%に認められる。
対象となる疾患	EGFR遺伝子変異を認める手術不能または再発非小細胞肺がん（ゲフィチニブ，エルロチニブ）

- 皮膚など上皮系の細胞にはたらいて増殖を促す蛋白質を上皮成長因子といい，この細胞側の受け皿となるものが上皮成長因子受容体（EGFR：epidermal growth factor receptor）です。EGFRは糖蛋白質で別名ErbB1といい，ErbB2，ErbB3，ErbB4とともにErbB受容体ファミリーを構成しています。このなかで最も研究が進んでいるのはEGFR（ErbB1）です。

- EGFRは多くの細胞膜表面にみられる受容体ですが，この受容体に細胞の増殖を促す増殖因子（リガンド：受容体に結合する生体物質）が結合すると細胞外からの情報が細胞核へ伝達され，細胞増殖を促進します。特に，大腸がんや非小細胞肺がん，食道がんでは，受け皿となるEGFRの数が増加し（過剰発現），がん細胞の増殖に大きく関与します。

- EGFRの構造は，細胞膜を1回貫通する蛋白質で，細胞外ドメイン，細胞膜ドメイン（膜貫通ドメイン），細胞質ドメインの三構造より成り，さらに細胞質ドメインはチロシンキナーゼドメインと自己リン酸化ドメインから成り立っています（図1）。ドメイン構造は，蛋白質を構成するアミノ酸配列のなかで，他の部分とは独立し進化した機能をもつ領域をいいます。蛋白質には1つまたは複数のドメインといわれる機能をもった領域があり，これらのドメインが相互に作用して蛋白質全体の機能が発揮されます。多くの蛋白質はいくつかのドメインより成り立ちます。

- EGFRに増殖因子（上皮成長因子：EGF，トランスフォーミング増殖因子：TGFなど）が結合すると，EGFRの構造変化により二量体を形成します。これにより，細胞質領域のチロシンキナーゼの活性化とC末端のチロシン残基の自己リン酸化が引き起こされます。チロシンキナーゼの活性化には細胞質領域にアデノシン三リン酸（ATP）の結合が必要であり，EGFR自身の細胞内領域にあるチロシン部分がリン酸化（自己リン酸化）されます。

- チロシンキナーゼの「キナーゼ」は，ある特定の蛋白質をリン酸化する酵素のことです。チロシンキナーゼ活性をもつ受容体をチロシンキナーゼ型受容体とよび，EGFRや血管内皮増殖因子受容体（VEGFR），血小板由来増殖因子受容体（PDGFR），ヒト上皮成長因子受容体2型（HER2）などが知られ，これらの増殖因子受容体はがん治療における分子標的薬の標的分

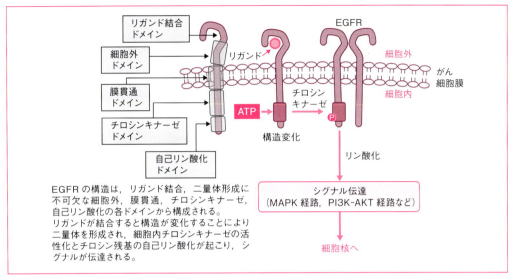

図1 EGFRのドメイン構造

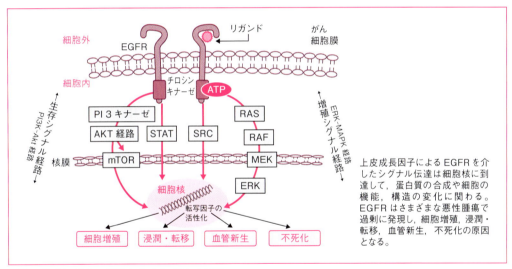

図2 増殖シグナル経路と生存シグナル経路

- 図2に示すように，二量体になったEGFRのシグナルは，最初に自己リン酸化に始まりRASが活性化され，MAPK経路の活性化により核内へと伝達されます。この経路を増殖シグナル経路といいます。一方，同じ受容体からのシグナルは，PI3キナーゼからAKTへも伝達されます。この経路を生存シグナル経路とよんでいます。
- 分子標的薬である受容体型チロシンキナーゼ阻害薬のゲフィチニブやエルロチニブは，*EGFR*遺伝子に特定の変異が存在する腫瘍に対して効果が期待されます。
- *EGFR*遺伝子変異は腺がんと女性に頻度が高く，エクソン19内の欠失変異とエクソン21のコドン858における点突然変異（L858R）が，非小細胞肺がんにおけるEGFR変異の90％以上を占めるとされます。

2 体細胞遺伝子検査 *RAS*遺伝子変異解析

EGFRに上皮成長因子（EGF）などのリガンドが結合すると，シグナルがKRASやNRASなどのRAS蛋白などを介して細胞核へ伝達されます。しかし，大腸がんに*RAS*遺伝子の変異があると，薬剤（抗体）がEGFRに結合しても活性化されたKRASから常にシグナルが細胞内に伝わるため，薬剤の治療効果が期待できません。そのため治療前の*RAS*遺伝子変異検査が必要となります。

検体の取扱い	・ホルマリン固定パラフィン包埋切片，生検または摘出組織
検査の目的	・抗悪性腫瘍薬セツキシマブ，パニツムマブの適応，効果予測
参考基準値	・変異を認めない。
検査結果の解釈	・EGFRに対する抗体薬（抗EGFR抗体薬：セツキシマブ，パニツムマブ）は，EGFとの結合を阻害して細胞内シグナル伝達を遮断するが，*KRAS*や*NRAS*などの*RAS*遺伝子変異があると効果が消失してしまう。 ・*RAS*遺伝子変異が陽性の場合，セツキシマブやパニツムマブの治療効果は期待できない。
対象となる疾患	・EGFRが細胞膜上に認められ，治癒切除不能な進行・再発の結腸・直腸がん，頭頸部がんが対象となる。ただし，セツキシマブなどの使用に際しては，*RAS*（*KRAS*および*NRAS*）遺伝子変異の有無を考慮して適応患者を選択する。 ・*RAS*遺伝子野生型（正常型）の治癒切除不能な進行・再発の結腸・直腸がん（パニツムマブ）。

- *RAS*遺伝子は正常な細胞にも存在しますが，悪性腫瘍では比較的高頻度に変異を認めます。*RAS*遺伝子のうち，*KRAS*遺伝子によってコードされるKRAS蛋白は，細胞の増殖や分化の調節に関わり，細胞内シグナル伝達経路において重要な役割をします。
- KRAS蛋白は，GDP（グアノシン二リン酸）と結合（KRAS-GDP）しているときは不活性型（スイッチOFF）ですが，GTP（グアノシン三リン酸）と結合（KRAS-GTP）すると活性型（スイッチON）になり，細胞内シグナル伝達経路の他の蛋白質にシグナルを伝達します。すなわち，KRAS蛋白は細胞内シグナル伝達経路のスイッチの役割をしています。
- がん抑制遺伝子（*p53*，*APC*など）およびがん遺伝子（*RAS*など）の遺伝子変異が多段階的に起こることにより大腸がんが発症することはよく知られています。KRAS蛋白のもとになる*KRAS*遺伝子に変異が起こると，スイッチがONのままになり，細胞がひたすら増殖し，制御不能の状態になります。大腸がんの細胞内ではシグナル伝達が亢進するため，がん細胞の増殖，浸潤，転移，不死化，血管新生などが活発になります。このような*RAS*の異常は大腸がんや膵臓がんにみられ，大腸がんの約40％に*KRAS*変異が検出されます。
- 抗悪性腫瘍薬のセツキシマブやパニツムマブはEGFRに対する抗体です。これらの抗体薬は細胞外においてEGFRと特異的に結合して，上皮成長因子（EGF）と細胞膜上のEGFRとの結合を阻害します。この阻害作用によりEGFRから細胞内への増殖シグナルが抑制されるため抗腫瘍効果を現します。
- *KRAS*の遺伝子変異は，コドン12および13に主に存在しますが，最近になって薬剤が効かなくなる遺伝子変異はほかにもあることがわかり，いまでは大腸がんの組織中の*KRAS*お

およびNRAS遺伝子のコドン12，13に加え，59，61，117，146に存在する合計48種の変異を検出します。このように，抗EGFR抗体薬（セツキシマブ，パニツムマブ）を使用する際，治療効果が期待できない患者への投与を回避するために，RAS遺伝子変異情報を正確に得るための検査が行われています。下記に個々の患者の病態や体質に合った，有効かつ副作用の少ない治療薬を選択する基準を表に記します。

表　遺伝子検査で効果・副作用を事前判定できる治療薬

医薬品名称（一般名）	がんの種類	検査の対象	治療の対象者
セツキシマブ パニツムマブ	大腸がん	RAS遺伝子	RAS遺伝子の変異のない（野生型）症例。 RAS遺伝子に変異があると薬の効果が見込めない。
ゲフィチニブ，エルロチニブ	非小細胞肺がん	EGFR遺伝子	EGFR遺伝子に変異を認める症例
トラスツズマブ	乳がん，胃がん	HER2遺伝子増幅	HER2遺伝子増幅している乳がん，および胃がん
イマチニブ	慢性骨髄性白血病など	BCR-ABL融合遺伝子，KIT	フィラデルフィア染色体陽性の慢性骨髄性白血病，およびKIT陽性消化管間質腫瘍
イリノテカン	肺がん，胃がん，大腸がん，卵巣がん，乳がん	UGT1A1遺伝子	副作用が強く出そうな人を探す。 UGT1A1（主に肝臓ではたらく酵素）遺伝子タイプによって副作用の出方が異なる。

3 体細胞遺伝子検査
*BCR/ABL*融合遺伝子解析（BCR-ABLチロシンキナーゼ）

> 慢性骨髄性白血病は芽球から成熟した好中球まで，各分化段階の白血球を認める白血病です。病因は染色体の相互転座によるものです。治療は分子標的薬による治療法が確立した疾患ですが，特効薬のイマチニブに対する抵抗性を示す再発症例が一定の頻度でみられます。

検体の取扱い	・骨髄液，血液
検査の目的	・慢性骨髄性白血病に特異的な相互転座により形成される*BCR/ABL*融合遺伝子を検出することにより確定診断とする。 ・抗悪性腫瘍薬イマチニブメシル酸塩などの適応，効果予測
参考基準値	・IS表記：*BCR-ABL/ABL*値（％） ・リアルタイムRT-PCR法：キメラmRNA検出せず
検査結果の解釈	**Major *BCR-ABL* mRNAの発現量** ［国際標準値（IS値）による評価］ ・末梢白血球より抽出したRNA中のMajor *BCR-ABL* mRNA/*ABL* mRNA比（国際標準値）より，報告値はIS％表示とする（*BCR-ABL/ABL*）。 **Major *BCR-ABL* *ABL*変異解析** ・「転座の有無」の報告に加え，ダイレクトシーケンス法により変異を認めた場合は，変異型のアミノ酸，コドン番号などが報告される。 ・解析部分は*ABL*領域のコドン115〜486である。
対象となる疾患	・慢性骨髄性白血病（CML），フィラデルフィア染色体陽性急性リンパ性白血病（イマチニブメシル酸塩：イマチニブ） ・慢性骨髄性白血病，フィラデルフィア染色体陽性急性リンパ性白血病，FIP1L1-PDGFRα陽性の好酸球増多症候群，慢性好酸性白血病（イマチニブメシル酸塩：グリベック） ・慢性骨髄性白血病（慢性期，移行期，急性期）および再発または難治性のフィラデルフィア染色体陽性急性リンパ性白血病（ダサチニブ水和物：スプリセル）

- **慢性骨髄性白血病**（CML：chronic myelogenous leukemia）は23組ある染色体のうち，染色体の数は変化せず，染色体自身の構造が変化することによる突然変異によるものです。第9番染色体の一部と第22番染色体の一部が途中から切れ，その切れた部分が互いに入れ替わる**相互転座**という染色体の構造異常がみられます。その結果，新たに生まれた第22番染色体（正常の第22番染色体より短い）を**フィラデルフィア染色体**といいます。相互転座によりフィラデルフィア染色体上には***BCR/ABL*融合遺伝子（キメラ遺伝子）**が出現します。CMLの確定診断にはフィラデルフィア染色体，または*BCR/ABL*融合遺伝子を検出します。この染色体異常はCMLの95％以上，成人急性リンパ性白血病の約20％にみられます。
- CMLによる相互転座で生じた*BCR/ABL*融合遺伝子がコードする**BCR/ABL融合蛋白質**は，非常に強いチロシンキナーゼ活性を示し，常に活性化された状態で細胞質に存在する非受容体型のチロシンキナーゼです。チロシンキナーゼは細胞が外から受け取った情報を細胞内に伝達するための酵素です。健常者のABL蛋白のチロシンキナーゼ活性はあまり強くありませんが，BCR/ABL融合蛋白質は*RAS*などの増殖シグナル経路と，PI3キナーゼなどの生存シグナル経路において細胞増殖やアポトーシス（細胞死）の抑制など，がん化に関わるシグナルを活性化し，CMLの病因に深く関与しています。

- チロシンキナーゼの異常な活性化に対し，イマチニブなどのチロシンキナーゼ阻害薬が治療に用いられます。イマチニブはBCR/ABLチロシンキナーゼのATP結合部位において，ATPと競合的に拮抗することによってチロシンキナーゼ活性が抑制され，抗腫瘍効果を示します。

- 近年，CML患者の一部において，イマチニブ投与中止後の再発症例や，新たな遺伝子異常の発生が問題となっています。再発症例では*ABL遺伝子変異*が高率に認められ，その変異部位の違いによりチロシンキナーゼ阻害薬に対する感受性の違いが認められています。原因は*BCR/ABL*融合遺伝子に新たな突然変異を獲得することが明らかにされ，イマチニブに抵抗性を示す症例に対して第二世代チロシンキナーゼ阻害薬のニロチニブやダサチニブが用いられることがあります。

- 遺伝子関連検査の測定法は他の臨床検査と比較し標準化が遅れており，各医療施設や衛生検査所での報告様式は異なることが多く統一化が望まれていました。CMLの診断はフィラデルフィア染色体の証明と，*BCR-ABL*融合遺伝子の検出が不可欠ですが，2015年5月，日本血液学会の勧告により国際標準法を用いたBCR-ABL値の測定結果報告書の統一化が進められています。この報告様式は「IS% *BCR-ABL/ABL*」といいます。報告値はIS%値，実測Major BCR-ABL mRNA値，実測ABL mRNA値からなります。末梢白血球より抽出したRNA中のMajor *BCR-ABL* mRNAをリアルタイムRT-PCR法などにより定量的に測定し，*BCR-ABL* mRNA/*ABL* mRNA比による国際標準値（IS%値：international scale，実測値に基づく計算値）を算出するものです。*BCR-ABL*の*ABL*変異解析は，PCR反応後の増幅産物をクローニングすることなく，直接鋳型として塩基配列を決定するダイレクトシーケンス法が用いられています。変異を認めた場合，「変異を認めました」と表記され，コドン番号とアミノ酸の変化が表示されます。

4 体細胞遺伝子検査
EML4-ALK 融合遺伝子解析（EML4-ALK チロシンキナーゼ）

> ALK陽性の肺がんは非小細胞がんのうち腺がんでみられ，腺がんのおよそ3％程度がALK陽性です。EML4-ALK融合蛋白質の発現はがん細胞の無制限な増殖の原因となります。肺扁平上皮がんは腺がんではないのでALKの遺伝子変異検査は必要ではありません。

検体の取扱い	● ホルマリン固定パラフィン包埋肺がん標本
検査の目的	● 抗悪性腫瘍薬クリゾチニブの適応，効果予測
参考基準値	● FISH法による遺伝子再構成：EML4-ALK融合遺伝子検出せず ● 免疫組織化学法［IHC法］による過剰蛋白の発現：検出せず
検査結果の解釈	● ALK阻害剤（クリゾチニブ）の適応を判断することを目的とし，FISH法にて細胞核内のALK遺伝子の転座を検出する。
対象となる疾患	● ALK融合遺伝子陽性の切除不能な進行・再発の非小細胞肺がん

- 細胞の微小管を構成するチューブリンに結合して微小管を安定させる蛋白質を，微小管会合蛋白といいます。*EML-4*はこの微小管会合蛋白質をコードする遺伝子です。
- 一方，*ALK*遺伝子は2番染色体短腕の2p23に位置し，ALK蛋白質をコードしています。ALK蛋白質は受容体型チロシンキナーゼの一つで，ALKに増殖因子が結合すると細胞質内のチロシンキナーゼドメインが活性化され，細胞増殖シグナルが伝達されます。
- *EML-4*遺伝子と*ALK*遺伝子は，2番染色体のごく近い部分にお互いに反対向きに存在しますが，染色体の一部がいったん切れて，逆になって再びつながり，その結果遺伝子の配列が変化することにより（染色体の構造異常：逆位），*EML4-ALK*融合遺伝子が形成されます。*EML-4*遺伝子と*ALK*遺伝子が結合して融合遺伝子になると，この遺伝子から産生されたEML4-ALK融合蛋白質は，細胞質内で恒常的に活性化され細胞の無限増殖をきたし，がん化の原因となります。
- *EML-4*遺伝子と*ALK*遺伝子は正常細胞にみられますが，*EML4-ALK*融合遺伝子はがん細胞内のみ存在します。*EML4-ALK*融合遺伝子は肺がんの原因遺伝子です。肺がんの病理診断では腺がん症例が多く，治療方針決定のために上皮成長因子受容体（EGFR）や*ALK*遺伝子変異解析が行われます。
- *EGFR*遺伝子検査で陽性と判定された場合は，ゲフィチニブによる治療が施されますが，陰性であればALKの免疫組織化学法（IHC法）による過剰な蛋白発現を確認し，遺伝子再構成にはFISH法（がん細胞内の遺伝子の再構成を検出する方法）が用いられます。
- *ALK*融合遺伝子はわが国の研究者により発見されました。*ALK*転座が陽性と判定された場合，ALK阻害剤を用いた治療が行われます。*ALK*融合遺伝子が陽性の切除不能な進行・再発の非小細胞肺がんにクリゾチニブが投与されます。

5 遺伝学的検査
UGT1A1遺伝子多型解析

> イリノテカン塩酸塩は抗悪性腫瘍薬の注射薬です。この薬剤はUGT1A1（野生型）により代謝されます。しかし，UGT1A1に多型をもつ人では，中間活性代謝産物のSN-38濃度の上昇およびグルクロン酸抱合能の低下により，好中球減少など重篤な副作用が起こる可能性が高くなります。薬剤の投与前に*UGT1A1*遺伝子多型の検査を行うと，副作用の軽減に役立ちます。

検体の取扱い	● 血液（EDTA-2Na加）
検査の目的	● イリノテカン塩酸塩の副作用予測
参考基準値	● インベーダー法：変異を検出せず
検査結果の解釈	● 次頁の（表）を参照
対象となる疾患	● 小細胞肺がん，非小細胞肺がん，子宮頸がん，卵巣がんなど

- 抗悪性腫瘍薬の**イリノテカン塩酸塩**は，小細胞肺がん，非小細胞肺がん，子宮頸がん，卵巣がん，胃がん（手術不能または再発），大腸がん（手術不能または再発），乳がん（手術不能または再発）など広域の効能効果をもち，その作用機序はDNA二本鎖のうち一本鎖のみを切断し，複製を可能にするトポイソメラーゼⅠのはたらきを阻害します。

- イリノテカン塩酸塩はプロドラッグであり，体内で主にカルボキシルエステラーゼにより代謝され，抗腫瘍作用を示す**SN-38**（活性代謝物）に変換されます。このSN-38がⅠ型DNAトポイソメラーゼを阻害することで抗悪性腫瘍作用を発現します。**図**に示すように，SN-38は肝臓で**UDP-グルクロン酸転移酵素1A1**（UGT1A1：uridine diphosphate glucuronosyl-transferase 1A1）により**グルクロン酸抱合**を受けて不活性化され，SN-38グルクロン酸抱合体（**SN-38G**）となり，主に胆汁中に排泄されます。

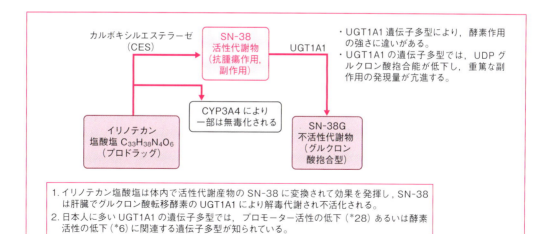

図　イリノテカン塩酸塩の代謝とUGT1A1の機能

- SN-38の代謝酵素であるUGT1A1には，2つの遺伝子多型（*UGT1A1*6*および*UGT1A1*28*）の存在が知られています。*UGT1A1*6*もしくは*UGT1A1*28*をもつ患者では，これらの遺伝子多型をもたない患者に比べてヘテロ接合体（*UGT1A1*6/*28*），ホモ接合体，（*UGT1A1*6/*6*，*UGT1A1*28/*28*）の順にSN-38Gの生成能が低下するためSN-38の代謝が遅延します。

- *UGT1A1*6*および*UGT1A1*28*の遺伝子多型を保有する場合，いずれかをホモ接合体[*1]またはいずれもヘテロ接合体[*2]をもつ患者では，イリノテカン塩酸塩投与により好中球減少など重篤な副作用が起こる可能性が高くなります。*UGT1A1*6，*28*遺伝子多型を測定する方法にはインベーダー法があります。この検査はイリノテカン塩酸塩による重篤な副作用の発症を予測し，安全かつ効果的な抗がん剤治療を補助する目的で実施されます。

- ヒトの染色体は22対の常染色体と1対の性染色体から構成されます。それぞれ1対の染色体のうち，一つは母親から，もう一つは父親から引き継ぎます。遺伝子はこれらの染色体上にあるので，遺伝子の一つは母親から，もう一つは父親からのものです。遺伝子の多型は父方でも母方でも存在しうるので，野生型と二つの変異型の組み合わせを考えると表に示すように6種類の遺伝子型が考えられます。イリノテカン塩酸塩の最も頻度の高い重度の好中球減少症は，ホモまたは複合ヘテロ接合体の症例の80％にみられます。

表　遺伝子の型別およびイリノテカン塩酸塩による副作用の頻度

父親＼母親	－（野生型）	UGT1A1*6	UGT1A1*28
－（野生型）	－/－	－/*6（ヘテロ）	－/*28（ヘテロ）
UGT1A1*6	*6/－（ヘテロ）	*6/*6（ホモ）	*6/*28（複合ヘテロ）
UGT1A1*28	*28/－（ヘテロ）	*28/*6（複合ヘテロ）	*28/*28（ホモ）

[*1]ホモ接合体/[*2]ヘテロ接合体：RRやrrのように，注目する遺伝子が同じ対立遺伝子の組み合わせをもつ個体をホモ接合体といい，Rrのような異なる対立遺伝子の組み合わせをもつ個体をヘテロ接合体という。対立遺伝子がホモ接合体（RR，rr）の系統は純系といい，Rrのようなヘテロ接合体は雑種とよぶ。

遺伝学的検査
チトクロームP450遺伝子多型解析

薬物代謝酵素の遺伝子多型を事前に検査しておくと，薬剤の効き方や副作用を予測することが可能となります．薬物代謝酵素の遺伝子多型が薬効，毒性の個人差とどんな関係にあるのかを研究する学問分野を薬理遺伝学（PGx：pharmacogenomics）といいます．

検体の取扱い	・血液（EDTA-2Na加）
検査の目的	・医療用医薬品の処方に際し，遺伝子多型を事前に調べておくと，薬の選択，副作用予測や投与量の調節が可能となる．
参考基準値	・CYP2C9：CYP2C9*3（A1075C）を解析して変異を認めない． ・CYP2C19：CYP2C19*2（G681A）およびCYP2C19*3（G636A）を解析して変異を認めない． ・CYP3A4：CYP3A4*1B（A392G）を解析して変異を認めない． ・CYP3A5：CYP3A5*3（A6986G）を解析して変異を認めない．
検査結果の解釈	・検査結果は治療薬の副作用予測や投与量の調節予測に利用できるが，酵素活性に基づく表現型の予測力はあまり高くないため，科学的根拠に基づく最新の情報や各個人の身体的および環境要因を総合的に判断して適切な治療薬を選択する．
対象となる疾患	・表2参照

- 医療用医薬品（処方せん薬）の多くは脂溶性成分から構成され細胞膜を容易に通過し，目標とする細胞内に到達することができます．体内に入った医薬品は異物であり，薬物（化学物質）として代謝酵素の作用を受けます．薬物代謝に関与する最も重要な酵素は，酸化酵素チトクロームP450であり，大部分の薬物はチトクロームP450（CYP，シップ）による酸化反応です．

- CYPは分子量が50KD前後の鉄分子を含むヘム蛋白質であり，酵素活性を有します．肝ミクロゾーム中に見出され一酸化炭素（CO）と結合しやすく，波長450nmの近紫外線に吸収されやすいためチトクロームP450と命名されました．なお，Pはヘム色素を意味します．CYPは多くの薬物を酸化することにより水溶性の高い代謝物に変え，腎臓などから体外への排出を容易にします．仮にCYPがなければ，投与された薬剤は長く体内にとどまり，効き目が強すぎて薬物中毒の原因となります．

- ヒトの場合，CYPは約50種類の分子種が報告されています．CYP2C19のように，接頭語をCYP，ファミリーを示すアラビア数字，サブファミリーを示すアルファベット，分子種番号（特定の蛋白質）の組み合わせで表示します．

- 酵素であるCYPと反応する相手の物資を基質とよびます．すなわち，CYPの基質は薬物であり，1つのCYPは複数の薬物の代謝に関わっています．CYPの作用を強める薬物が知られています．たとえば抗結核薬のリファンピシンや抗てんかん薬のフェノバルビタール（ともに基質）などはCYP3A4で代謝を受けますが，この際CYP3A4の酵素活性が亢進します．

表1 CYPの遺伝子多型と治療効果への影響（CYP2C19の場合）

医薬品名	CYP2C19*2, CYP2C19*3	
	遺伝子型：*1/*1, *1/*2, *1/*3 （野生型：*1） 表現型：EM（代謝機能が高い）	遺伝子型：*2/*2, *2/*3, *3/*3 （野生型：*1） 表現型：PM（代謝機能が低い）
オメプラゾール （PPI薬剤※）	消化性潰瘍の治癒回復が遅延 H.Pylori除菌率の低下 胃食道逆流症（GERD）発症	PPI薬剤の血中濃度が上昇する。 胃酸分泌抑制作用が強まる。 H.Pylori除菌効果が高まる。
クロピドグレル （抗血小板薬）	血小板凝集能の抑制率は約40％である。	血小板凝集能の抑制率は約20％である。 服用時の血小板凝集抑制率が低く，心血管イベントの発症率が増加（薬効の減弱）。
ジアゼパム （抗不安薬）	PMのような症状を呈することはまれ	ジアゼパムが血中に残りやすく，常用量でも過剰摂取したときと同様の副作用が起こる（依存性あり：けいれん発作，せん妄，振戦，不眠，不安，依存性なし：錯乱，呼吸抑制）など

※PPI薬剤：プロトンポンプ阻害薬（消化性潰瘍治療薬）

薬物代謝が亢進することを酵素誘導といいます。一方，薬物代謝が選択的に阻害または遅延することを酵素阻害といいます。たとえばマクロライド系抗菌薬のエリスロマイシンがCYP3A4で代謝を受けるとき，代謝物の一部がCYP3A4と結合するためCYP3A4の作用が阻害されます。その結果，併用している他方の薬剤がCYP3A4で代謝される際，他方の薬剤の血中濃度が上昇し，薬剤が効き過ぎて副作用の原因となります。

- CYPには遺伝的な個体差，つまり遺伝子多型の存在が知られています。遺伝子多型は同じ遺伝子の塩基配列にいくつかの型があることを意味し，遺伝子を構成しているDNAの配列の個体差です。一般には集団（または人口）の1％以上の頻度で出現する場合を遺伝子多型といいます。CYPの遺伝子多型は，DNA配列の一カ所の塩基配列が他の塩基に代わっていることが多く，一塩基多型（SNP：single nucleotide polymorphism，スニップ）といいます。
- 同一の薬剤を同一の方法で投与しても，個体差により薬効の有無や副作用の発現など個人差があります。この場合CYPの酵素活性が著しく低下している人をpoor metabolizer（PM），逆にCYPの酵素活性の高い人はextensive metabolizer（EM）といい，PMとEMの中間をintermediate metabolizer（IM）と分類します。PMでは薬物の半減期の延長を認め副作用が現れやすくなります。このような個体差は遺伝子多型によるものです。CYP2C19の場合，CYP2C19*2（G681A）とCYP2C19*3（G636A）の遺伝子多型が知られ，CYP2C19*2（G681A）変異は日本人では35％と高い頻度で出現します。CYP2C19遺伝子多型が治療効果に及ぼす影響について，最もよく知られている3剤を例にして表1に示します。
- 先述するようにチトクロームP450にはさまざまな分子種が存在し，分子種によって代謝を受ける薬物が異なります。CYPが関わる薬物代謝のうち，最も多くの薬物を代謝するのはCYP3A4です。代表的な分子種と代謝を受ける主な薬剤を表2にまとめます。

表2　主な分子種と代謝を受ける主な薬剤

代表的な分子種	代謝を受ける主な薬剤
CYP1A2	テオフィリン（喘息治療薬），プロプラノロール（β遮断薬）
CYP2C9	ワルファリン（経口抗凝固剤），フェニトイン（抗てんかん薬），トルブタミド（SU剤），ジクロフェナク・ナプロキセン・イブプロフェン・メフェナム酸（NSAIDs）
CYP2C19	オメプラゾール（酸分泌抑制薬），ジアゼパム※（抗不安薬），イミプラミン（抗うつ薬），プログアニル（マラリア）
CYP2D6	アミトリプチリン・クロミプラミン（抗うつ薬），コデイン・デキストロメトルファン（鎮咳薬），フレカイニド・プロパフェノン（抗不整脈薬），フルフェナジンデカン酸・ペルフェナジン・ハロペリドール（抗精神病薬），イミプラミン・ノルトリプチリン（抗うつ薬），メトプロロール酒石酸塩・プロプラノロール塩酸塩（β遮断薬），チモロールマレイン酸塩（緑内障薬）
CYP3A4	ニフェジピン（Ca拮抗薬），シクロスポリン（免疫抑制薬），エリスロマイシン（抗菌薬），リドカイン（局所麻酔薬），キニジン硫酸塩・アミオダロン（抗不整脈薬），ジルチアゼム・ベラパミル（Ca拮抗薬），ゾニサミド・カルバマゼピン（抗てんかん薬），ジアゼパム（抗不安薬），タモキシフェンクエン酸塩・エトポシド（抗がん剤），ミダゾラム・トリアゾラム（催眠・鎮静薬），クラリスロマイシン（抗菌薬）

※ジアゼパム：CYP3A4により代謝（β位が水酸化）される。またCYP2C19により代謝（N-脱メチル化）される。

（協力：埼玉県立がんセンター 腫瘍診断・予防科）

···· Column ···· 薬物血中濃度モニタリング（TDM：therapeutic drug monitoring）

- 薬物にはその目的を達成させるために必要な血中濃度が規定されています。個々の患者の薬物血中濃度を測定し，個別化した最適な投与設計を可能にし，薬物の有用性を評価することにより副作用を防止するうえで薬物血中濃度の測定は非常に有用です。個々の患者の薬物の投与計画を合理的に実施し，適切に薬物投与ができることをTDMといいます。
- TDMの歴史は1980年の炭酸リチウム（抗躁薬）に始まり，TDMの対象となる代表的な薬物としてフェニトイン（抗てんかん薬），テオフィリン（喘息治療薬），ジゴキシン（強心薬）などが各医療現場で測定されています（表3）。
- TDMガイドラインの策定に向けて，TDM対象の主体となる薬物は，抗菌薬，抗てんかん薬，免疫抑制薬，循環器用薬の4つに拡大し，策定の作業が行われています。このなかで，バンコマイシンなど抗菌薬領域の策定作業が最も進んでいます。TDMガイドライン4領域の主な対象薬物を（表4）に示します。
- 薬物血中濃度は治療効果と副作用が密接に関連します。TDM測定は以下に示す状況になると，ますますその重要性が高まります。
  ①有効血中濃度の範囲が狭く，治療域の濃度と中毒域が近い場合
  ②肝障害，腎障害，高齢者などで投与量の設定が難しいとき
  ③遺伝子多型の発現など個人差の大きいとき
  ④薬効と副作用が血中濃度と良好な相関関係にある場合
  ⑤患者の病態急変や投与方法に変更があるとき
- 薬物血中濃度の測定は，免疫学的測定法と高速液体クロマトグラフィーによる分離分析法とに大別されます。免疫学的測定法にはラテックス凝集免疫比濁法，酵素免疫測定法（EIA），電気化学発光免疫測定法（ECLIA）などの方法を用いて血中の薬物濃度を定量します。

表3 TDMの対象となる代表的な薬物

医薬品（効能）	有効血中濃度	中毒発現濃度
フェニトイン（抗てんかん薬）	10〜20μg/mL	20μg/mL以上
テオフィリン（喘息治療薬）	10〜20μg/mL	20μg/mL以上
ジゴキシン（強心薬）	0.5〜2.0ng/mL	2ng/mL以上
バンコマイシン（抗菌薬）	トラフ値*10μg/mL以上を持続	トラフ値20μg/mL以上では腎毒性の発現が高率となる。

*トラフ値：薬剤を服用しているとき，次の日の服用直前が最も血中濃度が低い。この最低値の血中濃度をトラフ値という。

表4 TDMガイドライン4領域の主な対象薬物

治療薬の種類		対象薬物
抗菌薬	アミノ配糖体抗生物質	ゲンタマイシン，アミカシン，ストレプトマイシン，トブラマイシン，アルベカシン
	グリコペプチド系抗生物質	バンコマイシン，テイコプラニン
	トリアゾール系抗真菌薬	ボリコナゾール
抗てんかん薬		フェノバルビタール，ニトラゼパム，プリミドン，ジアゼパム，フェニトイン，カルバマゼピン，ゾニサミド，エトスクシミド，アセタゾラミド，バルプロ酸ナトリウム，トリメタジオン，クロナゼパム，クロバザム，スルチアム，ガバペンチン，ラモトリギン，レベチラセタム，トピラマートほか
免疫抑制薬		シクロスポリン，タクロリムス水和物
循環器用薬	ジギタリス製剤	ジゴキシン
	抗不整脈薬	プロカインアミド，N-アセチルプロカインアミド，ジソピラミド，キニジン，アプリンジン，リドカイン，塩酸ピルジカイニド，プロパフェノン，メキシレチン，フレカイニド，コハク酸シベンゾリン，ピルメノール，アミオダロン

（出典：日本TDM学会ホームページより）

第16章

腫瘍マーカー検査

- わが国における「がん患者の罹患数および死亡者数」は，国立がん研究センターがん対策情報センターが2015（平成27）年に新たにがんと診断される罹患数と死亡者数を予測し公開しています。それによると，**予測がん罹患数**は，男女計（全がん）で982,100人です。うち男性が560,300人，女性が421,800人です。2014年と比較し，予測罹患数は大腸がんと前立腺がんが大幅に増加しています。男性で最も多いのは前立腺がんの98,400人，女性では乳房がんの89,400人です。一方，予測がん死亡者数は全がん男女併わせて370,900人です。うち，男性での部位別死亡者数の最多は肺がんです。次いで胃がん，大腸がん，肝臓がん，膵がんと続きます。女性では大腸がんが最多であり，次いで肺がん，胃がん，膵がん，乳房がんと続きます。

- 増え続けるがんに対して，さまざまな対策が講じられています。がんにならないようにすることを**一次予防**といい，がんになっても早期に発見して病気を治すことを**二次予防**といいます。一次予防では，禁煙をはじめ，節度のある飲酒習慣，偏りのないバランスのよい食事，適度な運動・体重維持などが多くの人に推奨されています。

- わが国におけるがん検診は，市区町村などによる住民健診（**対策型検診**）と，人間ドックなどの**任意型検診**とがあります。住民健診では，有効性の確立した胃がん，大腸がん，肺がんの検診が40歳以上の男女を対象に実施され，子宮頸がんは20歳以上，乳がんは40歳以上の女性が対象となっています。任意型検診のうち，男性高齢者が前立腺がん検診を目的に血中の前立腺特異抗原（PSA）を検査すると，個人の死亡リスクを下げることがわかっています。このように，個人が任意型検診に積極的に参加して，がんを発見して治癒することで利益につながることがあります。

- がんの診断には画像検査（X線，CT，MRI，超音波，PET/CT）をはじめ，病理組織学的検査，遺伝子解析および血液検査などがあります。近年，患者の遺伝子情報を解析し，個人情報に基づいて抗がん剤の使い方を変えるなどして，治療方法を決める個別化医療ががん患者の治療に応用されています。たとえば，大腸がん患者ではKRAS遺伝子に変異があるとセツキシマブ（分子標的薬）を用いても効果は期待できません。このように事前に遺伝子を調べてくすりを選ぶ時代が到来しています。

- がんを**補助診断**する方法には，**腫瘍マーカー**による検査があります。腫瘍マーカーは，がんの発生により主に血中に増加する蛋白質成分を調べる検査です。がん細胞は活発な活動により蛋白質など代謝産物を大量に産生しますが，正常細胞も同一物質を微量に産生します。したがって，腫瘍マーカーの血中濃度の推移からがん細胞の動向だけを反映するものではありません。がんの診断は画像診断を中心に行われ，腫瘍マーカーによる診断は補助的です。

- 腫瘍マーカーの検査は，一例として半年ごとに経時的に測定し，過去の検査値といま現在の値の変化からがんの転移や再発を比較的早期に発見できるとされています。しかし，原発がんの早期発見は困難であり，検査の特性と限界を十分に理解したうえで検査値を評価することが大切です。

1 腫瘍マーカーの特性

> 体内に腫瘍ができると，健康なときにはほとんどみられない特定の物質が大量につくられ血液中に出現します。腫瘍によって産生・分泌されるこの物質は，「がん」の存在の目印となります。この特定の物質を"腫瘍マーカー"といいます。

腫瘍マーカーの歴史

- 世界で最初の腫瘍マーカーは，1847年に発見されたBence Jones蛋白（BJP）といわれています。BJPは多発性骨髄腫患者の尿中に見出された特殊な蛋白質で，56℃で白濁して凝固し，100℃で再溶解する性質があります。
- 1958年になってラジオイムノアッセイ法（RIA）が開発され，ホルモン産生腫瘍の早期診断が可能となり，腫瘍マーカーの概念ができました。1963年には胎児性蛋白のAFP（αフェト蛋白）が発見されました。1965年には，CEA（がん胎児性抗原）が発見され，大腸がんの腫瘍マーカーとして報告されると，腫瘍マーカーが大きくクローズアップされるようになりました。
- 次に新しい腫瘍マーカーが多く登場したのは，1975年に細胞融合によるモノクローナル抗体の作製法が確立されてからです。いま，消化器がんの腫瘍マーカーとして広く使われるCA19-9は，世界初のモノクローナル抗体を使用したもので，その後多数のモノクローナル抗体が作られて腫瘍マーカー全盛時代を迎えました。1990年代に入って，分子生物学的手法の進歩によって，がんの遺伝子異常と腫瘍マーカーの関係が次々と明らかにされ，診断・治療に向けてさまざまな試みが行われています。

腫瘍マーカーの種類

- 腫瘍マーカーのほとんど多くは正常細胞でも産生され，がん細胞の動向のみを表しているものではありません。腫瘍マーカーの種類は以下の通りです。
- **がん胎児性抗原**：がん細胞は細胞の成熟過程では未熟であり，胎児期の細胞と類似しています。腫瘍マーカーのうち，正常の胎児期の細胞から産生される腫瘍マーカーをがん胎児性抗原といいます。AFPやCEAが臨床応用されています。
- **がん関連抗原**：がん細胞の遺伝子異常や代謝の亢進などによって産生されます。糖鎖抗原*とその他のがん関連抗原とに分類されます。
- **酵素**：がん化により，細胞本来の酵素とは物理化学的性状の異なる酵素アイソザイムが出現します。乳酸脱水素酵素（LD）をはじめ，蛋白分解酵素のエラスターゼ1は膵がんのマーカーとして，酵素の一部が臨床応用されています。
- **ホルモン**：ガストリン放出ペプチド前駆体のproGRPは，本来の作用はガストリンの血中への分泌促進作用であるが，肺小細胞がんにおいて血中に高率に産生されます。
- **腫瘍関連自己抗体**：p53遺伝子は，DNAの修復や細胞周期の抑制およびアポトーシス（細胞死）の誘導などのはたらきを有するがん抑制遺伝子の一つです。p53遺伝子の変異は，各種

がんにおいて認められることが多く，抗p53抗体は変異を起こしたp53蛋白に対して体内でつくられる抗体です。抗p53抗体の出現とp53遺伝子の変異は高い相関関係にあります。

表　抗原の性状による腫瘍マーカーの種類

がん胎児性抗原	CEA（がん胎児性抗原），AFP（α-フェト蛋白），BFP（塩基性胎児蛋白）
がん関連抗原	糖鎖抗原：CA19-9，CA125，SLX（シアリルLe^x-i抗原） その他のがん関連抗原：PIVKA Ⅱ，SCC（扁平上皮がん関連抗原），CA15-3，PSA（前立腺特異抗原），CYFRA（サイトケラチン19フラグメント）
酵素	NSE（神経特異エノラーゼ），Elastase1（エラスターゼ1）
ホルモン	βhCG（ヒト絨毛性ゴナドトロピンβ分画），ProGRP（ガストリン放出ペプチド前駆体），インスリン，ガストリン，甲状腺ホルモン，下垂体ホルモンなど
その他	急性相反応物質，Bence Jones蛋白，抗p53抗体，遊離L鎖

*糖鎖抗原：細胞膜の表面には，糖蛋白質，糖脂質などの複合糖質が細胞表面に露出している。この複合糖質は，N-アセチルガラクトサミン，N-アセチルグルコサミン，シアル酸，フコースなどからなり，これらの糖化合物が長く結合したものを糖鎖とよぶ。また，これらを抗原として抗体で検出できるものを糖鎖抗原とよぶ。細胞ががん化するとこの糖鎖の構造が変化したり，量がたくさんつくられたりする。糖鎖抗原からできている多くの腫瘍マーカーが知られている。

陽性，陰性の判定　基準値とカットオフ値

- 臨床検査では正常と異常を判別するための数値が決められています。普通に日常生活を送り，問診や血圧など理学的所見に異常を認めない人を健常者とみなし，多数の健常者から得られた検査値の95％が含まれる範囲を基準範囲とし，健常者の95％が陰性となる値を基準値（➡293頁）として設定します。
- 腫瘍マーカーの場合，がんに対する特異性と感度が不十分なため，がん患者のほか，非がん患者（健常者や良性疾患の患者など）の一部も基準値を超えることがあり，基準値にかわりカットオフ値（➡295頁）が用いられます。カットオフ値（病態識別値という）は，特定の疾患群（がん患者）と非疾患群（非がん患者）に対して検査を行ったとき，両者を識別するために設定される2群間の境界値のことです。特定の疾患群では異常な検査値を示すことが多く，非疾患群では多くが基準範囲内であれば理想的な検査といえます。

腫瘍マーカー測定の有用性

- **がんのハイリスク者の追跡**：喫煙者，高齢者などリスクを負う者に対し，がん化のリスクに応じて定期的な検査を行います。たとえば，高齢者の男性に対するPSA（前立腺特異抗原）の測定は，前立腺がんの発見に役立ちます。C型およびB型肝炎ウイルスの持続感染者に対しては，AFPやPIVKA-Ⅱを調べることによって肝がん発生の可能性を探ることができます。早期がん（ステージ1）の段階で，腫瘍マーカーの陽性率は数％〜20％未満とされ，図1に示すようにステージの上昇にともなって血中濃度が上昇し，陽性率が高くなります。また，測定値はステージに比例し，転移，再発の可能性が高くなります。

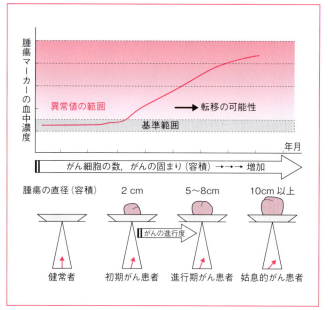

図1　腫瘍マーカー測定値とがんステージとの関係

- **治療効果の判定**：腫瘍マーカーが陽性のがん患者では，薬物療法や放射線療法で治療効果があるときは腫瘍マーカーの減少がみられます。腫瘍マーカーは手術や抗がん剤の治療の効果判定に用いられます。
- **手術後の予後および再発の早期診断**：腫瘍マーカーの測定値が治療後も経時的に上昇する場合，再発の可能性が考えられます。術後1カ月以内にカットオフ値以下（基準範囲）に復する場合は予後が良好とされ，術後の経過観察によって検査値が上昇する場合は再発の可能性が疑われます。また，小さながんの転移が多数残っていることも考えられます。再発徴候の確認は画像診断が有効ですが，実施には高額な検査医療費，放射線被爆の問題，予約混雑による検査の遅れなどがあり，頻回に画像検査を受けることはできません。このような場合，腫瘍マーカーの検査が好んで用いられます（図2）。
- **がんの診断の補助**：がんが疑われる患者に対し，診断の補助としてCEAなど臓器非特異的腫瘍マーカーを2〜3項目組み合わせて検査が行われます。一般に，CEAが10ng/mL以上（カットオフ値2.5ng/mL以下），AFPが200ng/mL以上（同，10ng/mL以下），CA19-9が100U/mL以上（同，37U/mL以下）の血中濃度を示すとき，体内のどこかにがんの存在を強く疑う目安となります。
- **がんのスクリーニング**：腫瘍マーカーによるスクリーニングは，がん検診時に検査が行われます。スクリーニング検査はペプシノゲンとPSAに限定されます。ペプシノゲンは，胃で産生される蛋白分解酵素の「ペプシン」の前駆体です。胃底腺由来のペプシノゲンⅠ（PGⅠ）と胃粘膜全体で産生されるペプシノゲンⅡ（PGⅡ）があります。PGⅠ値およびPGⅠ/PGⅡ比の検査は，胃の萎縮性変化の指標として用いられ（➡173頁），萎縮性変化が胃がんの発生母地となるため，胃がん検診で実施されます。PSA（前立腺特異抗原）は，前立腺から分泌

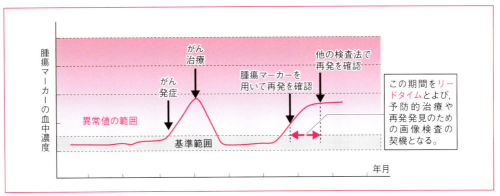

図2　腫瘍マーカーによる再発がんの発見
- 経時的な測定値の上昇は，再発の可能性がある。
- 腫瘍マーカーによっては，画像診断による再発見よりも1～6カ月も早くから血清中の腫瘍マーカーの増加がみられる。
- 再発の経過観察では，大腸，卵巣，乳腺，肝臓などのがんでは，化学療法や再手術で延命を図ることができるので，腫瘍マーカーによる経過観察は重要である。特に消化器がんの再発は腫瘍マーカーによる経過追跡が最も早い。

され蛋白質です。一般に，血清中濃度が4.0ng/mLを超えると，前立腺肥大や前立腺がんを疑うことができます。PSAは住民健診や人間ドックなどで受けることができます。

····· Column ····· 科学的根拠に基づくがん診療

- がん検診の目的は，がんを早期に発見し適切な治療によりがんの死亡率を減少させることです。検診には，市区町村が行う住民健診や企業が行う職域検診などの対策型検診と，人間ドックなど個人の判断で行う任意型検診があります。
- 対策型検診は，健康増進法によるがん検診事業であり，「がん予防重点健康教育およびがん検診実施のための指針」に基いて実施されています。2016（平成28）年度より胃がん，乳がん検診を中心に指針が改訂され，新たながん検診が実施されます。

表　「がん予防重点健康教育およびがん検診実施のための指針」に基づくがん検診

検診の種類	対象年齢	実施回数	検診項目
胃がん	50歳以上	2年に1回	問診，胃部X線検査・胃内視鏡検査のいずれか（当分の間，胃部X線検査は年1回の実施可とし，40歳以上の者を対象としてもよい）
子宮頸がん	20歳以上	2年に1回	問診，視診，子宮頸部の細胞診・内診 必要に応じコルポスコープ検査
肺がん	40歳以上	年1回	質問（喫煙歴，職歴，血痰の有無など） 胸部X線検査，喀痰細胞診
大腸がん	40歳以上	年1回	問診（現在の症状，既往歴，過去の検診の受診状況） 便潜血検査
乳がん	40歳以上	2年に1回	問診，乳房X線検査（マンモグラフィ） （視触診は推奨しないが，仮に実施する場合は乳房X線検査と併せて実施すること）

（出典：厚生労働省「がん予防重点健康教育及びがん検診実施のための指針」の改正等に係る事前周知（平成28年2月）より引用改変）

日常検査に用いる主な腫瘍マーカー

> 腫瘍マーカーの多くは腫瘍関連抗原といわれるものです。多くの腫瘍マーカーはさまざまな臓器がんにも反応し，肝臓病など良性疾患でも陽性判定されることも少なくありません。腫瘍マーカーは日常の検査に広く用いられています。

検査のポイント

- 早期がん患者では，カットオフ値以下の値を示すことがあります。がんが疑われる場合には他の検査と併せて総合的に判断します。
- 腫瘍マーカーの大部分は，がん以外の疾病でも体内で少量合成されるため，肝炎など良性疾患で高値となることがあります。
- 臓器特異性の低い腫瘍マーカーを使用し，検査結果が高値となっても傷害臓器を特定することができないときは，他の検査と併せて総合的に判断します。
- がんが疑われる患者に対しては，CEAなど臓器特異性の低いマーカーであっても，広範に陽性となる腫瘍マーカーの検査が役立つときがあります。
- 腫瘍マーカーには，PSAやCYFRA21-1のように前立腺がんや肺扁平上皮がんに対し，臓器特異性が高く，診断確度の高い検査が知られています。
- 腫瘍マーカーを連続して測定し，検査値が上昇する傾向があれば，がんを疑い精密検査を受けることが必要です。
- 未分化がん・低分化がん*では，腫瘍マーカーを合成しないので病状が進行しても陰性となります。

*未分化がん・低分化がん：がん細胞は正常な細胞から発生する。もとの細胞と判別がつかないものを未分化がんといい，もとの細胞の特性がほとんどみられない未熟ながんを低分化がんという。未分化がんでは転移・浸潤が早く予後が不良である。また，発生した組織・臓器の細胞特性が認められるがんを高分化がんという。

表 臓器特異性の高いマーカー（特定の臓器がんで陽性率が高い）

腫瘍マーカー 主な有用性，特徴	カットオフ値	異常値を示す疾患 （　）内は陽性率	
		がん（悪性腫瘍）	良性疾患（がん以外）
AFP（α-フェト蛋白） ・転移性肝がんの治療効果，再発予知 ・肝硬変での経時的測定	10 ng/mL以下 [CLEIA法]	原発性肝細胞がん，転移性肝がん，胃がん，胚細胞腫瘍（卵黄嚢腫瘍）	急性肝炎，慢性肝炎，肝硬変，糖尿病，妊娠（3カ月以降）
AFP-L3分画 ・肝細胞がんと非悪性腫瘍性の肝疾患との鑑別 ・肝細胞がんの早期診断	10.0%未満 [LBA法]	肝細胞がん	劇症肝炎，肝芽腫
PIVKA-Ⅱ ・肝細胞がんの補助診断 ・AFPと相関しないので両者の併用で診断率が向上	40 mAU/mL未満 [ECLIA法]	肝細胞がん（50%前後）	肝硬変，慢性肝炎，肝内胆汁うっ滞，ワーファリン投与時，ビタミンK欠乏性出血症
SCC（扁平上皮がん関連抗原） ・扁平上皮がんの補助診断 ・病期と測定値の相関は少ない	1.5 ng/mL以下 [CLIA法]	肺扁平上皮がん（60％前後），子宮頸がん（50％前後），食道がん（30％），皮膚がん（80％）	気管支炎，サルコイドーシス，呼吸器疾患・婦人科疾患（10〜15％）（唾液やフケの混入により高値となる）
PSA（前立腺特異抗原） ・前立腺がんで病勢を反映する ・前立腺がんのスクリーニング ・高感度PSAは治療後の経過観察に有効	4 ng/mL以下 [CLEIA法]	前立腺がん （前立腺がん有病率） 4.0 ng/mL　約15％ 4.1〜10.0 ng/mL　25〜35％ 10.1 ng/mL以上　50〜80％	前立腺肥大症，前立腺炎，前立腺触診後 （加齢とともに上昇）
NSE（神経特異エノラーゼ） ・早期診断には不向き ・肺がん，神経系腫瘍の補助診断・経過観察	16.3 ng/mL以下	肺小細胞がん（60〜70％），神経芽細胞腫（70％）	肺良性疾患，胃潰瘍（赤血球中のNSEの影響を受けるので溶血に注意）
ProGRP（ガストリン放出ペプチド前駆体） ・肺小細胞がんの補助診断 ・治療効果の判定	81 pg/mL未満 [CLIA法]	肺小細胞がん（63％），肺非小細胞がん（10％）	腎不全（GFR低下症例では評価困難）
CYFRA21-1（サイトケラチン19フラグメント） ・肺非小細胞がん（特に肺扁平上皮がん）の補助診断 ・肺がん治療後の経過観察	3.5 ng/mL以下 [CLEIA, ECLIA法]	肺扁平上皮がん（80％），肺腺がん（50％），肺大細胞がん（30％），卵巣がん，乳がん	肺良性疾患
CA15-3 ・乳がん術後の経過観察 ・再発後治療のモニタリング指標	25.0 U/mL以下 [CLEIA法] 27.0 U/mL以下 [CLIA法]	進行または再発乳がん（50％前後），卵巣がん（40％前後），転移性乳がん（肺，骨，肝）（50 U/mL以上）	肝硬変
CA125 ・卵巣がん（漿液性嚢胞腺がんでの陽性率100％） ・卵巣がんの再発予知，経過観察 ・子宮内膜症の診断	35 U/mL以下 [CLEIA法]	卵巣がん（60〜80％），子宮内膜がん（30％），膵がん，肝がん	子宮内膜症，良性卵巣腫瘍，腹水貯留，腹膜炎
βhCG（ヒト絨毛性ゴナドトロピンβ分画） ・hCGは妊娠中に産生されるホルモンで，β分画が腫瘍マーカーに用いられる ・絨毛性ゴナドトロピン産生腫瘍の診断	0.1 ng/mL以下 [RIA固相法]	卵巣がん，精巣がん，子宮がん，肺がん，膀胱がん	肝硬変，妊娠 胞状奇胎（高濃度のβhCGが産生されるため，妊娠反応が陽性となる）

表　臓器特異性の低い（各種のがんで陽性となる）マーカー

腫瘍マーカー 主な有用性，特徴	カットオフ値	異常値を示す疾患　（　）内は陽性率	
		がん（悪性腫瘍）	良性疾患（がん以外）
CEA（がん胎児性抗原） ・治療効果の判定，再発予知 ・臓器非特異的マーカーの代表格 ・画像診断などと併用が前提 ・人間ドックで用いられる	5.0 ng/mL以下 [測定キットにより異なる]	大腸がん，胃がん，膵がん，胆道がん，肺がん，乳がん，子宮がん，卵巣がん，甲状腺髄様がん，泌尿器がん，がんの肝転移	肝硬変，肝炎，糖尿病，腎不全，膠原病，慢性膵炎，閉塞性黄疸，甲状腺機能低下症，重喫煙者，慢性炎症性肺疾患
BFP（塩基性胎児蛋白） ・尿中BFPは膀胱がんでの陽性率が60％ ・経過観察に有用	75 ng/mL以下 [EIA法]	原発性肝がん，胆嚢・胆管がん，膵がん，胃がん，腎がん，前立腺がん，睾丸がん，肺がん	肝炎（40％），前立腺疾患（20％） （良性疾患での陽性率は肝炎を除いて比較的低い）
TPA（組織ポリペプチド抗原） ・治療効果の判定，再発予知 ・悪性腫瘍の増殖を反映	70 U/L以下 [RIA固相法]	食道がん，胃がん，大腸がん，肺がん，子宮がん，乳がん，肝細胞がん，胆道がん，膵がん，前立腺がん	肝炎，肝硬変，糖尿病
1型糖鎖抗原 ①CA19-9 ・消化器系腫瘍のスクリーニング検査 ・膵がんの治療効果の判定 ②Span-1，Dupan-2	37 U/mL以下 [CLEIA，CLIA法]	①，②膵がん（80％），胆道がん（80％），大腸がん（40％），胃がん，卵巣がん ②Span-1，Dupan-2はCA19-9と同様の意義	慢性膵炎，胆道結石，肝炎，卵巣嚢胞，子宮内膜症，胆管炎
2型糖鎖抗原 ①SLX：シアリルLe^x-i抗原 ・肺腺がん，膵がん，卵巣がんの経過観察	38 U/mL以下 [RIA固相法]	肺腺がん（70％前後），膵がん（40～60％），卵巣がん（40～60％），肝がん（20％前後）	肝硬変 （良性疾患での陽性率は低い）
②NCC-ST-439 ・再発乳がんの治療効果の判定 ・消化器がんの補助診断	4.5 U/mL未満 （男性と50歳以上の女性），49歳以下の女性は7 U/mL未満[EIA法]	乳がん（40％前後），膵がん（60％），胆道がん（50％），大腸がん，子宮頸がん	慢性肝炎，膵炎（肝胆道系の良性疾患での陽性率は低い）
抗p53抗体	1.30 U/mL未満 [ELISA法]	食道がん（20％），大腸がん（20％），乳がん	

第17章

尿検査

- 腎臓はそら豆の形をした成人のにぎりこぶし大の臓器です。腎表面は皮質，内側のほうは髄質とよびます。腎実質は，毛細血管から成り立つ糸球体（毛細血管のかたまり）と尿細管およびその周囲の間質からできています。糸球体と尿細管を併せてネフロンといい，ヒトの片方の腎臓だけで100万個ほど存在しています。ネフロンは腎臓の濾過装置のはたらきをする基本構造単位です。糸球体で濾過された直後の尿は原尿とよばれ，尿細管と集合管（尿細管の一部）を流れるうちに尿がつくられます。尿が生成されるのは，心臓から送りだされる血液の約20％が腎臓に流れ込んでいるからです。腎糸球体に流れる血液量（腎血流量）は毎分1〜2Lにもなります。血液を糸球体で濾過して尿をつくることが，腎臓の最も重要なはたらきです。
- 尿中の成分や色調は，健康状態や生活環境によって日々変化しており，尿試験紙による検査が日常的に行われています。尿試験紙検査は，よく攪拌した新鮮な尿中に試験紙部分を1〜2秒間ほど浸すと，尿中の成分と尿試験紙に含まれる試薬とが反応して呈色します。色の変化した試験紙を色調表（カラーチャート）と比較することにより，尿中の成分を半定量することができます。
- 尿試験紙検査は，pH，蛋白質，ブドウ糖，ビリルビン，ケトン体など最大12項目の尿成分を1枚の試験紙で1〜2分以内で簡便かつ迅速に結果をだすことができます。
- 検査に用いる尿検体は，採尿時間によって呼称が変わります。採尿時間による尿検体の名称を表1に示します。
- 尿検査の種類と尿検査項目との関係を表2に示します。

表1 採尿時間による尿の区分

早朝第一尿	前夜就眠前に排尿し，一切の飲食をしないで早朝起床直後（起きがけ）の尿をいう。多くの検査は早朝第一尿が最適である。
随時尿	任意の時間に採尿した尿をいう。食後2時間以上を経て，激しい運動をしない場合は随時尿でも検査が可能な場合がある。外来患者や職場の検診などで広く用いられる。
時間尿	ある一定時間ごと，または特定時間に採取した尿をいう。ブドウ糖負荷試験，クリアランス試験などに用いられる。
24時間尿（蓄尿）	朝起きがけの尿は完全に排尿し（この分は捨てる），それ以降翌日の同時刻までの尿をすべて容器に集める。尿中に含まれる化学成分を定量するときに用いる。
昼間尿／夜間尿	午前8時〜午後8時までの尿を昼間尿，午後8時〜翌朝8時までを夜間尿とする。腎機能の軽度低下症例では，臥床位は立位より腎臓に流れる血液量が多くなるため，夜間尿になりやすい。

表2 尿検査の種類から分類される尿検査の項目

	尿検査の種類	主な日常検査
尿検査	尿試験紙による定性検査	蛋白，アルブミン，ブドウ糖，潜血反応，ケトン体，ビリルビン，ウロビリノゲン，亜硝酸塩，比重，pH，白血球，クレアチニン
	尿化学検査（定量検査）	蛋白，微量アルブミン，ブドウ糖，尿素窒素，クレアチニン，尿酸，電解質，カルシウム，リン，マグネシウム，アミラーゼ，β_2-マイクログロブリンほか
	尿沈渣	➡284頁

尿量・尿色調

腎臓に送られた血液は腎糸球体で濾過され，原尿が1日あたり150Lつくられます。原尿は主に近位尿細管でブドウ糖やアミノ酸などが再吸収されます。再吸収されなかった水分や老廃物はさらに集合管で再吸収され，残りの1％が尿となります。成人における1日あたりの尿排出量は，この1％に相当する1,000〜1,500mLです。

検体の取扱い	●尿（蓄尿）
検査の目的	●尿量の異常 ●尿色調の異常
参考基準値	[尿　量] ●1,000〜1,500（mL／日）（成人），300〜1,000（mL／日）（6歳未満） [尿色調] ●淡黄色から黄褐色を示す。
検査値を 読む際の注意点	●健常者では尿量と比重は負の相関関係となる。 ●尿崩症（中枢性，腎性とも）では多くの場合5〜10L／日の多尿となり，尿比重は1.010以下の低張尿となる。
異常値を示す 主な疾患・病態	[尿量の異常] ●2,500（mL／日）以上（多尿）：糖尿病，尿崩症，萎縮腎，腎盂腎炎，腎不全回復期 ●400（mL／日）以下（乏尿）：急性腎炎，ネフローゼ症候群，脱水症状（下痢，嘔吐），心不全，急性熱性疾患，火傷 ●100（mL／日）以下（無尿）：腎不全，尿路結石症，ネフローゼ症候群（重症型），前立腺肥大，膀胱・尿管腫瘍による尿路閉鎖 [尿色調の異常] ●赤色〜赤褐色：血尿，ヘモグロビン尿，ミオグロビン尿，ポルフィリン尿 ●暗褐色：メトヘモグロビン尿 ●黄褐色：濃縮された尿，ビリルビン尿 ●無色透明：希釈された尿
薬剤による 検査値への影響	[着色尿の原因] ●赤色尿：抗生物質抗がん剤（エピルビシン塩酸塩，ダウノルビシン塩酸塩，ドキソルビシン塩酸塩）など ●暗赤色尿：トリコモナス治療薬（メトロニダゾール）など ●橙赤色尿：抗結核剤（リファンピシン）など ●その他 　黒色：レボドパ，帯青色：トリアムテレン，茶色：カルバペネム系抗生剤など

- 尿量は水分摂取量，腎の濃縮力，下垂体後葉からの抗利尿ホルモン（ADH：antidiuretic hormone）によって決定されます。ADHは腎集合管での水の再吸収を促進することにより尿量を調節します。普段の食生活や体重，肥満，年齢などの個人的要因により尿量は大きく変動します。

- 多尿は糖尿病，尿崩症，利尿剤による降圧治療でみられます。乏尿は少ない水分摂取，腎臓や心臓病による循環血漿量の低下時にみられます。

- 健常者の尿の色調は，淡黄色から黄褐色を示し，尿中成分のウロクロム，ウロビリンによるものです。着色尿には疾患によるもの，食用色素やビタミン剤，抗精神病薬などの薬物が原因になるものがあります。血尿，ヘモグロビン尿，ミオグロビン尿，ポルフィリン尿では赤

～赤褐色，ビリルビン尿では黄褐色となります。さらに乳白色～白濁に変化する場合は，乳び尿や脂肪尿，細菌尿でみられます。

···· *Column* ···· 尿試験紙による検査

中間尿による検査が原則

- 検査に用いる尿検体は，必ず**中間尿**を用います。特に女性の場合，膣や外陰部からの混入物を避けるため，中間尿を用いることが不可欠です。中間尿は，初尿および終わりの尿を採取せず，排尿途中に採取した尿のことです。

尿試験紙によるスクリーニング検査

尿試験紙による検査は「中間尿」を用いて正しく判定します。

最初の尿（捨てる）➡ 中間の尿（カップに入れる）➡ あとの尿（捨てる）

尿試験紙検査の実際

- 尿検査は，通常尿試験紙を用いて検査が行われます。尿試験紙を用いると最大12項目の検査を同時に行うことができます。スクリーニング検査時の測定時間は30～60秒です。各測定項目の判定時間に従い，試験紙の色の変化を下記に示す標準色調表（カラーチャート）と比較して各測定項目の判定を行います。このうち，潜血反応，蛋白質，ブドウ糖の1+は，日本臨床検査標準協議会（JCCLS）による表示の統一化に準拠しています。

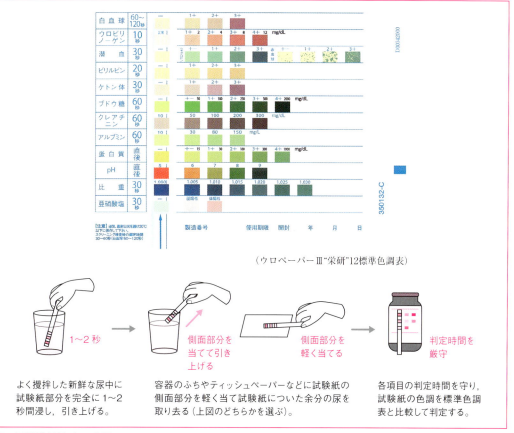

図　尿試験紙検査の実際

（出典：栄研化学株式会社．US特別編集号第2版　尿検査の基礎 症例報告）

健常者の尿データ（基準値）

- 健康成人尿の基準値を表1に示します。

表1　健康成人尿の基準値

検査項目	基準値の数値
尿量（1日尿量）	男性1,500mL，女性1,200mL
色調	麦わら黄色（ウロクロム色素）
比重	1.015前後（1日の各時間の尿比重は著しく変動する。）
浸透圧	50～1,300mOsm/Kg/1.73m^2，通常500～800mOsm
pH	弱酸性（通常6.0付近）
蛋白	10～100mg/日（試験紙では陰性）
ブドウ糖	2～20mg/dL（試験紙では陰性）
ウロビリノゲン	尿中にわずかに排泄される（試験紙では陰性判定は不可能）。

尿放置による成分変化

- 検査に用いる尿は細菌が増殖しやすく，室温放置すると採尿直後から変性する成分が知られています。特に赤血球，白血球，円柱などは数時間で減少することがあります。採尿直後の変性は尿の成分やその濃度により異なりますが，すべての成分が継時的に同じように変性するのではなく，ケトン体，ビリルビン，ウロビリノゲン，亜硝酸塩は比較的早く変性します。ブドウ糖や蛋白質は比較的安定であるとされます。しかしながら，採尿後あるいは蓄尿の終了後，直ちに検査を行うことが原則です。一般に尿試験紙による測定可能時間は4時間以内に行うことが望ましいとされます。採尿直後に検査が実施できないときは，冷暗所または冷蔵保存します。尿放置による成分変化を表2に示します。

表2　尿放置による成分変化

成分変化する項目	変化	原因
混濁	増加する	細菌の増殖，尿酸塩など塩類が析出する。
色調	濃色化	無色のウロビリノゲンが有色のウロビリン体に酸化される。
比重	高比重	短時間ではほぼ一定であるが，長時間放置では濃縮により高比重の傾向を示す。
pH	アルカリ側に移行	細菌がもつウレアーゼ活性により尿素が分解されアンモニアを生成する。
蛋白質（アルブミン）	ほぼ一定	比較的安定である。
ブドウ糖	測定値の減少	細菌による分解を受け，ブドウ糖は減少する。
ケトン体	減少	ケトン体成分のアセトンは揮発成分である。
ビリルビン	減少	酸化されてビリベルジンに変化する。
ウロビリノゲン	減少	酸化されてウロビリン体に変化する。
潜血反応	陰性化	初期は溶血のため陽性と判定されても，ヘモグロビン変性により経時的に陰性化する。
亜硝酸塩	陰性化	亜硝酸塩が分解される。
白血球	陰性化	白血球試験紙の反応原理は白血球中のエステラーゼ活性により試験紙を呈色させる。
クレアチニン 蛋白質（アルブミン）	ほぼ一定	比較的安定であるため変性しにくい。

2 尿比重

尿比重は尿浸透圧の代わりに尿の濃縮・希釈の状態の判定に代用される検査です。尿中に溶けている全溶質の濃度を示す指標であり，尿の濃さを調べる検査です。健常者では，尿の比重と尿量とは反比例の関係にあり，水分摂取が多く尿量が増えれば比重は低く，水分摂取量の不足などで尿量が少なくなれば比重は高くなります。

検体の取扱い	● 新鮮尿（早朝尿，随時尿）
検査の目的	● 腎臓での尿の濃縮力を調べる。
参考基準値	● 1.005〜1.030［陽イオンによるメタクロマジー法］ 1.010以下（低比重尿），1.030以上（高比重尿）
検査値を 読む際の注意点	● 生理的変動（食事摂取，水分摂取量，運動など）および病的条件（糖や蛋白質）により，常に変動するので複数回ほど計測して傾向をみる。 ● 糖や蛋白が含まれると，屈折系による尿比重測定値は大きく影響を受ける。
異常値を示す 主な疾患・病態	［高　値］ ● 糖尿病（高度の尿糖），ネフローゼ症候群（高度の蛋白尿），心不全，脱水症 ［低　値］ ● 慢性糸球体腎炎，腎盂腎炎，嚢胞腎，尿崩症など

- 腎臓は必要に応じて濃い尿や薄い尿をつくり，排泄することによって体内の水分量を一定に保っています。水の重量を1.000として尿の重量の比を求めると健康な成人では1.015前後です。
- 尿比重は，腎における尿の濃縮力を知る指標となり，尿中の主成分である食塩や尿素などの固形成分の量に大きく左右されます。異常尿の場合は蛋白質や糖の影響を受けます。すなわち，尿比重は尿中に溶解しているすべての溶質の量に依存します。
- 低比重尿は，水分の過剰摂取，利尿剤服用時，糸球体腎炎などでみられます。尿崩症や腎不全では腎での濃縮能が低下して低比重尿となります。尿崩症では多尿，腎不全では乏尿となります。
- 高比重尿は，糖尿病や熱性疾患，下痢，嘔吐などによる水分の喪失でみられ，1.030以上になることがあります（腎濃縮力には限界があり，1.035以上にはならない）。

3 尿pH

尿pHは尿が酸性か塩基性かを調べる検査です。腎臓は重炭酸イオンと水素イオンのバランスをとり，酸・塩基平衡を維持する臓器です。腎臓における酸の放出は，不揮発性酸（乳酸やリン酸など）を水素イオンの形に変えて尿中に排泄します。

検体の取扱い	・新鮮尿（早朝尿，随時尿）
検査の目的	・酸・塩基平衡異常が疑われるときの精査
参考基準値	・6.0付近［pH指示薬法］ ・生理的変動幅：4.5〜8.0
検査値を読む際の注意点	・呼吸性アルカローシスは，過呼吸のため二酸化炭素が過剰に排泄され，酸の基（もと）になる二酸化炭素の減少によりアルカリ性に傾く。 ・アシドーシス，アルカローシスを疑うときは，動脈血ガス分析の検査を併用する。 ・pH3.0以下の場合，試験紙法による尿蛋白，アルブミン測定値は偽陰性となり正しく評価できない。 ・強アルカリ尿では，試験紙法による尿蛋白，アルブミン測定値は偽陽性となる。
異常値を示す主な疾患・病態	［高　値］ ・尿路感染症，過呼吸，代謝性・呼吸性アルカローシス ［低　値］ ・糖尿病，腎炎，発熱，飢餓，代謝性・呼吸性アシドーシス
薬剤による検査値への影響	・副腎皮質ホルモン製剤，重炭酸ナトリウム，乳酸塩の投与により尿pHが上昇する。 ・ビタミンC製剤，塩化カルシウム（カルシウム補給剤）の投与により尿pHは低下する。

- 腎臓での代謝性調節として，尿細管でのH$^+$（水素イオン）や，Na$^+$（ナトリウムイオン）の交換，重炭酸イオン（酸を中和するはたらき）の近位尿細管からの再吸収などから，細胞外液中のpHは酸・塩基平衡バランスにより一定に保たれています。酸度が上昇しないように尿から排泄されるH$^+$により，新鮮尿でのpHは弱酸性となります。
- 健常者の尿pHは，およそ6.0〜6.5前後ですが，動物性食品を多食すると酸性に傾き，植物性食品ではアルカリ性に傾くため，生理的にはpH4.5〜8.0の間を変動します。
- 尿pHが低下する疾患は，熱性疾患，飢餓状態，糖尿病および代謝性・呼吸性アシドーシスなどが，逆に尿pHが上がる疾患は，尿路感染と代謝性・呼吸性アルカローシスが代表的です。
- 尿pHの測定結果だけでは知見に乏しいため，他の検査も含めて総合的に判断します。

4 尿蛋白

蛋白尿とは尿中に蛋白質が出現した場合をいいます。尿中にみられる蛋白質はアルブミンのほか、グロブリンや Bence Jones 蛋白（BJP）などが知られています。試験紙法で検出される蛋白質は主にアルブミンです。BJP に関してはアルブミンと同程度の感度を有しているとされます。

検体の取扱い	● 新鮮尿（早朝尿，随時尿）
検査の目的	● 慢性腎臓病の早期発見 ● 糖尿病合併症（糖尿病腎症）の早期発見
参考基準値	● 陰性［BPB 系指示薬による蛋白誤差法］ ● 生理的変動幅：40〜80 mg/日 　（BPB：ブロムフェノールブルー系指示薬）
検査値を読む際の注意点	● pH 8.0 以上のアルカリ尿では偽陽性になることが多い。この場合は，3％酢酸を 1〜2 滴ほど滴下して酸性側に戻して再度測定する。定量法で確認してもよい。 ● 高比重尿では偽陽性になることがある。
異常値を示す主な疾患・病態	**[陽性]** ● 表参照
薬剤による検査値への影響	〈BPB 系試験紙法で偽陽性となる〉 ● 緩下剤（クエン酸マグネシウム），抗不整脈薬（シベンゾリンコハク酸塩，硫酸キニジン），消化性潰瘍治療薬（ラニチジン塩酸塩）

- 尿試験紙による尿蛋白の検出は、2005 年、日本臨床検査標準協議会（JCCLS）により、定性値は（−，＋/−，1 + …）と表示しますが、定性値を付与するかは各メーカーの判断に委ねるとされています。半定量値は mg/dL と表示されます。1＋に相当する蛋白濃度は 30 mg/dL です。
- 健常者の場合、1 日あたり 100 mg 前後の蛋白（主にアルブミン）が尿に排泄され、1 日の**総蛋白排泄量**が 150 mg または 0.15 g/gCr を超えると病的蛋白尿とされます。尿中に蛋白が検出されるのは腎疾患をはじめ、表に示すように各種疾患でみられます。

表　尿中に蛋白質が出現する主な疾患

	蛋白尿のみられる主な疾患
生理的蛋白尿	起立性蛋白尿（若者に多く一過性、蛋白量は少ない）
腎前性蛋白尿	熱性蛋白尿（発熱時），Bence Jones 蛋白尿（多発性骨髄腫），ヘモグロビン尿（赤血球の崩壊、新生児の溶血性疾患、重症感染症），ミオグロビン尿（大量の筋肉の崩壊、外傷による筋肉の損傷）
腎性蛋白尿	糸球体性：糸球体腎炎、ネフローゼ症候群、IgA 腎症、腎硬化症など 尿細管性：ファンコニ症候群、薬物障害など その他：糖尿病腎症、間質性腎炎など
腎後性蛋白尿	尿路・膀胱での炎症、腫瘍などの病変、前立腺炎

Column　尿蛋白/クレアチニン比（P/C比）について

- 尿中に含まれる蛋白質を正確に測定するには24時間蓄尿を用いる定量分析方が基本です。しかし，24時間蓄尿は時間的管理や1回ごとの尿量の記録など手間がかかります。24時間蓄尿法に代わり，尿蛋白/クレアチニン比（P/C比）が腎疾患の指標として用いられています。P/C比は随時尿を用いて検査を行います。P/C比は尿クレアチニン1gあたりの蛋白量です。健常者では尿中クレアチニンの1日排出量はほぼ1gであることを前提に，1日あたりの排出される尿蛋白量を推定し，g/gCrの単位を用いて表示します。
- P/C比の判定は，蛋白質試験紙とクレアチニン試験紙から得られる半定量値より評価します（表）。
- P/C比は随時尿を用い，腎疾患の代表的な所見である尿蛋白量を簡易な方法で得られるので，外来での日常検査に応用されています。尿中のクレアチニン排出量は，個々の筋肉量や加齢による変化の影響を受けるため，P/C比すなわち随時尿中蛋白/クレアチニン比の測定は，推定1日尿蛋白量として捉えられています。

表　P/C比（g/gCr）の定性値と蛋白尿の評価

P/C比 定性値（試験紙法）	蛋白尿の評価（g/gCr）
正常	正常（<0.15）
1+	軽度（0.15～0.49）
2+	高度（≧0.50）

尿アルブミン/クレアチニン比（A/C比）

- アルブミン尿とは，蛋白試験紙では確認できないほどの低濃度のアルブミンが尿中に出現した場合をいいます。蛋白尿やアルブミン尿の出現および腎機能の低下は，CVD（cardiovascular disease，冠動脈疾患，脳血管疾患，末梢血管疾患，心不全など）発症の独立した危険因子とされます。
- 糖尿病腎症では，尿蛋白が持続的に陽性（顕性蛋白尿）になる前に，尿アルブミン排泄量が増加するため，糖尿病患者で尿中の微量アルブミンを測定すると，糖尿病腎症の早期発見に有効です。図に示すように，糖尿病腎症では糸球体濾過量（GFR）の低下に先駆けて，アルブミン尿は初期の段階から出現します。図から尿中微量アルブミン値として30～299mg/gCrの範囲内に管理されているときは早期腎症期であり，GFRの低下を抑えることができます。
- アルブミン試験紙とクレアチニン試験紙の測定結果より，A/C比を判定するときは表に基づいて評価します。

表　A/C比の定性値と蛋白尿の評価

A/C比定性値（試験紙法）	アルブミン尿の評価（mg/gCr）
正常	正常（<30）
1+	微量アルブミン尿（30～299）
2+	顕性アルブミン尿（≧300）

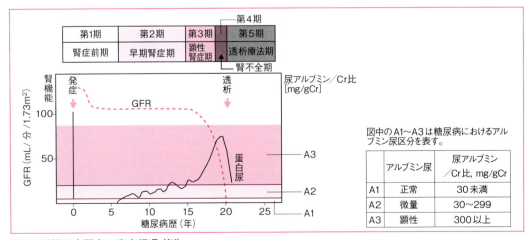

図　2型糖尿病腎症の臨床経過（例）

5 尿 糖

尿糖は血液中の糖（グルコース）が尿中に排泄された糖のことです。血液中の糖は，腎臓で血液から濾過される過程で水分とともに腎尿細管から再吸収されますが，血糖が異常に増加して限界（腎臓の閾値）を超えると，尿糖が検出されます。尿糖の測定は食後高血糖（2型糖尿病に多い）の状況把握に役立つとされています。

検体の取扱い	● 新鮮尿（早朝尿，随時尿）
検査の目的	● 糖尿病患者の経過観察 ● スクリーニング検査（基本的検査）
参考基準値	● 陰性［グルコースオキシダーゼ法］
検査値を読む際の注意点	● 糖尿病を疑うときは，もっとも糖が検出されやすい食後2時間尿が適している。 ● 空腹時に尿糖陽性と判定されると，糖尿病の可能性が高くなる。 ● 試験紙法はブドウ糖に特異性が高く，他の糖成分（乳糖，果糖など）とは反応しない。
異常値を示す主な疾患・病態	［陽　性］ ● 高血糖をともなうとき：糖尿病，急性・慢性膵炎，甲状腺機能亢進症など ● 高血糖をともなわないとき：腎性糖尿（ファンコニ症候群，重金属や薬物の有害作用による腎障害），妊娠
薬剤による検査値への影響	［偽陰性］ ● アスコルビン酸（ビタミンC製剤）は反応系を妨害するため偽陰性となる。 ● ピリン系解熱鎮痛薬（スルピリン），パーキンソン病治療薬（レボドパ） ［偽陽性］ ● 抗精神病薬（チミペロン）

- 健常者の尿中に排泄されるブドウ糖濃度は，1日排泄量として40〜85mg/dLほどです。この濃度では試験紙法では陰性と判定されます。
- 尿糖が陽性になるときは大別して2通りの意義があります。
  ①高血糖により，腎の排泄閾値を超えて上昇（血糖値が高く，尿細管での再吸収には限界がある）。健常者での糖排泄閾値は血糖値160〜180mg/dLに相当します。
  ②血糖値の上昇がなくても，腎の排泄閾値が低下して尿糖が陽性となる（腎性糖尿）。
- 尿試験紙による尿糖検査は，メーカー間により検出感度，結果の表示法などが異なり，医療現場で混乱をきたしていました。2005年，日本臨床検査標準協議会（JCCLS）により，1+に相当する濃度を100mg/dLになるように統一されています。同様に尿蛋白，尿潜血反応を含め3項目の検査は1+に相当するランク値が統一されています。この統一化により，尿糖，尿蛋白は半定量値のmg/dL単位表示となります。

6 尿ケトン体

> ケトン体は肝臓で生成されたあと，筋肉や腎臓での処理能力を超えると血中や尿中に出るため，血中・尿中ケトン体が増加します．尿中ケトン体の検査は，ケトアシドーシスの診断や糖の摂取・利用障害の有無を調べます．

検体の取扱い	・新鮮尿（早朝尿，随時尿）
検査の目的	・糖尿病の経過観察 ・スクリーニング検査（基本的検査）
参考基準値	・陰性［アルカリニトロプルシド法］
検査値を 読む際の注意点	・ケトン体の一部は揮発性であり，新鮮尿を用いて早めに検査を終える． ・過度のダイエットでは脂肪が消費されるため，尿ケトン体が陽性になることがある．
異常値を示す 主な疾患・病態	［陽　性］ ・糖尿病（重症型），飢餓状態（絶食，断食を含む），内分泌疾患，過剰脂肪食 ［偽陽性］ ・フェニルケトン尿症
薬剤による 検査値への影響	［偽陽性］ ・グルタチオン製剤（適応：アセトン血性嘔吐症，金属中毒，妊娠悪阻） ・エパルレスタット（適応：糖尿病神経障害に伴う自覚症状の改善）

- ケトン体は糖代謝の異常（糖質の利用障害）により，代替エネルギー源として多量の脂肪酸が分解されて生成（脂質代謝の亢進）された代謝産物です．代謝産物のβ-ヒドロキシ酪酸はケトン体構造をもつ化学物質であり，尿は強い酸性を示すようになります．
- 尿中のケトン体定性試験は，試験紙により尿ケトン体の存在を調べる検査です．
- ブドウ糖に代わり，脂肪酸がエネルギー源となって酸化されると，大量のケトン体（アセト酢酸，β-ヒドロキシ酪酸，アセトンの3種）が発生します．
- ケトン体はエネルギー源として利用され余った分は尿中に排泄されますが，過剰のケトン体はケトアシドーシス（酸・塩基平衡バランスの崩れ）の原因となり，重症型糖尿病のように尿糖やケトン体が強陽性となり，病態が悪化して危険な状態に陥ることがあります．

7. 尿ビリルビン，尿ウロビリノゲン

閉塞性黄疸などで直接ビリルビンが血液中に停滞し，濃度2.0～3.0mg/dLを超えると尿中にビリルビンが現れるようになります。ビリルビン，ウロビリノゲンは，肝機能障害によりビリルビンの処理能力が低下すると，血中濃度が上昇することで尿中に出現します。

検体の取扱い	●新鮮尿（早朝尿，随時尿）
検査の目的	●肝胆道系障害のスクリーニング検査
参考基準値	●尿ビリルビン：陰性 ●尿ウロビリノゲン：正常（ウロビリノゲンは微量検出される） 　［ジアゾニウム塩によるアゾカップリング法］
検査値を読む際の注意点	●黄疸を認め，尿ビリルビンが陰性のときは間接ビリルビンが増加する疾患が考えられる。 ●血清ビリルビンが2.0～3.0mg/dL（腎排泄閾値）を超えるとビリルビン尿が検出される。 ●尿中のビリルビンは光によって分解されるので検査は早めに終了させる。 ●尿ウロビリノゲンのみが増加した場合は，溶血性黄疸や便秘を疑って検査を進める。 ●尿中のウロビリノゲンは長く放置すると酸化されるので検査は早めに終了させる。 ●尿ウロビリノゲン陰性は，胆汁通過障害（完全胆道閉塞）の重要な所見であるが，試験紙法では（−）の判定ができない。

異常値を示す主な疾患・病態			尿ビリルビン（陰性）	尿ビリルビン（陽性）
	尿ウロビリノゲン	高値（+）以上	溶血性黄疸，新生児黄疸，肝うっ血，便秘，腸閉塞	肝細胞障害，抱合型ビリルビンの排泄障害（肝炎，肝硬変，Dubin-Johnson症候群）
		正常（±）	健常者	
		陰性（−）	広域抗生物質の長期大量投与，腎機能低下	胆汁通過障害（完全胆道閉塞）閉塞性黄疸（胆汁うっ滞性黄疸）

薬剤による検査値への影響	［尿ビリルビン］ 〈偽陰性〉アスコルビン酸 〈偽陽性〉非ステロイド性抗炎症薬（エトドラク），対血管性止血剤（カルバゾクロムスルホン酸ナトリウム水和物），抗精神病薬（クロルプロマジン），その他（フェノチアジン誘導体定型抗精神病薬群） ［尿ウロビリノゲン］ 〈偽陽性〉対血管性止血剤（アドレノクロムモノアミノグアニジンメシル酸塩水和物），カルバペネム系抗菌薬（メロペネム水和物），抗精神病薬（チミペロン，クロルプロマジン），対血管性止血剤（カルバゾクロムスルホン酸ナトリウム水和物）

- ビリルビン（胆汁色素）は，肝内の酵素の作用により抱合を受けて水溶性の直接ビリルビンとなり，大部分は胆汁中に排泄されます。直接ビリルビンの一部は血中に回り，あまり高濃度になると（腎排泄閾値を超える）尿中に検出されるようになります。溶血性黄疸時に血中に増加する間接ビリルビンは，水に不溶のため尿中には出現しません。
- ウロビリノゲンは，胆汁に含まれる直接ビリルビンが大腸内のバクテリアの還元作用によって変化したものです。変化したウロビリノゲンの80％が便中に排泄され，残りの20％が吸収されて門脈から肝臓へ戻り，再び胆汁中に排泄されます（腸肝循環➡39頁）。その際，門脈中のウロビリノゲンの一部は，肝臓を経て大循環に入り，腎を経由して尿中に排泄されます。したがって，健常者でも常に微量のウロビリノゲンが尿中に検出されます。

8 尿潜血反応

尿潜血反応とは，肉眼では見えない顕微鏡的血尿を検出する検査です。顕微鏡的血尿は，尿沈渣を鏡検すると健常者より赤血球が増えている状態（赤血球5～6個以上/強拡大）です。

検体の取扱い	・新鮮尿（早朝尿，随時尿）
検査の目的	・血尿をきたす疾患（腎・尿路系の炎症，腫瘍など）のスクリーニング検査
参考基準値	・陰性［ヘモグロビンのペルオキシダーゼ様活性を利用する方法］
検査値を読む際の注意点	・アスコルビン酸は，潜血反応を偽陰性とする最大の原因である。アスコルビン酸と同様な還元性物資は還元糖類，グルタチオン，尿酸，システイン，グルクロン酸，シュウ酸などが尿中に含まれ，これらの化学物質は偽陰性の原因となる。 ・血尿以外でもヘモグロビン尿（溶血性疾患など），ミオグロビン尿（筋組織傷害など）でも陽性となるので，尿沈渣の結果と対比させることが望ましい。 ・筋細胞の損傷によってミオグロビン陽性を示すことがあり，検査前の激しい運動は控える。
異常値を示す主な疾患・病態	［陽　性］ ・腎・泌尿器系：尿路（腎臓，尿管，膀胱など）の炎症・腫瘍，前立腺の炎症，尿路結石 ・ヘモグロビン尿症：発作性夜間ヘモグロビン尿症，感染症，中毒（サルファ剤，砒素など），熱帯熱マラリア，熱傷，異型輸血 ・筋系（ミオグロビン尿症）：筋組織の損傷，多発性筋炎，筋ジストロフィー，心筋梗塞，クラッシュ症候群，横紋筋融解症
薬剤による検査値への影響	［偽陰性］ ・アスコルビン酸，ACE阻害薬（カプトプリル），ピリン系解熱鎮痛薬（スルピリン） ［偽陽性］ ・抗リウマチ薬（ブシラミン），グルタチオン製剤，局所麻酔薬（塩酸プロカイン）

- 血尿とは，尿中に赤血球が出現した場合をいいます。多くは腎・尿路系に由来します。ヘモグロビン尿（血色素尿）は，透明で鮮紅色を示し，遠心分離しても色調は変わらず，沈渣に赤血球を認めません。
- 尿潜血反応はヘモグロビンのほか，筋肉組織の損傷などによって生じるミオグロビンとも反応します。心筋や骨格筋に由来するミオグロビン尿では，尿沈渣で赤血球を認めず，尿の色調が赤くなって潜血反応は陽性を示します。
- 高度の白血球尿・細菌尿ではペルオキシダーゼの放出により，潜血反応が陽性となるので尿沈渣の結果と併せて判断します。
- 尿試験紙による尿潜血反応は，2005年，日本臨床検査標準協議会（JCCLS）により，1+に相当するヘモグロビン濃度を0.06mg/dLとし，赤血球数に換算すると約20個/μLになるように統一されています。

（資料提供および協力：栄研化学株式会社）

妊娠反応

> ヒト絨毛性ゴナドトロピン(hCG)は絨毛組織から分泌されるので，妊娠時には尿中に多量に排泄されます．妊娠の診断と異常妊娠の診断に用いられます．胞状奇胎や絨毛がんでも異常高値となり，経過観察のよい指標となります．

検体の取扱い	・新鮮尿(早朝尿，随時尿)
検査の目的	・妊娠の診断と経過観察 ・絨毛性疾患の診断と術後の経過観察
参考基準値	・尿中hCG感度25〜50(mIU/mL)で陽性(妊娠4週0日)[イムノクロマト法]
検査値を 読む際の注意点	・絨毛性疾患やhCG産生腫瘍では異常高値(ときに100万mIU/mL以上)となり，抗原(hCG)の過剰により免疫反応が阻害されて偽陰性となることがある． ・妊娠初期の検出では，尿中hCG濃度が低いことがあり，必ず濃縮された早朝尿で検査することが望ましい．
異常値を示す 主な疾患・病態	[陽性と判定後，陰性となる場合] ・子宮外妊娠，流産 [妊娠でなく陽性の場合] ・絨毛性疾患，異所性hCG産生腫瘍，精巣の絨毛がん，hCG製剤の投与時など
薬剤による 検査値への影響	・ヒト絨毛性性腺刺激ホルモン(hCG，適応：無排卵症，機能性子宮出血，黄体機能不全症など)製剤投与により陽性反応を示す．

- **妊娠反応**は，尿中に含まれる**ヒト絨毛性ゴナドトロピン**(hCG)の定性反応により，妊娠の有無を判定する検査です．**hCG**は絨毛上皮の合胞体栄養膜細胞から分泌される糖蛋白です．正常妊娠では，着床後2〜3日で尿中に排泄され始めます．妊娠初期に急激に増加し，10〜12週目でピークに達し，その後漸減して出産後1〜2週間ほどで消失します．

- 妊娠診断薬の感度(hCGの最小検出量)は，25〜50mIU/mLに設定されているため，検体中のhCG濃度が妊娠検査薬の感度以上に存在すると陽性になります．尿中hCGは平均して妊娠3週後半で25mIU/mLに達しますが，妊娠の確定率を高めるには，感度25mIU/mLなら妊娠4週0日(月経周期28日型では次回月経開始予測日，排卵後14日)以降，感度50mIU/mLなら妊娠5週0日以降から検出可能となります．

- 妊娠反応が陽性になった場合，多くは妊娠と判定されます．しかし，流産や子宮外妊娠では検査が陽性を示した後，陰性に変化することがあるので必ず超音波検査なども併せて行う必要があります．

- **絨毛性疾患**(胞状奇胎，絨毛がん)や精巣の絨毛がんでも陽性になります．絨毛性疾患や**異所性hCG産生腫瘍**(卵巣がん，子宮がん，精巣がん，膵がんなど)を疑うときは，血清中のβhCG(➡269頁)も併せて検査します．

10 尿沈渣

尿沈渣は，尿を遠心分離して集められた有形成分を顕微鏡で観察し，主に腎・尿路系疾患の病態把握に有用な形態学的検査です。

検体の取扱い	● 新鮮尿（早朝尿，随時尿）
検査の目的	● 尿蛋白陽性，潜血反応陽性のとき必須検査として行う。 ● 混濁尿，色調異常を認めるとき ● 腎・尿路系の疾患が疑われるとき
参考基準値	● 赤 血 球：1視野5個以上（≧5個/HPF）（HPF：顕微鏡の倍率400倍〈強拡大〉） ● 白 血 球：1視野5個以上（≧5個/HPF） ● 円　　柱：少数（＜1個/HPFの硝子円柱を除くすべて） ● 上皮細胞：扁平上皮を除くすべて ● 結晶成分：①病的結晶の出現（ビリルビン，チロシン，ロイシンなど） 　　　　　：②正常結晶（尿酸など）≧2＋のとき（遠心鏡検法）
検査値を 読む際の注意点	● 月経時の検査は，赤血球が混入して誤った結果の原因となる。 ● 検体は，必ず採尿後1時間以内の新鮮尿を用いる。 ● 尿試験紙を用いた各検査が陰性であっても，尿沈渣の結果から腎・尿路疾患のみならず，他の疾患でも貴重な情報を得ることができる。 ● 潜血反応が陽性で尿沈渣に赤血球を認めないときは，ヘモグロビン尿（溶血性疾患）やミオグロビン尿（筋疾患など）（➡74頁）を疑う。 ● 細菌混入の尿では，細菌感染が疑われるので細菌検査を行う。 ● 尿中有形成分自動分析装置の普及により，近年は赤血球，白血球などの定量的表示法（個数/μL）が用いられている。自動分析装置では，尿を遠心分離することなく，単位体積（μL）あたりの個数が瞬時に求められ，精度に優れているといわれている。

- 尿沈渣は，尿蛋白および潜血反応が陽性を示すとき，または腎・尿路系の異常が疑われるときの必須検査です。検体は，採尿後1時間以内の新鮮尿とし，排尿の始めと終わりを捨てた中間尿が用いられます。1,500回転，5分間遠心分離後，残渣物をスライドガラスに滴下し，カバーガラスをかけて鏡検します。
- 最初に弱拡大（倍率100倍）で全視野を観察し，その後強拡大（倍率400倍）にして血球，上皮細胞の種類と数，円柱の種類，細菌の有無などを記録します。
- 一般に赤血球が検出されると，腎・尿路系の結石，腫瘍が，白血球の検出は，尿路感染症が，上皮細胞の検出は，尿細管障害，腎・尿路系炎症性の病変が，円柱は，糸球体腎炎，ネフローゼ症候群などで観察されます。尿沈渣でみられる主な有形成分，結晶成分，円柱などを表（➡286頁）にまとめます。

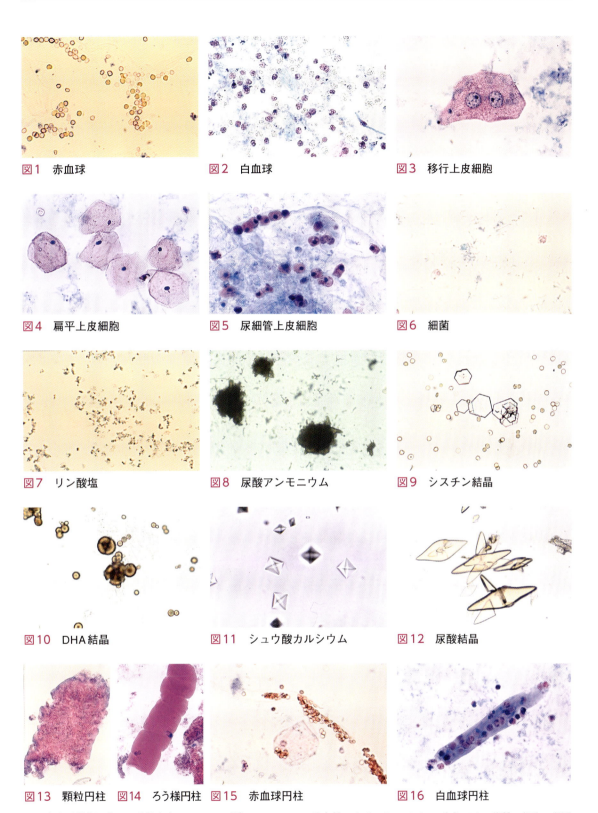

表　尿沈渣でみられる主な有形成分，結晶成分，円柱，細菌

尿中の成分			主な臨床的意義	図番号
細胞成分	赤血球		腎・尿路の炎症，結石，腫瘍などで出現する。 ・糸球体病変に由来するときは，変形赤血球を認める。 ・非糸球体病変（下部尿路疾患）では正常型赤血球が多い。	図1
	白血球		尿路の炎症性疾患（腎盂腎炎，腎結核，膀胱炎，前立腺炎，尿道炎など）で出現する。	図2
	上皮細胞		移行上皮細胞は腎・尿路の炎症性疾患で出現する。	図3
			扁平上皮細胞は膣，尿道の表層に由来する。	図4
			尿細管上皮細胞は尿細管障害，ネフローゼ症候群で増加する。	図5
細菌			多くはグラム陰性桿菌で腎盂腎炎，膀胱炎の原因となる。 結核菌（腎結核），淋菌（淋病）を認めることがある。 まれに，トリコモナス原虫を認めることがある。	図6
結晶成分	アルカリ尿	リン酸塩	臨床的意義はない。	図7
		尿酸アンモニウム	放置尿にて検出されることが多い。細菌尿中に認めることが多い。 アルカリ尿でみられることが多いが酸性尿でも認められる。	図8
	酸性尿	ロイシン[※1]	重症肝障害	
		チロシン[※1]	重症肝障害	
		シスチン[※1]	先天性シスチン尿症	図9
		DHA[※1] （ジヒドロキシアデニン）	酵素の先天欠損が原因。 DHAが水に不溶のため尿路結石として認められる。	図10
		シュウ酸カルシウム結晶	尿路結石の組成で最も多く，結石の診断に有用。	図11
		尿酸結晶	尿放置によって生じるレンガ色沈殿物の大部分。	図12
円柱	硝子円柱[※2]		健常者では過激な運動直後に少数出現（臨床的意義は乏しい）	
	上皮円柱		尿細管の病変など	
	顆粒円柱		慢性腎炎，ネフローゼ症候群で出現し病勢期には多くなる。	図13
	ろう様円柱		腎炎末期（予後不良の兆候）	図14
	血球円柱		赤血球円柱は急性腎炎，腎出血で認める。	図15
			白血球円柱は腎炎の活動期，腎盂腎炎で認める。	図16
	脂肪円柱		糖尿病腎症，ネフローゼ症候群，ループス腎炎で認める。	

[※1] 病的結晶成分を表す。
[※2] 通常，円柱は硝子円柱を除いて健常者ではみられない。

付　録

検査値データの取扱い方と読み方

- 医師からの検査依頼により臨床検査が行われます。検査の項目に応じて，血液（全血，血清，血漿）や他の体液，組織などの検体を採取します。検体中には経時的に変性するものが数多く知られています。たとえば，ACTHやBNPなどは室温放置による影響，腫瘍マーカーのNSEやインスリンなどは溶血による影響，甲状腺関連の検査では自己抗体による影響を受けやすくなります。検体の採取後，検査は速やかに実施されることが原則ですが，やむなく検体を保存する場合は，常温，冷蔵，冷凍状態で保存します。一般的には冷蔵保存は4〜10℃，冷凍保存は−30〜−40℃とされます。また，長期にわたる保存では，−70℃でのディープフリーザーが用いられます。検体の保存条件は検査前工程管理とよばれ，正しい測定結果を報告するための最初の重要なステップです。

- 臨床検査の臨床は，患者に接し診察・治療を行うことであり，検査は病気の診断，治療方針の選択および治療効果・予後を判定するために患者から血液・尿などの体液の採取，心電図の測定，超音波検査などの画像診断などを行う医療行為です。検査値の評価は検査の「物差し」となる基準値（基準範囲）を参考にして，以前のデータと比較することにより，経時的変化から病勢の判断が可能になることがあります。また，電解質など基準値の幅が狭く設定されている場合は，小さな変動を見逃さないようにしなければなりません。

- 検査値を読む際，最も重要なことは，1つの検査項目に異常値をみつけて評価するのではありません。他の検査項目と常に比較し，さらに患者の身体状況と照らし合わせて総合的に判断します。たとえば，腎機能検査の血清クレアチニンの基準値は，性差はあるものの一般的には1 mg/dL以下です。いま，血清クレアチニン値が0.9 mg/dLを示す2人の患者がいたとします。一人は普段から積極的に運動をする高齢者，もう一人は小柄な高齢女性の場合，検査数値からは両者ともに腎機能は正常と判定されます。しかし後者の場合，腎機能が良くて血清クレアチニン値が低いのではなく，腎機能検査の1項目のみで検査値を評価すると，腎機能を過大評価する危険があります。必ず他の腎機能検査のデータとともに総合的に評価していくことが大切です。

- 臨床検査値の分野では，測定法標準化の考え方が浸透し，臨床検査関連の団体や学会などが臨床検査データの差を解消する活動を進めています。また，国内外の企業が開発した検査機器や診断薬に対し，日常の精度管理体制を強化することにより，検査の精度保証が確保されています。

1 検体取扱い上の注意

> 精度の高い検査結果を得るには，検体を正しく取り扱うことが最初の業務です。保存条件，抗凝固薬の種類，採血後の遠心分離の条件，遺伝子検査でのRNA/DNAの抽出法，微生物検査での塗抹標本の固定法など，適切な検体処理が求められます。

検体の採取・保存・取扱い法

- 血液学的検査，血液生化学検査，電解質，免疫血清検査および尿検査などを目的に，検体として血液や尿などを人体から採取します。体液成分は，食事による影響，採血・採尿時間，薬物投与による影響を受けるため，一定の条件で採血・採尿することが大切です。
- 検体採取の一般的な注意点として，患者に採取目的を十分に説明し，最良の検体が採れるよう協力を求めることから始めます。
- 採取された検体は，血液細胞における代謝，解糖系などの化学反応，血球成分の血清中への移行，空気との接触による血液ガスの拡散など，継時的に変化するため，できるだけ採取したときの状態を保っておく必要があります。
- 尿は採尿直後から分解と変性が始まります。尿を検体とする検査では新鮮尿を用い，速やかに臨床検査室に提出します。

血 液

■採血のしかた

- 臨床検査に用いる検体は，血液ガス分析を除いて静脈血が使われます。通常，肘正中静脈から採血し，血管がみえにくい場合は手首の表在静脈も用いられます。検査項目を確認し，必要な採血量を見込んでおきます。採血の一般的な手技を下記に述べます。

①消毒：皮膚をアルコール綿で消毒，皮膚が乾いてから採血します。

②採血：血管の走行をよくみて，注射器を採血部位に穿刺します。この際，採血部位の皮膚を少し手前に引っ張ると静脈が逃げず，針を刺しやすくなります。特に高齢者の採血では有効です。採血部位の痛みを軽減するため，速やかに穿刺することが大切です。また，駆血時間は長くても2分以内とし，手際よく行って泡立ちを避けるように静かに血液を採血管に移します。採血している間は，適切に声をかけて患者の不安を取り除くようにします。

③採血後：採血が終了したら，穿刺部位をもまないように止血するまで押さえておきます。注射器で採取した血液は，溶血を避けるために注射針を外して静かに採血管に移します。

④後始末：注射針は危険防止のため専用の廃棄容器に捨て，針のリキャップは針刺し事故の原因となるので禁止とします。

■検体の種類

- **全血**：抗凝固薬を含んだ血液です。赤血球数（RBC）などの血球算定，赤血球沈降速度測定（赤沈），心筋トロポニンTなどの検査に用いられます。
- **血漿**：抗凝固薬を含んだ血液を遠心分離した後の上清です。プロトロンビン時間（PT）など

の血液凝固検査に用いられます。
- **血清**：抗凝固薬を含めずに血液を凝固させ，血餅の形成後に遠心分離して得た上清です。血清分離薬入りの試験管で採血後，遠心分離して得た上清も血清といいます。多くの血液検査には血清が用いられます。

■抗凝固薬の種類

種類	特徴	【用途】注意点
EDTA2K塩	・血球算定・血液像で標準的に用いられる。 ・カルシウムキレート剤でCa^{2+}，Mg^{2+}などを除去する。	【血液一般検査】 ・血小板凝集(偽性血小板減少症)を起こすことがあるので，ヘパリン採血を用いる場合もある。 ・EDTA2Na塩はEDTA2K塩より溶解度が低く，混和不良による血液凝固に注意。 ・Ca値はキレート生成により低値となる。
クエン酸ナトリウム	・カルシウムとのキレート形成はEDTAより弱い。 ・Ca^{2+}を除去する。	【血液凝固検査，赤沈】 クエン酸ナトリウムとの混合比を正確にし，採血後速やかに転倒混和する。
ヘパリン	・pHを変えない。 ・採血後すぐに遠心分離が可能であるため緊急検査に用いられることが多い。	【動脈血ガス分析・pHなど】 ・動脈血液採取用ディスポーザブル注射器を用いる。 ・白血球および血小板凝集を認め，不正確な結果を与える。 ・生化学検査では血清と同様の結果を与えるが，LDL-C，総蛋白の測定値は血清使用より高くなる。
フッ化ナトリウム	・解糖系酵素の阻害薬であるが，採血後2～3時間はゆっくりと解糖が進む。	【血糖，HbA1cなど】 ・血糖測定は採血後，速やかに検査を終了させる。

■採血する時間帯

- **食事の影響**：
  - 食後に上昇する検査項目：血糖(グルコース)，インスリン，トリグリセリド(TG，トリグリセライド，中性脂肪)，白血球数(WBC)，総蛋白など
  - 食後に低下する検査項目：遊離脂肪酸(NEFA)，無機リンなど
  - なお，食事直後の検体(血清，血漿)は，脂質成分の影響を受けて濁るため，反応測定系に影響することがあります。
- **日内変動**：同一個体で一日のうち朝，夕などで検査データが変動することをいいます。
  - 朝高値，夜低値：ヘモグロビン濃度(Hb)，ヘマトクリット値(Ht)，サイロキシン，プロラクチン，血清鉄(個人差あり)など
  - 日中高値：総蛋白，アルブミン，尿酸，カリウム(K)など
  - 夜高値：アルカリホスファターゼ(ALP)，アミラーゼ，尿素窒素(BUN)，成長ホルモンなど
- **日差変動**：ある日と別の日との間で数値が変わることをいいます。TG，血糖，血清鉄，BUNなどが知られています。

■生理的変動を最小限にする採血方法

- 測定値の生理的変動を最小限にするために検体採取の際，下記に示す事柄を守ることが大切です。
  - ・採血時，3日以内は日常生活で普段経験しないような強い運動や筋肉労作を控える。
  - ・前夜の過労，過度のストレス，過度の飲食・飲酒を避ける。
  - ・採血前の10時間以上絶食（飲水は制限しない）のあと，朝7～10時に20分以上の座位，安静後に採血する。LD（乳酸脱水素酵素），CK（クレアチンキナーゼ），AST（アスパラギン酸アミノトランスフェラーゼ）の検査では強い運動による上昇を認めるので注意が必要である。

■性差を認める検査

- 男＞女：RBC，Hb濃度，Ht，血清鉄，BUN，クレアチニン（Cr），尿酸，糸球体濾過量（GFR），γ-グルタミルトランスフェラーゼ（γ-GT），クレアチンキナーゼ（CK），フェリチンほか
- 女＞男：赤沈，HDL-コレステロール（HDL-C），TG，クレアチン，エストロゲン，黄体化ホルモン（LH），卵胞刺激ホルモン（FSH）など

■年齢差を認める検査

- 幼小児期に高値となる検査：ALP，コリンエステラーゼ（ChE），白血球分画（リンパ球増加），無機リンなど
- 幼小児期に低値となる検査：総コレステロール，血清蛋白，グロブリンなど
- 新生児・乳児期に高値となる検査：RBC，白血球数，アスパラギン酸アミノトランスフェラーゼ（AST），アラニンアミノトランスフェラーゼ（ALT），総ビリルビン，乳酸脱水素酵素（LD）など
- 新生児・乳児期に低値となる検査：総蛋白，血糖，総コレステロール
- 高齢者で高値となる検査：尿酸，クレアチニン，リン脂質，血糖など
- 高齢者で低値となる検査：RBC，Hb濃度，Ht，血小板数，AST，ALT，ChE，総コレステロール，TG，総蛋白，GFRなど

■妊娠・性周期で変動する検査

	高値	低値
妊娠	ALP，ロイシンアミノペプチダーゼ，総コレステロール，尿酸，TG，α-フェトプロテイン，CA125，サイロキシン結合グロブリン（TBG），プロラクチン，ヒト絨毛性ゴナドトロピン（hCG）	アルブミン，ChE，血清鉄，Hb濃度，Na
月経周期	LH：排卵期に高値を示し，排卵障害の診断に用いる。閉経後は再び高値となる。 FSH：排卵期，卵胞期に高値を示し，排卵障害の診断に用いる。閉経後に最高値となる。 エストラジオール（E^2）：排卵前に最高値を示し，排卵後に低下して黄体期に再度上昇する。閉経後は測定感度以下となる。 ChE：月経時に低下する。	

■血液の保存
- 遮光保存の必要な検査：ビリルビン
- 保存温度に影響されるため注意が必要な検査
  - ・冷蔵庫（4℃）にて保存：免疫血清一般項目，血糖
  - ・室温にて保存：一般血液検査（4時間以内に検査を終了させる）
  - ・冷凍（－18℃）にて保存：生化学検査一般，止血・血栓検査
  - ・冷凍（－20℃以下）にて保存：インスリン，LDアイソザイム，
  - ・氷水中に保存：アンモニア（ただちに氷冷，速やかに測定を終えること）
- 溶血の影響を受けやすい検査：血清カリウム，LD，AST，ALT，酸性ホスファターゼなど
- 凍結してはいけない検査：TG，HDL-コレステロール
- 保存不可の検査：血液ガス，インドシアニングリーン試験（ICG）

尿

■検体の種類と用途
- 早朝第一尿：早朝起床直後のもので検査に最適です。尿定性一般検査に用いられます。
- 随時尿（新鮮尿）：任意の時間に採取した尿のことです。食後2時間以上経て，激しい運動をしなければ尿定性一般検査に用いられます。
- 24時間尿：朝起きがけの尿は完全に排尿し（この分は捨てる），それ以後翌日の同時刻までに蓄えた尿のことです。尿中の化学成分を定量する際に用いられます。
- 中間尿：排尿の始めと終わりの尿を捨て，中間の尿を採尿する方法です。排尿の始めは雑菌が混入しやすく，排尿の終わりには分泌物が混入しやすくなります。尿中の細菌検査を目的に用いられます。
- 分杯尿：排尿の始めと終わりの尿を捨て，中間の尿を採尿する方法です。前半の尿では尿道病変が，後半の尿では前立腺や膀胱の病変を検査するのに役立ちます。

■採尿する時間帯
- 食後2時間尿を検体：慢性膵炎における尿アミラーゼ排泄量の測定，糖尿病における尿糖スクリーニング検査
- 日内変動：尿pHは夜間，酸性に傾きます。尿クロール（Cl）は早朝尿で低く，日中に高値となります。

■性差を認める検査
- 男＞女：Ⅰ型コラーゲン架橋N-テロペプチド（NTX），亜鉛
- 男＜女：尿クレアチン，尿エストラジオール

■尿の保存法
- 遮光保存の必要な検査：尿ビリルビン
- 保存温度に影響されるため注意が必要な検査

- 冷蔵庫（4℃）にて保存：尿一般検査，尿微量アルブミン
- 冷凍（-18℃）にて保存：尿フィブリン・フィブリノゲン分解産物（尿FDP）
- 冷凍（-20℃以下）にて保存：尿 β_2-ミクログロブリン（β_2-m）
- 尿防腐剤の使用：尿検体は，採尿後2～3時間以内に検査を終了させることが原則です。これ以上長く保存するときは4℃にて冷蔵保存します。多くの定性検査は，無添加冷暗所保存の尿で間に合います。冷蔵保存中にカルシウム，リン酸マグネシウム，尿酸の結晶などがみられたときは40℃くらいに加温し，溶解してから検査を行います。細胞成分を観察する際には，中性ホルマリンを尿100mLに対し0.5mL加えるのがよく，24時間尿では蓄尿びんにトルエンを1～2mL添加しておきます。

糞便

■糞便の採取
- 採便カップに親指大の量を採取します。採取量が少ないと乾燥してしまうため，採便カップの1/3以上の便のあることを確認します。乾燥を防ぐため，採取後は速やかに検査室に提出します。便潜血反応を目的とした検査では，専用の採便棒が用意されています。キットの添付文書から正しい操作法を確認してください。

■糞便の保存
- 乾燥した糞便は検査に不適です。採便後は速やかに検査室に提出します。

喀痰

■喀痰の採取
- 喀痰の採取は，喀出前にうがいで口腔内をきれいにしてから行います。採取時間は早朝起床時がよく，深呼吸を行わせて深い咳とともに喀痰を喀出させるように患者を指導します。喀出の難しい患者には，背中を軽くたたいたり，生理食塩水のネブライザー吸入による喀痰の誘発を行います。唾液の混入をできるだけ避けることが大切です。

■喀痰の保存
- 冷蔵庫（4℃）にて保存：喀痰を専用容器に採取した後，生痰の保存期間は1～2日間です。

2 検査データの読み方

臨床的有用性を評価する感度や特異度がともに優れ，偽陰性／偽陽性の少ない検査法が理想です。実際にはこのような検査法は少なく，感度，特異度のどちらを優先するかは検査の項目により異なります。患者がもつ遺伝的要因，加齢などの時間的要因，喫煙，運動などの生活環境要因などを総合的に考慮し，検査値変動の原因となる病態の変化を捉えることが重要です。

基準値

■基準値の考え方

- 性，年齢，生活習慣など，一定の基準を満たす健常者を<u>基準個体</u>として，その測定値（<u>基準値</u>）の中央95％の区間を<u>基準範囲</u>といいます。しかし，誰を健常者（基準個体）として選別するか，明確な基準がありません。また，統計学的な処理法にも統一がなく，基準値の設定は各医療機関において一様ではありません。基準個体の選別に厳しい条件を設定すると，健常者の集団を集めることが困難となります。基準個体の候補者は，下記に示す除外基準に該当しない者を選ぶのがよいとされます。
  - ・飲酒 ≧ 75 g/日（エチルアルコール換算）
  - ・喫煙 > 20 本/日
  - ・BMI ≧ 28
  - ・妊娠中または分娩後1年以内
  - ・B型肝炎，C型肝炎，HIVの持続感染者
  - ・日常的に薬物治療を受けている
- これらの除外基準に加え，メタボリックシンドローム（内臓脂肪症候群），軽度の糖尿病，貧血，アルコール性肝障害など潜在病態を有する場合，検査項目によっては除外の対象になることがあります。

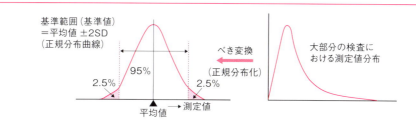

- ・検体採取条件が同一の，性，年齢，生活習慣など，一定基準を満たす健常者を基準個体とした測定値を基準値という。基準範囲は基準個体の測定値の中央値を含む95％が含まれる範囲をいう。
- ・健常者のなかで，極端に高い数値の2.5％と低い2.5％の合わせて5％は基準値を外れる（基準範囲外）。
- ・「95％」の意味は，健常者を"異常値"と判定する危険度と，病気の人を"異常なし"と判定する互いの危険度が最も低い点といえる。
- ・多くの検査では，測定値は正規分布になることはほとんどなく，べき変換により正規分布化する。

図1　基準値と基準範囲

■基準値・基準範囲の設定方法

- 図1に示すように，測定値が正規分布であれば「平均値±2SD，SD：標準偏差」が基準範囲となります。基準範囲は健常者集団が示す値の範囲を示す尺度であり，統計上健常者の5%は基準範囲を外れます。また，健常者群と疾患群の分布が重なり，個人内の生理的な変動幅は基準範囲より狭くなります。

- たとえば平均値が110 mg/dL，標準偏差(SD)が5 mg/dLであれば，基準範囲は100～120 mg/dLとなります。多くの検査では測定値が正規分布になることは少なく，この場合には個々の測定値を「べき乗変換」または「対数変換」により正規分布に変換してから，その中央の95%の区間を求め，その上限・下限値を逆変換して正規分布化します。なお，検査項目には閉経前後，月経周期などで検査値が大きく変動する検査があります。たとえば総コレステロール(TC)，黄体形成ホルモン(LH)，卵胞刺激ホルモン(FSH)などは，45歳で2群に分けて基準範囲を示すことがあります。

■正常値と基準値

- 前述するように，健常者であっても5%の人は基準範囲を外れます。そこで，正常とは何かを考えると，正常の基準や定義が不明慮であり，健常者が常に正常値を示すとは限りません。また，基準値から外れた5%の人たちが病気であるとはいえず，正常値は健康であるといった誤解を与えやすいため，正常値に代わって基準値が用いられます。

■検査の特性

- 検査の精度を表すものとして下記の指標が用いられます。
- 感度と特異度
- 感度は病気の人を対象に行った検査値が陽性(または異常)を示す割合です。すなわち疾患を有する疾患群での検査の陽性率をいいます。
- 特異度は健常者(病気でない人)を対象に行った検査値が陰性(または正常)を示す割合です。すなわち疾患をもたない群での検査の陰性率をいいます。
- 偽陽性率：健常者(正常)であるのに検査陽性と判定される割合を示します。
- 偽陰性率：病気の人(異常)であるのに検査陰性と判定される割合を示します。偽陽性と偽陰性とは，一方が増加すれば他方が減少するという関係にあり，ともに低くすることはできません。

■感度・特異度の求め方

- 疾患群と非疾患群が混在して検査をすると，病気があって検査結果が陽性(異常)(a)，病気があるのに検査結果が陰性(偽陰性)(b)，病気がなくて検査結果が陽性(偽陽性)(c)，病気がなくて検査結果が陰性(d)の4群に分けることができます(表)。
- この関係を2×2分割表といい，これらの関係を表に示します。表から感度や特異度を容易に計算することができます。

表 有用性評価（2×2分割表）

疾患の有無	検査値陽性	検査値陰性	計
あり	真の陽性（a）	偽陰性（b）	a+b
なし	偽陽性（c）	真の陰性（d）	c+d
計	a+c	b+d	a+b+c+d

- 感度＝a/a+b　　・特異度＝d/c+d
- 陽性的中度＝a/a+c　　・陰性的中度＝d/b+d

● なお，**陽性的中度**は検査が陽性となった集団のなかで病気である確率であり，**陰性的中度**は検査が陰性となった集団のなかで病気ではない確率を示します。

■基準範囲と臨床判断値

● 基準範囲は「健常者の測定値分布の中央95％の範囲」であり，測定値を判断する際の目安となります。基準範囲に類似したものに学会などが定める**臨床判断値**があります。臨床判断値は，臨床的に診断・治療・予後の判断をする際の閾値であり，特定の疾患群と非疾患群との検査値の分布から両者を的確に判別できる値とされます。臨床判断値は，**診断閾値**（カットオフ値），**治療閾値**（パニック値），**予防医学的閾値**（健診基準値）の3つに分類されます。一例として，よく知られた予防医学的閾値を示します。なお，閾値とは臨床的に診断・治療・予後の判断を行う際の限界値です。

- LDLコレステロール140mg/dL以上（高LDLコレステロール血症診断基準，日本動脈硬化学会）

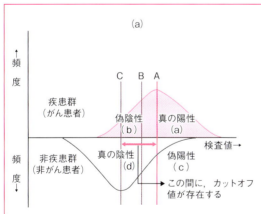
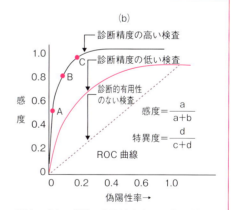

図2　カットオフ値とROC曲線

・早朝空腹時血糖値126mg/dL以上（糖代謝異常の判定基準，日本糖尿病学会）

■カットオフ値とROC曲線

- 腫瘍マーカーやホルモンの検査ではカットオフ値（診断閾値）が用いられます。
- 図2(a)にはがん患者と非がん患者における，ある腫瘍マーカーの測定値が示されています。疾患群（がん患者）と非疾患群（非がん患者）とがかなり重複している様子がわかります。図からカットオフ値をAと設定した場合，感度の低下とがんでありながら半数以上が偽陰性と判定されます。カットオフ値をCに設定すると，がん患者の多くは陽性となりますが，非がん患者の一部が"がんでないのにがんと診断されて偽陽性"となります。がんを診断するには，がん患者の偽陰性率が最小で，非がん患者の偽陽性率も最小になり，診断効率が最も高くなるCが最適なカットオフ値として設定されます。感度の上昇と特異度の上昇を兼ね備えた最適なカットオフ値を設けることにより，疾患識別能を向上させることが可能となります。
- ROC曲線は，ある検査が目的とする病態をどれほど正しく判別することができるか，その診断精度を評価する際には不可欠の手法です。縦軸に感度，横軸に偽陽性率（1－特異度）をとって，カットオフ値を変更した場合の両者の変化を順次プロットしていくと，図2(b)に示すような曲線が得られます。ROC曲線を用いて疾患群と非疾患群との間に最適なカットオフ値を設定する場合，感度，特異度がともに高い点，すなわちROC曲線の左上の隅に最も近づく点に相当します［図2(b)のC点］。

■パニック値（治療閾値）

- パニック値とは，検査結果が基準値を大幅に外れ，このまま放置しておくと患者の生命が危ぶまれるほど危険な状態にあることを示す測定値のことです。たとえば，血清カリウム値が6mmoL/L（基準値：3.4～4.5mmoL/L）を超えると，重篤な不整脈や心停止の危険があります。このように緊急異常値が発生した場合には，電話などの方法で担当医に伝達することが大切です。特に，外来患者の場合には迅速・確実な伝達が必要となります。
- 多くの病院では，血液ガス分析，電解質，Hb濃度，血糖値などのパニック値を設定しています。検査項目とパニック値は，医療施設の状況によって異なるため，施設ごとに臨床医と相談してあらかじめ決めておくことが大切です。

3 主な測定法と測定原理

> 検体に含まれるホルモンやウイルス抗原・抗体および腫瘍マーカーの検査は，標準物質や基準となる測定法がなく，WHOによる標準品の使用，試薬メーカーによる推奨法で測定されることがあります。測定法の全国的な統一により，酵素活性やクレアチニンなどは日本臨床化学会（JSCC）勧告法よる測定が実施され，各医療施設において精密かつ互換性のある検査が行われています。

臨床化学検査

■日本臨床化学会（JSCC）勧告法

- 臨床化学分析の代表的な検査として，酵素活性の測定があります。全国的な統一化の推進により，酵素活性の測定は，日本臨床化学会（JSCC）が定めた測定操作法が基準となっています。JSCC標準化対応法で測定された検査値は全国統一のものであり，個々の患者の検査結果が客観的に評価できるようになり，検査値の共有化が可能となります。AST，ALT，LD，ALP，CK，γ-GT，ChE，α-アミラーゼなどが標準化対応法として日常検査に利用され，単位表示はU/Lが使われます。臨床化学検査の多くは汎用自動生化学分析装置によって測定されます。

■比色分析法

- **比色分析法**は，被検液中の呈色反応後に生じた有色物質の濃度を，ある特定の波長（単色光，可視光線，紫外線など）の光をあてて，液相を素通りした**透過光**と，あらかじめ濃度既知の溶液の透過光と比較することにより，濃度を決定する分析法です。比色分析法は，溶液（発色した物質）の吸光度は，溶質の濃度と液層の厚さに比例するという**Bouguer-Beerの法則**に基づいています。血清中のコレステロールを定量する方法は，コレステロールエステラーゼ（CE）とコレステロールオキシダーゼ（CO）の2つの酵素を使用し，最終的に赤色キノンが生成されます。呈色した被検液に波長560nmの光をあて，**吸光度**から被検液中のコレステロールを定量することができます。
- 反応式を下記に示します。

[エステル型コレステロールの比色分析による定量法（酵素法）]

① コレステロール（エステル）＋H_2O $\xrightarrow{CE^{*1}}$ コレステロール（遊離型）＋脂肪酸

② 遊離型コレステロール＋O_2 $\xrightarrow{CO^{*2}}$ Δ^4コレステノン＋H_2O_2

③ 4-AAP^{*3}＋フェノール^{*4}＋H_2O_2 $\xrightarrow{POD^{*5}}$ 赤色キノン色素＋4 H_2O

- POD^{*5}の存在下で色原体の4-AAP^{*3}がH_2O_2とともに酸化縮合し，有色体のキノイド縮合体を形成する。有色体を波長550nmにて吸光度を測定すると，血清中のコレステロールを定量することができる。

注）※1：コレステロールエステラーゼ，※2：コレステロールオキシダーゼ
※3：4-アミノアミノアンチピリン，カップラー試薬　※4：フェノール（水素供与体）
※5：ペルオキシダーゼ

■免疫比濁法（TIA：turbidimetric immunoassay）

- 免疫比濁法は，検出しようとする物質（抗原）に特異的な抗血清を用い，溶液内の抗原抗体反応により生じた混濁溶液（免疫複合体の沈降物を含む）の吸光度を標準物質の吸光度と比較して，標的物質の濃度を測定する免疫学的測定系です。
- 検体と抗血清を混合し，一定時間後の免疫複合体の沈降物に光を照射して，散乱による透過光の減弱を自動分析機にて濁度を測定し，検量線から抗原量を測定します。

■ラテックス凝集免疫比濁法（LIA）

- 免疫比濁法による免疫複合体の沈降物は非常に小さく，検体中の抗原量が少ないときは沈降物の凝集の検出が困難なときがあります。このような場合，比較的大きなラテックス粒子に抗体を感作（結合）させた試薬を検体と反応させると，免疫複合体の形成によりラテックス粒子が凝集し，見かけ上大きな凝集塊となり，これにより濃度が増加して抗原量が低濃度であっても検出が可能となります。本法はLp(a)をはじめ，CRP（C反応性蛋白），FDP（フィブリン分解産物），D-ダイマーなどの測定に応用されています。

■免疫比ろう法（nephelometric immunoassay，ネフェロメトリー）

- 免疫比濁法と同様の測定原理に基づく方法に免疫比ろう法があります。免疫比濁法は反応セルを透過した光を測定するのに対し，比ろう法は散乱光を測定します。溶液内において検出しようとする物質に抗体または抗原を反応させ，抗原抗体複合物の凝集塊に光をあて，特定の角度の光散乱強度を測定します。免疫グロブリンのIgG，IgMやC3，C4などの補体成分，トランスフェリンなどを専用の自動分析装置を用いて測定します。より高感度にするために抗体感作ラテックス粒子を用いた測定系も開発されています。

■免疫血清検査（immunoassay，イムノアッセイ）

- 免疫学的分析法は，抗原抗体反応に基づいて生体内に含まれる代謝産物などを定量し，得られた客観的な数値から病態を把握する方法です。測定原理から分類される免疫学的分析法にはさまざまな方法があります。一般に，凝集法＜イムノクロマトグラフィー法＜EIA＝RIA＜CLEIA＜CLIA＝ECLIAの順で最小検出感度が上昇します。CLEIAなど化学発光物質を用いた測定法では，10^{-12}（pmol/L）以上の感度を有しています。

■酵素免疫測定法（EIA：enzyme immunoassay）

- 酵素で標識した抗原（酵素標識抗原という）や抗体（酵素標識抗体という）により，検体中の抗体（抗原）を測定する方法を酵素免疫測定法とよび，酵素と発色基質による高感度測定系が広く用いられています。

- EIA法のなかで，96穴マイクロプレートを固相とし，抗体（抗原）を感作した酵素標識抗体（または抗原）を用いた測定法はエライザ（ELISA：enzyme-linked immunosorbent assay）法とよばれています。酵素標識にはペルオキシダーゼやアルカリホスファターゼ（ALP）が用いられていますが，さらに高感度測定を実現するためにアビジン―ビオチン複合体も広く応用されています。
- EIA法には，発色基質に代わって蛍光基質や化学発光基質を用いる測定法が考案され，それぞれ蛍光酵素免疫測定法（FEIA法），化学発光酵素免疫測定法（CLEIA法）などとよばれています。
- これらの測定法は定量域がng/mL，pg/mLの高感度測定を可能にしているため，さまざまな代謝産物やホルモン，血中薬物などの測定に用いられています。EIA法は測定原理の違いからサンドイッチ法（非競合法）と競合法とに分類され，それぞれ長所，短所があります。ELISA法の利点は，高感度測定と定量性に優れ，短時間で大量の検体処理が可能なことです。

■化学発光酵素免疫測定法（CLEIA：chemiluminescence enzyme immunoassay）

- 免疫測定法の飛躍的な技術の進歩により高感度化が実現し，化学発光をシグナルに用いる化学発光法では，pg/mLの超高感度定量域のものまで検出可能です。
- 化学発光法は，化学反応の結果，分子が励起（励起状態）されて基底状態に戻る際に発光する現象を応用した測定系であり，この発光量を計測して被検体中のホルモンや腫瘍マーカー，感染症などの診断に用いられています。化学発光にはルミノール系とジオキセタン系によるものがあります。ジオキセタン系では，下記の反応に基づいて検査が行われます。

$$\text{AMPPD（ジオキセタン基質）} \xrightarrow{\text{ALP}} \text{中間体} \longrightarrow [\text{開裂}] \longrightarrow \text{アダマンタノン} + \text{蛍光物質}$$

- 基質となる化学発光基質（AMPPD）は，その構造にジオキセタン骨格を有し，芳香環のリン酸エステル部分が酵素の作用部位です。すなわち，AMPPDがALPと反応し，中間体を生成して励起型となり，この中間体が自然に開裂して基底状態に戻るときに発光します。実際の検査では，ALPで標識された酵素標識抗体を用いて，専用機器による測定が行われています。

■イムノクロマトグラフ法（IC法）

- イムノクロマトグラフ法はセルロース膜など，膜（メンブレン）上に試料（抗原または抗体を含む被検液）を滴下します。メンブレン上には抗体で感作された金コロイド粒子（ラテックス粒子の場合あり）が塗布されており，この部分にメンブレン上をゆっくりと移動してきた試料中の抗原が到達すると，メンブレン上の感作済粒子（金コロイドなど）と複合体を形成し，さらにメンブレン上を移動します。メンブレン上にはもう1種類の抗体が固定化されており，この「抗原―感作済粒子」が抗体により捕捉（トラップという）されると呈色し，判定ラインが形成されます。IC法による結果判定は15分前後で完了するため，迅速診断法として普及しています。IC法の原理から反応を途中で止めることができないため，判定時間を厳守することが重要です。
- IC法を応用し，迅速診断を目的としたさまざまな検査が行われています。インフルエンザ

ウイルス感染症をはじめ，心筋・心疾患マーカー，薬物，ホルモン，腫瘍マーカー，アレルギー領域など，広範囲で迅速診断によるPOCT検査の有用性が注目されています。
- POCT検査は被検者のかたわらで，医療従事者が行う検査であり，迅速に結果が報告できるため，緊急検査として実施される場合が多く，医師による早期の治療開始が可能になることがあります。POCT検査ではインフルエンザウイルス抗原などの感染症，トロポニンTの測定による急性心筋梗塞，妊娠反応，電解質（Na，K，Cl），AST，ALTなどの酵素検査などが主に救急外来や中央検査室，病棟などで行われ，さらに在宅および災害現場でもリアルタイムに検査が行われています。

■電気化学発光免疫測定法（ECLIA：electro chemiluminescence immunoassay）
- 発光物質に金属ルテニウムを用い，電極による荷電で酸化発光します。発光は電子の放出で基底状態になり減衰しますが，トリプロピルアミンの存在下で還元され，励起状態を維持して発光を繰り返します。こうした安定した発光反応により，ECLIA法は高感度，かつ高値まで測定できる方法です。

遺伝子検査法

■免疫組織化学（IHC：immunohistochemical）
- 通常の病理組織標本はヘマトキシリン・エオジン染色（HE染色）などにより病変の悪性度や進行度などを判定します。しかし判定が困難な場合，免疫組織染色を行って目的の蛋白質のみを染め出し，さまざまな蛋白質の発現の有無や局在をその標本のうえで同定することができます。
- 具体的には，特定の分子に対してマウスなどを用いて作製したモノクローナル抗体（またはポリクローナル抗体）を用いて，腫瘍細胞が発現している抗原との間に抗原抗体反応を利用します。免疫組織化学法は，HER2蛋白過剰発現ないし遺伝子増幅のある乳がんに対して，HER2蛋白発現を評価する方法として汎用されています。また，免疫組織化学におけるHER2蛋白の過剰発現は乳がん治療の方針決定に役立つことが立証されています。

■遺伝子の発現部位の解析
- in situ ハイブリダイゼーション法（ISH：in situ hybridization）は組織中で目的遺伝子の発現部位を解析する方法です。組織切片を用いて，組織におけるDNAもしくはmRNAの分布を検出します。プローブは，組織切片を加熱してDNAを一本鎖にし，蛍光色素で標識された一本鎖の特定塩基配列をもつDNA（特異的DNAプローブ）です。日常検査では特異的DNAプローブを用いて，組織切片や細胞診標本上で腫瘍細胞のDNAとハイブリダイゼーションさせ，特定遺伝子（DNA配列）の変化（DNA断片の数，構造異常）を検出します。なお，蛍光色素を用いたin situハイブリダイゼーションは蛍光in situ ハイブリダイゼーション（FISH：fluorescence in situ hybridization）とよばれます。近年，FISH検査のほか，明視野顕微鏡下でも遺伝子増幅検査が可能なDISH法やCISH法が開発されています。

■遺伝子増幅法

- **PCR法**(polymerase chain reaction)

DNA鎖の熱変性による解離，プライマーのアニーリング，ポリメラーゼによる新たなDNA鎖の合成（相補鎖の合成）を繰り返し行うことにより，DNAを増幅します。DNAポリメラーゼは元のDNAの塩基配列を基準にして相補鎖を合成する酵素です。数10回繰り返すと，数100万コピーの目的のDNA鎖を合成することができます。

- **RT-PCR法**(reverse-transcriptase-polymerase chain reaction)

RT-PCR法はRNAを対象としたPCR法です。RNAは1本鎖であり，PCR法を用いて増幅することはできません。そこで逆転写酵素を用いてRNAを鋳型にしてDNAを合成します。すなわち，RNAを相補的DNA（cDNAとよぶ）に変換してから，これを鋳型にしてPCR法で増幅する方法です。

- **リアルタイムPCR法**(real-time PCR)

PCR法では増幅産物が増え続けるとプラトー効果により，鋳型量を反映することができなくなります。この問題解決に工夫された方法の一つがreal-time PCR法（リアルタイムPCR法）です。この方法は，PCR増幅産物を蛍光により検出するため，前もって反応液中に蛍光プローブあるいは蛍光色素を添加しておきます。PCRによる遺伝子の増幅の過程は蛍光検知装置を用いて経時的（リアルタイム）に追跡します。蛍光検知の方法には2通りあります。

- インターカレーション法は二本鎖DNAに特異的に挿入（インターカレート）して蛍光を発する色素が用いられます。
- ハイブリダイゼーション法はTaqManプローブ法が一般的です。TaqManプローブ法は配列特異的なオリゴヌクレオチドの5'末端にレポーター（エネルギーを与える蛍光物質）を，3'末端にクエンチャー（エネルギーを受ける蛍光物質）を標識したプローブが用いられます。

リアルタイムPCR法は，遺伝子発現の解析，SNPsタイピング，ウイルスなど病原菌の検出に広く用いられています。

参考文献

第1章 血液一般検査
1) 金井正光監修：臨床検査法提要，改訂第34版，金原出版株式会社，2015
2) 矢富 裕，通山 薫編：標準臨床検査学 血液検査学，医学書院，2012

第2章 血栓・止血検査
1) 丸山征郎：血管内皮細胞障害と血栓，心臓，41(2)，p204-10，2009
2) 日本血栓止血学会編：用語集（凝固），2012
3) 日本血栓止血学会編：DIC診断基準暫定案，血栓止血誌，25(5)：629-46，2014
4) 財川英紀，新保 敬：Prothrombin time-パニック値に遭遇したら，Medical Technology，42(4)：392-5，2014
5) 朝倉英策：しみじみわかる血栓止血 DIC・血液凝固検査編，中外医学社，2014

第3章 肝・胆道機能検査
1) 山舘周恒：AST，ALT，γ-GT測定の標準化，臨床検査，57(8)：852-8，2013
2) 山舘周恒：ALP測定法，世界から孤立する日本の進むべき道は，医学のあゆみ，252(8)，2015
3) 本田孝行，菅野光俊，川崎健治：総蛋白・アルブミンの異常と病態，臨床検査，57(9)：998-1003，2013
4) 山舘周恒：血清ALPに関するIFCC標準測定法の有用性確認とJSCC法改定の適否に関する調査（第二報），第54回臨床化学会年次学術集会（東京），2014
5) 日本消化器病学会編：肝機能検査法の選択基準(7版)，日消誌，103(12)：1413-9，2006

第4章 腎機能検査
1) José A. L, Sofla J.：The RIFLE and AKIN classifications for acute kidney injury：a critical and comprehensive review, Clin Kidney J. 6(1)：8-14, 2013
2) 島村芳子，松本竜季，濱田佳寿ほか：AKI（急性腎障害），CKD（慢性腎臓病）の概念とバイオマーカー，日内会誌，102：1092-7，2013
3) 荒木信一：糖尿病性腎症のバイオマーカー，臨床病理，62(2)：171-9，2014
4) 堀尾 勝：腎機能推算式（クレアチニン，シスタチンC）をめぐる話題，62(2)：153-61，2014
5) 堀尾 勝，折田義正：尿クレアチニン補正，臨床検査，45(10)：1141-3，2001
6) 久野芳裕，宇田 晋，秋澤忠男：血液尿素窒素の異常と病態，臨床検査，57(9)：1009-13，2013
7) 日本腎臓学会編：CKD診療ガイド2012，東京医学社，2012
8) 日本腎臓学会編：エビデンスに基づくCKD診療ガイドライン2013，東京医学社，2013
9) 日本腎臓病薬物療法学会 学術委員会編：腎臓病薬物療法トレーニングブック，じほう，2015

第5章 心・血管系検査
1) 佐藤幸人：高感度アッセイで変わる心筋トロポニンT測定，機器・試薬，37(5)，2014
2) Khan NA, Hemmelgarn BR, Tonelli M, et al：Prognostic value of troponin T and I among Asymptomatic patients with end-stage renal disease：a meta-analysis, Circulation 112：3088-96, 2005
3) Reichlin T, Hochholzer W, Bassetti S, et al：Early diagnosis of myocardial infarction with Sensitive cardiac troponin assays, N Engl J Med 361：858-67, 2009
4) B. P. Atshaves, G. G. Martin, et al：Liver Fatty Acid Binding Protein and Obesity, J Nutr Biochem 21(11)：1015-32, 2010
5) 前川素子，島本知英：統合失調症の発症における不飽和脂肪酸および脂肪酸結合タンパク質の役割，生化学，84(10)：862-6，2012
6) 守田雅志，今中常雄：極長鎖脂肪酸代謝と疾患，生化学，80(5)：434-9，2008
7) Atsuko Kamijo-Ikemori, Takeshi Sugaya, et al：Urinary liver type fatty acid binding protein in diabetic nephropathy, Clinica Chimica Acta 424：104-8, 2013
8) 石井潤一：虚血性心疾患の心筋ストレスマーカー，生物試料分析，32(2)：135-44，2009
9) 広島市医師会だより：心不全マーカーの最近の話題（第565号，付録），2013
10) 循環器病の診断と治療に関するガイドライン（2009年度合同研究班報告）：慢性心不全治療ガイドライン（2010年改訂版），2010
11) 日本高血圧学会高血圧治療ガイドライン作成委員会編：高血圧治療ガイドライン2014，日本高血圧学会，2014

第6章　膵疾患検査
1) がん情報サービス：膵臓がん，国立がん研究センターがん対策情報センター発行，2015
2) 出居真由美，三宅一徳：膵疾患の臨床検査，モダンメディア，54（6），2008
3) 金井正光監修：臨床検査法提要，改訂第34版，金原出版株式会社，2015

第7章　糖代謝異常検査
1) 日本糖尿病学会編：糖尿病治療ガイド2016-2017，文光堂，2016
2) 日本糖尿病学会編・著：糖尿病治療の手引き改訂第56版，日本糖尿病協会・南江堂，2014
3) 日本糖尿病学会編：科学的根拠に基づく糖尿病診療ガイドライン，南江堂，2013
4) 荒木栄一，稲垣暢也：糖尿病治療薬の最前線，中山書店，2011
5) 齋藤宣彦：ここから始める糖尿病レクチュア，文光堂，2014
6) Stratton IM, Adler AI, Neil HA, et al：Association of glycaemia with macrovascular and microvascular complications of type 2 diabetes（UKPDS35）：prospective observational study. BMJ 321：405-12, 2000
7) Kosaka K, Kuzuya T, Yoshinaga H, et al：A prospective study of health check examines for the development of non-insulin-dependent diabetes mellitus：relationship of the incidence of diabetes with the initial insulinogenic index and degree of obesity. Diabet Med 13：S120-S126, 1996
8) 桑　克彦：HbA1c, 血糖測定の標準化，臨床検査，57（8）：836-44, 2013
9) 山田善史，山田　悟：食後高血糖，Medical Technology，41（2）：139-45, 2013
10) 伊藤公一：生活習慣と歯周病のかかわり，臨床検査，52（4）：369-74, 2008
11) 山本俊郎，金村成智：歯周病と歯根膜，京府医大誌119（7）：457-65, 2010
12) 東京都歯科医師会編：歯周病と糖尿病の不思議な関係，東京都福祉保健局発行，2010

第8章　脂質異常症検査
1) 三井田孝，平山哲：脂質測定法の標準化，臨床検査，57（8）：845-51, 2013
2) 廣渡祐史，吉田　博：リポ蛋白分画（HPLC法）の基準範囲について　イオン交換クロマトグラフィーによるリポ蛋白分離法の適用，第54回臨床化学会年次学術集会（東京），2014
3) 稲津明広：HDL-C・non-HDL-Cの基準範囲について，第54回臨床化学会年次学術集会（東京），2014
4) 藤田　直：活性酸素，フリーラジカルの生成と消去機構並びにそれらの生物学的作用，YAKUGAKU ZASSHI, 122（3）：203-18, 2002
5) 国友　勝：喫煙による酸化ストレスと動脈硬化，喫煙の生理・薬理，2006
6) 中川沙織，大和　進：ヒト血漿中オキシステロールの予感度分析法，生物試料分析，35（2），2011
7) 杉内博幸，松嶋和美，安東由喜雄：HDLコレステロール・LDLコレステロール，Medical Technology（2010・臨時増刊），38（13）：1322-7, 2010
8) 下山立志，田代　淳：酸化LDL（MDA-LDL），Medical Technology（2010・臨時増刊），38（13）：1328-32, 2010
9) 日本動脈硬化学会編：動脈硬化性疾患予防ガイドライン2012版，日本動脈硬化学会，2012
10) 日本動脈硬化学会編：動脈硬化性疾患予防のための脂質異常症治療ガイド，日本動脈硬化学会，2013

第9章　内分泌検査
1) 近藤哲夫，中澤匡男，加藤良平：甲状腺髄様癌，検査と技術，41（8）：640-5, 2013
2) 浜田　昇編・著：甲状腺疾患診療パーフェクトガイド（改訂第3版），診断と治療社，2012
3) 日本骨粗鬆症学会ほか：骨粗鬆症の予防と治療ガイドライン2015年版，ライフサイエンス，2015
4) 広島市医師会だより：骨代謝マーカーを用いた骨粗鬆症診療の実際（第562号，付録），2013

第10章　感染症検査
◆ ウイルス感染症
1) 日本肝臓学会編：B型肝炎治療ガイドライン（第2版），2014
2) 田中榮司，竹原徹郎，持田　智：B型肝炎の診療を極める，文光堂，2013
3) 八橋　弘：B型肝炎の検査の出し方とコンサルテーションUp to date，JIM, 24（6）：515-9, 2014
4) 八橋　弘：臨床医からの質問に答える HBV感染予防の原則と考え方，検査と技術，42（1）：60-3, 2014
5) 日本肝臓学会編：C型肝炎治療ガイドライン（第3・3版），2015
6) 森石丕司：C型肝炎ウイルスの感染戦略と病原性発現機構，山梨医科学誌，26（1）：1-8, 2012

7) 是永匡紹，溝上雅史：C型慢性肝炎治療のパラダイムシフト，肝胆膵，71（4）：675-9，2015
8) 八橋　弘：C型慢性肝炎治療のパラダイムシフト，肝胆膵，71（4）：643-9，2015
9) 坂本　穣，榎本信幸：C型肝炎治療における宿主因子とウイルス因子，日本臨床，73（2）：208-11，2015
10) 高橋茂樹編：STEPシリーズ内科 消化器・膠原病第2版，海馬書房，2009
11) 日本環境感染学会編：医療関係者のためのワクチンガイドライン第2版，環境感染誌，29（Suppl），2014
12) 日本エイズ学会HIV感染症治療委員会編：HIV感染症「治療の手引き」第18版，2014

◆細菌感染症
13) 富樫真弓，中村久子，田澤節子：マイコプラズマ感染症 検査・診断，臨床と微生物39（4），2012
14) 河合泰宏，尾内一信：肺炎マイコプラズマ感染症の診断法の比較，検査と技術，41（11），2013
15) 大屋日登美，堀野敦子，見理　剛：肺炎マイコプラズマの細菌学的診断法，臨床とウイルス，41（5）：280-6，2013
16) 谷本　安：市中肺炎の診療ガイドライン，岡山医学会雑誌，124：75-7，2012
17) 国立感染症研究所ホームページより：腸管出血性大腸菌感染症とは，2016
18) 東京都感染症情報センターホームページより：腸管出血性大腸菌感染症（O157など），2016
19) Social IN FORUM, Olympus 90th Anniversary・1919-2009,オリンパス株式会社発行，2009
20) オリンパスの医療事業，オリンパス株式会社広報・IR室企画・編集，2013

◆真菌感染症
21) 石垣しのぶ，川上小夜子ほか：酵母様真菌Candida，臨床と微生物，38（増刊号）：23-31，2011
22) 矢口貴志：糸状菌Aspergillus，臨床と微生物，38（増刊号）：49-58，2011
23) 池田玲子：酵母様真菌Cryptococcus，臨床と微生物，38（増刊号）：33-8，2011
24) 安藤陽一郎，北里裕彦ほか：血清アスペルギルス沈降抗体検査症例の臨床的検討，日呼吸誌1（1）：3-7，2012
25) 吉田耕一郎：β-D-グルカン測定法の原理と注意点，検査と技術，43（1）：80-4，2015
26) 高橋茂樹著：STEPシリーズ内科 腎・呼吸器第3版，海馬書房，2012

第11章　炎症マーカー検査
1) 金井正光監修：臨床検査法提要，改訂第34版，金原出版株式会社，2015

第12章　動脈血ガス分析検査
1) 西山　理，東田有智：気管支喘息とCOPDの診断，臨床病理，62（5）：457-63，2014
2) 日本呼吸器学会編：よくわかるパルスオキシメータ，2014
3) 諏訪邦夫：SpO_2パルスオキシメータ，INTENSIVIST，3（2）：285-92，2011
4) 中田　諭：呼吸のバイタルサインSpO_2，Expert Nurse，22（9）：109-22，2006
5) 尾崎孝平，諏訪邦夫：血液ガス・酸塩基平衡教室，メディカ出版，2009
6) SpO_2モニタリング パフォーマンスダイジェスト，日本光電工業株式会社発行，2008

第13章　電解質・微量金属検査
1) 東條尚子：Na・Clの異常と病態（酸塩基平衡異常），臨床検査，57（9）：1020-4，2013
2) 高後　裕，小船雅義：特集知っておきたい鉄代謝と関連疾患，Medical Technology，41（9）：941-7

第14章　自己免疫疾患・アレルギー検査
1) 的場謙一郎，奥田恭章：関節リウマチの理解と診療の変遷，臨床検査，58（9）：998-1003，2014
2) 熊谷俊一：関節リウマチ，検査と技術，41（4）：242-8
3) Smolen JS, Landewe R, Breedveld FC, et al：EULAR recommendations for the management of rheumatoid arthritis with synthetic and biological disease-modifying antirheumatic drugs. Ann Rheum Dis 69：964-75, 2010
4) 日本リウマチ学会：リウマトイド因子標準化のガイドライン，2011
5) 渡邉裕子，相原道子：薬剤アレルギー，医学と薬学，72（9）：1475-83，2015
6) 齋藤紀先，糸賀正道，山本絢子：Ⅰ型アレルギーの機序と診断の流れ，臨床検査，58（2）：218-24，2014

7）瀧川雅浩著：STEPシリーズ皮膚科第3版，海馬書房，2010
　8）高橋芳成監修：自己免疫疾患の診断基準と治療指針，株式会社医学生物学研究所発行，2016

第15章　遺伝子関連検査
　1）抗悪性腫瘍剤イマチニブ添付文書，第一三共株式会社，2014
　2）抗悪性腫瘍剤グリベック添付文書，ノバルティスファーマ株式会社，2015
　3）抗悪性腫瘍剤スプリセル添付文書，ブリストル・マイヤーズ株式会社，2015
　4）抗悪性腫瘍剤ザーコリ添付文書，メルクセローノ株式会社，2015
　5）抗悪性腫瘍剤タシグナ添付文書，ノバルティスファーマ株式会社，2016
　6）抗悪性腫瘍剤トポテシン添付文書，第一三共株式会社，2015
　7）石丸博雅編：看護技術 抗がん薬 薬理＆患者ケア，臨時増刊号，2014
　8）石川和宏著：基本まるわかり分子標的薬改訂2版，南山堂，2013

第16章　腫瘍マーカー検査
　1）大倉久直：腫瘍マーカーの臨床応用，日消外会誌，27（3）：743-52，1994
　2）石橋みどり：腫瘍マーカー測定における非特異反応とその対応，Medical technology，38（8）：805-11，2010
　3）Takada. M, et al：Pro-gastrin-releasing peptide（31-98）as a tumor marker of small cell lung cancer：comparative evaluation with neuron-specific enolase. Br J cancer 73：1227-32,1996

第17章　尿検査
　1）伊瀬恵子，澤部祐司，野村文夫：尿定性検査，検査と技術，42（1）：42-7，2014
　2）大野明美：尿試験紙の進化，臨床病理，62（7）：668-73，2014
　3）US特別編集号第2版　尿検査の基礎 症例報告，栄研化学株式会社発行，2015

付　録
　1）大倉久直：腫瘍マーカーのカットオフ値，臨床検査，40（13）：1415-19，1996
　2）日本臨床検査自動化学会会誌：臨床検査の標準化，38（Suppl.2），2013
　3）荒川秀俊：化学発光・生物発光検出イムノアッセイ，検査と技術，42（1）：25-31，2014
　4）舩渡忠男，武田真由：イムノクロマトグラフィ法による抗原検出法，検査と技術，42（1）：71-5，2014
　5）〆谷直人：POCTとは何か，診療における意義は，臨床検査，54（1）：11-6，2010
　6）三宅一徳：ROC分析，検査と技術，40（5）：394-400，2012
　7）三宅一徳：ROC曲線の求め方と注意点，臨床検査，40（13）：1409-13，1996
　8）西村　基，野村文夫：臨床検査医学と性差，日本臨床，73（4）：587-600，2015
　9）日本臨床検査標準化協議会編：日本における主要な臨床検査項目の共用基準範囲案，2014

索　引

欧文索引

A

$α_1$-ミクログロブリン　59
$α_2$PI-プラスミン複合体　28
$α_2$プラスミンインヒビター（$α_2$PI）　28
$α$フェト蛋白　264
$α$溶血　169
A型インフルエンザウイルス　149
A群$β$溶血性レンサ球菌　169
A群$β$溶連菌続発症　169
ABL遺伝子変異　255
ACPA　228
ADH　55
AFP　264
AKI　57
AKIガイドライン　57
AKIの定義　57
ALK遺伝子　256
ALK遺伝子変異解析　256
ALK転座　256
ALL　14
ALP　45
ALT　31
AMA　239
AML　14
ANCA　237
APC　25
APS　236
ARF　57
ASO　169
AST　31
AST/ALT比　31
ATL　159

B

$β$-ラクタム系抗菌薬　164, **177**
$β_2$-m　58
$β_2$-ミクログロブリン　58
$β$酸化　70
$β$溶血　169
B型肝炎　142
B型肝炎ウイルス　142
B型肝炎ワクチン　**143**, 163
B細胞　246
BAP　46
BCR-ABL mRNA/ABL mRNA比　255
BCR/ABL融合遺伝子　254
BCR/ABL融合蛋白質　254
Bence Jones蛋白　**264**, 277
BFP　168
bilirubin　38
BNP　75
BUN　52

C

C-ペプチド　101
C. gattii　181
C型肝炎　147
C型肝炎ウイルス　147
C多糖体　198
C反応性蛋白　198
C物質　198
Ca　218
CA19-9　264
cccDNA　144, **184**
CCDカメラ　191
Ccr　55, **65**
CD4陽性Tリンパ球　152
cDNA　301
CEA　264
CETP　121
CETP欠損症　113
Chlamydia trachomatis　165
Churg-Strauss症候群　237
Cin　65
CK　73
CKD　57
Cl　216
CLEIA法　299
CLL　14
CML　14
CNSDC　239
Cockcroft-Gault式　66
CPPA　178
CPR　92
Cr　54
CRF　57
CRP　195, **198**, 224
Cryptococcus neoformans　181
CTL　246
CYP　259

D

D-ダイマー　22

de novo肝炎　144, 187
DIC　16, **22**
DM　224, **234**
DMARDs　227
DNAウイルス　183
Duke法　17

E

EB　155
EBウイルス　156
EGFR　249, **250**
eGFRaverage　66
eGFRcreat　66
eGFRcys　66
EHEC　174
EIA　298
ELISA　299
EML-4　256
EML4-ALK融合遺伝子　256
ESR　196

F

FAB分類　14
FABP　60, **70**
FABPファミリー　60
FDP　**22**, 27
FEIA法　299
FFA　106
F_iO_2　202
FISH　300
Friedewaldの式　111, **115**
FSH　136

G

$γ$-GT　44
GABA　104
GFR　56
GLUT2　101
Gottron徴候　234

H

H-FABP　70
H. pylori　171
HAM　159
HBグロブリン　143
HBワクチン投与　146
HbA1c　86, **94**
HBc抗原　183

HBe抗原　183
HBe抗原量　144
HBe抗体　144
HBIG　146
HbO₂　208
HBs抗原　142, **183**
HBV　183
HBV DNA　142
HBV再活性化　144, **187**
hCG　283
HCO₃⁻　**204**, 207
HCV-RNA検査　147
HCV抗体　147
HDL-C　113
HDL-コレステロール　113
Helicobacter pylori　171
HER2　250
HIV　152
HIV-1　152
HIV-2　152
HIV-RNA量　154
HOMA-IR　106
HSV-1　155
HSV-2　155
HTGL　121
HTLV-1　159
HTLV-1関連脊髄症　159
HTLV-1抗体検査　159
HUS　174

I
IC法　299
ICG試験　42
IDL　116
IEP　49
IFE　49
IFG　107
IFN　148
IgE　**241**, 247
IGT　107
in situ ハイブリダイゼーション法　300
IPA　178

K
K　214
KRAS　249
KRAS蛋白　252
KRAS変異　252

L
L-FABP　60
LCAT欠損症　113
LD　32
LD/AST比　32

LDL-コレステロール（LDL-C）　114
LDL受容体　112
LED　208
LH　136
LIA　298
Lipo-X　121

M
M蛋白　49
M蛋白血症　49
MCTD　224, **235**
MDA　**117**, 118
MDA-LDL　117
mec A　177
Mets　107
Mg　220
MidBand　121
MPO-ANCA　232
MRSA　176
MTX　227
Mycoplasma pneumoniae　164
Mycoplasmal pneumonia　164

N
Na　212
NATウインドウ期　142
NICU　180
NK細胞　245
NKT細胞　245
non HDL-C　115
NPN　52
NRAS遺伝子　253
NT-proBNP　77

O
O157　174
OTC医薬品　33
Overlap症候群　235

P
P（リン）　218
p22cr抗原　183
P型アミラーゼ　81, **82**
PAGE　124
PAI　27
PaO₂　201
PBC　239
PBP2'　177
PCR法　301
PCT　199
PDGFR　250
PIC　28
PM　224, 232, **234**
POCT検査　300

PR3-ANCA　232
proBNP　77
PT-INR　18
PTH　132

R
RA　224, **227**
RAA系　75
RAS遺伝子　252
RAS遺伝子変異情報　253
rcDNA　184
RF　227
RLP-C　116
RNA　152
ROC曲線　296
RPRカードテスト　168
RSウイルス　151
RSV感染症　151
RT-PCR法　301

S
S-UN　52
S-UN/血清Cr比　53
S型アミラーゼ　81
SaO₂　205
Scr　54
Scys　56
sd-LDL　121
SGLT　97
sick day　88
SIRS　199
SLE　224
SLICC　229
SLO　169
small dense LDL　116
SN-38　257
SN-38G　257
SNP　37
SPA　178
SPIDDM　104
SpO₂　206
SS　224, **233**
SSc　224, **231**
STS法　167

T
t-PA　27
Tangier病　113
TaqManプローブ法　301
TAT　23, **28**
TF　15
Tf　221
TFPI　26
Th1細胞　245
Th2細胞　245

Th細胞　246
TIA　298
TIBC　221
TLR　244
TM-T複合体　24
TNF-α　**106**, 195
TNF阻害薬　227
TP法　168
Treponema denticola　108
Treponema Pallidum　167
TSH　128
TSST-1　176
TTT　43
Turner症候群　137

U

UDP-グルクロン酸転移酵素1A1　257
UGT1A1　257
UGT1A1*6　258
UGT1A1*28　258
UIBC　221

V

VEGFR　250

VLDLレムナント　121
VT遺伝子　175
VT産生性　175

W

WB法　153
Wegener肉芽腫症　237

Z

ZTT　43

和文索引

あ

アイソザイム　32
アガロースゲル電気泳動法　120
亜急性甲状腺炎　127
悪性胸膜中皮腫　47
悪性貧血　8
悪玉アジポサイトカイン　106
悪玉コレステロール　111
アクロレイン　118
アシクロビル　155
アジソン病　134
アシドーシス　207
アジポサイトカイン　106
アジポネクチン　106
アスコルビン酸　282
アスパラギン酸アミノトランスフェラーゼ　31
アスペルギルス抗原　179
アスペルギルス症　178
アスペルギルス胞子　178
アディポカイン　27
アトピー性皮膚炎　248
アドレナリン　101
アニオンギャップ　216
アポ蛋白　113
アポ蛋白A-Ⅰ欠損症　113
アポ蛋白B-100　114
アポトーシス　11
アミラーゼ　82
アラニンアミノトランスフェラーゼ　31
アルカリホスファターゼ　45
アルカローシス　207
アルコール性肝障害　44
アルコール性膵炎　81, 83
アルブミン　34, 95
アルブミン尿　278
アルブミンの定量　65
アレルギー　246
アレルギー性　33
アレルギー性腎障害　63
アレルギー性肉芽腫性血管炎　237
アレルギー反応　246
アレルゲン　241
アンチトロンビン　25, 26
アンモニア　40

い

イオン化カルシウム　218
イオン交換クロマトグラフィー法　94
易感染　12
閾値　295

医原性　129
移行上皮細胞　286
萎縮性甲状腺炎　129
異所性hCG産生腫瘍　283
異所性アミラーゼ産生腫瘍　81
一塩基多型　37, 260
一次止血　16
一次性　120
一次性腎疾患　59
一次線溶　22
一次予防　114, 263
一酸化窒素　26
逸脱酵素量　31
一般用医薬品　33
一本鎖RNA　149
遺伝学的検査　249
遺伝子関連検査　249
遺伝子増幅法　301
遺伝子多型　260
遺伝性ChE欠損症　36
遺伝要因　102
イヌリン　65
イヌリンクリアランス　65
イムノクロマトグラフ法　299
イリノテカン塩酸塩　257
陰イオン　217
飲水制限　55
インスリン　100
インスリン感受性ホルモン　106
インスリン拮抗物質　106
インスリン拮抗ホルモン　101
インスリンシグナル伝達　106
インスリン追加分泌能　91
インスリン抵抗性　102, 106
インスリンの作用不足　85
インスリン分泌指数　101
インスリン分泌の低下　102
陰性的中度　295
インターカレーション法　301
インターフェロン療法　148
インターロイキン　244
インターロイキン1　195
インターロイキン6　195
インテグラーゼ　152
インドシアニングリーン　42
インフルエンザウイルス　149
インフルエンザワクチン　150
インベーダー法　258

う

ウイルス性肝炎　29
ウインドウ期　153
ウインドウピリオッド　153

ウエスタンブロット法　153
右方移動　12
ウレアーゼ活性　171
ウロクロム　272
ウロビリノゲン　38, 281
ウロビリン　272
運動不足　102

え

エイズ　152
栄養蛋白　34
液性免疫　245
エストラジオール　136
エストロゲン　138
エストロゲン産生腫瘍　137
エライザ　299
炎症　195, 244
炎症性筋疾患　234
炎症マーカー　196
円柱　284
エンテロトキシン　176
エンベロープ　183

お

黄色ブドウ球菌　176
黄体化ホルモン　136
黄体期　137
横紋筋融解症　74
大型脂肪細胞　106
オセルタミビル　149
落葉状天疱瘡　238
オーラルセックス　166
オリゴペプチド　102

か

外因系凝固因子　18
外因系凝固反応　15
回帰発症　155
外呼吸　201
解糖系　32
外分泌機能　81
化学伝達物質　248
化学発光　299
化学発光酵素免疫測定法　299
過換気　202
過換気症候群　204
過換気状態　205
喀痰　292
拡張期血圧　79
過酸化脂質　117
過食　102
下垂体前葉ホルモン　125
ガス交換　202

家族性LPL欠損症　111
家族性Ⅲ型高脂血症　111
家族性高コレステロール血症　111, **112**
家族性高トリグリセリド血症　111
家族性複合型高脂血症　111, **112**
家族性リポ蛋白リパーゼ欠損症　116
活性化部分トロンボプラスチン試験　20
活性化プロテインC　25
活性酸素種　**118**, 119
カットオフ値　265, **296**
家庭用血圧計　79
荷電物質　120
過敏症　246
下部尿路疾患　286
ガラクトマンナン抗原　179
カリウム　214
カリニ肺炎　152
カルシウム　218
カルシウム拮抗薬　219
カルシウム調節ホルモン　199
カルジオリピン　167
カルシトニン　138, **199**, 218
加齢　102
がん遺伝子　252
肝炎ウイルス　29
肝型FABP　60
換気-血流比　202
換気不全　202
環境因子　108
環境要因　102
還元ヘモグロビン　208
感光　188
感作　241
肝細胞　29
肝細胞性黄疸　38
感作状態　241
カンジダ血症　180
カンジダ属菌　180
カンジダマンナン抗原　180
間質性腎炎　55
肝障害型　33
桿状核球　11
環状二本鎖DNAウイルス　183
緩徐進行1型糖尿病　104
乾性咳嗽　164
肝性昏睡　41
肝性脳症　41
肝性リパーゼ　121
間接ビリルビン　**38**, 281
関節リウマチ　197, 224, **227**
関節リウマチ新分類基準　197
肝線維化　48
感染性ウインドウ期　153

乾燥性角結膜炎　233
がん胎児性抗原　264
感度　294
冠動脈イベント発症リスク　117
冠動脈プラーク　119
肝特異性　31
がん抑制遺伝子　252
肝予備能　42
管理目標値　115

き

偽陰性率　294
記憶細胞　246
危険因子　111
基質　259
基準個体　293
基準値　265, 287, **293**, 294
基準範囲　265, 287, **293**
偽性ChE　36
偽性副甲状腺機能低下症　133
季節性インフルエンザ　149
基礎分泌　101
基底状態　299
基本構造単位　271
義務接種　162
キメラ遺伝子　254
キモトリプシン　83
逆位　256
逆転写酵素　152
キャリア　147
吸光度　297
吸光特性　208
急性間質性肺炎　234
急性冠症候群　68, **73**
急性骨髄性白血病　14
急性心筋梗塞　67, **68**, 70
急性腎障害　57
急性腎不全　**53**, 57
急性膵炎　81, **84**
急性前骨髄性白血病　23
急性反応物質　197, **198**
急性リンパ性白血病　14
吸入気酸素濃度　202
境界型　85, **86**, 87
強拡大　284
凝固活性化　22
凝固抑制因子　26
狭心症　67
偽陽性率　294
莢膜抗原　181
極長鎖脂肪酸　70
虚血性心疾患　112
キラーT細胞　246
起立性蛋白尿　277
銀塩カメラ　188

金コロイド　190
銀増幅技術　188
銀増幅工程　190
金属銀　188
菌体外毒素　169
緊慢性　238

く

空腹時血糖異常　107
クッシング症候群　134
クッシング病　134
クッパー細胞　29
グラム陰性嫌気性菌　109
クリアランス試験　55
グリケーション　93
グリコアルブミン　95
グリコヘモグロビン　93
クリプトコックス脳髄膜炎　181
グルカゴン　101
グルクロノキシロマンナン抗原　181
グルクロン酸抱合　257
クレアチニン　54
クレアチニンクリアランス　55, **65**
クレアチニン試験紙　278
クレアチン　**54**, 73
クレアチンキナーゼ　73
グロビン　94
グロブリン　34
クロール　216

け

蛍光 in situ ハイブリダイゼーション　300
蛍光酵素免疫測定法　299
蛍光プローブ　301
形質細胞　**245**, 246
形態学的検査　284
経皮的　206
劇症1型糖尿病　104
血液pH　207
血液一般検査　5
血液ガス交換　201
血液型依存性高ALP血症　46
血液凝固因子　15
血液酸素化能力　202
血管炎症候群　237
血管透過性　195
血管内皮細胞　24
血管内皮増殖因子受容体　250
欠失変異　251
結晶成分　284
血小板　5, 15, **16**
血小板機能異常症　16
血小板血栓　16
血小板減少症　17

索　引　311

血小板数　6
血小板増加症　17
血小板由来増殖因子受容体　250
血清　289
血清アルブミン　34
血清学的ウインドウ期　142
血清型分類　174
血清クレアチニン　54, 60, 65
血清膠質反応　43
血清コリンエステラーゼ　36
血清シスタチンC　56, 66
血清尿素窒素　52
血清ペプシノゲン　173
結節性　126
血中尿素窒素　52
血糖検査　87
血糖自己測定　86, 88
血尿　282
血友病　21
ケトアシドーシス　280
ケトン体　280
限局皮膚硬化型SSc　231
健康被害　162
現像　188
顕像　188
検体処理　288
原尿　271
原発性　120
原発性アルドステロン症　135
原発性骨粗鬆症　138
原発性胆汁性肝硬変　239
原発性肺クリプトコックス症　181
原発性副甲状腺機能亢進症　132
原発性マクログロブリン血症　49
顕微鏡的血尿　282
顕微鏡的多発血管炎　237

こ

抗ARS抗体　232, 234
高Ca血症　132, 219
高Ca尿症　132
抗CCP抗体　227
抗EGFR抗体薬　253
抗GAD抗体　104
抗HBsヒト免疫グロブリン　146
抗IA-2抗体　105
抗Jo-1抗体　232, 234
高K血症　214
抗MDA5抗体　232
高Na血症　212
抗Scl-70抗体　231, 232
抗Sm抗体　230
抗SS-A抗体　233
抗SS-B抗体　233
抗Tg抗体　130

抗TPO抗体　130
抗U1-RNP抗体　235
高γ-グロブリン血症　233
好塩基球　13
高回転型　138
高回転型骨粗鬆症　138
口渇　99
抗カルジオリピン抗体　236
向凝固活性　24
抗凝固剤　5, 288
口腔粘膜潰瘍病変　229
抗血栓作用　15
抗血栓性物質　24
高ケトン血症　104
抗原　243
抗原提示　244
抗原提示細胞　243
膠原病　224
膠原病関連疾患　226
抗原ペプチド　244
抗甲状腺抗体　129
抗甲状腺薬　130
抗好中球細胞質抗体　232, 237
後骨髄球　12
抗酸化物質　119
抗酸化防御システム　119
好酸球　13
高脂血症　120
鉱質　135
抗シトルリン化ペプチド抗体　228
高脂肪食　102
甲状腺機能低下症　74
甲状腺刺激ホルモン　128
甲状腺自己抗体　127
甲状腺疾患　126
甲状腺疾患フローチャート　128
甲状腺腫　126
甲状腺中毒症　127
甲状腺ホルモン　126
口唇ヘルペス　155
抗ストレプトリジンO抗体　169
光線過敏症　229
抗セントロメア抗体　231, 232
酵素　30, 259
酵素阻害　260
酵素免疫測定法　298
酵素誘導　260
抗体　245
抗体産生細胞　245
好中球　244
抗トロンビン作用　24
高尿酸血症　62
紅斑　229
高比重尿　275
高比重リポ蛋白　113

高病原性クリプトコックス症　181
高分子小腸型ALP　46
抗ミトコンドリア抗体　239
抗リウマチ薬　227
高リスク型　157
抗利尿ホルモン　52, 55, 272
抗リン脂質抗体　236
抗リン脂質抗体症候群　236
高レムナント血症　116
小型脂肪細胞　106
呼吸性アシドーシス　204, 207
呼吸性アルカローシス　204, 207
呼吸不全　202, 205
国際標準比　18
個体差　260
骨格筋疾患　73
骨芽細胞　46, 138
骨型ALP　46
骨吸収　132, 138
骨吸収マーカー　139
骨形成　138
骨形成マーカー　139
骨髄抑制　7
骨折予防　133
骨粗鬆症　133
骨代謝マーカー　138
骨盤内付属器炎　165
骨病変　132
骨リモデリング　138
骨量　138
古典的膠原病　226
ゴナドトロピン　136
ゴナドトロピン放出ホルモン　136
個別化治療　249
個別接種　162
コラーゲン　47, 48, 231
ゴルジ装置　101
コルチコイド　135
コルチゾール　101, 125, 134
コレステロール　112
コレステロールエステル転送蛋白　121
混合型　33
混合性結合組織病　224, 235
コンパニオン診断　249

さ

細菌性下痢症　160
細菌尿　282
再生不良性貧血　8, 222
サイトカイン　244
採便カップ　292
細胞外ドメイン　250
細胞間液　211
細胞質ドメイン　250

細胞傷害性T細胞　246
細胞性免疫　245
細胞毒性　40
細胞内寄生体　245
細胞内シグナル伝達経路　252
細胞膜ドメイン　250
サイログロブリン結合蛋白　126
ザナミビル　149
左方移動　12
サラセミア　8
酸化LDL　117
酸化酵素チトクロームP450　259
酸化ストレス　**118**, 119
酸化ヘモグロビン　208
酸素分圧　201, **205**
産道感染　166
酸の基（もと）　204

し

シェーグレン症候群　224, **233**
ジオキセタン系　299
時間尿　271
色素負荷試験　42
色調表　271
子宮頸がん　157
子宮頸管炎　166
糸球体　271
糸球体機能検査　55
糸球体病変　286
糸球体濾過量　**56**, 65, 278
止血機構　15, 16
自己　243
自己抗体　104, **224**
自己免疫疾患　224
自己免疫性膵炎　83
自己免疫性水疱症　238
自己リン酸化　250
自己リン酸化ドメイン　250
脂質異常症　111
脂質抗原　167
歯周炎　108
歯周組織　108
歯周病　85, **108**
歯周病原細菌　109
歯周ポケット　108
思春期早発症　137
視床下部　125
ジスルフィド結合　100
持続感染者　147
至適血圧　79
自動化RPR　168
シトルリン化　228
歯肉炎　108
脂肪細胞　106
脂肪酸結合蛋白　**60**, 70

弱拡大　284
若年性1型糖尿病　105
若年性再発性呼吸器乳頭腫症　157
若年成人平均値　133
遮光保存　291
習慣性流産　236
集合管　271
収縮期血圧　79
重症型糖尿病　280
重症感染症　199
重炭酸イオン　81, 204, **216**, 217
集団接種　162
絨毛性疾患　283
宿主因子　108
受光素子　208
樹状細胞　244
腫脹　195
出血時間　17
受動免疫　146
腫瘍随伴症候群　219
腫瘍マーカー　263
循環器疾患　67
消化管出血　48, **52**
硝子円柱　286
小腸由来　45
上皮成長因子　250
上皮成長因子受容体　250
静脈血　288
上腕カフ・オシロメトリック法　80
除外診断能　75
初期分泌能の指標　101
除菌治療　172
食塩制限　80
食後高血糖　85
食細胞　243
食事摂取基準　214
食中毒　161
食道静脈瘤　48
触媒　31
女性ホルモン　138
初尿　**165**, 273
腎機能評価　65
心筋虚血　67
心筋傷害マーカー　68
心筋特異性　70
心筋トロポニン　68
心筋バイオマーカー　67
神経毒性　39
診察室血圧　79
腎糸球体　271
腎糸球体障害　56
侵襲性カンジダ症　180
侵襲性肺アスペルギルス症　178
尋常性天疱瘡　238
真性ChE　36

新生児黄疸　39
新生児集中治療室　180
新生児ループス　233
腎性糖尿　279
腎性尿崩症　55
新鮮尿　276, **291**
腎臓　**51**, 63, 271, 275, 276
心臓突然死　74
迅速ウレアーゼ試験　172
診断閾値　295
診断精度　296
浸透圧勾配　211
心負荷　77
深部静脈血栓症　22, **236**
腎不全　57
心不全　75

す

膵エラスターゼ1　84
膵外分泌酵素　84
膵型アミラーゼ　81
水牛様肩　134
推算GFR　56, 60, **65**
推算糸球体濾過量　96
随時血糖値　86
随時尿　61, 271, **291**
垂直感染　142
膵頭部がん　84
水痘・帯状疱疹ウイルス　156
膵特異性　84
水疱性類天疱瘡　238
スクリーニング検査　5
スタチン系薬　74
ステロイドホルモン　136
ストレプトリジンO　169
スニップ　260
スーパーオキサイド　118

せ

性器クラミジア感染症　165
正規分布　294
性器ヘルペス感染症　155
脆弱性骨折　133
性周期　137
正常域血圧　79
正常型　**86**, 87
正常高値　87
生殖細胞系列遺伝子検査　249
成人T細胞白血病　159
性腺刺激ホルモン　136
生存シグナル経路　251
精度保証　287
正のフィードバック　125
生物学的偽陽性　168
赤沈　**196**, 224

セツキシマブ　252
積極的適応　80
赤血球　5
赤血球円柱　286
赤血球凝集抑制試験　149
赤血球恒数　5, 6
赤血球数　5, 6
摂取障害　35
セルロースアセテート膜　120
セロコンバージョン　144
線維芽細胞　231
腺外症状　233
前がん病変　157
尖圭コンジローマ　157
腺症状　233
全身性エリテマトーデス　224
全身性炎症反応症候群　199
全身性強皮症　224, 231, 232
全身性自己免疫疾患　224
潜像　188
腺組織　125
善玉アジポサイトカイン　106
潜伏感染　155
腺房細胞　83
線溶活性化　22
線溶系　27
線溶亢進型　22
線溶阻止因子　28
線溶抑制型DIC　23

そ

早期腎症期　278
臓器特異的自己免疫疾患　224, 240
双球菌　166
造血幹細胞　11
造骨性腫瘍　46
相互転座　14, 254
増殖因子　250
増殖シグナル経路　251
総蛋白量　34
早朝空腹時血糖値　86
早朝第一尿　271, 291
総鉄結合能　221
相補的DNA　301
即時型アレルギー反応　241
測定法標準化　287
続発性　120
続発性高脂血症　111, 112
続発性骨粗鬆症　138
続発性肺クリプトコックス症　181
組織因子　15
組織因子経路インヒビター　25
組織プラスミノゲンアクチベータ　27
粗面小胞体　101

ソルビトール　96

た

第Ⅷ因子　21
第Ⅸ因子　21
対応抗原　104, 232, 233
体細胞遺伝子検査　249
対策型検診　263
体質性黄疸　39
代謝症候群　85
代謝水　211
代謝性アシドーシス　207, 216
代謝性アルカローシス　207
帯状疱疹　156
大腸がん　252
耐糖能異常　85, 91, 107
大動脈瘤　23
ダイレクトシーケンス法　255
多飲　99
多価不飽和脂肪酸　60, 70, 117
多剤併用療法　154
脱殻　184, 187
脱顆粒　248
脱水状態　52
脱ヨード　126
多尿　99, 272, 275
多発血管炎性肉芽腫症　237
多発性筋炎　224, 232, 234
多発性骨髄腫　49
単球　13, 244
胆汁うっ滞　33, 38, 44
胆汁うっ滞性黄疸　46
単純性甲状腺腫　130
単純性肺アスペルギローマ　178
胆道系酵素　46
蛋白異化亢進　52
蛋白変性試薬　43
蛋白読み取り枠　183

ち

知覚神経節　155
蓄尿　271
チモール混濁試験　43
着色尿　272
中間型リポ蛋白　116
昼間尿　271
中間尿　273, 291
中心性肥満　134
肘正中静脈　288
中毒性　33
中毒性腎障害　63
超遠心法　114, 121
腸管出血性大腸菌　174
腸肝循環　39, 281
超急性期　70

直接作用型抗ウイルス薬　148
直接ビリルビン　38, 281
直接法　114
貯蔵鉄量　222
治療閾値　295
チロシンキナーゼ　250
チロシンキナーゼ型受容体　250
チロシンキナーゼドメイン　250
沈降線　49

つ

ツアペックドックス寒天培地　179
追加分泌　101

て

低Ca血症　133, 219
低K血症　214
低Na血症　212
低P血症　132
低アルブミン血症　34
低回転型　138
低回転型骨粗鬆症　138
定期接種　162
低血糖　85, 88
低比重尿　275
低比重リポ蛋白　114
デスモソーム　238
テタニー　133, 219
鉄欠乏性貧血　8, 222
鉄貯蔵マーカー　222
電気泳動法　33, 120
点突然変異　251
天疱瘡群　238

と

糖化　93
透過光　297
動原体　232
糖質コルチコイド　125, 134
動静脈血栓症　236
疼痛　195
等電点　120
糖尿病　85, 272, 275, 279, 280
糖尿病合併症　96
糖尿病型　86
糖尿病神経障害　96
糖尿病腎症　60, 96, 277, 278
糖尿病性ケトアシドーシス　104, 217
糖尿病網膜症　96
動脈血　208
動脈血ガス分析　201
動脈血酸素分圧　201
動脈血酸素飽和度　205
動脈血二酸化炭素分圧　201

動脈硬化　111
トキソイド　163
特異抗血清　50
特異度　294
特発性副甲状腺機能低下症　132
特発性膜性腎症　59, 60
トポイソメラーゼⅠ　232
ドライアイ　233
ドライマウス　233
トランスフェラーゼ　31
トランスフェリン　221
トリグリセリド　116
トリプシン　83
トロポニンT高感度測定　68
トロンビン　24
トロンビン-アンチトロンビン複合体　28
トロンボモジュリン　24
貪食　243, 247

な

内因系凝固因子　20
内因系凝固反応　15
内因性インスリン分泌　103
内因性クレアチニン　65
内因性腎機能マーカー　56
内呼吸　201
内臓脂肪　106
内臓脂肪症候群　107
内毒素　109
内分泌器官　125
内分泌機能　81
内分泌腺　125
ナトリウム　212
ナトリウム・グルコース共役輸送体　97
生ワクチン　162

に

二次性　120
二次性腎疾患　59
二次線溶　22
二次予防　114, 263
乳酸脱水素酵素　32
尿Cr補正　61
尿pH　276
尿アルブミン/クレアチニン比　278
尿ウロビリノゲン　281
尿クレアチニン補正　61
尿ケトン体　280
尿検査　271
尿細管　271
尿細管上皮細胞　286
尿酸　62
尿試験紙検査　71, 271, 273

尿潜血反応　71, 282
尿素　40, 52
尿素回路　40
尿素呼気試験　172
尿蛋白　277, 278
尿蛋白/クレアチニン比　278
尿中アルブミン/クレアチニン比　65, 278
尿中シスタチンC/Cr比　56
尿中バイオマーカー　60
尿中ミオグロビン　74
尿沈渣　271, 284
尿糖　279
尿比重　275
尿ビリルビン　281
尿崩症　55, 272, 275
尿量　272
尿路感染症　276
尿路結石　132
二量体　250
任意型検診　263
任意接種　162
妊娠糖尿病　105
妊娠反応　283

ね

ネフェロメトリー　298
ネフローゼ症候群　36, 272, 275, 277
ネフロン　271

の

ノイラミニダーゼ　149
濃縮力障害　55
脳性ナトリウム利尿ペプチド前駆体N端フラグメント　77
能動免疫　146
ノーマル分子サイズ小腸型　46
ノロウイルス　161

は

肺アスペルギルス症　178
肺炎マイコプラズマ　164
肺がん　256
肺カンジダ症　180
肺クリプトコックス症　181
敗血症　199, 200
排泄閾値　279
肺線維症　234
梅毒　167
ハイブリダイゼーション法　301
肺胞過換気　204
肺胞換気量　202
肺胞-動脈血酸素分圧較差　202
肺胞低換気　203, 204
排卵前　137

曝露　247
破骨細胞　132, 138
橋本病　129
播種性カンジダ症　180
播種性感染　181
播種性血管内凝固症候群　16, 22
バセドウ病　128, 224
バソプレシン　55
白血球　5
白血球円柱　286
白血球減少症　9
白血球数　6, 9
白血球増多症　9
白血球尿　282
白血球分類　11
発光素子　208
発熱　195
パニック値　31, 296
パニツムマブ　252
バラシクロビル　155
針刺し事故　288
パルスオキシメータ　206, 208
ハロゲン化銀　188
半減期　94

ひ

非A非B型肝炎ウイルス　147
比色分析法　297
非自己　243
微小管会合蛋白　256
微小血栓　22
皮疹　234
ヒスタミン　248
非蛋白性窒素化合物　62
非蛋白性窒素成分　52
非定型肺炎　164
ヒトT細胞白血病ウイルス1型　159
ヒト絨毛性ゴナドトロピン　283
ヒト上皮成長因子受容体2型　250
ヒト心臓由来脂肪酸結合蛋白　70
ヒト脳性ナトリウム利尿ペプチド　75
ヒト免疫不全ウイルス　152
ヒドロキシアパタイト　218
皮膚筋炎　224, 232, 234
皮膚硬化　231
皮膚軟部組織感染症　176
非抱合型ビリルビン　38
肥満細胞　248
びまん性　126
びまん性甲状腺腫　129
びまん皮膚硬化型SSc　231
表現型分類　120
病原性大腸菌　174
病原体遺伝子検査　249

病原体核酸検査　249
表在静脈　288
標準偏差　294
標的器官　125
病的蛋白尿　277
表皮内水疱　238
日和見感染　177
ビリルビン　38, 281
ビリルビン尿　272

ふ

フィードバック調節　125
フィブリノイド変性　226
フィブリン/フィブリノゲン分解産物　27
フィラグリン　228
フィラデルフィア染色体　14, 254
フェリチン　222
不活化ワクチン　162
不感蒸泄　211
不完全二本鎖DNA　184
副甲状腺機能低下症　132
副甲状腺ホルモン　132
副腎皮質機能低下症　134
副腎皮質刺激ホルモン　134
副腎皮質束状層　134
副腎皮質ホルモン　125
不整脈　219
ブドウ糖輸送担体2　101
不妊症　166
不妊治療　137
負のフィードバック　125
不飽和鉄結合能　221
プラーク　108
プラーク破たん　73
プラスミノゲン　27
プラスミノゲンアクチベーターインヒビター　27
フリーラジカル　117, 118
プリン体　62
プレゲノムRNA　185
プロカルシトニン　199
プロスタサイクリン　26
プロテインC　25
ブロードβ　121
プロトロンビン時間　16, 18
プロトンポンプ阻害薬　172
プロホルモン　126
分子種　259
分杯尿　291
分葉核　11

へ

平滑筋収縮　195
平均赤血球ヘモグロビン濃度　8

平均赤血球ヘモグロビン量　7
平均赤血球容積　7
閉経後　137
米国リウマチ学会　229
閉鎖環状二本鎖DNA　144, 184
閉塞性黄疸　281
べき乗変換　294
ペグインターフェロン　148
ヘテロ接合体　258
ヘパドナウイルス属　183
ペプチド結合　102
ペプチドホルモン　100
ヘマグルチニン　149
ヘマトクリット値　5, 6
ヘム　94
ヘム蛋白質　71
ヘモグロビン　93
ヘモグロビン尿　272, 277, 282
ヘモグロビン濃度　5, 6
ヘリオトロープ疹　234
ヘリコバクター・ピロリ感染症　171
ペルオキシソーム　70
ヘルパーT細胞　246
ヘルペスウイルス　155
ベロ毒素　174
ペントシジン　139
扁平上皮細胞　286

ほ

抱合型ビリルビン　38
胞子　178
乏尿　63, 272, 275
補酵素　90, 220
母子感染　142
補助診断　263
発赤　195
ホモシステイン　139
ホモ接合体　258
ポリアクリルアミドゲル電気泳動法　120, 124
ポリペプチド　102
ポルフィリン尿　272
ホルモン　75
ホルモン補充療法　139

ま

マイコプラズマ　164
マイコプラズマ肺炎　164
膜性腎症　58
マグネシウム　220
マクロアミラーゼ血症　81
マクロファージ　244
マスト細胞　248
マロンジアルデヒド　117, 118
マロンジアルデヒド修飾LDL　117

満月用顔貌　134
慢性骨髄性白血病　14, 254
慢性糸球体腎炎　275
慢性腎臓病　57
慢性腎不全　57
慢性心不全　75
慢性膵炎　81, 84
慢性唾液腺炎　233
慢性肺アスペルギルス症　178
慢性非化膿性破壊性胆管炎　239
慢性リンパ性白血病　14

み

ミオグロビン　71
ミオグロビン尿　272, 277, 282
ミオシン　72
脈打つ　208

む

無機リン　219
無症候感染　166
無症候性キャリア　144
無痛性甲状腺炎　127
無尿　272

め

メタボリックシンドローム　107
メチシリン耐性黄色ブドウ球菌　176
メトトレキサート　227
免疫監視期　144
免疫寛容　224
免疫寛容期　144
免疫固定法　49
免疫組織化学　300
免疫調節因子　199
免疫電気泳動法　49
免疫逃避期　144
免疫排除期　144
免疫比濁法　298
免疫比ろう法　298
免疫抑制薬　186

も

網（状）赤血球　6
モーター蛋白質　72
モノクローナル抗体　264

や

夜間尿　271
薬剤性腎障害　63
薬物濃度　63

ゆ

有機リン剤中毒　36
有形成分　284

有用性評価（2×2分割表）　295
遊離型ホルモン　126
遊離脂肪酸　106
ユニバーサルワクチン　146

よ

溶血環　169
溶血性疾患　39
溶血性尿毒症症候群　174
溶血性貧血　8
陽性的中度　295
用量依存性　33, **63**
用量非依存性　63
予測がん罹患数　263
予防医学的閾値　295
予防接種法　158, **162**

ら

ラテックス凝集免疫比濁法　298
卵胞期　137
卵胞刺激ホルモン　136

り

リアルタイムPCR法　301
リウマトイド因子　227
リサイクル　186
利尿ホルモン前駆体　77
リパーゼ　83

リバビリン　148
リポ蛋白　113
リポポリサッカライド　109
硫酸亜鉛混濁試験　43
リン　218
淋菌　166
淋菌性尿道炎　166
リン脂質　219
臨床検査　287
臨床判断値　295
リンパ球　245
リンパ節　244

る

類天疱瘡群　238
類天疱瘡抗原　238
類洞　29, 48
ループス腎炎　229
ルミノール系　299

れ

励起状態　299
レイノー現象　229, **231**
レジスチン　106
レニン・アンジオテンシン・アルドステロン系　75
レムナント様リポ蛋白コレステロール　116

レンサ球菌属　169

ろ

ロイコトリエン　248
ロタウイルス　160
ロタウイルス1価ワクチン　160
ロタウイルス5価ワクチン　160
ロタウイルス感染症　160

わ

ワクチン　162
ワクチンギャップ　162

数字

1機会2回　79
Ⅰ型アレルギー　241
Ⅰ型呼吸不全　202
Ⅱ型呼吸不全　203
4-ヒドロキシノネナール　118
Ⅳ型コラーゲン　48
5類感染症　165
7Sドメイン　48
15分停滞率　42
2,3-ジホスホグリセリン酸　205
24時間蓄尿　61
24時間内因性Ccr　65
24時間尿　271, 291
75g OGTT　85, 86

読んで上達！
病気がわかる検査値ガイド　定価（本体 3,800 円＋税）

2008 年 10 月 30 日　　第 1 版第 1 刷発行
2012 年 5 月 30 日　　第 2 版第 1 刷発行
2016 年 8 月 20 日　　第 3 版第 1 刷発行
2020 年 7 月 10 日　　　　第 2 刷発行

著　者　斉藤嘉禎（さいとうよしただ）

発行者　福村直樹
発行所　金原出版株式会社
　　　　〒 113-8687　東京都文京区湯島 2-31-14
　　　　電話　編集　03-3811-7162
　　　　　　　営業　03-3811-7184
　　　　FAX　　　　03-3813-0288
　　　　振替口座　00120-4-151494
　　　　http://www.kanehara-shuppan.co.jp/

©2008, 2012, 2016
検印省略
Printed in Japan

ISBN 978-4-307-05050-0

印刷・製本／真興社

JCOPY ＜出版者著作権管理機構　委託出版物＞
本書の無断複製は著作権法上での例外を除き禁じられています。複製される場合は，そのつど事前に，出版者著作権管理機構（電話 03-5244-5088，FAX 03-5244-5089，e-mail：info@jcopy.or.jp）の許諾を得てください。

小社は捺印または貼付紙をもって定価を変更致しません．
乱丁，落丁のものはお買上げ書店または小社にてお取り替え致します．

患者の症状から適切なOTC薬がすぐ選べる！

OTC薬と セルフメディケーション
症状からの適剤探し 【改訂第2版】

編著　**宮田 満男** セルフメディケーション推進協議会 理事
　　　村上 泰興 千葉科学大学薬学部 特任教授
　　　渡辺 和夫 千葉大学 名誉教授

OTC薬の販売制度改正から3年。ふくらみ続ける国民医療費の抑制，セルフメディケーション意識の高まりのなかで，その役割はより重要度を増している。本書では，OTC薬適正使用の過程を「適応探し」「適剤探し」「服薬指導」の3ステップに明確化し，個々の患者に適切な医薬品を選択できる能力を確実に身につける。改訂版では2色刷を採用しより見やすく，また薬剤情報のアップデートとともに生活習慣病の記載を充実し，さらに利便性の高い一冊をめざした。

OTC薬適正使用の3ステップとは…

ステップ1（適応探し）
相談者からの聞き取り情報を，基礎医学と臨床医学の立場から評価
↓
OTC薬の適応を見極める能力を身につける！

ステップ2（適剤探し）
配合成分，用法・用量，年齢などからOTC薬をグルーピング
↓
一人ひとりの病態に適した製品を確実に選択！

ステップ3（服薬指導）
「相談者の病態・既往歴」をふまえた適切な服薬指導
↓
セルフメディケーションの指針までを示せる薬剤師へ！

主な内容

1. **総論** コミュニティファーマシーと薬剤師／セルフメディケーション／OTC薬の適正使用
2. **OTC薬** かぜ薬／咳止め／解熱鎮痛薬／鼻炎治療薬／胃腸薬・ヒスタミンH_2受容体拮抗薬／整腸薬・止瀉薬と瀉下薬／眼科用薬／外用痔疾用薬／外用鎮痛消炎薬／外用湿疹・皮膚炎用薬／殺菌消毒薬／外用化膿性疾患用薬／発毛・育毛薬／みずむし・たむし用薬／乗り物酔い薬／口内炎用薬
3. **一般用漢方薬** 一般用漢方薬とセルフメディケーション／一般用漢方薬と主な適応疾患
4. **生活習慣病** 生活習慣病と特定保健用食品／生活習慣病と滋養強壮保健薬／喫煙習慣と禁煙補助薬／尿糖・尿たん白検査薬
5. **Appendix** 第一類医薬品／緊急な相談・受診判断への対応／高齢者・妊産婦・小児の薬物療法／主なスイッチOTCの薬理学／重要な薬物相互作用／生薬と重要漢方処方薬リスト／聞き取りの進めかた

読者対象　薬学生、薬局薬剤師　登録販売者

B5判　400頁　109図　ISBN978-4-307-47041-4
定価（本体4,700円＋税）

2012・2

金原出版　〒113-8687 東京都文京区湯島2-31-14　TEL03-3811-7184（営業部直通）　FAX03-3813-0288
本の詳細、ご注文等はこちらから→ http://www.kanehara-shuppan.co.jp/

2020・2

臨床検査のバイブル，5年ぶりの改訂

臨床検査法提要
Kanai's Manual of Clinical Laboratory Medicine

改訂第35版　監修 金井正光
編集 奥村伸生　戸塚 実　本田孝行　矢冨 裕

🔬 検体検査から生理機能検査まで，臨床検査技師，医師に必要な検査のすべてを最新の動向を踏まえて更新！

🔬 基準範囲を精査・更新！必要に応じ各専門学会の臨床判断値等を掲載！

🔬 試薬や機器の記載も，最新の情報にアップデート！

🔬 検査室運営についてもさらに充実！

追加された主な内容
- ISO 15189第三者認定
- 採血室の運営
- 造血器腫瘍のWHO分類
- IFCC法によるALP, LD測定
- 多発性内分泌腫瘍，副腎腫瘍
- デングウイルス，ダニ媒介性脳炎ウイルス
- 改正医療法における検体検査の分類
- 診療報酬改定に基づく遺伝子検査の分類
- リキッドバイオプシー
- 味覚検査，嗅覚検査 ほか

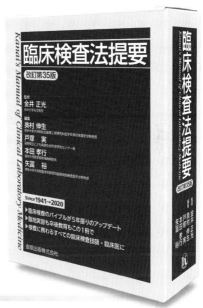

目次
- 第1章　臨床検査総論
- 第2章　尿・糞便検査
- 第3章　穿刺液・髄液・精液検査
- 第4章　血球検査
- 第5章　血栓・止血検査
- 第6章　臨床化学検査
- 第7章　体液・電解質・酸塩基平衡検査
- 第8章　内分泌代謝検査
- 第9章　免疫血清検査
- 第10章　輸血・移植関連検査
- 第11章　臨床微生物検査
- 第12章　遺伝子関連・染色体検査
- 第13章　病理検査
- 第14章　消化機能検査
- 第15章　腎機能検査
- 第16章　循環機能検査
- 第17章　呼吸（気管支・肺）機能検査
- 第18章　神経・筋機能検査
- 第19章　感覚機能検査

◆ A5判　約2,000頁（一部カラー）
◆ 定価（本体15,000円+税）
ISBN978-4-307-05053-1

金原出版　〒113-0034 東京都文京区湯島2-31-14　TEL 03-3811-7184（営業部直通）FAX 03-3813-0288
本の詳細、ご注文等はこちらから ➤ https://www.kanehara-shuppan.co.jp/

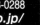

全身26領域の細胞診を全5巻にまとめた学会初のガイドライン!!

細胞診ガイドライン 2015年版

公益社団法人 日本臨床細胞学会／編

1 婦人科・泌尿器
外陰／腟／子宮頸部／子宮体部／卵巣／泌尿器
◆B5判/240頁 ◆定価(本体5,500円+税) ISBN978-4-307-05043-2

2 乳腺・皮膚・軟部骨
乳腺／皮膚／軟部骨
◆B5判/250頁 ◆定価(本体5,500円+税) ISBN978-4-307-05044-9

3 甲状腺・内分泌・神経系
甲状腺／副甲状腺／副腎／中枢神経／脳脊髄液／眼器
◆B5判/230頁 ◆定価(本体5,500円+税) ISBN978-4-307-05045-6

4 呼吸器・胸腺・体腔液・リンパ節
上気道／呼吸器／胸腺／体腔液／リンパ節／血液
◆B5判/270頁 ◆定価(本体6,000円+税) ISBN978-4-307-05046-3

5 消化器
口腔／唾液腺／消化管／肝胆道系／膵臓
◆B5判/330頁 ◆定価(本体6,000円+税) ISBN978-4-307-05047-0

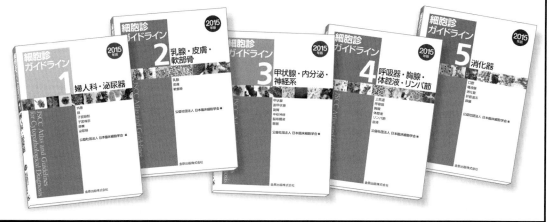

金原出版 〒113-8687 東京都文京区湯島2-31-14 TEL03-3811-7184(営業部直通) FAX03-3813-0288
本の詳細、ご注文等はこちらから → http://www.kanehara-shuppan.co.jp/